Hefte zur Zeitschrift „Der Unfallchirurg"

Herausgegeben von:
L. Schweiberer und H. Tscherne

271

Springer
Berlin
Heidelberg
New York
Barcelona
Hongkong
London
Mailand
Paris
Singapur
Tokio

H.-J. Wilke · L.E. Claes (Hrsg.)

Die traumatische und degenerative Bandscheibe

Mit 153 Abbildungen in 189 Einzeldarstellungen und 62 Tabellen

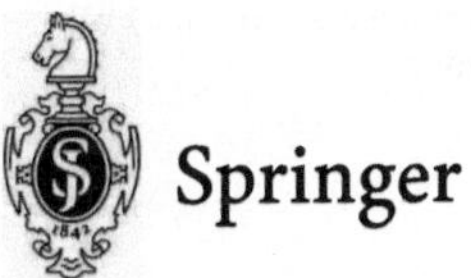

Springer

Reihenherausgeber
Professor Dr. Leonhard Schweiberer
Direktor der Chirurgischen Universitätsklinik München Innenstadt
Nußbaumstraße 20, D-80336 München

Professor Dr. Harald Tscherne
Medizinische Hochschule, Unfallchirurgische Klinik
Carl-Neuberg-Straße 1, D-30625 Hannover

Bandherausgeber
Priv.-Doz. Dr. Hans-Joachim Wilke
Professor Dr. Lutz Eberhard Claes
Universitätsklinikum Ulm, Abt. Unfallchirurgie
Helmholtzstr. 14, D-89081 Ulm

ISBN-13: 978-3-540-65108-6 eISBN-13: 978-3-642-60017-3
DOI: 10.1007/978-3-642-60017-3

Die Deutsche Bibliothek – CIP-Einheitsaufnahme
[**Der Unfallchirurg / Hefte**] Hefte zur Zeitschrift „Der Unfallchirurg". – Berlin ; Heidelberg ; New York ; Barcelona ; Hongkong ; London ; Mailand ; Paris ; Singapur ; Tokio ; Springer.
Früher Schriftenreihe
Reihe Hefte zu: Der Unfallchirurg – Bis 226 (1992) u.d.T.: Hefte zur Unfallheilkunde
ISSN 0945-1382

Die traumatische und degenerative Bandscheibe / Hrsg.: H.-J. Wilke, L. E. Claes. – Berlin ; Heidelberg ; New York ; Barcelona ; Hongkong ; London ; Mailand ; Paris ; Singapur ; Tokio : Springer, 1999
(Hefte zur Zeitschrift „Der Unfallchirurg" ; 271)
ISBN-13: 978-3-540-65108-6

Umschlaggestaltung: Design & Production GmbH, 69121 Heidelberg
Satz: FotoSatz Pfeifer GmbH, 82166 Gräfelfing
SPIN: 10694429 24/3135 – 5 4 3 2 1 0 – Gedruckt auf säurefreiem Papier

Vorwort

Die operative Behandlung der Bandscheibe ist ein sehr kontrovers diskutiertes Thema. In den vergangenen Jahren wurden hierzu neue Operationsmethoden und Implantate entwickelt. Es erschien uns deshalb wichtig, den aktuellen Kenntnisstand zusammenzustellen und kritisch zu diskutieren.

Im September 1997 fand in Ulm die 9. Jahrestagung der Deutschen Gesellschaft für Wirbelsäulenchirurgie zum Thema „Die traumatische und degenerative Bandscheibe" statt, bei der Unfallchirurgen, Orthopäden, Neurochirurgen, Chirurgen und Biomechaniker ihre neuesten Erfahrungen und Erkenntnisse austauschten und diskutierten. Diese Tagung fand eine sehr gute Resonanz, was uns dazu veranlaßte, aus der großen Anzahl der Vorträge die besten auszuwählen und in diesem Buch zusammenzustellen. Diese Beiträge decken den gesamten Bereich der Problematik der Bandscheibenschäden von der Pathomorphologie, Biomechanik, Diagnostik, bis hin zu den verschiedenen Therapiekonzepten für die traumatische und degenerative Hals- und Lendenwirbelsäule und Fragen der Begutachtung ab. Insbesondere werden neue Verfahren wie minimalinvasive Techniken und computerunterstütztes Operieren sowie Konzepte von künstlichen Bandscheiben auf ihrem neuesten Stand dargestellt. Ergänzt werden die Fachbeiträge durch zusammenfassende Pro- und Contra-Beiträge zur Frage, ob eine verletzte oder degenerierte Bandscheibe fusioniert werden sollte.

Dieses Buch bietet einen sehr guten Überblick über den aktuellen Stand zur Problematik der operativen Behandlung von traumatischen und degenerativen Bandscheibenschäden.

Bedanken wollen wir uns an dieser Stelle bei Frau Kern und allen Autoren dieses Buches, die durch ihre zuverlässige Unterstützung das zügige Erscheinen dieses Buches ermöglicht haben.

Ulm, im April 1998 *H.-J. Wilke, L.E. Claes*

Inhaltsverzeichnis

Teil VI. Die Fusion im Alter

Teil VII. Bandscheibenprothesen

Teil VIII. Biologische [illegible]

Teil IX. Abschlußdiskussion

TEIL I

Grundlagen und experimentelle Untersuchungen

Struktur und Zusammensetzung der extrazellulären Matrix normaler menschlicher Nuclei pulposi

W. Götz[1], R. Bertagnoli[2], R. Herken[1]

[1]Zentrum Anatomie der Universität Göttingen, Abt. Histologie, Kreuzbergring 36, D-37075 Göttingen
[2]Elisabeth-Krankenhaus Straubing, Abt. Orthopädie

Einleitung

Die Gesamtheit der extrazellulären Strukturelemente und der darin enthaltenen Moleküle (Komponenten) wird in der heutigen biomedizinischen Wissenschaft als extrazelluläre Matrix („extracellular matrix", ECM) bezeichnet. Zell- und molekularbiologische Untersuchungen der letzten Jahrzehnte haben gezeigt, daß die ECM eine weit größere Bedeutung in der Regulation und Kontrolle biologischer Funktionen von Zellen, Geweben und Organen sowie in der Pathogenese verschiedenster Erkrankungen hat, als früher angenommen (neuere Übersicht bei Kreis u. Vale 1993). Binde- und Stützgewebe weisen von Natur aus einen hohen Anteil an Komponenten der ECM auf. Der Nucleus pulposus (NP) als Teil der „Bandscheibe" (Zwischenwirbelscheibe) stellt die größte Ansammlung avaskulären Bindegewebes im menschlichen Organismus dar und gehört zu den Geweben mit der geringsten Zelldichte (Buckwalter 1982). Aus diesen Gründen ist es keine Frage, daß die ECM wesentlich zur Biologie und Pathologie des NP beiträgt. Strukturelle oder biochemische Veränderungen der ECM und ihrer Komponenten, wie z.B. der Kollagene oder Proteoglykane (PG), können sich auf den Stoffwechsel im NP, aber auch auf den Phänotyp und die Funktionen seiner Zellen auswirken. Andererseits kann man voraussetzen, daß diese ECM durch Faktoren wie Alterung oder Biomechanik beeinflußt wird (Götz et al. 1996; Handa et al. 1997; Iatridis et al. 1997). Besonders hydrostatische Drücke innerhalb eines gewissen Levels gelten als ideales Stimulans für die Synthese von ECM-Komponenten im NP des Menschen (Ishihara et al. 1996). Die degenerativen Veränderungen des NP, von Schmorl u. Junghanns (1968) als „innere Zerrüttung" der Bandscheibe bezeichnet, sind Veränderungen, die sich fast ausschließlich in der ECM abspielen (Ayad u. Weiss 1987; Urban et al. 1990). Nach wie vor ist aber unklar, ob diese Veränderungen als physiologischer Alterungsprozess oder als krankhafter Prozess aufzufassen sind, welche Faktoren diese degenerativen Veränderungen verursachen und steuern, und ob bzw. wie sie in Zusammenhang mit klinischen Symptomen gebracht werden können. Schließlich ist auch unklar, wie degenerative Veränderungen für die Pathogenese morphologisch faßbarer Erkrankungen, wie z.B. den NP-Prolaps, zu werten sind (Garfin u. Herkowitz 1990; Boden et al. 1991; Holm 1993; Rieke et al. 1994; Krismer et al. 1997). Aufgrund der großen sozioökonomischen Bedeutung von Bandscheibenerkrankungen (Raspe u. Kohlmann 1993, Robertson 1993) sind Untersuchungen zum Verhalten der Matrix des NP als Grundlage zum Verständndis pathologischer Veränderungen besonders wichtig. Zwar existieren zahlreiche biochemische Studien zur

Hefte zu „Der Unfallchirurg", Heft 271
H. J. Wilke, L. E. Claes (Hrsg.)
Die traumatische und degenerative Bandscheibe

Tabelle 1. In menschlichen Nuclei pulposi morphologisch, biochemisch, histo- oder immunhistochemisch bisher nachgewiesene Komponenten der extrazellulären Matrix

- **Kollagene:**
  Typ I, II, III, V, VI, IX, X, XI
- **Elastin**
- **Proteoglykane und Proteoglykankomponenten:**
  Chondoritinsulfate, Dermatansulfat, Hyalouronsäure, Keratansulfat
  Großes Proteoglykan: Aggrecan
  Kleine Proteoglykane: Decorin, Biglycan
- **Glykoproteine:**
  Chondronektin, Fibronektine, link protein, Tenascin, Thrombospondin
- **Sonstige Matrixkomponenten:**
  Amyloid, Lipofuscin
- **Enzyme und deren Inhibitoren**
- **Wachstumsfaktoren:**
  EGF, IGFs, PDGF, TGF-βs
- **Zytokine und verwandte Stoffe:**
  Interleukine, NO, Prostaglandine

Zusammensetzung dieser Matrix unter verschiedenen Bedingungen (neuere Übersichten bei Ayad u. Weiss 1986; Ghosh 1988; Humzah u. Soames 1988; Scott et al. 1994; Urban u. Roberts 1995), doch wurden bisher kaum strukturelle Untersuchungen oder Studien mit Hilfe histochemischer oder immunhistochemischer Methoden durchgeführt, mit denen alters- oder erkrankungsabhängige morphologische Veränderungen oder Veränderungen im Auftreten einzelner Komponenten der ECM hätten erfaßt werden können. Bei bisherigen Veröffentlichungen zur Struktur des menschlichen NP lag der Hauptaspekt auf der Beschreibung der zellulären Elemente, während sich nur wenige Autoren mit der ECM beschäftigten (neuere Übersichten bei Rabischong 1978; Trout et al. 1982; Ghosh 1988; Humzah u. Soames 1988; Wassilev u. Kühnel 1992). Hinzu kommt, daß viele biochemische Studien an Bandscheibengeweben nicht-menschlicher Spezies durchgeführt wurden. Dabei sind Vergleiche mit dem Menschen nicht immer zulässig, da Struktur, Biomechanik und chemische Zusammensetzung von Bandscheibengeweben quadripedaler Tiere oft sehr unterschiedlich sind (Eyre 1988; Roberts et al. 1994). Nachfolgend eine kleine Übersicht über den aktuellen Kenntnisstand zu Struktur und Zusammensetzung der ECM normaler menschlicher NP gegeben werden. Dabei sind eigene Untersuchungen mit Hilfe licht- und elektronenmikroskopischer sowie histo- und immunhistochemischer Methoden an Gewebeproben von über 50 NP verschiedenen Lebensalters berücksichtigt. Zu den dabei angewandten Methoden s. Götz et al. (1996), (1997b). Tabelle 1 gibt eine Zusammenstellung über bisher in der Matrix des menschlichen NP biochemisch oder histologisch nachgewiesene ECM-Komponenten.

Makroskopie des Nucleus pulposus

Die makroskopischen Altersveränderungen des menschlichen NP sind gut bekannt (Übersichten bei Krämer 1986; Ghosh et al. 1988; Thompson et al. 1990) und können teilweise mit verschiedenen bildgebenden Verfahren dargestellt werden (Ellenberger 1994; Gundry u. Fritts 1997a, b). Während der kindliche und jugendliche NP ein gut abgrenzbares, wasserreiches gallertiges Gewebe mit hohem Quellungsdruck darstellt, kommt es mit steigendem Lebensalter zu einer zunehmenden Austrocknung und Abflachung mit Fibrosierung und Rißbildung. Die Abgrenzung zum Anulus fibrosus wird undeutlich, Pigmentierungen (Copius Peereboom 1973; Hormel u. Eyre 1991) und Verkalkungen (Feinberg et al. 1990) können auftreten.

Struktur des NP auf licht- und elektronenmikroskopischer Ebene

Lichtmikroskopie

Mit Standardmethoden gefärbte histologische Präparate zeigen im kindlichen und jugendlichen NP eine zarte, gleichmäßige und fast amorphe Interterritorialsubstanz (Abb. 1a). Bei höherer Vergrößerung läßt sich ein Maschenwerk aus sehr feinen Fasern und granulären Elementen darstellen. Die Herkunft der Zellen des NP wird kontrovers diskutiert. Es ist wahrscheinlich, daß sie sich aus der eigenständigen embryonalen Anlage des NP ableiten. Inwieweit Zellen der Chorda dorsalis beteiligt sind, ist unklar (Taylor u. Twomey 1988; Töndury u. Theiler 1990; Salisbury 1993; Chelberg et al. 1995; Götz et al. 1997a). Die Zellen, die entweder einen rundlichen chondrozytischen oder kleinzelligen fibroblastischen Phänotyp aufweisen und in einer Art Kapsel liegen, findet man einzeln oder in kleinen Gruppen (Abb. 1a). Viele dieser Zellen besitzen intensiv angefärbte Zellhöfe (Abb. 1a). Nach Antoniou et al. (1996) durchläuft die normale menschliche Bandscheibe 3 Lebensphasen: die kindliche und jugendliche Wachstumsphase mit uneingeschränkter Synthese von Kollage-

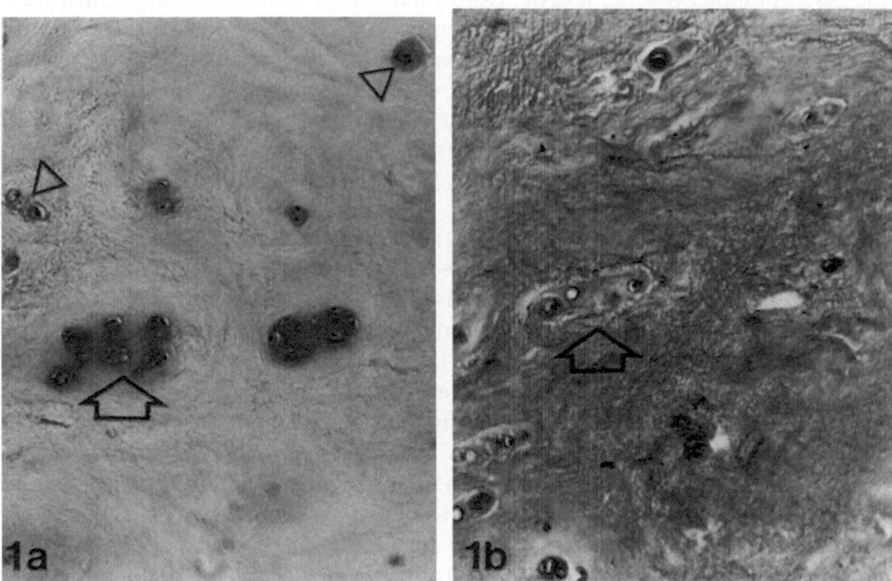

Abb. 1 a, b. Lichtmikroskopische Struktur menschlicher Nuclei pulposi, H.E.-Färbung, x375. **a** 12 Jahre, subchondraler Nucleus pulposus; feine, fast amorphe Interterritorialsubstanz, Zellen mit meist angefärbten Höfen liegen in Gruppen (*Pfeil*) oder einzeln (*Pfeilspitzen*). **b** 63 Jahre, subchondraler Nucleus pulposus; Interterritorialsubstanz fibrosiert und teilweise degeneriert, viele Zellen ohne Zellhöfe (*Pfeil*)

nen und PG durch die Zellen des NP, die Reifungs- und Alterungsphase bis etwa zum 40. Lebensjahr mit reduzierten Syntheseleistungen und ersten Degradierungserscheinungen, und schließlich die Phase der Degeneration und Fibrose. Die auf lichtmikroskopischer Ebene deutlichste strukturelle Altersveränderung in der Matrix des NP stellt die Fibrosierung dar, d.h. die starke Zunahme v.a. von kollagenem Faser- und Fibrillenmaterial in der Interterritorialsubstanz (Abb. 1b). Nach unseren Beobachtungen treten fibrotische Foci bereits im NP von Jugendlichen auf. Der NP des alten Menschen ist dann meistens gekennzeichnet durch unterschiedlich stark ausgeprägte Fibrose mit degenerativen Veränderungen wie Rißbildung, Pseudozystenbildung, Ausbildung nekrotischer, mukoider oder hyalinoider Areale (Abb. 1b) sowie gelegentlich kartilaginären Metaplasien oder Kalzifizierungen (Roberts et al. 1994). Ähnliche Veränderungen sind oft auch im Anulus fibrosus anzutreffen. Häufig finden sich Grund- und Deckplatteneinbrüche mit Protrusion von NP-Material im Sinne von Schmorl-Knötchen. Davon ausgehend, können Gefäßeinsprossungen mit begleitenden entzündlichen Veränderungen beobachtet werden (Stäbler et al. 1997).

Elektronenmikroskopie

Bei elektronenmikroskopischer Untersuchung erkennt man im jungen NP unregelmäßig angeordnete, ca. 28 nm durchmessende Kollagenfilamente und quergestreifte Kollagenfasern mit einem Durchmesser von 0,1 µm. Dazwischen findet man granulofilamentöse, oft verzweigte Gebilde mit einem Durchmesser von ca. 11–14 nm, die den Faserelementen auch angelagert sein können (Abb. 2). Dies stellen durch Fixierung geschrumpfte PG-Komplexe dar (Köpf-Maier u. Merker 1989). Gelegentlich sind sog. „banded structures" mit grober Querstreifung angeschnitten, die frei in der ECM oder perizellulär auftreten und bei denen es sich um Kollagen Typ VI handelt. Zwischen diesen Strukturelementen fallen weite, optisch leere Räume auf (Abb. 2). Mit zunehmendem Lebensalter kommt es zu einer fortschreitenden Verdichtung und Verflechtung der faserigen Matrixkomponenten. Weiterhin ist eine Vergrößerung der Fibrillendurchmesser zu beobachten (Abb. 3). Die PG-Komplexe treten mit steigendem Lebensalter quantitativ gegenüber den faserigen Elementen zurück. Die rundlichen NP-Zellen mit chondrozytischem Phänotyp besitzen plumpe Zellfortsätze und sekretorische Vesikel, aus denen Ausschleusung von Material beobachtet werden kann (Abb. 3). Sie finden sich in allen Lebensaltern. Nach ultrastrukturellen morphologischen Kriterien handelt es sich fast immer um stoffwechselaktive Zellen mit entsprechender Organellenaussattung (Abb. 3). Es kann angenommen werden, daß die Zellen innerhalb des NP alle Komponenten der Matrix selbst synthetisieren und abgeben. Um Zellen des NP Erwachsener finden sich fast immer perizelluläre Höfe, die ultrastrukturell aus einer speziellen Matrix bestehen, die nicht nur kollagene Fibrillen, sondern auch granuläre und filamentöse Elemente enthält, Korrelate für die zahlreich dort abgelagerten Komponenten wie PG oder auch Glykoproteine (Abb. 3). In NP älterer Individuen können Zellhöfe auch fehlen (Abb. 1b), ein Hinweis, daß keine Synthese mehr stattfindet. In vitro produzieren NP-Zellen vom Menschen wie auch von nicht-menschlichen Spezies verschiedene Kollagene oder PG-Komponenten (Bayliss et al. 1988; Maldonado u. Oegama 1992; Chelberg et al. 1992; Johnstone u. Bayliss 1995). Die Synthese dieser ECM-Komponenten und die damit zusammenhängende Genexpression wird von bisher unbekannten Faktoren reguliert. Ghosh (1990)

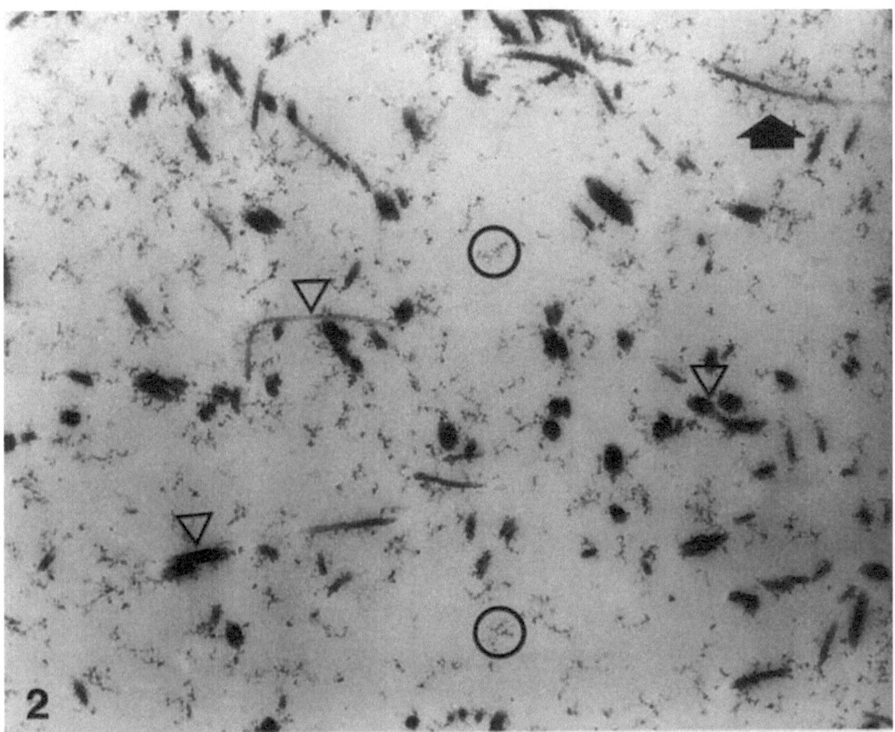

Abb. 2. Nucleus pulposus, extrazelluläre Matrix, 18 Jahre, Elektronenmikroskopie, Tannin-Fixierung, x 50.000. Kollagene Fibrillen und Filamente in verschiedenen Schnittrichtungen (*Pfeilspitzen*), granulofilamentäre Komplexe als strukturelle Korrelate für Proteoglykane (*Kreise*), *Pfeil* Kollagen mit angelagerten Proteoglykankomplexen

vermutet v.a. biomechanische Einflüsse. Sicher gehören auch Wachstumsfaktoren und andere Faktoren dazu (s.u.). Ob die Zellen des NP Rezeptoren für ECM-Komponenten, wie z.B. Integrine, besitzen, ist unbekannt. Die Bildung von Zellclustern oder Riesenchondronen im alternden NP (Abb 5a) ist ein Vorgang, der auch im Rahmen degenerativer Veränderungen des hyalinen Knorpels zu beobachten ist. Er beginnt nach eigenen Beobachtungen und nach Berichten aus der Literatur (Pritzker 1977; Humzah u. Soames 1988) schon im NP von Jugendlichen. Viele Cluster zeigen mit fortschreitendem Alter Zeichen von Degeneration und Zelluntergang. Nach unseren eigenen Beobachtungen ist es weiterhin auffällig, daß bereits in NP-Geweben von Jugendlichen tote Zellelemente zu finden sind. Die Zahl absterbender und toter Zellen nimmt dann mit steigendem Lebensalter erheblich zu. Es handelt sich dabei um eine besondere Form des physiologischen Zelltods (Apoptose), nämlich die autophagische Degeneration, bei der es nach Kernpyknose und Auflösung der Organellen zur Zellnekrose kommt (Abb. 4). Eine Abräumung der Restkörper durch Phagozyten kann normalerweise im avaskulären NP nicht stattfinden. Apoptotische Residualkörper sind von ring- oder schalenförmigen extrazellulären Ansammlungen, wahrscheinlich Überresten ehemaliger Zellhöfe, umgeben. Darin findet sich auch degeneriertes ECM-Material unbekannter Zusammensetzung (Abb. 4).

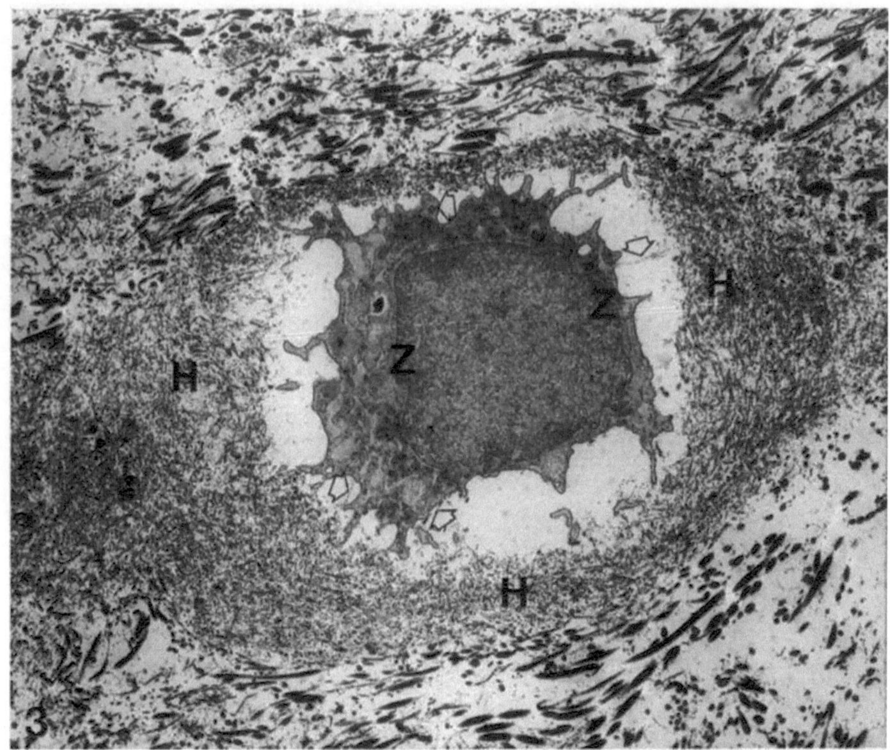

Abb. 3 Nucleus pulposus, Zelle mit extrazellulärer Matrix, 24 Jahre, Elektronenmikroskopie, Tannin-Fixierung, x15.000. Chondrozytenähnliche Zelle (*Z*) mit plumpen Zellfortsätzen, *Pfeile* Ausschleusung von extrazellulärem Material, *H* Zellhof; am *peripheren Bildrand* interterritoriale Matrix mit dichtem kollagenen Netzwerk

Komponenten der extrazellulären Matrix

Kollagene

Kollagene machen etwa 20–30% des Trockengewichtes des NP aus und sind für dessen Kompressionsresistenz wichtig (Urban u. Roberts 1995). Deswegen nimmt der Kollagengehalt des NP in Richtung der LWS zu (Brickley-Parsons u. Glimcher 1984; Scott et al. 1994). Es ist schon lange bekannt, daß das typische Kollagen des NP das hyaline Knorpelkollagen Typ II ist (Remberger et al. 1975; Beard et al. 1981), das sich immunhistochemisch in der interterritorialen Matrix und perizellulär nachweisen läßt. Die zunehmende Fibrosierung des NP mit steigendem Lebensalter ist mit einem steigenden Kollagengehalt verbunden, wie biochemisch gezeigt werden konnte (Ayad u. Weiss 1986). Unsere eigenen strukturellen Untersuchungen belegen eine Vermehrung kollagener Fibrillen, die untereinander eine starke Vernetzung aufweisen können (Abb. 3). Neuere Untersuchungen zeigten, daß die Kollagenvermehrung aber mit einer starken Denaturierung dieses Kollagentyps einhergeht. Diese Denaturierung kann in allen, auch makroskopisch unauffälligen Bandscheiben nachgewiesen werden (Hollander et. al. 1996). Funktionell führt die verstärkte Kollageneinlagerung zu

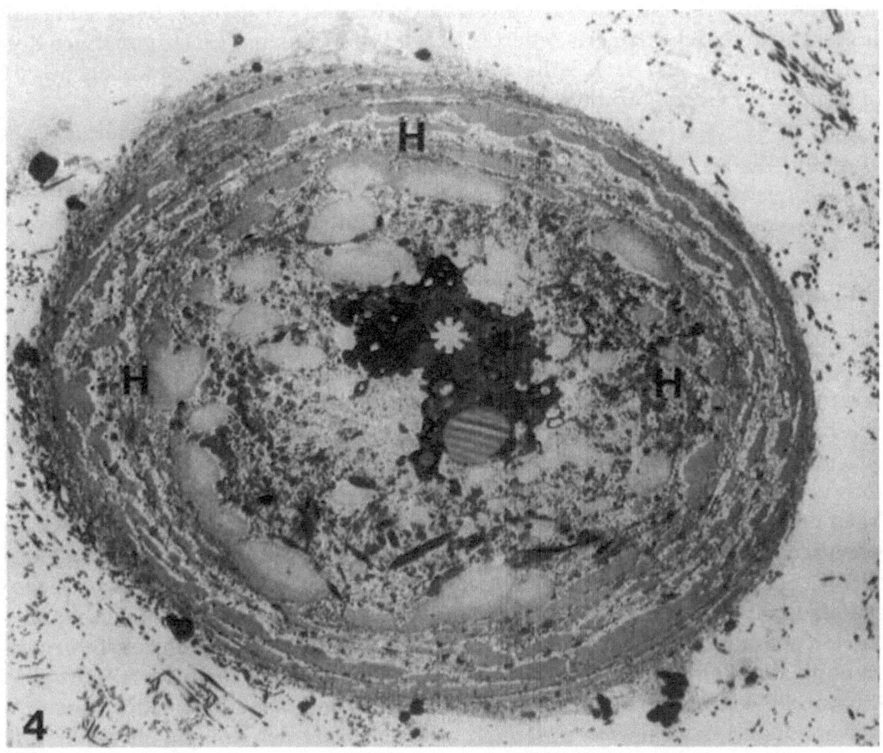

Abb. 4. Nucleus pulposus, Apoptose, 18 Jahre, Elektronenmikroskopie, Tannin-Fixierung, x20.000. Nekrotischer Zellrest (*Sternchen*) mit ringförmiger, perizellulärer Matrix als Rest des Zellhofs (*H*)

einer vermehrten Zugfestigkeit des NP. Weitere Kollagenformen, die biochemisch und/oder immunhistochemisch nachgewiesen sind (vgl. Tabelle 1), sind die Typen III, V, VI, X und XI (Beard et al. 1981; Roberts et al. 1982; Roberts et al. 1991a, b, c; Hollander et al. 1996; Boos et al. 1997). Sie finden sich meistens im Bereich von Zellhöfen. Die Funktion des Kollagens Typ III wird in der Organisation der perizellulären Umgebung der NP-Zellen gesehen, um eine stabile Verbindung zwischen Kapsel und interterritorialer Matrix herzustellen. Die „minor collagens“, wie z.B. Typ VI oder IX sind wahrscheinlich ebenso für Interaktionen zwischen den NP-Zellen und der Matrix verantwortlich. Die Verteilung der kleineren Kollagentypen zeigt in normalen menschlichen NP keine individuellen oder altersabhängigen Unterschiede (Roberts et al. 1991a). Boos et al. (1997) haben jüngst zum ersten Mal Kollagen Typ X in der menschlichen Bandscheibe immunhistochemisch nachgewiesen. Sie finden diese Kollagenform in Bandscheiben von Kleinkindern und bei älteren Individuen mit weit fortgeschrittenen degenerativen Veränderungen des NP. Zur Funktion dieses Kollagentyps im NP ist nichts bekannt. Inwieweit das eher Anulus-fibrosus-spezifische Kollagen Typ I zu den regelmäßig vorkommenden Kollagenformen im NP gehört, ist umstritten. Eigene Befunde zeigten, daß dieses Kollagen intrazellulär und in Form von perizellulären Höfen immunhistochemisch nachzuweisen ist (Barnert et al. 1992).

Aufgrund von Zellkulturuntersuchungen haben Chelberg et al. (1995) festgestellt, daß die Mehrheit menschlicher NP-Zellen Kollagen Typ II, aber nur ca. 1% von ihnen Kollagen Typ I produziert. Nach Sether et al. (1990) ist die Zunahme von Kollagen Typ I ein generelles Zeichen für die Alterung des NP.

Elastisches Material ist selten zu sehen und findet sich v. a. an den Übergangszonen zum inneren Bereich des Anulus fibrosus. Aufgrund biochemischer Untersuchungen stellte Olczyk (1994) einen Verlust elastischen Materials im NP ab dem 40. Lebensjahr fest, was zur verminderten Elastizität des NP beiträgt.

Proteoglykane (PG)

Wie aus der Tabelle 1 zu entnehmen, treten fast alle PG-Komponenten in der ECM menschlicher NP auf. PG bestehen aus einem Proteinkern („core protein"), ihre Seitenketten gehören zu verschiedenen Stoffklassen von Glykosaminoglykanen (GAG), wie Chondroitinsulfat, Dermatansulfat oder Keratansulfat. Vor allem große, Hyaluronsäure-bindende PG, wie z. B. das Aggrecan, sind für die Biomechanik und den Stoffwechsel des NP von großer Bedeutung (neuere Übersichten bei Ghosh 1988; Urban u. Roberts 1995). Hyaluronsäure selbst macht etwa 1–7% des gesamten GAG-Gehalts aus (Scott et al. 1994). Durch ihre Fähigkeit, die Hydratation und den osmotischen Druck im NP zu beeinflussen, sind PG hauptsächlich für mechanische Eigenschaften verantwortlich (Urban et al. 1990; Scott et al. 1994). Darüber hinaus regulieren sie durch den Aufbau eines molekularen Netzwerkes, das Flüssigkeitsbewegungen und Kationentransport kontrolliert, den Stoffwechsel innerhalb des NP (Urban et al. 1990). PG können mit morphologischen Methoden, wie z. B. der Elektronenmikroskopie (s. o.), nachgewiesen werden, genauere Analysen können aber mit Hilfe histochemischer, immunhistochemischer und v. a. biochemischer Methoden durchgeführt werden. Als gängige histologische Nachweismethoden zur Feststellung der topographischen PG-Verteilung gelten histochemische Methoden wie die Alcianblaufärbungen, bei denen eine Blaufärbung die Anwesenheit von PG anzeigt. Spezifische immunhistochemische Nachweise einzelner Komponenten, wie z.B. von Chondroitin- oder Keratansulfat, gibt es aufgrund allgemeiner methodischer Schwierigkeiten bisher wenige (Donohue et al. 1988; Roberts et al. 1982, 1994).

Mit fortschreitendem Alter kommt es generell zu einem PG-Verlust im menschlichen NP, der mit einem Wasserverlust einhergeht (Sether et al. 1990; Kitano et al. 1993; Olczyk 1993). Parallel dazu zeigt sich histochemisch eine Abnahme der Färbeintensität für Alcianblau als Maß für den zunehmenden Verlust. Allerdings wurden auch Fälle beobachtet, bei denen es im NP von über 50-jährigen noch zu einer intensiven Anfärbung kam. Dies zeigt, daß durchaus individuelle Unterschiede in Ausmaß und Verteilung des PG-Verlustes vorhanden sein können. Histo- und immunhistochemische Untersuchungen zeigten auch, daß v. a. im Bereich der perizellulären Höfe der NP-Zellen eine hohe Konzentration verschiedenster PG-Komponenten vorliegt (Roberts et al. 1994). Beim älteren Menschen werden die großen PG im NP proteolytisch in kleinere Fragmente zerlegt. Zwar soll die zunehmende Degradation des großen PG Aggrecan in kleinere Fragmente durch Proteasen und freie Radikale die Wasserbindung nicht beeinflussen, sich jedoch auf den Zellstoffwechsel auswirken (Urban u. Roberts 1995). Nach Donohue et al. (1988) beginnt diese Degradierung schon im jugendlichen Alter. Immunhistochemisch läßt sich mit Hilfe von Antikörpern Aggrecan im perizellulären Bereich nachweisen (Roberts et al. 1994). Mit steigendem Lebensalter werden diese Immunreaktionen schwächer, was den geringen Anteil des intakten Aggrecans widerspiegelt (Urban u. Roberts 1995). Auch die Zusammensetzung der einzelnen GAG ändert sich: Der in der Kindheit hohe Gehalt an Chondroitinsulfat verringert sich, im Alter wird vermehrt Keratansulfat gebildet (Taylor et al. 1992; Scott et al. 1994). Dies könnte mit der schlechter werdenden Sauerstoffversorgung zusammenhängen, da in bradytrophen Geweben generell Chondroitinsulfat durch Keratansulfat ersetzt wird (Scott et al. 1994). Die quantitativen und qualitativen Veränderungen der PG im menschlichen NP verschlechtern dessen mechanische Belastbarkeit und rheologischen Funktionen. Die Ansammlung degradierter Fragmente kann auch die Integration neu synthetisierter Moleküle verhindern, und wirkt sich dadurch negativ auf Turnover-Mechanismen in der ECM aus (Donohue et al. 1988).

Kleine PG sind PG mit nur sehr wenigen GAG-Seitenketten. Sie fungieren als Regulatoren der ECM (neuere Übersicht bei Kresse et al. 1993). Zu dieser Familie gehören Decorin und Biglycan. Während man über die Funktionen von Biglycan noch kaum konkrete Hinweise hat, ist von Decorin bekannt, daß es an der Bildung und Organisation von Kollagenfasern beteiligt ist, den Kollagenstoffwechsel beeinflusst und Interaktionen des Kollagens mit anderen Komponenten steuert. Beide Proteoglykane sind durch den Wachstumsfaktor TGF-β (s. u.) stimulierbar. Nachdem Decorin und Biglycan im NP jüngerer Individuen biochemisch nachgewiesen werden konnte (Johnstone et al. 1993), gelang es, beide Komponenten immunhistochemisch in menschlichen NP verschiedener Lebensalter zu lokalisieren (Götz et al. 1997b). Der

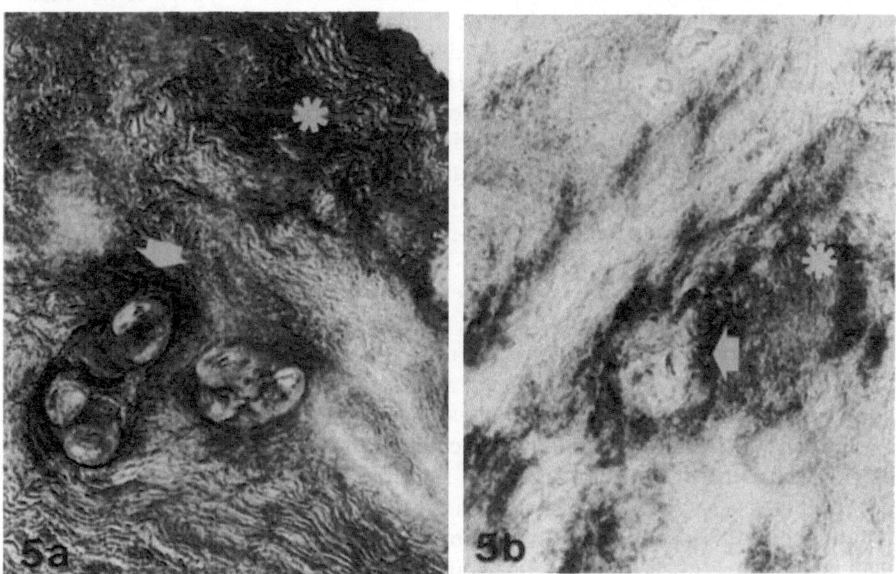

Abb. 5a, b. Nucleus pulposus, immunhistochemische Färbungen, PAP-Methode, x938. **a** 45 Jahre, dunkelgefärbte Areale repräsentieren Decorin-Immunreaktivität in der faserigen Matrix (*Sternchen*) und perizellulär um Zellcluster (*Pfeil*).
b 31 Jahre, dunkelgefärbte Areale repräsentieren TGF-β1-Immunreaktivität in der Matrix (*Sternchen*) und perizellulär (*Pfeil*)

Nachweis von Decorin in faserigen bzw. fibrosierten Arealen des NP spiegelt die Bindung dieses Proteoglycans an Kollagen-Typ II Fasern wider (Abb. 5a), wie dies auch durch Untersuchungen am hyalinen Knorpel belegt ist (Miosge et al. 1994) . Die Zunahme Decorin-positiver Areale, die sich mit diesen fibrotischen Arealen decken, läßt eine Vermehrung dieses Moleküls im Zusammenhang mit dem vermehrten Auftreten von Kollagen Typ II vermuten. In NP von Individuen älter als 50 Jahre verschwindet Decorin dann allmählich aus der Matrix. Nur die subchondralen Regionen weisen noch Immunreaktivität auf, ein Hinweis, daß die Aufrechterhaltung der Kollagenfaserintegrität in diesen durch Kompressions- und Torsionskräfte stark belasteten Bereichen der Bandscheibe von Wichtigkeit ist. Der Decorinverlust in den restlichen Bezirken des NP führt zu Veränderungen im Kollagenstoffwechsel mit mangelhafter Faserqualität und dadurch letztlich zu reduzierten biomechanischen Widerstandskräften (Götz et al. 1997b).

In den letzten Jahren wurde eine ganze Reihe weiterer ECM-Komponenten in menschlichen NP nachgewiesen. Dazu gehören Amyloid, Enzymsysteme (z. B. Metalloproteinasen und Serinproteasen mit ihren entsprechenden Inhibitoren) und Zytokine (vgl. Tabelle 1). Verschiedene Glykoproteine, wie z.B. das Fibronektin, konnten zwar immunhistochemisch nachgewiesen werden (Barnert et al. 1992), über ihre mögliche Bedeutung im NP kann aber bisher nur spekuliert werden.

Wachstumsfaktoren

Wachstumsfaktoren (growth factors) sind multifunktionelle Polypeptide mit meist auto- oder parakriner Wirkung, die nach Bindung an spezifische Rezeptoren eine Reihe biologischer Vorgänge in Zellen oder Geweben auslösen und kontrollieren können. Diese Vorgänge umfassen Proliferation, Wachstum, Differenzierung, Sekretion, Zelltod, Migration oder auch maligne Transformation (neuere Übersichten bei Pusztai et al. 1993; Ibelgaufts 1995). Einige dieser Faktoren beeinflussen über zelluläre Rezeptoren besonders die Bildung und Abgabe extrazellulärer Komponenten und die Interaktion dieser Zellen mit der ECM (Taipale u. Keski-Oja 1997). Dazu zählen z. B. der Transforming Growth Factor-β (TGF-β) mit seinen Isoformen, die Insulin-like Growth Factors-1 und -2 (IGFs), Fibroblast-like Growth Factors (FGFs), Platelet-derived Growth Factor (PDGF) oder der Epidermal Growth Factor (EGF). Einige dieser Faktoren können in die ECM eingelagert, müssen aber vor Wirksamwerden durch verschiedene Mechanismen aktiviert werden. Zur Physiologie dieser Faktoren in Bandscheibengeweben kann bisher wenig ausgesagt werden. Thompson et al. (1991) konnten an Zellen aus dem NP des Hundes zeigen, daß TGF-β, IGF-I, EGF und FGF sowohl die Proliferation der Zellen als auch deren PG-Synthese stimulieren. Zellen des menschlichen Anulus fibrosus lassen sich mit TGF-β1 stimulieren und zeigen dabei ebenfalls verstärkte Proliferation und PG-Synthese (Gruber et al. 1997). Erste immunhistochemische Hinweise auf das Vorkommen von Wachstumsfaktoren stammen von Tolonen et al. (1997) sowie aus unserer Arbeitsgruppe (Reeh et al. 1996). Tolonen et al. (1997) konnten das angiogen und proliferativ wirkende PDGF und einen weiteren angiogenen Faktor, Vascular Endothelial Growth Factor (VEGF), in kapillarisiertem Vorfall- und Sequestergewebe nachweisen. Nach den Befunden von Reeh et al. (1996) finden sich auch Immunreaktionen für IGF-1 in Zellen menschlicher NP. Von IGF-1 ist bekannt, daß er in vitro in Zellen aus Bandscheiben vom Schwein die PG-Synthese anregt (Osada et al. 1996). Nach unseren eigenen Untersuchungen läßt sich TGF-β bzw. dessen Isoformen perizellulär und in der Matrix des NP lokalisieren (Abb. 5b). Aus dem immunhistochemischen Nachweis kann man schließen, daß TGF-β in aktivierter Form vorliegt. Immunreaktionen gegen TGF-β und Decorin sind oft innerhalb gleicher Regionen lokalisiert. Dies ist ein Hinweis für die enge funktionelle Beziehung von TGF-β und Decorin im menschlichen NP, wie sie aus vielen anderen Geweben bereits bekannt ist (Kresse et al. 1993). TGF-β gilt als fibrosierender Wachstumsfaktor, der in der Lage ist, die Neusynthese zahlreicher Kollagene und PG anzuregen (Lawrence 1995, 1996). Sollte sich in Zukunft herausstellen, daß bestimmte Wachstumsfaktoren einen fördernden und/oder regulierenden Einfluß auf die ECM im menschlichen NP haben, würde dies neue Aspekte einer möglichen Beeinflussung von Alterung, Degeneration oder pathologischen Veränderungen aufwerfen und die Möglichkeiten therapeutischer Einflussnahmen eröffnen, wie dies mit bestimmten Wachstumsfaktoren an anderen Binde- und Stützgeweben bereits möglich und klinisch durchführbar geworden ist (Trippel et al. 1996).

Literatur

Antoniou J, Steffen T, Nelson F et al. (1996) The human lumbar intervertebral disc. Evidence for changes in the biosynthesis and denaturation of the extracellular matrix with growth, maturation, ageing, and degeneration. J Clin Invest 98: 996–1003

Ayad S, Weiss JB (1987) Biochemistry of the intervertebral disc. In: Jayson MIV (ed) The lumbar spine and back pain. Churchill Livingstone, Edinburgh, pp 100–137

Barnert S, Götz W, Bertagnoli R, Herken R (1992) Altersabhängige Zell- und Matrixveränderungen in menschlichen Nuclei pulposi. Verh Anat Ges 87: 299

Bayliss MT, Jonstone B, O'Brien JP (1988) Proteoglycan synthesis in the human intervertebral disc. Variation with age, region and pathology. Spine 13: 972–981

Beard HK, Roberts S, O'Brien JP (1981) Immunofluorescent staining for collagen and proteoglycan in normal and scoliotic intervertebral discs. J Bone Joint Surg Br 63: 529–534

Boden SD, Wiesel SW, Laws ER jr, Rothman RH (1991) The aging spine. Essentials of pathophysiology, diagnosis, and treatment. Saunders, Philadelphia London Toronto

Boos N, Nerlich AG, Wiest I, von der Mark K, Aebi M (1997) Immunolocalization of type X collagen in human intervertebral discs during ageing and degeneration. Histochem Cell Biol 108: 471–480

Brickley-Parsons D, Glimcher MJ (1984) Is the chemistry of collagen in the intervertebral disc an expression of Wolff's law? Spine 9: 148–163

Buckwalter JA (1982) The fine structure of human intervertebral disc. In: White AA III, Gordon SL (eds) Symposium on idiopathic low back pain. Mosby, St. Louis, pp 108–143

Chelberg MK, Banks GM, Geiger DF, Oegama TR (1995) Identification of heterogenous cell populations in normal human intervertebral discs. J Anat 186: 43–53

Copius Peereboom JW (1973) Some biochemical and histochemical properties of the age pigment in the human intervertebral disc. Histochemie 37: 119–130

Donohue PJ, Jahnke MR, Blaha JD, Caterson B (1988) Characterization of link protein(s) from human intervertebral-disc tissues. Biochem J 251: 739–747

Ellenberger C (1994) MR imaging of the low back syndrome. Neurology 4: 594–600

Eyre DR (1988) Collagens of the Disc. In: Ghosh P (ed) The biology of the intervertebral disc, vol I. CRC Press, Boca Raton, pp 171–188

Feinberg J, Boachie-Adjei O, Bullough PG, Boskey AL (1990) The distribution of calcific deposits in intervertebral discs of the lumbosacral spine. Clin Orthop Relat Res 254: 303–310

Garfin SR, Herkowitz HN (1990) Disc disease – Does it exist? In: Weinstein JN, Wiesel SW (eds) The lumbar spine. Saunders, Philadelphia London Toronto, pp 369–380

Ghosh P (ed) (1988) The Biology of the intervertebral disc, vol I–II. CRC Press, Boca Raton

Ghosh P (1990) The role of mechanical and genetic factors in degeneration of the disc. J Manual Med 5: 62–65

Götz W, Bertagnoli R, Eggert HR, Herken R (1996) Ultrastrukturelle und immunhistochemische Untersuchungen zur altersabhängigen Struktur und Zusammensetzung der extrazellulären Matrix menschlicher Nuclei pulposi. In: Schmitt E, Lorenz R (Hrsg) Die Bandscheibe und ihre Erkrankungen. 18. Arbeitstagung der Gesellschaft für Wirbelsäulenforschung e.V.Enke, Stuttgart, S 50–55

Götz W, Kasper M, Miosge N, Hughes RC (1997a) Detection and distribution of the carbohydrate binding protein galectin-3 in human notochord, intervertebral disc and chordoma. Differentiation 62: 149–157

Götz W, Barnert S, Bertagnoli R, Miosge N, Kresse H, Herken R (1997b) Immunohistochemical localization of the small proteoglycans decorin and biglycan in human intervertebral discs. Cell Tiss Res 289: 185–190

Gruber HE, Fisher EC jr, Desai B, Stasky AA, Hoelscher G, Hanley EN jr (1997) Human intervertebral disc cells from the annulus: Three-dimensional culture in agarose or alginate and responsiveness to TGF-β1. Exp Cell Res 325: 13–21

Gundry CR, Fritts HM (1997a) Magnetic resonance imaging of the musculoskeletal system. Part 8. The spine, section 1. Clin Orthop Relat Res 338: 275–287

Gundry CR, Fritts HM (1997b) Magnetic resonance imaging of the musculoskeletal system. Part 8. The spine, section 2. Clin Orthop Relat Res 343: 260–271

Handa T, Ishihara H, Oshima H, Osada R, Tsuji H, Obata K (1997) Effects of hydrostatic pressure on matrix synthesis and matrix metalloproteinase production in the human lumbar intervertebral disc. Spine 22: 1085–1091

Hollander AP, Heathfield TF, Liu JJ, Pidoux J, Rozghley PJ, Mort JS, Poole AR (1996) Enhanced denaturation of the α1(II) chains of type-II collagen in normal adult human intervertebral discs compared with femoral articular cartilage. J Orthop Res 14: 61–66

Holm S (1993) Pathophysiology of disc degeneration. Acta Orthop Scand 64 (Suppl 251): 13–15

Hormel SE, Eyre DR (1991) Collagen in the ageing human intervertebral disc: an increase in covalently bound fluorophores and chromophores. Biochim Biophys Acta 1078: 243–250

Humzah MD, Soames RW (1988) Human intervertebral disc: Structure and function. Anat Rec 220: 337–356

Iatridis JC, Setton LA, Weidenbaum M, Mow VC (1997) Alterations in the mechanical behavior of the human lumbar nucleus pulposus with degeneration and aging. J Orthop Res 15: 318–322

Ibelgaufts H (1995) Dictionary of Cytokines. VCH, Weinheim New York Basel

Ishihara H, McNally DS, Urban PG, Hall AC (1996) Effects of hydrostatic pressure on matrix synthesis in different regions of the intervertebral disk. J Appl Physiol 80: 839–846

Johnstone B, Bayliss MT (1995) The large proteoglycans of the human intervertebral disc. Changes in their biosynthesis and structure with age, topography, and pathology. Spine 20: 674–684

Johnstone B, Markopoulos M, Neame P, Caterson B (1993) Identification and characterization of glycanated and non-glycanated forms of biglycan and decorin in the human intervertebral disc. Biochem J 292: 661–666

Kitano T, Zerwekh JE, Usui Y, Edwards ML, Flicker PL, Mooney V (1993) Biochemical changes associated with the symptomatic human intervertebral disk. Clin Orthop Relat Res 293: 372–377

Köpf-Maier P, Merker HJ (1989) Atlas der Elektronenmikroskopie. Zellen, Gewebe, Organe. Ueberreuther, Berlin

Krämer J (1986) Bandscheibenbedingte Erkrankungen. Ursachen, Diagnose, Behandlung, Vorbeugung, Begutachtung, 2. Aufl. Thieme, Stuttgart New York

Kreis T, Vale R (eds) (1993) Guidebook to the extracellular matrix and adhesion proteins. Oxford University Press, Oxford New York Tokyo

Kresse H, Hausser H, Schönherr E (1993) Small proteoglycans. Experientia 49: 403–415

Krismer M, Haid C, Ogon M, Behensky H (1997) Biomechanik der lumbalen Instabilität. Orthopäde 26: 516–520

Lawrence DA (1995) Transforming growth-factor-ß: An overview. Kidney Int 47 (Suppl 49): S19–S23

Lawrence DA (1996) Transforming growth factor-ß: a general review. Eur Cytokine Netw 7: 363–374

Maldonado BA, Oegama TR (1992) Initial characterization of the metabolism of intervertebral disc cells encapsulated in microspheres. J Orthop Res 10: 677–690

Miosge N, Flachsbart K, Götz W, Schultz W, Kresse H, Herken R (1994) Light and electron microscopical immunohistochemical localization of the small proteoglycan core proteins decorin and biglycan in human knee joint cartilage. Histochem J 26: 939–945

Olczyk K (1993) Age-related changes in glycosaminoglycans of human intervertebral discs. Folia Histochem Cytochem 31: 215–220

Olczyk K (1994) Age-related changes of elastin content in human intervertebral discs. Folia Histochem Cytochem 32: 41–44

Osada R, Ohshima H, Ishihara H, Yudoh K, Sakai K, Matsui H, Tsuji H (1996) Autocrine/paracrine mechanism of insulin-like growth factor-1 secretion, and the effect of insulin-like growth factor-1 on proteoglycan synthesis in bovine intervertebral discs. J Orthop Res 14: 690–699

Pritzker KPH (1977) Aging and degeneration in the lumbar intervertebral disc. Orthop Clin N A 8: 65–77

Pusztai L, Lewis CE, Lorenzen J, McGee JOD (1993) Growth factors: regulation of normal and neoplastic growth. J Pathol 169: 191–201

Rabischong P, Louis R, Vignaud J, Massare C (1978) The intervertebral disc. Anat Clin 1: 55–64

Raspe H, Kohlmann T (1993) Rückenschmerzen – eine Epidemie unserer Tage? Dtsch Ärztebl 90: 2920–2925

Reeh A, Bertagnoli R, Götz W (1996) Immunohistochemical detection of growth factors in human intervertebral discs. Verh Anat Ges 91 (Ann Anat Suppl 178): 137–138

Remberger K, Gay S, Adelmann BC (1975) Altersabhängige Unterschiede in Lokalisation und Verteilung von Kollagen Typ I, II und III in verschiedenen menschlichen Geweben. Verh Dtsch Ges Pathol 59: 276–280

Rieke N, Götz W, Eggert HR, Herken R (1994) Histochemische und immunhistochemische Untersuchungen an der extrazellulären Matrix prolabierter menschlicher Nuclei pulposi. Verh Anat Ges 89 (Ann Anat Suppl 176): 94

Roberts S, Beard HK, O'Brien JP (1982) Biochemical changes of intervertebral discs in patients with spondylolisthesis or with tears of the posterior annulus fibrosus. Ann Rheum Dis 41: 78–85

Roberts S, Ayad S, Menage PJ (1991a) Immunolocalization of type VI collagen in the intervertebral disc. Ann Rheum Dis 50: 787–791

Roberts S, Menage J, Duance V, Wotton SF (1991b) Type III collagen in the intervertebral disc. Histochem J 23: 503–508

Roberts S, Menage J, Duance V, Wotton S, Ayad S (1991c) Collagen types around the cells of the intervertebral disc and cartilage endplate: An immunolocalization study. Spine 16: 1030–1037

Roberts S, Menage J, Eisenstein SM (1993) The cartilage end-plate and intervertebral disc in scoliosis: Calcification and other sequelae. J Orthop Res 11: 747–757

Roberts S, Caterson B, Evans H, Eisenstein SM (1994) Proteoglycan components of the intervertebral disc and cartilage endplate: an immunolocalization study of animal and human tissues. Histochem J 26: 402–411

Robertson JT (1993) The rape of the spine. Surg Neurol 39: 5–12

Salisbury JR (1993) The pathology of the human notochord. J Pathol 171: 253–255

Schmorl G, Junghanns H (1968) Die gesunde und kranke Wirbelsäule in Röntgenbild und Klinik, 5. Aufl. Thieme, Stuttgart

Scott JE, Bosworth TR, Cribb AM, Taylor JR (1994) The chemical morphology of age-related changes in human intervertebral disc glycosaminoglycans from cervical, thoracic and lumbar nucleus pulposus and annulus fibrosus. J Anat 184: 73–82

Sether LA, Shiwei Y, Haughton VM, Fischer ME (1990) Intervertebral disk: Normal age-related changes in MR signal intensity. Radiology 177: 385–388

Stäbler A, Bellan M, Weiss M, Gärtner C, Brossmann J, Reiser MF (1997) MR imaging of enhancing intraosseous disk hermiation (Schmorl's nodes). AJR 16: 933–938

Taipale J, Keski-Oja J (1997) Growth factors in the extracellular matrix. FASEB J 11: 51–59

Taylor JR, Twomey LT (1988) The development of the human intervertebral disc. In: Ghosh P (ed) The biology of the intervertebral disc, vol I. CRC Press, Boca Raton, pp 39–82

Taylor JR, Scott JE, Cribb AM, Bosworth TR (1992) Human intervertebral disc acid glycosaminoglycans. J Anat 180: 137–141

Thompson JP, Pearce RH, Schechter MT, Adams ME, Tsang IKY, Bishop PB (1990) Preliminary evaluation of a scheme for grading the gross morphology of the human intervertebral disc. Spine 15: 411–415

Töndury G, Theiler K (1990) Entwicklungsgeschichte und Fehlbildungen der Wirbelsäule. Hippokrates, Stutgart (Die Wirbelsäule in Forschung und Praxis, Bd 98)

Tolonen J, Grönblad M, Virri J, Seitsalo S, Rytömaa T, Karaharju EO (1997) Platelet-derived growth factor and vascular endothelial growth factor expression in disc herniation tissue: an immunohistochemical study. Eur Spine J 6: 63–69

Trippel SB, Coutts RD, Einhorn TA, Mundy GR, Rosenfeld RG (1996) Growth factors as therapeutic agents. J Bone Joint Surg Am 78: 1272–1286

Trout JJ, Buckwalter JA, Moore KC (1982) Ultrastructure of the human intervertebral disc: II. Cells of the nucleus pulposus. Anat Rec 204: 307–314

Urban JPG, Roberts S (1995) Development and degeneration of the intervertebral disc. Mol Med Today 1: 329–335

Urban J, Holm SH, Lipson SJ (1990) Biochemistry. In: Weinstein JN, Wiesel SW (eds) The lumbar spine. Saunders, Philadelphia London Toronto, pp 231–265

Wassilev W, Kühnel W (1992) Struktur und Funktion der Zwischenwirbelscheibe. Ann Anat 174: 54–65

Neue intradiskale In-vivo-Druckmessungen bei Alltagsbelastungen

H.-J. Wilke[1], P. Neef[2], M. Caimi[3], T. Hoogland[4], L.E. Claes[1]

[1]Abteilung für Unfallchirurgische Forschung und Biomechanik, Helmholtzstr. 14, D-89081 Ulm
[2]Praxis für Orthopädie und Wirbelsäulenrehabilitation, Magirusstr. 45, D-89077 Ulm
[3]Abteilung für Kräftigungstherapie und Rehabilitation, Schmerzklinik Kirschgarten, Sternengasse 21, CH-4010 Basel
[4]Ambulantes Operationszentrum für Wirbelsäulenchirurgie, Effnerstr. 38, D-81925 München

Einleitung

Bandscheibendegenerationen sind häufig der Grund für starke Rückenschmerzen. Es wird angenommen, daß diese Degenerationen in vielen Fällen von langjähriger Überlastung und von anhaltenden Zwangsbeanspruchungen der Wirbelsäule, somit der Bandscheiben herrühren. Die Problematik der Rückenschmerzen hat in den letzten Jahren enorm an Bedeutung gewonnen. Ca. 70 % der Gesamtbevölkerung leiden mindestens einmal in ihrem Leben unter starken Rückenschmerzen, 85 % von ihnen sogar mehrfach (Waters et al. 1993). Andere setzen die Zahlen noch deutlich höher an und berichten, daß fast 80 % aller Erwachsenen solche Rückenschmerzen mindestens einmal im Leben durchmachen (Frymoyer et al. 1980). Rückenschmerzen sind u. a. der häufigste Grund für das Fernbleiben vom Arbeitsplatz. Dies hat enorme volkswirtschaftliche Konsequenzen. So werden in den USA die direkten Kosten auf 25 Mrd. US-Dollar pro Jahr, die indirekten Kosten zusätzlich auf 85 Mrd. US-Dollar pro Jahr geschätzt. Pope beschrieb, daß im Zeitraum Ende der 60er bis Ende der 80er Jahre die Kosten für Rückenschmerzen um 2700 %, also auf das 28fache, gestiegen sind (Pope 1989). In Deutschland werden die entsprechenden Zahlen auf 20 – 50 Mrd. DM pro Jahr geschätzt. Dazu kommt, daß seit 1993 nach der neuen Berufskrankheiten-Verordnung Rückenschmerzen als Berufskrankheit (BK 2108 – BK 2110) anerkannt werden, wenn eine üblicherweise belastende Tätigkeit und eine Rückenerkrankung zusammentreffen (Krüger 1991). Dies trifft v. a. für Berufsgruppen zu, die während ihrer Tätigkeit mit Heben und Tragen von schweren Lasten zu tun haben, wie z. B. Bauarbeiter, Bergarbeiter, aber auch Krankenpflegepersonal.

Es ist deshalb wichtig, die Belastung der Bandscheibe in unterschiedlichen Körperpositionen zu erforschen und sie biomechanisch zu analysieren, um entsprechende Präventivmaßnahmen zu finden. Neben dem individuellen Nutzen für die Betroffenen könnten so auch erhebliche finanzielle Einsparungen gelingen.

Obwohl eine Vielzahl indirekter Meßmethoden und Rechenmodelle zur Bestimmung der Wirbelsäulenbelastung entwickelt wurde, haben bis heute die intradiskalen Druckmessungen von Nachemson und seinen Mitarbeitern aus den 60er und 70er Jahren ihre zentrale Bedeutung nicht verloren.

Nachemsons Meßmethode bestand darin, bei freiwilligen Probanden eine Kanüle mit einem integrierten Meßsensor in den Nucleus pulposus der Bandscheibe L3-4 oder L4-5 einzustechen und auf diese Weise den lokalen Druck bei verschiedenen Körperhaltungen zu bestimmen. Seine Ergebnisse normierte er jeweils auf den Band-

Hefte zu „Der Unfallchirurg“, Heft 271
H. J. Wilke, L. E. Claes (Hrsg.)
Die traumatische und degenerative Bandscheibe

scheibendruck des stehenden Probanden, den er als 100 % definierte (Nachemson 1966, 1992; Nachemson u. Elfström 1970).

Seine Messungen zeigten einen deutlichen Druckanstieg von ca. 50 % beim Nachvornebeugen. Mit einem zusätzlichen Gewicht in der Hand stieg dieser Druck nochmal um 70 % auf 220 %. Ähnliche Ergebnisse fand er beim Sitzen. Auch hier erhöhte sich der Druck beim Nachvornebeugen und weiter mit zusätzlichen Gewichten in der Hand. Besonders interessant bei seinen Ergebnissen war, daß der Druck im Sitzen um ca. 40 % höher als im Stehen war. Dies hatte erhebliche therapeutische Konsequenzen, weil auf der Grundlage dieser Daten Patienten mit Bandscheibendegenerationen, v.a. frisch operierten Bandscheibenpatienten, die Empfehlung ausgesprochen wurde, nach Möglichkeit nicht mehr zu sitzen, sondern ihren Tätigkeiten grundsätzlich im Stehen nachzugehen. Ein weiteres wichtiges Ergebnis war der Druckunterschied zwischen der Rückenlage und der Seitlage. In der Rückenlage wurde der Druck im Vergleich zum Stehen auf 25 % reduziert. Drehte sich der Proband jedoch in die Seitlage, erreichte er einen Druck von 75 %, also den dreifachen Wert der Rückenlage und näherte sich somit den Werten im Stehen an. Dies hat natürlich ebenfalls dazu geführt, dem Patienten die Empfehlung zu geben, die Seitenlage zu vermeiden.

Diese wichtigen Erkenntnisse haben also die heutige Lehrmeinung über die Belastung der Bandscheibe stark geprägt, da invasive Messungen dieser Art seitdem nie mehr wiederholt wurden.

In der letzten Zeit werden jedoch die intradiskalen Druckunterschiede zwischen Stehen und Sitzen und zwischen Rücken- und Seitlage von Biomechanikern immer öfter kritisch diskutiert, da diese Druckunterschiede nicht plausibel erklärt werden können. Verstärkt wurde diese Diskussion durch eine Untersuchung, in der das Phänomen des Auspressens der Bandscheibe bei Belastung (Dehydratation) und das Aufsaugen der Flüssigkeit bei Entlastung (Hydratation) genutzt wurde (Althoff et al. 1992). Mit einer Präzisionshöhenmessung wurde bei dieser Studie die Höhenzunahme bzw. -abnahme eines definierten Wirbelsäulenabschnittes der thorakalen und lumbalen Wirbelsäule, somit mehrerer Bandscheiben, bestimmt. Sie stellten dabei fest, daß es bei den untersuchten Probanden nach dem Hinsitzen in jeder Sitzposition, unabhängig von der Position selbst, immer zu einem Größenzuwachs bis zu 4 mm dieses Wirbelsäulenabschnittes gekommen war. Dies ist ein Hinweis auf eine Entlastung der Wirbelsäule und widerspricht den Ergebnissen von Nachemson. Ähnliche Widersprüche wurden mit einer Methode gefunden, bei der über einen mit Dehnungsmeßstreifen instrumentierten Fixateur interne vergleichbare Axialbelastungen im Stehen und Sitzen gemessen wurden (Rohlmann et al. 1995).

Aufgrund dieser Diskussion war das Ziel dieser Arbeit, mit einer modernen Meßtechnik die Untersuchungen von Nachemson zu wiederholen und durch dynamische Übungen zu ergänzen.

Material und Methoden

Geplant war diese Untersuchung mit zwei freiwilligen Orthopäden (Peter Neef und Marco Caimi), die sich für diesen Selbstversuch zur Verfügung stellten. Für die Messungen an diesen beiden Probanden lag eine Genehmigung der Ethikkommission der Landesärztekammer Baden-Württemberg vor.

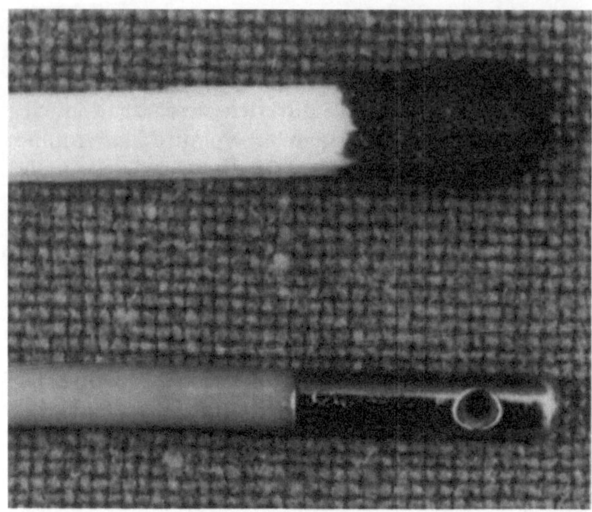

Abb. 1. Flexible Druckmeßsonde mit einem Durchmesser von 1,5 mm; die 7 mm lange Metallhülse enthält den Drucksensor

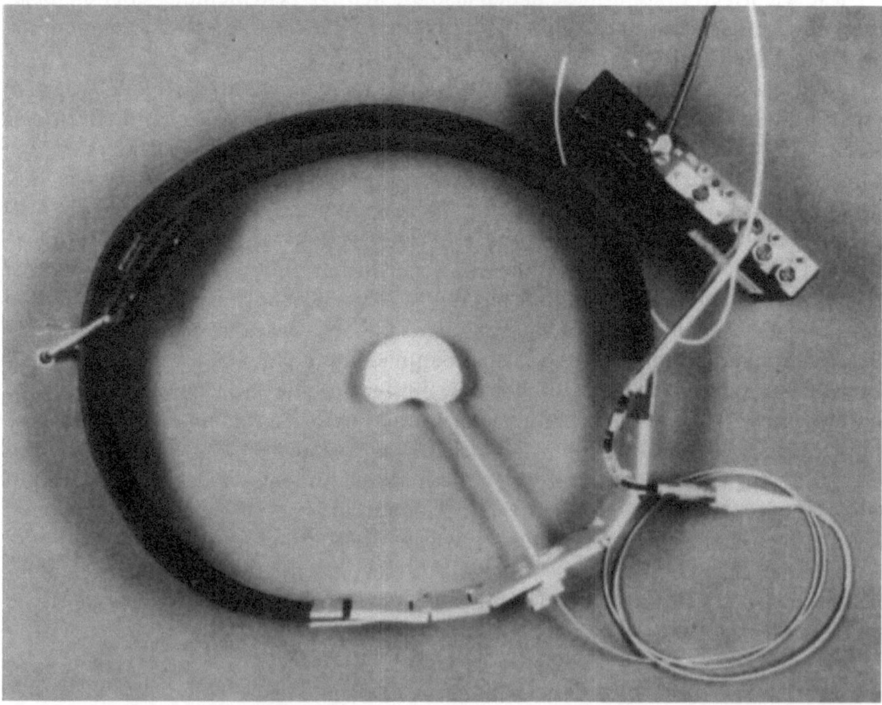

Abb. 2. Meßtechnik für intradiskalen Druckaufnehmer, Bandscheibenmodell, Gürtel mit Kunststoffhülse und Telemetriesender

Unter sterilen Bedingungen wurde ihnen über einen dorsolateralen transforaminalen Zugang ein flexibler Druckaufnehmer (Mammendorfer Institut für Physik und Medizin GmbH, Hattenhofen) mit einem konstanten Durchmesser von 1,5 mm implantiert, so daß der eigentliche Druckaufnehmer mit einem Durchmesser von 1 mm direkt im Nucleus pulposus plaziert war (Abb. 1).

Beim ersten Probanden rutschte die Sonde leider bereits bei einer Probeflexion noch auf dem Operationstisch bei einem Druck von 1,3 MPa aus der Bandscheibe heraus und konnte aus Sterilitätsgründen nicht mehr replantiert werden. Daraufhin wurde die Meßtechnik modifiziert. Zusätzlich zur Sonde wurde eine Hülse, die deutlich steifer als die Sonde selbst war, bis zum äußeren Rand des Anulus fibrosus eingebracht und beides zusammen mit einem Mechanismus verklemmt und mit einem Gürtel am Bauch festgezurrt (Abb. 2). Damit sich der Proband uneingeschränkt bewegen konnte, wurden die Signale telemetrisch an einen Computer übertragen und dort registriert. Nach der Implantation wurde eine Schutzkappe am Gürtel befestigt, um die Sonde vor mechanischer Beschädigung zu schützen.

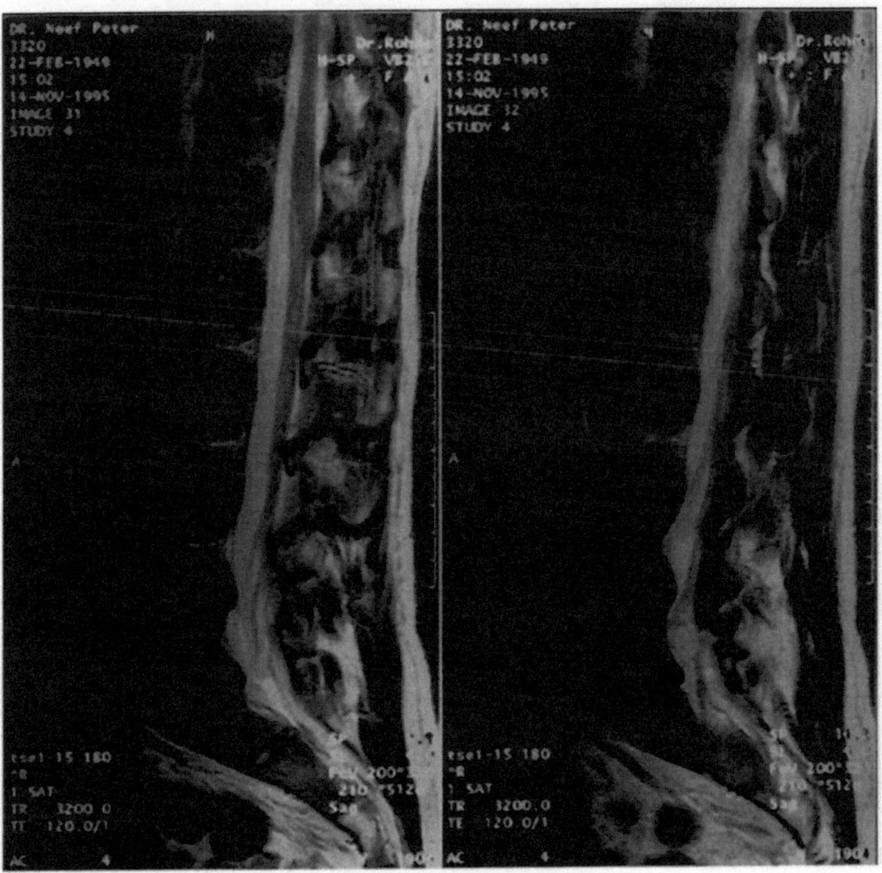

Abb. 3. NMR-Aufnahme des Probanden ca. 10 Wochen vor der Messung. Die untersuchte Bandscheibe L4-5 zeigte keine Degenerations- und Dehydratationserscheinungen

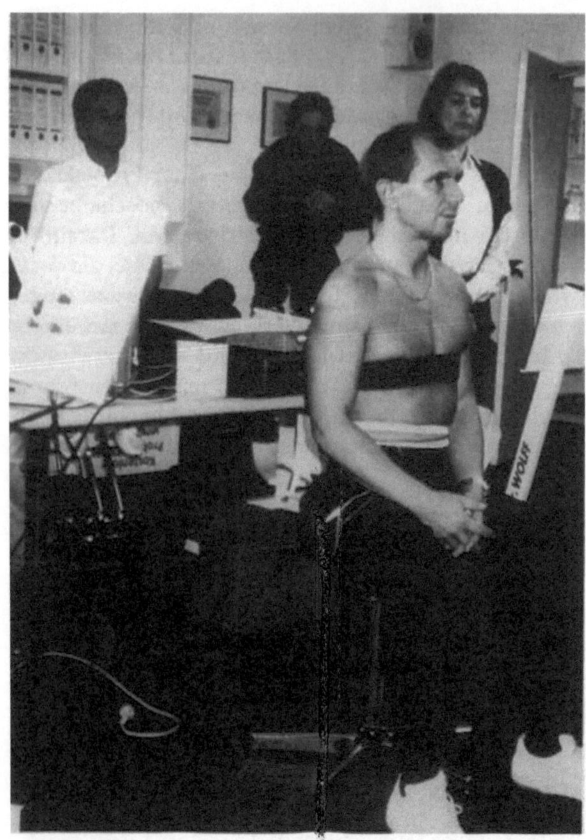

Abb. 4. Proband während der intradiskalen Druckmessung auf einem Stuhl unter Aufsicht von Krankengymnastinnen

Beim zweiten Probanden (Peter Neef, 45 Jahre, 70 kg, 168 cm) wurde die Sonde mit dieser Technik erfolgreich in der Bandscheibe L4-L5 implantiert. Es handelte sich um eine nichtdegenerierte und nicht dehydrierte Bandscheibe, was 4 Wochen vor den Messungen anhand von NMR-Aufnahmen gezeigt wurde (Abb. 3).

Insgesamt konnten wir über einen Zeitraum von ca. 24 h Messungen durchführen und u. a. folgende Übungen aufzeichnen: verschiedene Liegepositionen; Sitzpositionen auf einem normalen Stuhl, in einem Armlehnstuhl und auf einem Pezziball; Niesen; Lachen; Gehen; Treppensteigen; Gewichtheben und andere Übungen (Abb. 4). Ferner wurde die Druckänderung aufgrund der Hydratation während dem Nachtschlaf über einen Zeitraum von 7 h aufgezeichnet.

Ergebnisse

Die ersten Messungen wurden noch auf dem Operationstisch vorgenommen. Bei entspanntem Liegen auf dem Rücken mit leicht angezogenen Beinen (ca. 20°) wurde von allen Messungen der geringste Druck von 0,08 MPa (0,1 MPa entspricht 1 bar) gemes-

Tabelle 1. Intradiskale Druckwerte für verschiedene Positionen und Übungen.

Position	Druck [MPa]
Liegen auf dem Rücken	0,10
Liegen auf der Seite	0,12
Entspanntes Stehen	0,50
Stehen, stark vorgebeugt	1,10
Sitzen, bequem, ohne Lehne	0,46
Sitzen mit maximaler Flexion	0,83
Sitzen, lässig, mit Lehne	0,27
Gehen barfuß	0,53 – 0,65
Gehen mit Tennisschuhen	0,53 – 0,65
Joggen mit harten Straßenschuhen	0,35 – 0,95
Joggen mit Tennisschuhen	0,35 – 0,85
Heben von 20 kg mit Rundrücken	2,30
Heben von 20 kg aus Knien (nach Rückenschule)	1,70
Halten von 20 kg am Körper	1,10

sen (Tabelle 1). Sowohl die Knierolle als auch die Lagerung im Stufenbett konnte den Druck nicht weiter reduzieren. Beim Ausstrecken der Beine stieg der Druck auf 0,11 MPa.

Beim Drehen in die Seitlage stieg der Druck lediglich nur von 0,1 auf 0,12 MPa. Nach dem Weiterdrehen in die Bauchlage lag der Druck zwischen Rücken- und Seitlage bei 0,11 MPa. Durch das Aufrichten aus der Bauchlage in die Leseposition, d.h. mit extendiertem Rücken und aufgestützt auf den Unterarmen, verdoppelte sich der Druck auf 0,25 MPa. Bei der Aktion des Umdrehens selbst, um z.B. von der Rücken- in die Seitlage zu kommen, wurden Druckspitzen bis zu 0,8 MPa gemessen. Husten im Liegen erzeugte einen Druck von bis 0,38 MPa, während herzhaftes Lachen den Druck nur auf 0,15 MPa erhöhte.

Beim entspannten Stehen lag der Druck reproduzierbar zwischen 0,48 und 0,5 MPa. Durch die Bauchpresse konnte er auf 0,92 MPa erhöht werden. Durch starkes Nachvornebeugen stieg der Druck auf 1,1 MPa.

Beim Sitzen konnte der Druck durch die Sitzposition und durch die Unterstützung durch die Rücken- oder Armlehne deutlich variiert werden. Beim Sitzen auf einem Hocker mit einem normalen geraden Rücken wurde ein Druck zwischen 0,45 und 0,5 MPa gemessen. Durch aktives Strecken der lumbalen Wirbelsäule, wie es in der Rükkenschule gelehrt wird, stieg der Druck auf 0,55 MPa. Auch im Sitzen wurde durch das Nachvornebeugen der Druck kontinuierlich gesteigert und erreichte bei einer maximalen Flexion, die man z. B. beim Schuhezubinden einnimmt, den höchsten Wert von 0,83 MPa. Der Druck beim Sitzen konnte jedoch deutlich gesenkt werden, wenn man sich in einem Armlehnstuhl bequem anlehnte. Durch lässiges Sitzen, wie es oft verpönt ist, konnte der Druck bis auf 0,27 MPa gesenkt werden.

Beim Gehen lagen die Druckwerte zwischen 0,53 und 0,65 MPa. Der Unterschied zwischen langsamem und schnellem Gehen bzw. zwischen Gehen mit Tennisschuhen oder Barfußgehen war nur gering. Beim Joggen oszillierte der Druck zwischen 0,35 und 0,95 MPa. Beim Joggen mit Tennisschuhen konnten die Druckspitzen nur geringfügig auf 0,85 MPa reduziert werden.

Die höchsten Druckwerte mit 2,3 MPa wurden beim „falschen" Heben eines vollen Bierkastens mit 19,8 kg registriert werden, also mit gestreckten Beinen und gebeugtem Oberkörper. Hier kann aber durch rückenschulmäßiges Verhalten der Spitzendruck während des Anhebens auf 1,7 MPa reduziert werden. Wurde der Kasten auf Brusthöhe am Körper gehalten, lag der Druck bei 1,1 MPa, auf gleicher Höhe mit gestreckten Armen im Abstand von ca. 60 cm vor dem Oberkörper war der Druck 1,8 MPa.

Am Ende des Tages, nachdem der Proband zu Bett ging, lag der Druck in Rückenlage bei 0,1 MPa. Während der Nacht stieg der Druck über einen Zeitraum von 7 h von 0,1 auf 0,24 MPa (1,0 – 2,4 bar).

Diskussion

Es handelt sich bei dieser Studie um ähnliche intradiskale Druckmessungen, wie sie von Nachemson in den 60er Jahren durchgeführt wurden. Da die Untersuchungen von Nachemson unseres Wissenes seitdem nie mehr wiederholt und seine Ergebnisse immer kritischer diskutiert wurden, war es an der Zeit, mit einer verbesserten Meßtechnik solche Messungen zu wiederholen. Diese Untersuchung wurde aufgrund der ethischen Problematik zwar nur mit einem einzigen Probanden durchgeführt, die Ergebnisse stimmen jedoch sehr gut mit denen von Althoff und Brinckmann überein und waren aus biomechanischer Sicht plausibel. In einigen Fällen fanden wir eine gute Übereinstimmung zu Nachemsons Ergebnissen, in einigen Fällen bedeutende Widerspüche (Abb. 5). Die Unterschiede können auf die Meßtechnik zurückgeführt werden. Nachemson integrierte seinen Meßaufnehmer in eine steife Kanüle, die z. B. aufgrund der Muskelanspannung oder -verschiebung verbogen werden kann, was evtl. zu Falschsignalen und somit zu falschen Druckwerten geführt haben konnte. Unsere Sonde konnte nicht verbogen werden, da sie über der gesamten Länge flexibel war. Nur die 7-mm-Metallspitze war steif, die sich nach Implantation komplett im Nukleus befand und somit in diesem Bereich einen hydrostatischen Druck erfuhr.

Eine sehr gute Übereinstimmung fanden wir für den Druckvergleich zwischen der Rückenlage und dem Stehen. Ebenfalls bezogen auf den Druck beim Stehen mit 100 % fanden wir beim Liegen 20 %, Nachemson dagegen 24 %. Ebenfalls übereinstimmende Ergebnisse, d. h. einen deutlichen Druckanstieg, fanden wir beim Nachvornebeugen.

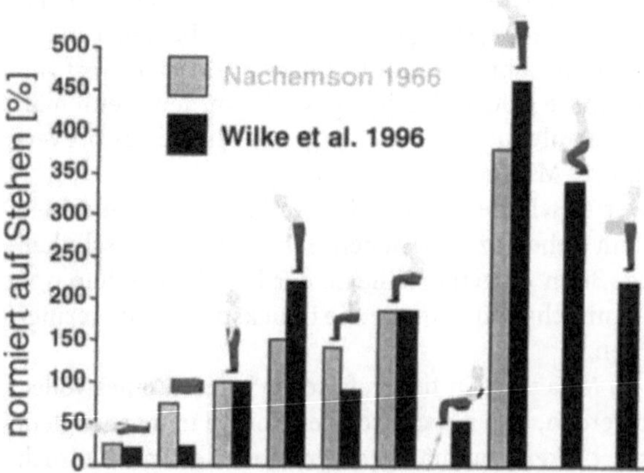

Abb. 5. Intradiskale Druckverhältnisse bei Alltagsbelastungen bezogen auf den Druck beim normalen Stehen im Vergleich zu den Daten von Nachemson

Ferner konnten wir bestätigen, daß die Rückenschule uns richtig lehrt, wie wir Lasten heben sollten, was in starkem Maße auf die Ergebnisse von Nachemson zurückgeht. Beim „falschen" Hochheben einer Last, d.h. mit Rundrücken und gestreckten Beinen, wurden von uns mit einem Kasten Bier mit ca. 20 kg eine Drucksteigerung auf 450 % registriert. Dieser hohe Druckwert in der Bandscheibe unseres Probanden wurde selbst nicht beim Trampolinspringen und beim Rückentraining in einer MedX-Maschine nur unter äußerster Kraftanstrengung erreicht. Wird der Kasten jedoch „richtig", mit gebeugten Beinen und geradem Rücken gehoben, wie es in der Rückenschule gelernt wird, kann der Druck doch deutlich auf 340 % reduziert werden. Wenn der Kasten dann nach dem Anheben so nah wie möglich an den Körper hergezogen wird und man eine leichte Lordosestellung einnimmt, kann der Druck weiter auf ca. 200 %, also das Doppelte des ursprünglichen Druckes im Stehen, reduziert werden.

Die Absolutwerte des Druckes selbst lagen ebenfalls im Bereich, der früher berichtet wurde. Nachemson beschrieb Drücke beim Stehen zwischen 0,56 und 0,97 MPa (Nachemson u. Elfström 1970). In einer späteren Arbeit von derselben Arbeitsgruppe wurden Werte von 0,27 MPa angegeben (Schultz et al. 1982). In der vorliegenden Studie betrug für unseren 45jährigen Probanden mit 70 kg Körpergewicht der Druck beim Stehen 0,5 MPa.

Nicht bestätigen konnten wir dagegen die deutlichen Druckunterschiede, die Nachemson zwischen Stehen und Sitzen oder zwischen den unterschiedlichen Liegepositionen fand. Wir konnten nicht zeigen, daß beim Sitzen in der bequemen Sitzposition der Druck um 40 % höher ist. Bei unseren Messungen schien dieser Druck eher um ca. 10 % reduziert zu sein, was mit den Ergebnissen von Althoff und Brinckmann übereinstimmt (Althoff et al. 1992). Wir konnten ferner nicht zeigen, daß der Druck in der Seitlage dreimal so hoch ist wie in Rückenlage. Bei unseren Messungen war der Druck in Seitlage im Vergleich zur Rückenlage nur ganz leicht erhöht.

Weiterhin haben wir gefunden, daß die lässige Sitzposition, die i. allg. als schädlich gilt, bei unseren Messungen zu einer sehr deutlichen Druckreduzierung führte, was frühere Messungen bestätigt (Andersson et al. 1974). Diese Sitzposition wird offensichtlich eingenommen, weil sie zu einer deutlichen Druckreduzierung, also zu einer Entlastung der Bandscheibe führt, was von vielen als bequem und besonders angenehm empfunden wird. An dieser Stelle muß jedoch darauf hingewiesen werden, daß nicht allein von den Druckwerten auf die Schädlichkeit einer Körperhaltung geschlossen werden darf. Bei dieser lässigen Sitzposition kommt es zwar zu einer Druckentlastung in der Bandscheibe, es kommt aber zu Scherkräften, die auf die Gelenkfacetten wirken können. Ferner muß bei dieser Körperhaltung der Kopf stärker flektiert werden, was zu einer höheren Beanspruchung der HWS führt. Auf der anderen Seite kann die aufrechte Sitzhaltung vorteilhaft sein, da dabei die Rückenmuskulatur trainiert wird.

Die Gültigkeit von Rückenschulprogrammen wurde z. T. bestätigt, z. T. sollten sie überdacht werden. Aufgrund dieser Ergebnisse sollten wir uns z. B. die Frage stellen, ob den Patienten in Zukunft weiterhin verboten werden sollte, sich nach einer Bandscheibenoperation hinzusetzen. Nach unseren Erkenntnissen sollte man ihnen selbst überlassen, wie sie sich bewegen und welche Stellung sie bevorzugt einnehmen wollen. Unsere Messungen haben gezeigt, daß grundsätzlich die Position, die als bequem empfunden wurde, auch dem geringsten Druck in der Bandscheibe entsprach. Sobald korrigierend eingewirkt wurde, der Proband z.B. gebeten wurde, aufrechter zu sitzen, mußte er Muskeln rekrutieren, was zu einem deutlichen Druckanstieg führte.

Es ist ferner zu überlegen, ob wir weiterhin die lässige Sitzposition als so schlecht erachten sollten, da dabei, wie diese Messungen gezeigt haben, der Druck in der Bandscheibe auf annähernd 50% reduziert wurde, was während des Tages eine Hydratation der Bandscheibe erlaubt. Die Bedeutung dieses Hydratationsprozesses, der dem Austauschprozeß von Flüssigkeiten in der Bandscheibe und damit dem Ernährungsprozeß dient, wurde besonders bei der Übernachtmessung deutlich. Aus diesem Grund sollten wir uns ferner überlegen, ob nicht bei belastenden Berufen, wie z.B. bei Bauarbeitern, öfters Ruhezeiten einzurichten sind, die den Bandscheiben erlauben, die unter dieser schweren Belastung ausgepreßte Flüssigkeit wieder aufzunehmen und somit diesen Ernährungsprozeß zu ermöglichen. Vielleicht ist es mit solch einfachen Maßnahmen möglich, die Problematik der Bandscheibendegeneration und der Rückenschmerzen in der Zukunft zu reduzieren.

Danksagung. Die Autoren danken Dr. med. Ulrike Rhode für die NMR-Untersuchungen, Dr. med. Peter Felleiter und Bernd Sigl für die technische Unterstützung, den Krankengymnastinnen Reinholde Langer und Ulrike Zürn-Schelkle von den Lehranstalten für Krankengymnastik und Massage Ulm für die kritische Überwachung der Übungen, Dipl.-Ing. Jürgen Marx und Toni Negele für die Meßtechnik und Karl Maute für die Video-Assistenz.

Diese Studie wurde finanziell unterstützt von Kieser Training AG, Zürich.

Literatur

1. Althoff I, Brinckmann P, Frobin W, Sandover J, Burton K (1992) An improved method of stature measurement for quantitative determination of spinal loading. Application of sitting postures and whole body vibration. Spine 17: 682–693
2. Andersson BJG, Örtengren R, Nachemson A, Elfström G (1974) Lumbar disc pressure and myoelectric back muscle activity during sitting. Scand J Rehab Med 6: 104–114
3. Frymoyer JW, Pope MH, Costanza MC, Rosen JC, Goggin JE, Wilder DG (1980) Epidemiologic studies of low-back pain. Spine 5: 419–423
4. Krüger W (1991) Verschleißkrankheiten der Wirbelsäule als Berufskrankheit. Studie zu Rechtsgrundlagen, Begutachtung und Epidemiologie in der ehemaligen DDR. Arbeitsmed Sozialmed Präventivmed 26:9
5. Nachemson A (1966) The load on lumbar disks in different positions of the body. Clin Orthop 45: 107–22
6. Nachemson A (1992) "Lumbar mechanics as revealed by lumbar intradiscal pressure measurements." In: The lumbar spine and back pain, 4th edn. Churchill Livingstone Edinburgh, pp 381–396
7. Nachemson A, Elfström G (1970) Intravital dynamic pressure measurements in lumbar discs. A study of common movements, maneuvers and exercises. Scand J Rehabil Med Suppl 1: 1–40
8. Pope MH (1989) Biomechanics of the lumbar spine. Ann Med 21: 347–51
9. Rohlmann A, Bergmann G, Graichen F, Weber U (1995) In vivo measurement of implant loads in a patient with a fractured vertebral body. Eur Spine J 4: 347–353
10. Schultz A, Andersson G, Ortengren R, Haderspeck K, Nachemson A (1982) Loads on the lumbar spine. Validation of a biomechanical analysis by measurements of intradiscal pressures and myoelectric signals. J Bone Joint Surg Am 64: 713–20
11. Waters TR, Putz-Anderson V, Garg A, Fine LJ (1993) Revised NIOSH equation for the design and evaluation of manual lifting tasks. Ergonomics 36: 749–76

Beweglichkeitsmessungen an den Segmenten Th11 bis L2 von gesunden Probanden

J. Degreif, L. Rudig, M. Hansen, P. M. Rommens

Klinik und Poliklinik für Unfallchirurgie, Johannes Gutenberg Universität Mainz, Langenbeckstr. 1, D-55131 Mainz

Einleitung und Fragestellung

Segmentale Instabilitäten bzw. pathologische Beweglichkeiten der Wirbelsäule sind in der Unfallchirurgie und der Orthopädie in zweierlei Hinsicht problematisch. Einerseits besteht eine erhebliche diagnostische Unschärfe, da weder klinisch, noch mit den bildgebenden Verfahren der sichere Nachweis gelingt. Andererseits hat die Diagnose u. U. eine schwerwiegende therapeutische Konsequenz im Sinne der ventralen Spondylodese und der ihr innewohnenden Morbidität.

Von daher ist es erstrebenswert, eine Meß- und Untersuchungsmethode zu entwickeln, mit der die Stabilität bzw. Beweglichkeit einzelner Bewegungssegmente in allen 3 Rotationsachsen des Raumes simultan in vivo gemessen und mit der auch entsprechende Normwerte ermittelt werden können. Dies war in der Vergangenheit nicht möglich, bzw. Veröffentlichungen darüber sind äußerst spärlich [10]. In der vorliegenden Arbeit soll eine Methode vorgestellt werden, mit der diese Aufgabe für jedes beliebige Bewegungssegment der thorakolumbalen Wirbelsäule gelöst werden kann. Gleichzeitig sollen erste Ergebnisse bezüglich des thorakolumbalen Überganges diskutiert werden.

Material und Methode

Die Untersuchungen wurden an 5 wirbelsäulengesunden männlichen Probanden (Alter: 25–40 Jahre) durchgeführt. Die Messung erfolgte mit einem Ultraschallbewegungsanalysesystem (Cebris), das die dreidimensionale Bewegung mehrere Körper gegeneinander im zeitlichen Verlauf erfaßt und in alle 6 Rotations- und Translationsbewegungen differenziert. Die Meßaufnehmer wurden über transkutan in den Dornfortsätzen Th11, Th12, L1 und L2 der Probanden verankerte 2,5-mm-Gewindebohrdrähte befestigt und eine standardisierte gutachterliche Beweglichkeitsprüfung nach der Neutral-0-Methode angeschlossen. Die Auslenkungen der 3 Bewegungssegmente in der jeweiligen Hauptbewegungsrichtung und den Begleitbewegungen wurden erfaßt.

Das Meßverfahren beruht auf der Bestimmung der Raumkoordinaten von Markern durch Messung der Laufzeiten von Ultraschallimpulsen. Auf T-förmigen Meßträgern (Abb. 1) sind jeweils 3 kleine Ultraschallsender oder Meßmikrophone montiert. Durch die Bestimmung der Schallaufzeiten jedes Schallsenders zu jedem Meßmikrophon können die Raumkoordinaten jedes Schallsenders mit einer Auflösung von

Hefte zu „Der Unfallchirurg", Heft 271
H. J. Wilke, L. E. Claes (Hrsg.)
Die traumatische und degenerative Bandscheibe

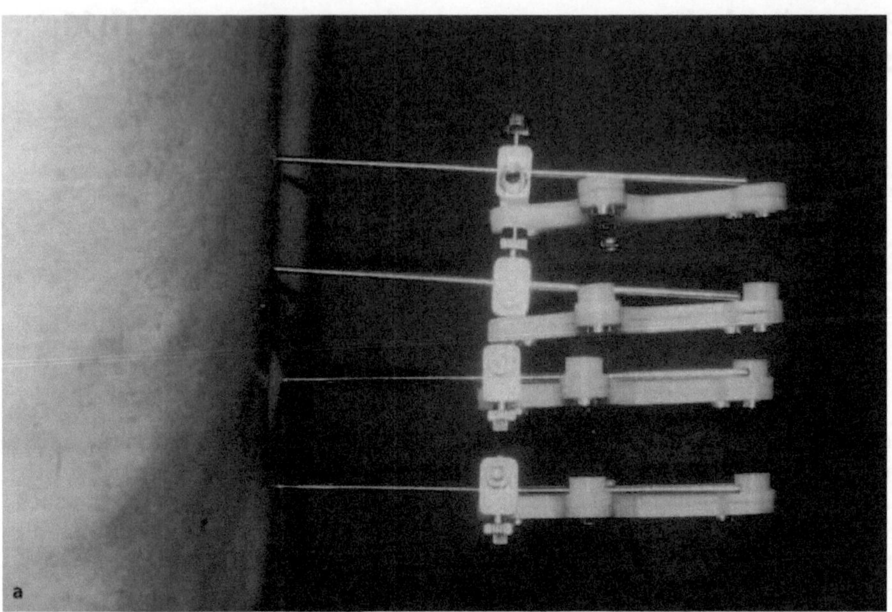

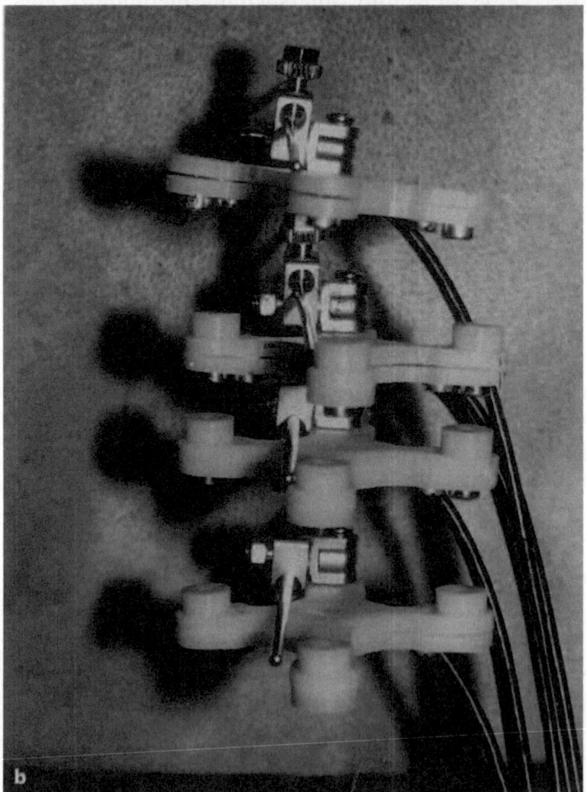

Abb. 1a, b. Darstellung der Meßaufnehmer mit Verankerung in situ: Die Kirschner-Drähte sind nur wenige Millimeter in die Dornfortsätze eingedreht und finden dabei guten Halt. Die Ultraschallsender und -mikrophone liegen einander gegenüber

0,1 mm bestimmt werden. Hieraus werden die Raumpositionen der Meßträger zueinander errechnet. Die Meßdaten werden über die parallele Druckerschnittstelle an einen Personal-Computer übertragen. Der Computer berechnet die Koordinaten, Winkel und Translationswerte und stellt diese in Echtzeit am Bildschirm zur Verfügung.

Ergebnisse

Alle Probanden hatten einen Fingerkuppen-Boden-Abstand von Null mit einer Schoberschen Meßstrecke von 10/14 oder 10/15 cm. Auch die Werte für Rotation und Seitneigung lagen mit 30 – 40° im Normbereich und unterschieden sich nicht wesentlich.

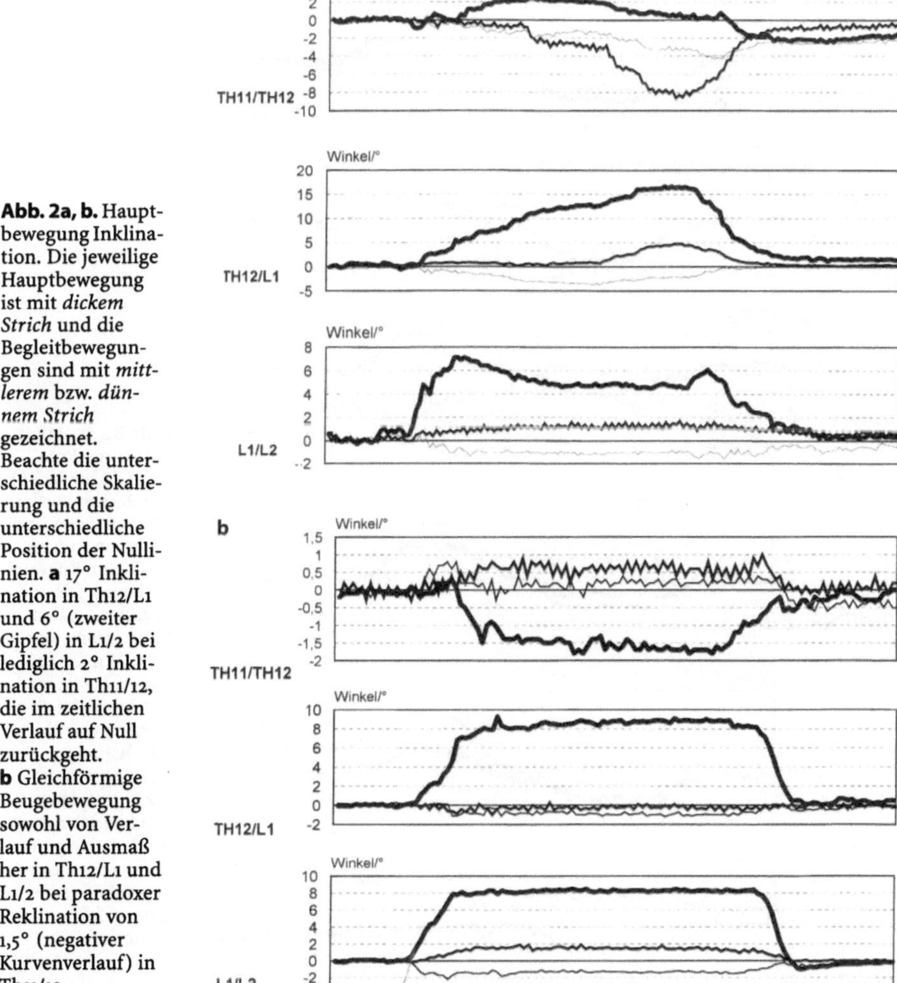

Abb. 2a, b. Hauptbewegung Inklination. Die jeweilige Hauptbewegung ist mit *dickem Strich* und die Begleitbewegungen sind mit *mittlerem* bzw. *dünnem Strich* gezeichnet. Beachte die unterschiedliche Skalierung und die unterschiedliche Position der Nullinien. **a** 17° Inklination in Th12/L1 und 6° (zweiter Gipfel) in L1/2 bei lediglich 2° Inklination in Th11/12, die im zeitlichen Verlauf auf Null zurückgeht. **b** Gleichförmige Beugebewegung sowohl von Verlauf und Ausmaß her in Th12/L1 und L1/2 bei paradoxer Reklination von 1,5° (negativer Kurvenverlauf) in Th11/12

Da eine Mittelung der segmentalen Meßergebnisse bei der geringen Fallzahl nicht sinnvoll ist, sollen nur einige bemerkenswerte und typische Befunde beispielhaft gezeigt werden. So werden für jeden der 3 Untersuchungsgänge Inklination, Rotation und Seitneigung jeweils die Diagramme von 2 Probanden dargelegt (Abb. 2–4). Hierbei ist die Winkelauslenkung auf der Ordinate in Abhängigkeit von der Zeit (Abszisse) aufgetragen. Die 3 Bewegungssegmente Th11/12, Th12/L1 und L1/2 wurden simultan gemessen und aufgezeichnet. Die von den Probanden willkürlich durchgeführten Bewegungen wurden jeweils als Hauptbewegung definiert, die unwillkürlich auftretenden Auslenkungen in den beiden anderen Raumachsen als Begleitbewegungen, wobei die Begleitbewegung im Einzelfall ein größeres Winkelmaß haben kann

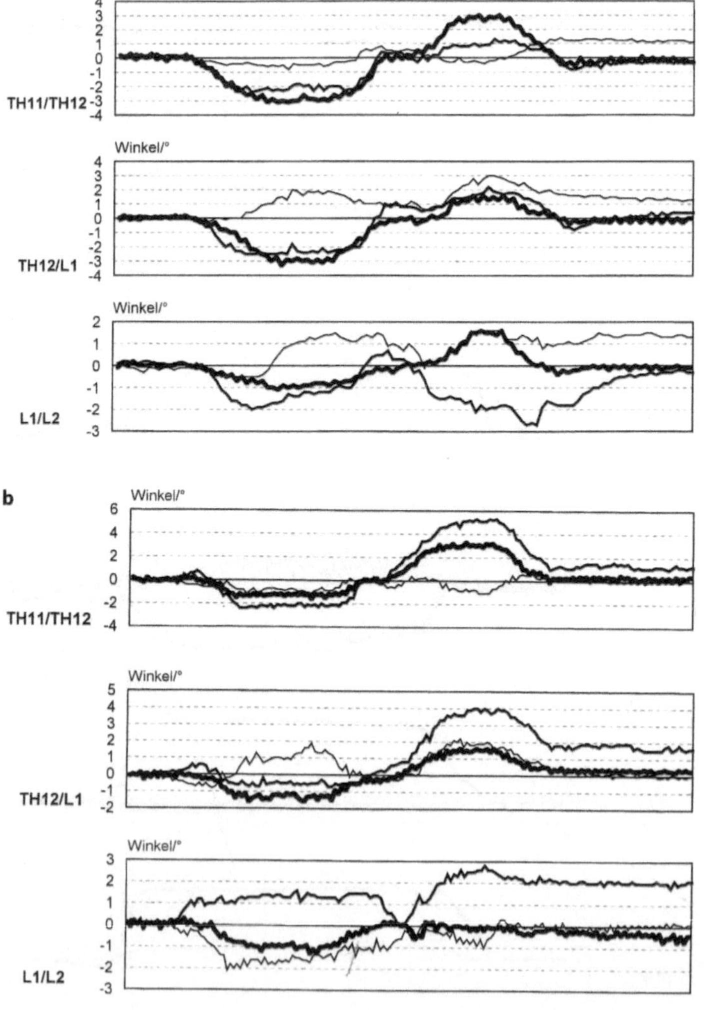

Abb. 3a, b. Hauptbewegung Rotation (*dicker Strich*) mit Rechtsrotation als negativem und Linksrotation als positivem Kurvenverlauf. **a** Die Rotationsauslenkung nimmt von kranial nach kaudal ab. Sie ist in den kranialen Segmenten von einer gleichsinnigen Neigung (*mittlerer Strich*) begleitet. Am kaudalen, rein lumbalen Segment kann auch eine gegenläufige Neigung erfolgen (*unten rechts*). **b** Ähnlicher Kurvenverlauf wie in **a**

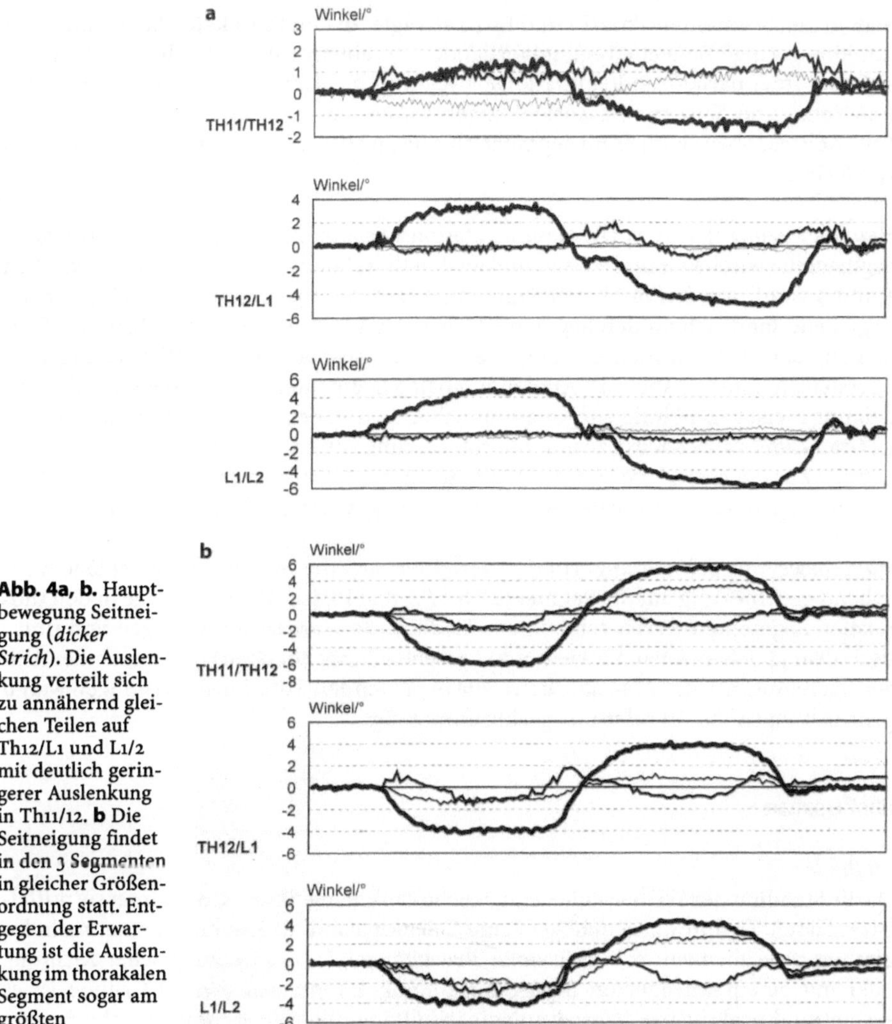

Abb. 4a, b. Hauptbewegung Seitneigung (*dicker Strich*). Die Auslenkung verteilt sich zu annähernd gleichen Teilen auf Th12/L1 und L1/2 mit deutlich geringerer Auslenkung in Th11/12. **b** Die Seitneigung findet in den 3 Segmenten in gleicher Größenordnung statt. Entgegen der Erwartung ist die Auslenkung im thorakalen Segment sogar am größten

als die Hauptbewegung (vgl. Abb. 2a, Th11/12, oder Abb. 3a). Bei der Interpretation der Graphiken ist zu beachten, daß aus Gründen der Praktikabilität nicht alle Diagramme denselben Maßstab aufweisen und die Nullinie nicht mittig zwischen maximaler Positiv- und Negativauslenkung liegt. Insofern muß bei der Interpretation streng die seitliche Skalierung beachtet werden.

Hauptbewegung Inklination. Die Probanden führten dabei eine maximale Beugung mit geringstmöglichem Fingerkuppen-Boden-Abstand durch, um anschließend wieder in die Neutral-0-Position zurückzukehren. Es kam hierbei zwischen Th11 und L2 zu einer Gesamtbeugung zwischen 15 und 25 Grad, wobei das größte Bewegungsausmaß in den Segmenten Th12/L1 und L1/L2 erfolgte. In den thorakalen Segmenten war nur eine geringe Beugebewegung vorhanden. In einem Fall (Abb. 2b, oben) kam es sogar zu einer paradoxen Reklinationsbewegung von etwa 1,5 Grad. Die begleitenden Rotations- und Seitneigungsauslenkungen waren meist gering (Abb. 2b). In einem Fall (Abb. 2a, oben) kam es im Segment Th11/12 zu einer ausgeprägten Rechtsrotation von 8 Grad.

Hauptbewegung Rotation. Die Gesamtrotationsauslenkung betrug an den thorakalen Segmenten zwischen 4 und 6 Grad und an den thorakolumbalen Segmenten zwischen 3 und 5 Grad. An den lumbalen Segmenten war die Auslenkung deutlich geringer. Begleitend fand sich an den Segmenten Th11/12 und Th12/L1 eine gleichsinnige Seitneigung derselben Größenordnung, die aber das Ausmaß der Hauptbewegung auch übersteigen konnte (Abb. 3a). An den lumbalen Segmenten war die begleitende Seitneigung meist gegenläufig zur Rotationsrichtung, d.h. bei einer Linksrotation von ca. 1,5 Grad kam es gleichzeitig zu einer Rechtsneigung von ca. 2–2,5 Grad (Abb. 3a, rechts unten). Zusätzlich lag meist eine leichte uncharakteristische Inklinationsbewegung vor; aber auch Reklinationsbewegungen wurden gesehen (Abb.3b, links unten).

Hauptbewegung Seitneigung. Hierbei verteilten sich die Bewegungsausschläge weitgehend gleichförmig auf die Segmente Th12/L1 und L1/L2. Die Ausschläge in den thorakalen Segmenten waren sehr unterschiedlich. So wurden Bewegungen von praktisch dem gleichen Ausmaß wie lumbal gesehen (Abb. 4b, oben), aber auch deutlich geringere Ausschläge (Abb. 4a, oben). Die begleitenden Rotationsbewegungen waren gleichsinnig (Abb. 4b) oder nur gering ausgeprägt.

Diskussion

Methode

Da die Stabilität der Wirbelsäule in vivo nicht konkret meßbar ist, muß man sie mittelbar erfassen. Definitionsgemäß geht eine Gelenkinstabilität immer mit einer pathologischen Beweglichkeit, d.h. mit einer Beweglichkeit in unphysiologischer Richtung oder mit einem vermehrten Bewegungsumfang einher. Aus diesem Grunde ist es erlaubt und praktikabel, Wirbelsäuleninstabilitäten über eine pathologische Beweglichkeit zu erfassen [2, 3, 9]. Hierbei kommen an nichtinvasiven Methoden nur radiographische Methoden in Frage [2, 3, 11]. Als Nachteile gelten, daß es sich um statische Methoden handelt und nur Endausschläge gemessen werden können und daß die Identifizierung der anatomischen Landmarken nur schwer möglich ist. Wenn die Beweglichkeit segmental und dynamisch gemessen werden soll, kommt man bisher nicht umhin, eine, wie auch immer geartete, Meßanordnung unmittelbar an die Wirbelkörper anzukoppeln. Dies geschieht am einfachsten mittels transkutan eingebrachter Kirschner-Drähte. Dieser Methode haben sich seit der Arbeit von Gregersen und Lukas bereits mehrere Arbeitsgruppen bedient [7–10]. Allerdings handelte es sich dabei in der Anfangszeit und auch später nur um statische Untersuchungen. Kaigle et al. haben zwar auch dynamisch, allerdings nur in einer Bewegungsebene, gemessen. Eine aktuelle Untersuchung von Steffen et al. [10] mißt erstmals dynamisch und dreidimensional, beschränkt sich allerdings auf ein Bewegungssegment (L3/L4).

Methodisch erscheint es zunächst problematisch, daß die Meßaufnehmer (Abb. 1) naturgemäß von den Rotationsachsen der Wirbelsäule entfernt montiert sind, so daß Zweifel an der Validität der Methode aufkommen können. Es sei jedoch darauf hingewiesen, daß in der vorliegenden Arbeit ausschließlich Winkelauslenkungen, d.h. Rotationsbewegungen, gemessen werden. Da die Methode die Winkeländerung, die die Meßaufnehmer im zeitlichen Verlauf zueinander einnehmen, zuverlässig mißt, ist es tatsächlich unerheblich, in welchem Abstand die Meßaufnehmer zu den Rotationsachsen angebracht sind. Ganz anders verhält es sich mit den Translationsbewegungen. Will man Aussagen zu den 3 Translationsbewegungen machen, so müssen der exakte Ort der jeweiligen Rotationsachse und der genaue Abstand der Meßaufnehmer zu dieser Rotationsachse bekannt sein. Da diese geometrischen Punkte mit der nötigen Genauigkeit nur sehr schwer zu bestimmen sind und es bekanntermaßen feste Rotationsachsen für die Bewegungssegmente der Wirbelsäule nicht gibt, da diese mit zunehmender Auslenkung wandern [5–7], wurde in der vorliegenden Arbeit bewußt auf die Angabe der Translationsbewegungen verzichtet.

Meßergebnisse
Soweit dies bei der kleinen Fallzahl möglich ist, wurden bei den meisten Meßvorgängen die aus In-vitro-Versuchen und aus der funktionellen Anatomie bekannten Fakten bestätigt: Die Inklinationsbewegung findet im wesentlichen thorakolumbal und lumbal statt. Die Rotationsbewegung ist erwartungsgemäß thorakal deutlich größer als lumbal, wobei das thorakolumbale Segment Th12/L1 eine Mittelstellung einnimmt. Die Seitwärtsneigung ist wiederum lumbal deutlich größer als thorakal.

Auffällig und in dieser Form nicht erwartet sind jedoch folgende Ergebnisse:

1. Bei einer Gesamtbeugebewegung des Rumpfes kann es an einzelnen Segmenten zu einer paradoxen Streckbewegung kommen (vgl. Abb. 2b).
2. Bei der Rotationsbewegung als Hauptbewegung erfolgt thorakal und thorakolumbal eine gleichsinnige Seitneigung und lumbal eine gegensinnige Seitneigung.
3. Auch am thorakalen Segment Th11/Th12 sind große Seitneigungsauslenkungen möglich (Abb. 4b).

Zusammenfassend konnten exakte und reproduzierbare In-vivo-Bewegungsdaten der thorakolumbalen Wirbelsäule an rein thorakalen, rein lumbalen Segmenten und am unmittelbaren Übergang Th12/L1 gewonnen werden, die z.T. mit anatomischen Überlegungen und In-vitro-Daten übereinstimmen, teils aber auch ganz erheblich davon aufweichen, ohne daß dies mit Beschwerden verbunden sein muß. In größerem zahlenmäßigem Ausmaß durchgeführt, können diese Daten als Vergleichsdaten für Untersuchungen an der ehemals verletzten Wirbelsäule oder bei Patienten mit entsprechenden Beschwerden herangezogen werden. Langfristig wäre es durchaus denkbar, daß diese Methode als gültige Untersuchungsmethode in die Indikationsstellung für eventuelle Fusionseingriffe einbezogen wird.

Literatur

1. Dopf CA, Mandel SS, Geiger DF, Mayer P (1994) Analysis of spine motion variability using a computerized goniometer compared to physical examination. Spine 19: 586–589
2. Dvorák J, Panjabi MM, Novotny JE, Chang DG, Grob D (1991) Clinical validation of functional flexion-extension roentgenograms of the lumbar spine. Spine 16: 943–950
3. Dvorák J, Panjabi MM, Novotny JE, Chang DG,Theiler R, Grob D (1991) Functional radiographic diagnosis of the lumbar spine. Flexion-extension and lateral bending. Spine 16: 562–571
4. Ebara S, Harada T, Hosono N, Inoue M, Tanaka, Orimoto Y, Ono K (1992) Intraoperative measurement of lumbar spinal instability. Spine 17: 44–S50
5. Farfan HF (1973) Mechanical disorders of the low back. Lea&Febiger, Philadelphia
6. Goel VK, Goyal S, Clark C (1985) Kinematics of the whole lumbar spine: Effect of discectomy. Spine 10: 593
7. Gregersen GG, Lucas DB (1967) An in vivo study of the axial rotation of the human thoracolumbar spine. J Bone Joint Surg Am 49: 247–262
8. Gunzburg R, Huttoin W, Fraser R (1991) Axial rotation of the lumbar spine and the effect of flexion. Spine 16: 22–28
9. Kaigle AM, Magnusson M, Pope MH, Broman H, Hansson T (1992) In vivo measurement of intervertebral creep: a preliminary report. Clin Biomech 7: 59–62
10. Steffen T, Rubin RK, Baramki HG, Antoniou J, Marchesi D, Aebi M (1997) A new technique for measuring lumbar segmental motion in vivo. Spine 22: 156–166
11. Tillotson KM, Burton AK (1991) Noninvasive measurement of lumbar sagittal mobility. Spine 16: 29–33

Die ventrale zervikale Fusion – intradiskale Druckänderungen in den Nachbarsegmenten

J. Pospiech[1], H.-J. Wilke[2], L.E. Claes[2], D. Stolke[1]

[1]Neurochirurgische Universitätsklinik GHS Essen, Hufelandstr. 55, D-45512 Essen
[2]Abteilung für Unfallchirurgische Forschung und Biomechanik, Universität Ulm, Helmholtzstr. 14, D-89081 Ulm

Einleitung

Es ist allgemein bekannt, daß die Ernährung bradytrophen Bandscheibengewebes druckabhängig erfolgt [10, 11, 18]. So führen Druckbelastungen zu einer Minderperfusion des Gewebes, langfristig kann es hierdurch zu einer vorzeitigen bzw. beschleunigten Degeneration der Zwischenwirbelscheiben kommen [11]. Auf der anderen Seite bedingen alterungsbedingte strukturelle Veränderungen des Bandscheibengewebes – abnehmender Wassergehalt, Änderung der chemischen Zusammensetzung des Anulus pulposus – eine Abnahme des intradiskalen Druckes (IDD) im fortgeschrittenen Lebensalter [18, 19].

Die grundlegenden Arbeiten zum Verhalten des IDD unter verschiedenen Bedingungen einschließlich der methodischen Voraussetzungen etc. wurden größtenteils in vitro ausschließlich an der lumbalen Wirbelsäule durchgeführt [1, 8, 14–18, 21, 22], teilweise wurden die Ergebnisse auch in vivo überprüft und bestätigt [15–17]. Klinische Untersuchungen hierzu beschränken sich auf intradiskale Druckmessungen im Rahmen der präoperativen Vorbereitung vor perkutaner lumbaler Diskektomie [20] oder auf Registrierung der Druck-Volumen-Beziehung nach intradiskaler Injektion einer bestimmten Menge Kochsalzlösung im Sinne einer lumbalen Diskographie vor einer Chemonukleolyse [2]. Zwei Aspekte bzw. Ergebnisse sind besonders erwähnenswert. Zum einen konnte nachgewiesen werden, daß der Flüssigkeitsgehalt der lumbalen Bandscheibe entscheidend von der äußeren Lasteinwirkung abhängt und Einfluß auf die biomechanischen Eigenschaften des Gewebes und somit auch auf den IDD hat [8]. Des weiteren war festzustellen, daß eine Druckbelastung der Wirbelsäule – also auch der Bandscheiben – hauptsächlich durch die zum Ausgleich der äußeren Momente, z.B. Körperhaltung, erforderliche Muskelkraft verursacht wird [1].

Inwieweit die gewonnenen Erkenntnisse in gleicher Weise auch für zervikale Bandscheiben gelten, läßt sich nicht sagen, da nur 2 klinische Untersuchungen zu diesem Thema vorliegen [6, 9], experimentelle Ergebnisse aber nicht verfügbar sind. Wir wählten daher für unsere Untersuchung humane HWS-Präparate aus. Es sollte versucht werden, das intradiskale Druckverhalten in zervikalen Bandscheiben unter physiologischen Bedingungen, nach erfolgter ventraler Fusion – Messung in den mobilen Nachbarsegmenten – sowie unter Einfluß von simulierten Muskelkräften zu beschreiben.

Hefte zu „Der Unfallchirurg", Heft 271
H.J. Wilke, L.E. Claes (Hrsg.)
Die traumatische und degenerative Bandscheibe

Material und Methodik

Allgemeines

7 humane HWS wurden direkt nach ihrer Entnahme mitsamt einem Weichteilmantel vakuumverpackt auf -24°C tiefgefroren. Aufgrund der Krankenunterlagen waren bei den Patienten keine malignen Erkrankungen, Wirbelsäulenverletzungen oder sonstige Erkrankungen der HWS bekannt. Röntgenübersichtsaufnahmen der Präparate schlossen zusätzlich osteolytische Destruktionen, posttraumatische oder übermäßige degenerative Veränderungen aus. Die Patienten waren im Mittel 44.3 Jahre alt geworden - range: 27-64 Jahre. Vor Versuchsbeginn wurden die HWS über Nacht bei 4°C langsam aufgetaut. Danach erfolgte die sorgfältige Abpräparation der umgebenden Muskelhülle - bis auf die Mm. longi colli -, die Abtrennung des 1. Halswirbels sowie die Entfernung des Rückenmarkes mitsamt der Nervenwurzeln. Der Kapsel- und Bandapparat wurde dabei erhalten. Zur späteren Fixation der HWS im Wirbelsäulenbelastungssimulator betteten wir den 2. und 7. Halswirbel in Polymethylmethacrylat (TECHNOVIT 3040, Heraeus Kulzer GmbH Wehrheim/Ts.) ein. Mit zusätzlichen Schrauben quer durch die einzubettenden Wirbelkörper konnte eine zusätzliche sichere Verankerung der Präparate im TECHNOVIT-block erreicht werden. Während der Versuchsreihen wurden die Wirbelsäulen mit einer Plastikfolie locker umhüllt und feucht gehalten.

Simulation von Muskelkräften

Die Experimente wurden z.T. mit, teils ohne Muskelkräfte durchgeführt. Hierbei wurden in Analogie zu dem im Institut für Biomechanik (Prof. Dr. Claes) erarbeiteten Modell für die LWS jeweils Muskelpaare simuliert [23]. Als Grundlage dienten anatomische Untersuchungen zur Verlaufs- und Zugrichtung verschiedener Halsmuskeln. Wir faßten einzelne Muskeln mit etwa identischem Vektorverlauf zu insgesamt 3 Muskelgruppen zusammen. Als „Kennmuskeln“ wählten wir: M. semispinalis cervicis, M. splenius cervicis und M. scalenus medius. Die Realisierung der Muskelansätze an der HWS erfolgte durch Schrauben in den Querfortsätzen HWK 4 und 5 sowie im Dornfortsatz HWK 4 (Abb. 1).

Versuchsablauf

Nach Anbringen der Schrauben für die Muskelsimulation wurden die Wirbelkörper HWK 3-6 von ventral jeweils mit einer Schanz-Schraube versehen - zur späteren Fixierung eines Goniometermeßsystems (Messung der monosegmentalen Rotation in allen 3 Raumachsen). In die Bandscheiben HWK 3/4 und HWK 5/6 führten wir zur intradiskalen Druckmessung modifizierte Kompartmentdruckmeßsonden (4 French; Mammendorfer Institut für Physik und Medizin GmbH, Hattenhofen) ein. Die Spitze der Sonde wurde exakt in die Mitte des Nucleus pulposus plaziert, die Lage wurde röntgenologisch kontrolliert. Nach Einspannen der Präparate in den Wirbelsäulenbelastungssimulator erfolgte das Anflanschen der Goniometermeßsysteme.

An der kranialen Einspannstelle leiteten wir reine Momente ein - Flexions-/Extensionsmoment (± Mx), axiales Rotationsmoment links/rechts (± My) und Seitneige-

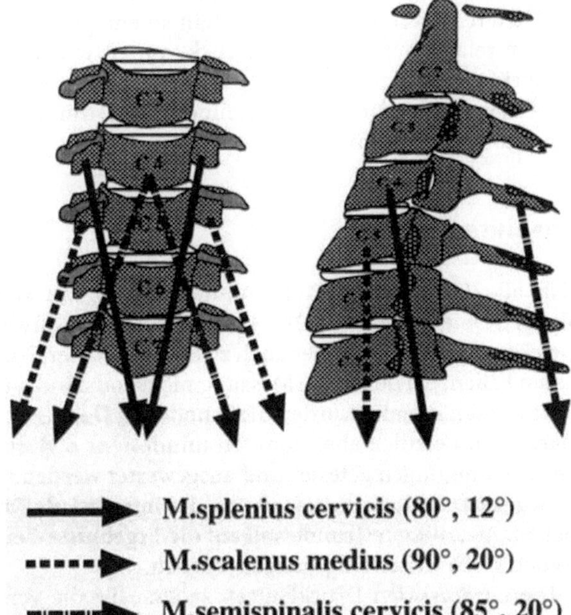

Abb. 1. Muskelmodell im Schema. Die Anfangspunkte der Vektoren entsprechen den Punkten der Lasteinwirkung. Die Winkelangaben - bezogen auf eine senkrechte Achse - geben die Zugrichtung der Muskelkräfte in der sagittalen bzw. frontalen Ebene an

moment rechts/links (± Mz). Das maximale Moment betrug ± 0,5 Nm. Ausgehend von der Neutralstellung (Mx=My=Mz=O) erfolgten für jede Achse 3 kontinuierliche Belastungszyklen. Alle Versuche wurden mit 10 N axialer Vorlast durchgeführt. Im Falle der Muskelsimulation kamen in Richtung des Hauptvektors jedes Muskelpaares Zugkräfte 20 N zur Anwendung. Es wurden immer alle 3 Muskelgruppen gleichzeitig aktiviert.

Die Wirbelsäulen wurden zunächst nativ, dann nativ mit Muskelsimulation und schließlich nach Fusion des Bewegungssegmentes HWK 4/5 - ebenfalls ohne und mit Muskelkrafteinleitung - getestet. Die Fusion erfolgte in der Technik der ventralen Diskektomie mit Resektion des hinteren Längsbandes und Einbringen eines Polymethylmethacrylat-Dübels (SULFIX).

Während jeder Belastung erfolgte die kontinuierliche Registrierung der eingeleiteten Momente an der kranialen Einspannstelle, der dreidimensionalen Bewegung des Gesamtpräparates (HWK 2-7), der monosegmentalen dreidimensionalen Relativbewegungen in den Segmenten HWK 3/4 und HWK 5/6 sowie des intradiskalen Druckes in den Bandscheiben HWK 3/4 und HWK 5/6.

Auswertung

Die Auswertung erfolgte anhand der Daten aus dem 3. Bewegungszyklus jedes Versuches. Wir bestimmten den jeweiligen Mittelwert des intradiskalen Druckes und definierten den Wert des Nativpräparates ohne Muskelsimulation - für jede Wirbelsäule gesondert - als Referenzwert. Um bekanute interindividuelle Unterschiede zwischen den Präparaten zu minimieren, wurden die Werte der anderen Testungen in Relation zum Referenzwert gesetzt. Man erhält so entsprechende Relativwerte. So entspricht z.B. ein relativer intradiskaler Druck von 2,5 einem Anstieg um 150%. Die Signifikanzprüfung erfolgte mit dem WILCOXON-Test für paarige Stichproben. Zur weiteren Charakterisierung der Verteilungen bestimmten wir den Medianwert sowie Minimum und Maximum.

Ergebnisse

Nicht alle Versuchsdurchläufe konnten ausgewertet werden. So kam es z.B. in Einzelfällen zu Defekten an den Druckmeßsonden, zu Softwareproblemen mit fehlerhafter Speicherung der Daten oder auch zu Störungen der Goniometermeßsysteme. In allen diesen Fällen, bei denen die Messung nicht vollständig und ordnungsgemäß durchgeführt werden konnte, wurden die erhobenen Daten zur Auswertung nicht weiter herangezogen. Letztlich aber konnten mindestens 6 Wirbelsäulen unter jeweils identischen Bedingungen getestet und ausgewertet werden.

Gegenstand dieser Arbeit war es, das intradiskale Druckverhalten näher zu untersuchen. Aus diesem Grunde soll auf die Ergebnisse der Mobilitätsmessungen im folgenden nicht weiter eingegangen werden.

Die intradiskalen Druckkurven zeigten für die verschiedenen Bewegungsachsen charakteristische Verläufe in den Nativpräparaten. Für die Flexion/Extension konnte in den meisten Fällen eine flache Hysteresekurve erhalten werden (Abb. 2a). Die Druckwerte während der Flexion lagen meist höher als während der Extension. Die Kurven bei axialer Rotation wiesen Druckspitzen jeweils an den Endpunkten der Bewegungszyklen auf. Entsprechend fand sich bei einem Moment von Null der niedrigste Druckwert (Abb. 2b). Sehr charakteristische Druckverläufe zeigten Rotationen um die z-Achse (Abb. 2c). Hier fanden sich entgogengesetzt zu den Verhältnissen bei axialer Rotation die niedrigsten Werte an den Bewegungsendpunkten. Jeweils 2 symmetrische Druckmaxima dagegen wurden in der Nähe des Nulldurchganges nachgewiesen. Die beschriebenen Kurvenverläufe waren jeweils im oberen Bewegungssegment deutlicher als im unteren ausgeprägt. Nach Fusion des Segmentes HWK 4/5, mehr noch aber unter Muskelkraftsimulation, flachten die Kurven ab, in HWK 5/6 mehr als in 3/4.

In Tabelle 1 sind die Medianwerte für den intradiskalen Druck in den Segmenten HWK 3/4 und 5/6 des Nativpräparates für die 3 Bewegungsachsen angegeben. Die Werte für das obere Segment waren in der Regel höher als die des unteren – z.B. 0,25 MPa bei axialer Rotation in HWK 3/4 und 0,17 MPa in HWK 5/6. Die Druckwerte waren zudem abhängig von der Bewegungsachse. Für Flexion/Extension war die höchste Druckbelastung nachweisbar – 0,32 MPa in 3/4 und 0,23 MPa in 5/6. Der IDD war geringer bei axialer Rotation und am niedrigsten bei der Seitneigung.

Tabelle 1. Medianwerte und „range" (Minimum – Maximum) des intradiskalen Druckes [MPa] für 7 Nativpräparate ohne Muskelsimulation

	Flexion/Extension	Axiale Rotation	Seitneigung
HWK 3/4	0.32 (0.12–0.43)	0.25 (0.14–0.36)	0.16 (0.08–0.31)
HWK 5/6	0.23 (0–0.56)	0.17 (0–0.38)	0.16 (0.04–0.49)

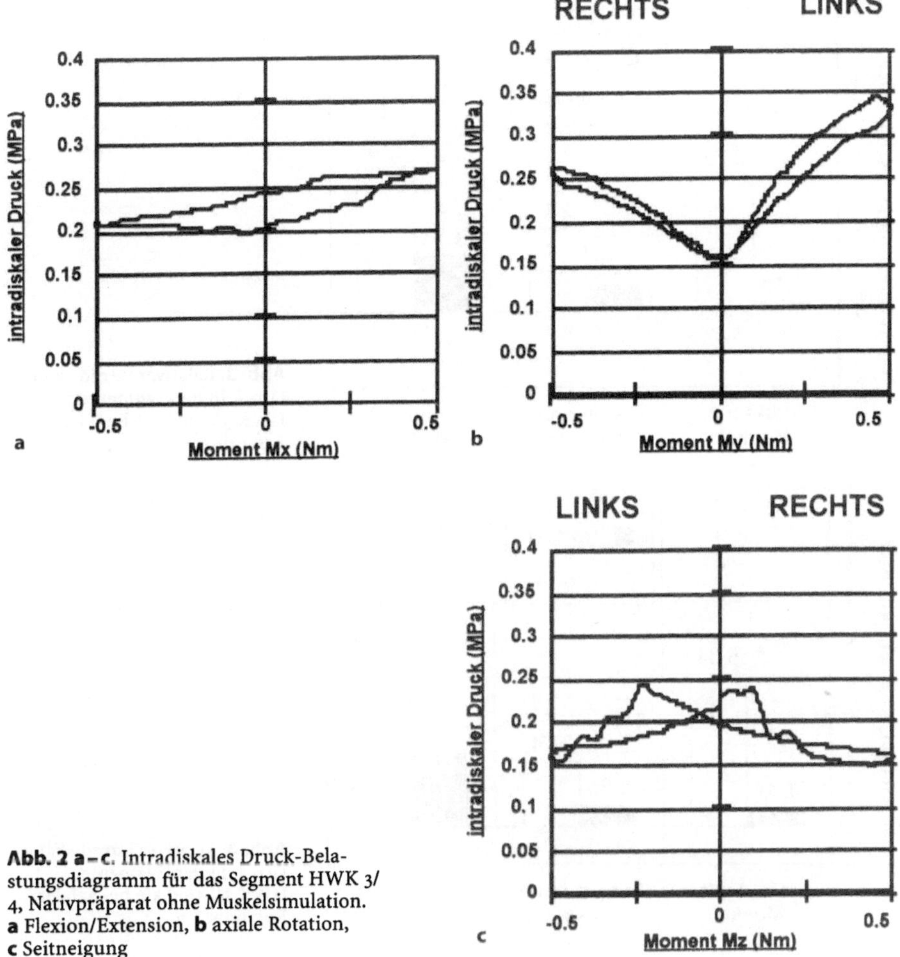

Abb. 2 a–c. Intradiskales Druck-Belastungsdiagramm für das Segment HWK 3/4, Nativpräparat ohne Muskelsimulation. **a** Flexion/Extension, **b** axiale Rotation, **c** Seitneigung

Die Abb. 3–5 zeigen für jede Bewegungsachse getrennt die IDD-Änderungen, ausgedrückt als relativer intradiskaler Druck. Es wird erkennbar, daß in allen Testsituationen ein Druckanstieg in beiden untersuchten Segmenten gefunden werden konute. Das untere Segment zeigte dabei in der Regel höhere Druckanstiege als das obere – lediglich nach Fusion in 4/5 mit gleichzeitiger Muskelsimulation lag der relative IDD in 3/4 mit 3,76 für die Seitneigung etwas höher als der Wert von 3,65 im Segment 5/6 (Abb. 5). Für die Seitneigung waren die Unterschiede zwischen beiden Segmenten ohnehin geringer ausgeprägt als für die Flexion/Extension und die axiale Rotation.

Nach Fusion HWK 4/5 fanden sich Druckanstiege im Segment 5/6 zwischen 60% (Seitneigung) (Abb. 5) und knapp 180% (axiale Rotation) (Abb. 4). Das obere Segment dagegen wies nur Druckanstiege um 30–60% auf. Die Muskelsimulation bewirkte im Segment HWK 5/6 massive Erhöhungen des intradiskalen Druckes – um 180% für Flexion/Extension am Nativpräparat (Abb. 3) und um 400% für die axiale

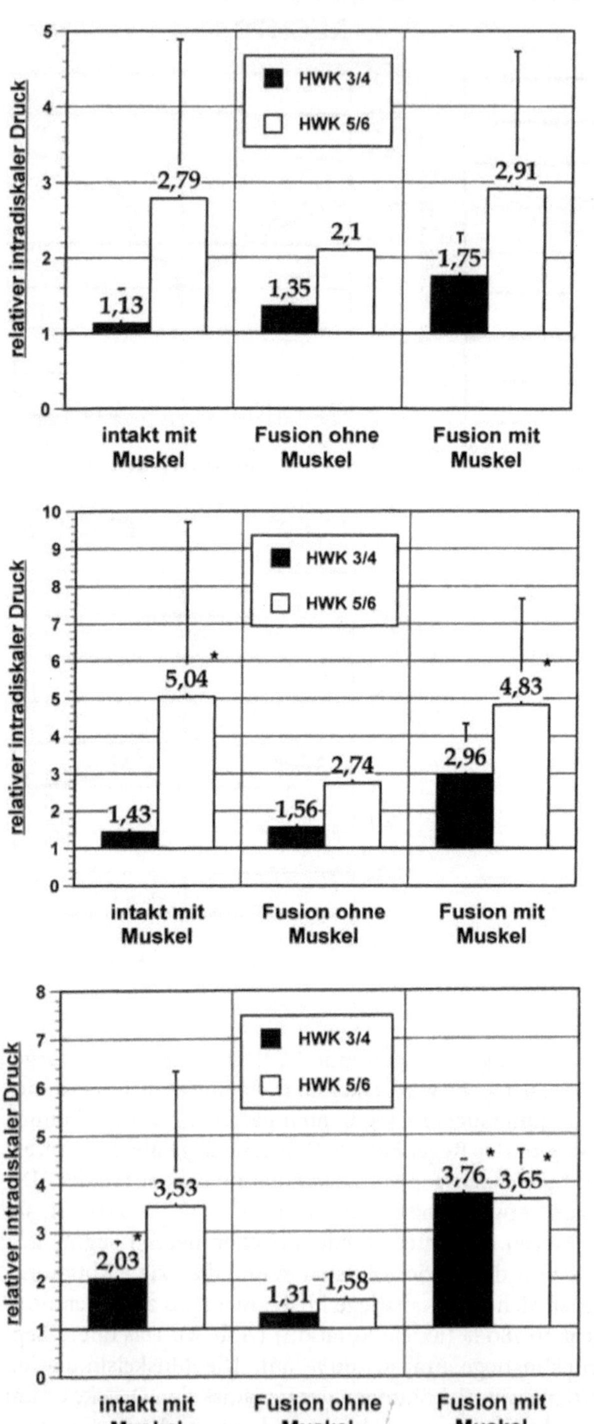

Abb. 3. Relativer intradiskaler Druck in den Segmenten HWK 3/4 und 5/6 bei Flexion/ Extension

Abb. 4. Relativer intradiskaler Druck in den Segmenten HWK 3/4 und 5/6 bei axialer Rotation. * $p < 0.05$.

Abb. 5. Relativer intradiskaler Druck in den Segmenten HWK 3/4 und 5/6 bei Seitneigung. * $p < 0.05$

Rotation (Abb. 4). Die obere Bandscheibe zeigte deutlich geringere Druckanstiege – zwischen 13% bei der Flexion/Extension im Nativpräparat (Abb. 3) und maximal 103% für die Seitneigung (Abb. 5). Wurde die Muskelkraftsimulation nach Fusion HWK 4/5 durchgeführt, so resultierten Druckanstiege im unteren Segment, die für alle 3 Bewegungsachsen größenordnungsmäßig denen des Nativpräparates mit Muskel entsprachen. Im oberen Segment wurde dagegen ein gewisser potenzierender Effekt von Fusion und Muskelsimulation erkennbar. Bewirkte die alleinige Fusion hier Druckanstiege zwischen 30 und 60 %, so erhöhte sich der Druck mit zusätzlicher Muskelsimulation um 75 % bei der Flexion/Extension (Abb. 3) und 276 % bei der Seitneigung (Abb. 5).

Diskussion

Fast das gesamte Wissen, das über die biomechanischen Eigenschaften von Bandscheiben bekannt ist, wurde in Untersuchungen an der LWS gewonnen. An erster Stelle ist hier sicherlich die Arbeitsgruppe um Nachemson [14–18] zu nennen, die sowohl die Technik z. B. der intradiskalen Druckmessung entwickelt und verfeinert bzw. standardisiert wie auch den Effekt verschiedenster Körperhaltungen und des physiologischen Alterungsprozesses auf die Biomechanik der lumbalen Bandscheibe nachgewiesen haben. Praktische und klinische Anwendung haben diese Befunde u. a. in der lumbalen Diskographie gefunden. Sie wurde und wird zur diagnostischen Abklärung lumbaler Bandscheibenvorfälle eingesetzt, auf der anderen Seite ist sie auch ein notwendiger Bestandteil jeder Chemonukleolyse. So konnten z. B. je nach Ausmaß der Degeneration diskographisch und diskovolumetrisch unterschiedliche Druckverläufe für den intradiskalen Druck beobachtet werden [2]. Seitdem aber die Chemonukleolyse zur Behandlung lumbaler Bandscheibenvorfälle immer häufiger durch die Entwicklung anderer perkutaner Verfahren abgelöst wurde und darüber hinaus auch die bildgebende Diagnostik bei spinalen Prozessen heutzutage von der Magnetresonanztomographie bestimmt wird, wurde in den letzten Jahren auf diesem Gebiet nur wenig Neues berichtet. Lediglich Ramos et al. [20] führten bei 5 Patienten, bei denen die Indikation zu einer perkutanen lumbalen Diskektomie gestellt worden war, präoperativ in Bauchlage intradiskale Druckmessungen durch. Unter einer axialen Zugbelastung im Sinne einer Distraktion kam es zu einem Druckabfall innerhalb der Bandscheibe. So konnte erstmals nachgewiesen werden, daß die intradiskalen Drücke unter bestimmten Bedingungen auch Werte unter Null annehmen können.

Arbeiten, die sich mit der Messung des intradiskalen Druckes an der HWS beschäftigen, sind sehr rar. Wir konnten im Rahmen einer Literaturdurchsicht nur 2 Untersuchungen zu diesem Thema finden. Kambin et al. [9] haben bei 19 Patienten, die, meist nach einem Trauma, zu einer ventralen zervikalen Diskektomie anstanden, intraoperative Messungen unmittelbar vor der Diskektomie durchgeführt. Der Nachteil intraoperativer Messungen besteht darin, daß aufgrund der applizierten Anästhetika und Relaxanzien eine eigentliche Bestimmung der intradiskalen Druckverhältnisse nicht möglich ist – Ausschaltung des physiologischen Muskeltonus durch die Relaxierung etc. Sie haben deshalb nach intradiskaler Injektion definierter Flüssigkeitsmessungen die Druck-Volumen-Beziehung analysiert. In 62% fanden sie „Normalbefunde“ mit Druckwerten zwischen 0,6 und 1,2 MPa – nach Injektion von

0,2–0,4 ml Flüssigkeit. Pathologisch veränderte Bandscheiben mit Teilruptur des Anulus fibrosus und zerstörtem Nucleus pulposus dagegen entwickelten Maximaldrücke zwischen 0,1 und 0,4 MPa – nach Injektion von 1,5 ml Flüssigkeit. In Analogie hierzu werden verminderte intradiskale Drücke auch bei fortgeschrittenen degenerativen Veränderungen angenommen. Dies konnte u. a. schon von Nachemson 1965 für die lumbale Bandscheibe nachgewiesen werden [16]. Hattori et al. [6] haben bislang als einzige den zervikalen intradiskalen Druck am wachen Patienten in vivo bestimmt. Bei 48 Patienten, die wegen degenerativ bedingter HWS-Beschwerden in Behandlung waren, führten sie in 80 Halsbandscheiben diskographisch Druckmessungen durch. Die Messungen wurden sowohl in Neutralstellung am sitzenden Patienten wie auch in Funktion – Flexion/Extension, axialer Rotation und Seitneigung – vorgenommen. In entspannter Rückenlage z. B. lagen die Werte im Durchschnitt bei 0,3 MPa, im Sitzen stiegen sie in Neutralstellung auf 0,45 MPa an. Die höchsten Drücke konnten in Extensionsstellung gefunden werden – bis 0,93 MPa. Es zeigte sich v. a. aber auch in dieser Arbeit eine deutliche Abhängigkeit der Werte vom jeweiligen Degenerationsgrad der Bandscheiben; dies ist als Bestätigung der Befunde von Nachemson anzusehen [16]. Die Anlage einer äußeren Extension im Sinne einer Distraktion führte zu einer Druckabnahme um 50 % in gesunden Bandscheiben, in deutlich degenerierten Fällen wurden in Übereinstimmung mit der Untersuchung von Ramos et al. [20] sogar Drücke um Null gemessen. Schließlich ist von besonderer Bedeutung, daß z. T. erhebliche interindividuelle Unterschiede zwischen den einzelnen Patienten, besonders im Hinblick auf die relativen Druckänderungen bei Haltungswechsel, auftraten.

Unsere Arbeit stellt die erste Untersuchung dar, die sich experimentell mit der Messung intradiskaler Drücke an der HWS beschäftigt. Die Entwicklung eines speziellen Wirbelsäulenbelastungssimulators machte es möglich, biomechanische Studien an Wirbelsäulenpräparaten unter simultaner Registrierung aller interessierenden Parameter durchzuführen. Vor allem aber war es möglich, kontinuierliche Belastungszyklen unter Verwendung reiner Bewegungsmomente zu testen. Die Präparate konnten sich dabei in allen 6 Freiheitsgraden uneingeschränkt bewegen, so daß die Testsituationen physiologischen Bewegungsabläufen entsprachen. Die von uns ermittelten Druckwerte (Tabelle 1) für die intakten Nativpräparate bestätigen die In-vivo-Messungen von Hattori et al. [6]. Auch wir konnten die höchsten Drücke bei der Flexion/Extension messen. Geht man davon aus, daß degenerative Veränderungen bevorzugt in der unteren HWS auftreten, so erkärt sich auch die konstant nachweisbare Differenz der Werte zwischen HWK 3/4 und HWK 5/6. Das Segment mit den ausgeprägteren degenerativen Veränderungen weist auch die niedrigeren Drücke auf. Auch die Tatsache, daß die charakteristischen Druck-Belastungs-Kurven im unteren Segment i. allg. weniger typisch ausgebildet waren, führen wir auf den Einfluß der Degenerationsprozesse zurück.

Die meisten experimentellen biomechanischen Untersuchungen haben bislang im Bereiche der Wirbelsäule den Einfluß der Muskulatur außer acht gelassen. Insofern sind die Ergebnisse derartiger Versuche für klinische Belange nur eingeschränkt interpretierbar. Die Einflußgröße Muskelkraft ist jedoch gerade bei der Beurteilung intradiskaler Drücke von entscheidender Bedeutung, wie verschiedene klinische und experimentelle Untersuchungen gezeigt haben [1, 8, 23]. So entwickelten Wilke et al. [23] für die LWS ein Muskelsimulationsmodell, bei dem die einzelnen Muskelgruppen durch pneumatisch regelbare Seilzüge repräsentiert werden. Sie fanden Anstiege des IDD im Segment LWK 4/5 um bis zu 200% in den Fällen, bei denen alle Muskelpaare simultan aktiviert wurden. Wir haben in unseren Versuchen in analoger Weise ein Muskelmodell für die HWS benutzt. Die Muskelansätze wurden dabei so gewählt, daß die eingeleiteten Muskelzüge direkt auf das Segment HWK 5/6 einwirkten (Abb. 1). Unter gleichzeitiger Aktivierung aller 3 Muskelpaare resultierten Druckanstiege in dieser Bandscheibe zwischen 180% und 400%. Größenordnungsmäßig konnten damit die Ergebnisse der Studie an der LWS bestätigt werden. Es war zu beobachten, daß die Muskelkräfte das Segment HWK 5/6 quasi stabilisierten, indem es unter Kompression gesetzt wurde, erkennbar auch an einer Abnahme der Bandscheibenhöhe.

Im Rahmen unserer Untersuchung sollte ein weiterer interessanter Aspekt degenerativer HWS-Erkrankungen analysiert werden. In der Literatur wird seit langem immer wieder berichtet, daß es in bestimmten Fällen nach ventraler zervikaler Diskoktomie und Fusion im weiteren Verlauf zu einer deutlich vermehrten Degeneration der unmittelbar der fusionierten Etage benachbarten Bewegungssegmente kommt [3, 4, 5, 7, 13, 24]. Diese äußert sich meist in Form dorsaler Osteophyten mit Einengung der Neuroforamina, so daß erneut radikuläre Beschwerden oder auch myelopathische Zeichen als Hinweis für eine Myelonkompression auftreten. Die Methode, nach der die Fusion durchgeführt wurde, hat keinen Einfluß auf diese Veränderungen. Es ist in diesem Zusammenhang interessant, daß dies nicht ein Phänomen zu sein scheint, daß für die HWS spezifisch ist. Die gleichen Befunde konnten nämlich z.B. auch lumbal erhoben werden [12]. Vielmehr scheint die Ursache darin zu liegen, daß die definitive Ruhigstellung eines Bewegungssegmentes zu einer wie auch immer gearteten Mehrbelastung der Nachbarsegmente führt [3, 7, 13, 24]. Unterstrichen wird diese Annahme u.a. auch dadurch, daß es z.B. bei Patienten mit M.Bechterew schon nach banalen Traumen im Bereiche der HWS zu sehr ausgedehnten und schwerwiegenden knöchernen Verletzungsmustern kommt. Die veränderte biomechanische Situation der Nachbarsegmente kann prinzipiell zu einer Mobilitätsänderung dieser Segmente und/oder auch zu einer Mehrbelastung der beteiligten Bandscheiben im Sinne einer Erhöhung des intradiskalen Druckes führen. Unsere Testungen fusionierter Präparate ergaben Druckanstiege in beiden angrenzenden Bandscheiben, insbesondere aber im unteren Nachbarsegment – bis um 180%. Diese Befunde stehen in Einklang mit klinischradiologischen Beobachtungen, die ebenfalls eine besondere Belastung des unteren Segmentes beschreiben [5, 13]. Die intradiskale Druckerhöhung beeinträchtigt die per Diffusion erfolgende Ernährung des Bandscheibengewebes [10, 11, 18], so daß der Degenerationsprozeß beschleunigt abläuft. Dieser wiederum führt zur Ausbildung reaktiver Osteophyten.

Literatur

1. Andersson GBJ (1985) Posture and compressive spine loading: intradiscal pressures, trunk myoelectric activities, intra-abdominal pressures and biomechanical analyses. Ergonomics 28: 91–93
2. Brock M, Görge HH, Curio G (1984) Intradiscal pressure-volume response: a methodological contribution to chemonucleolysis. J Neurosurg 60: 1029–1032
3. Gore DR, Sepic SB (1984) Anterior cervical fusion for degenerated or protruded discs: a review of one hundred forty-six patients. Spine 9: 667–671

4. Gore DR, Gardner GM, Sepic SB, Murray MP (1986) Roentgenographic findings following anterior cervical fusion. Skeletal Radiol 15: 556–559
5. Gruss P, Tannenbaum H (1983) Stress exertion on adjacent segments after ventral cervical fusion. Arch Orthop Trauma Surg 101: 282–286
6. Hattori S, Oda H, Kawai S (1981) Cervical intradiscal pressure in movements and traction of the cervical spine. Z Orthop 119: 568–569
7. Hunter LY, Braunstein EM, Bailey RW (1980) Radiographic changes following anterior cervical fusion. Spine 5: 399–401
8. Johnstone B, Urban JPG, Roberts S, Menage J (1992) The fluid content of the human intervertebral disc: comparison between fluid content and swelling pressure profiles of discs removed at surgery and those taken post mortem. Spine 17: 412–416
9. Kambin P, Abda S, Kurpicki F (1980) Intradiskal pressure and volume recording. Evaluation of normal and abnormal cervical disks. Clin Orthop 146: 144–147
10. Kraemer J (1985) Dynamic characteristics of the vertebral column, effects of prolonged loading. Ergonomics 28: 95–97
11. Kraemer J, Kolditz D, Gowin R (1985) Water and electrolyte content of human intervertebral discs under variable load. Spine 10: 69–71
12. Lee CK, Langrana NA (1984) Lumbosacral spinal fusion. A biomechanical study. Spine 9: 574–581
13. Miyasaka H (1981) Clinical and radiological study on subtotal vertebrectomy for cervical myelopathy due to multilevel involvement. J Jpn Orthop Assoc 55: 1555–1568
14. Nachemson AL (1960) Lumbar intradiscal pressure. Acta Orthop Scand (Suppl) 43: 1–104
15. Nachemson AL, Morris J (1963) Lumbar discometry. Lumbar intradiscal pressure measurements in vivo. Lancet 165: 1140–1142
16. Nachemson AL (1965) In vivo discometry in lumbar discs with irregular nucleograms. Some differences in stress distribution between normal and moderately degenerated discs. Acta Orthop Scand 36: 418–434
17. Nachemson AL (1966) The load on lumbar disks in different positions of the body. Clin Orthop 45: 107–122
18. Nachemson AL (1981) Disc pressure measurements. Spine 6: 93–97
19. Nixon J (1986) Intervertebral disc mechanics: a review. J Roy Soc Med 79: 100–104
20. Ramos G, Martin W (1994) Effects of vertebral axial decompression on intradiscal pressure. J Neurosurg 81: 350–353
21. Ranu HS, Denton RA, King AI (1979) Pressure distribution under an intervertebral disc – an experimental study. J Biomech 12: 807–812
22. Ranu HS (1985) Time dependent response of human intervertebral disc to loading. MEP 14: 43–45
23. Wilke HJ, Wolf S, Claes L, Arand M, Wiesend A (1996) Influence of varying muscle forces on lumbar intradiscal pressure: an in vitro study. J Biomechanics 29: 549–555
24. Yonenobu K, Okada K, Fuji T, Fujiwara K, Yamashita K, Ono K (1986) Causes of neurologic deterioration following surgical treatment of cervical myelopathy. Spine 11: 818–823

Das traumatisierte Bewegungssegment nach instabilen thorakolumbalen Wirbelfrakturen – eine klinisch-experimentelle In-vivo-Studie zur Segmentstabilität

L. Rudig[1], H.-J. Wilke[2], L.E. Claes[2], J. Degreif[1]

[1]Klinik und Poliklinik für Unfallchirurgie, Johannes Gutenberg Universität, Langenbeckstr. 1, D-55131 Mainz
[2]Abteilung Unfallchirurgische Forschung und Biomechanik, Universität Ulm, Helmholtzstr. 14, D-89081 Ulm

Einleitung

Frakturen der Wirbelsäule führen zu Veränderungen der Morphologie. Sie beeinflussen die funktionelle Biomechanik durch Traumatisierung der knöchernen und diskoligamentären Strukturen im Frakturbereich. Das Verständnis der aus einer morphologischen Veränderung resultierenden veränderten mechanischen Funktion ist für die Wahl des geeigneten Operationsverfahrens unerläßlich. Hierbei kommt insbesondere dem Kriterium „Stabilität" eine entscheidende Bedeutung zu. Die Vielfalt operativer Verfahren mit dorsaler, ventraler oder dorsoventraler Frakturstabilisierung belegt offensichtlich, daß unterschiedliche Auffassungen darüber bestehen, wieviel an therapeutisch erzeugter Stabilität erforderlich ist und welche Rolle Heilungsvorgänge spielen. Insbesondere die Frage, ob die frakturbenachbarten Zwischenwirbelscheiben funktionell erhaltenswert sind, wird kontrovers diskutiert. Während die morphologischen Frakturfolgen an Wirbelkörper und diskoligamentären Strukturen durch konventionelle Röntgenaufnahmen, Computer- und Kernspintomographie umfassend dargestellt werden können, entzieht sich der funktionelle Status einer direkten Beurteilung. Es fehlt bis dato eine direkte biomechanische Analyse der nach Frakturheilung verbleibenden segmentalen Stabilität bzw. Instabilität unter In-vivo-Bedingungen. Ziel der vorliegenden In-vivo-Studie war es, diese Analyse am Beispiel instabiler Brüche der thorakolumbalen Wirbelsäule vorzunehmen und das mechanische Verhalten der frakturbenachbarten Segmente nach Ausheilung zu untersuchen.

Methodik

Die Untersuchungen wurden an bislang 23 Patienten mit instabilen thorakolumbalen Wirbelfrakturen Typ A und B [2] durchgeführt, welche über die experimentelle Fragestellung informiert waren und ihr schriftliches Einverständnis zur Studienteilnahme gegeben hatten. Alle Frakturen waren ausschließlich von dorsal mittels AO Fixateur interne bzw. USS (universal spine system) und direkter, sonographisch kontrollierter Reposition eines stenosierenden Hinterkantenfragmentes *ohne segmentale Fusion* aufgerichtet und stabilisiert worden [1]. Die Messungen erfolgten zum Zeitpunkt der Implantatentfernung 6 Monate postoperativ (Abb. 1). Nach Demontage der Gewindestangen verlängerten wir die rechtsseitigen Schanz-Schrauben ober-

Hefte zu „Der Unfallchirurg", Heft 271
H.J. Wilke, L.E. Claes (Hrsg.)
Die traumatische und degenerative Bandscheibe

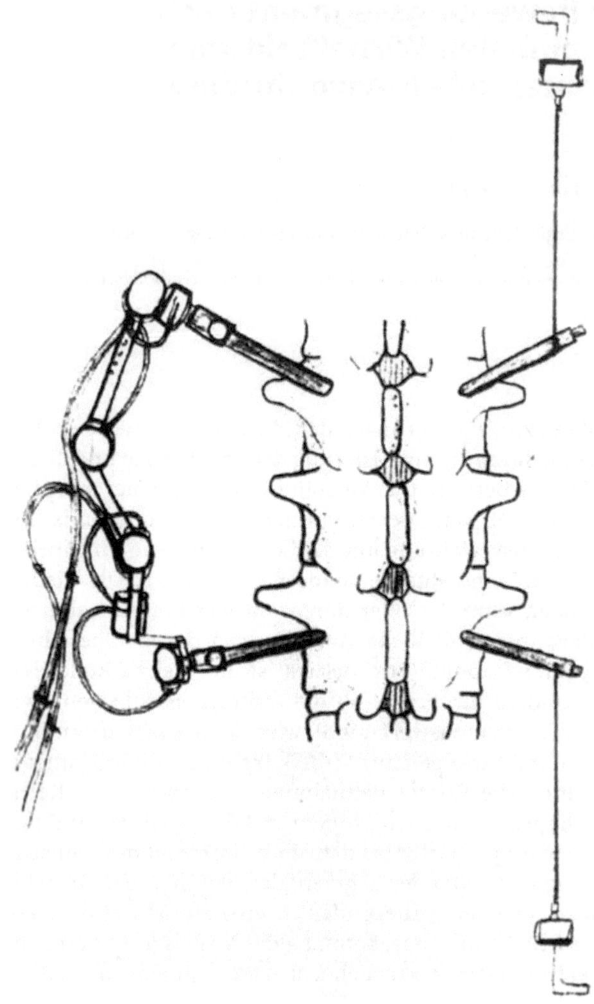

Abb. 1. Schematischer Versuchsaufbau (Aufsicht)

und unterhalb des ehemals frakturierten Wirbels mit Gestängen auf exakt 200 mm Hebellänge. Über Kraftmeßdosen (Fa. Burster, Gernsbach) konnten definierte Kräfte eingeleitet werden. Die linksseitigen Schanz-Schrauben ober- und unterhalb des ehemals frakturierten Wirbels verlängerten wir mit 100 mm langen Stäben, an welchen eine speziell entwickelte elektrogoniometrische Gliederkette [15] fixiert wurde, die die Bewegung der Segmente beim Einleiten der Kräfte hinsichtlich der 3 Translations- und der drei Rotationskomponenten aufzeichnete (Genauigkeit: Translation 0,1 mm, Rotation 0,1°). Meßhebel und Goniometer wurden nach Gebrauch gassterilisiert, die Metallgestänge autoklaviert.

Wir führten Messungen in Flexion, Extension, Rechtsrotation und Linksrotation durch. Zur Erzeugung einer Flexion (Abb. 2) zogen wir an dem oberen rechten Stab in kraniale Richtung, an dem unteren rechten Stab kaudalwärts, wobei auf einen senkrechten Verlauf der Drahtseile zu den Stäben geachtet wurde. Um eine Extension zu erzeugen, zogen wir an den gleichen Stäben in die entgegengesetzte Richtung. Analog wurde für die Rechtsrotation (Abb. 3) die rechte obere Stange nach innen, die rechte untere Stange nach außen ausgelenkt (entsprechend umgekehrt für die Linksrotation). Die Messungen starteten in ungeladenem Zustand, anschließend wurden die Kräfte in beiden Meßdosen simultan auf 50 N erhöht, sodann auf 0 N nachgelas-

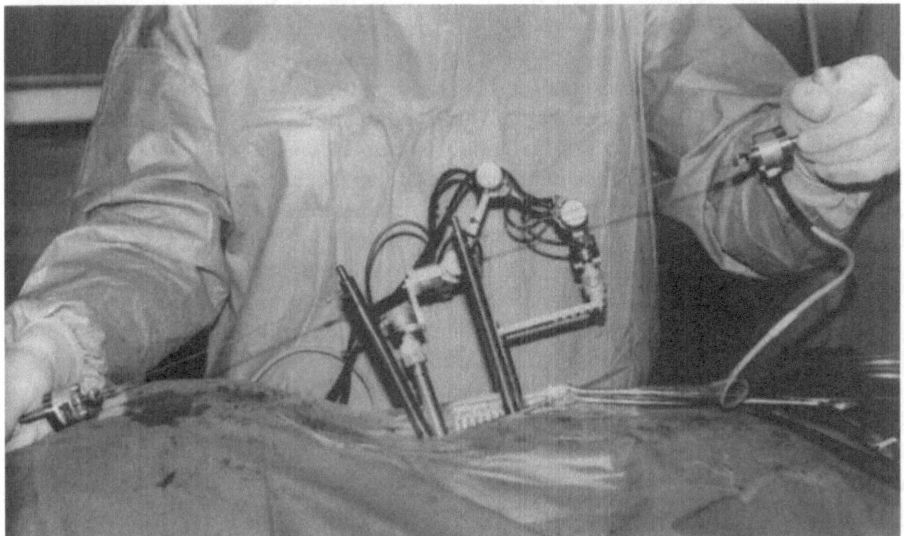

Abb. 2. Momenteinleitung in Flexion

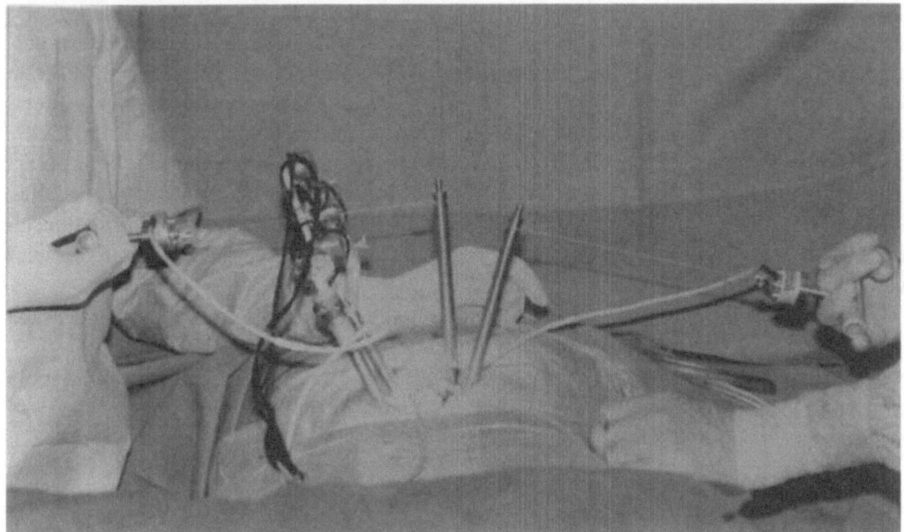

Abb. 3. Momenteinleitung in Rechtsrotation

sen. Aufgrund des Produktes aus Kraft (50 N) und Kraftarm (0,2 m) wurde so ein Moment von 10 Nm simultan auf die beiden frakturbenachbarten Wirbel eingeleitet. Größe der eingeleiteten Kraft und dreidimensionale Auslenkung der beiden Segmente wurden im Computer registriert und auf dem Monitor, getrennt nach Rotation, Translation und Kraft, dargestellt, so daß eine Rückkopplung zur Kontrolle der eingeleiteten Kraft möglich war.

Wir wählten 3 Zyklen pro Bewegungsrichtung, wodurch wir von jedem Test 3 Kraft-Bewegungs-Kurven erhielten. Die ersten 2 Zyklen wurden benötigt, um die visko-elastischen Veränderungen der Wirbelsäule während der Untersuchung zu minimieren (sog. Präkonditionierung). Aus der 3. Kurve können verschiedene Paramenter abgeleitet werden: Die neutrale Zone (NZ) ist die Bewegung ohne Belastung, ausgehend von der neutralen Position bis zum Beginn des 3. Belastungszyklus. Die elastische Zone (EZ) stellt die elastische Verschiebung dar, gemessen vom Beginn der Einwirkung der Last 0 bis zur Maximalbelastung. Der Gesamtbewegungsumfang (ROM) setzt sich zusammen aus der Summe der elastischen und neutralen Zone [5]. Da bisegmental instrumentiert war, wurden die summierten Bewegungsausschläge der beiden frakturbenachbarten Segmente gemessen. Durch Halbierung dieses Wertes konnte ein durchschnittlicher ROM pro Segment errechnet werden, was für den Literaturvergleich in einigen Fällen erforderlich war. Um die Bewegung des jeweiligen Zentrums der Wirbelkörper beschreiben zu können, mußten wir eine anschließende Koordinatentransformation durchführen. Hierzu war die Kenntnis der Orientierung der Schanz-Schrauben im Raum erforderlich. Die entsprechenden Werte zur Koordinatentransformation erhielten wir durch Computertomographie und seitliche Röntgenaufnahmen. Nach mathematischer Transformation der aufgenommenen und computerverarbeiteten Daten entsprachen die gemessenen Werte den aktuellen Rotationswinkeln der jeweiligen Wirbelkörperzentren um 3 Achsen.

Um ein geringes Spiel der Schanz-Schrauben auszuschalten, zogen wir bei geringer Lockerung die Schrauben 1–2 Umdrehungen nach. Den hieraus resultierenden Zuwachs an Verankerungsfestigkeit sahen wir im Hinblick auf die Meßgenauigkeit als ausreichend an. Hinsichtlich der Gewährleistung einer standardisierten Einleitung des Kraftbetrages von 50 Newton erwarteten wir selbst von einer stärkeren Schraubenlockerung keine Probleme, da davon auszugehen war, daß die Schrauben nach Durchlaufen des Spiels wieder fest in ihrem Lager anschlugen und eine Kraftübertragung in der gewünschten Höhe gewährleisteten. Bestanden Seitenunterschiede im Lockerungsgrad, montierten wir das Goniometer auf der Seite, wo sich die Schanz-Schrauben durch Nachziehen genügend fest verankern ließen. Konnte durch diese Maßnahme kein befriedigender Zuwachs an Verankerungsfestigkeit erzielt werden, führten wir keine Messung durch.

Für die Messung wurden Pedikelschrauben gegen Schanz-Schrauben ausgewechselt, gebrochene Schrauben durch intakte ersetzt.

Um den Einfluß eines möglichen Restmuskeltonus zu untersuchen, führten wir bei 3 Patienten eine Wiederholung der Untersuchung unmittelbar nach erneuter Relaxierung durch.

Ergebnisse

Bei 2 von 23 Patienten waren die Schanz-Schrauben derart ausgelockert, daß auch nach leichtem Nachziehen keine für die Messung genügende Verankerung erzielt werden konnte. Die Untersuchung von 15 Patienten mit A 3-Frakturen und 6 Patienten mit A 3 + B 1.2 + A 3-Frakturen verlief problemlos. Es resultierte eine durchschnittliche Verlängerung der Operationszeit von 15 min. Die Meßapparatur erwies sich einfach in der Handhabung und trotz regelmäßiger Sterilisation äußerst zuverlässig. Messungsbedingte Schraubenbrüche traten nicht auf. Die postoperative Komplikationsrate betrug 0 %.

Die erzielten Last-Deformations-Kurven zeigten einen nichtlinearen Verlauf.

Der bisegmentale ROM der frakturbenachbarten Segmente wurde in Abhängigkeit von Drehmomentrichtung und Segmenthöhe mit Werten zwischen 1,4° und 4,9° gemessen (Tabelle 1).

Die Wiederholung der Messung bei 3 Patienten unmittelbar nach Nachrelaxation bewirkte einen geringen Anstieg der resultierenden segmentalen Bewegungsausschläge von 5 %–8 %.

Die bisegmentale neutrale Zone (NZ) betrug absolut zwischen 0,2° und 0,8°, relativ zwischen 13 % und 23 % des ROM (Tabelle 2).

Tabelle 1. Mittlerer bisegmentaler Range of Motion (ROM) ± σ der beiden frakturbenachbarten Segmente in Abhängigkeit von der Richtung des einwirkenden Momentes (°)

Bisegmentale Messung	Rechtsrotation	Linksrotation	Flexion	Extension
Th 11-L1 n = 5	3,0 ± 0,2	2,7 ± 0,5	4,1 ± 1,0	3,6 ± 1,5
Th 12-L2 n = 10	3,5 ± 1,4	3,6 ± 1,4	3,7 ± 2,1	4,9 ± 2,6
L1-L3 n = 3	2,7 ± 0,5	3,0 ± 0,4	2,6 ± 0,2	1,8 ± 0,6
L2-L4 n = 3	2,1 ± 0,4	2,5 ± 0,5	4,1 ± 1,1	1,4 ± 0,3

Tabelle 2. NZ/ROM-Quotient (%) (NZ = neutrale Zone, ROM = Range of Motion)

Frakturlokalisation	Rotation	Flexion + Extension
Th 12	18	18
L 1	16	18
L 2	17	23
L 3	13	18

Diskussion

Methodik

Mittels der dargestellten Methodik wurde erstmals in vivo eine Beurteilung des Last-Bewegungs-Verhaltens der thorakolumbalen Wirbelsäule nach Ausheilung von mittels Fixateur interne stabilisierten Frakturen durchgeführt. Momenteinleitung und Bewegungsmessung erfolgten anläßlich der Implantatentfernung über die transpedikulär plazierten Schanz-Schrauben nach Entfernung der Längsgestänge. Bei den untersuchten Patienten war keine Fusion im Frakturbereich vorgenommen worden, insofern resultierte eine dynamische Untersuchung der beiden frakturbenachbarten Segmente. Die vorgestellte Methodik stellt ein nicht-invasives Verfahren dar, da sie sich der ohnehin vorhandenen Instrumentation bedient. Durch die präparativen Maßnahmen im Rahmen des operativen Zuganges konnte die von Scherkräften der Muskulatur, der Faszie und der Haut ausgehende Deformierung der Meßgestänge, wie von Steffen et al. [13] beschrieben, minimiert werden. Eine Lockerung der Schanz-Schrauben lag nur selten vor, was wir auf die vergleichsweise zeitige Implantatentfernung zurückführen, und konnte bis auf 2 Patienten durch leichtes Nachziehen beseitigt werden. Während die rein meßtechnischen Bedingungen für eine Analyse des Last-Deformations-Verhaltens in vivo somit gegeben sind, verbleiben verschiedene Diskussionspunkte, die im Vergleich mit In-vitro-Untersuchungen bedacht werden müssen:

Lagerung. Eine vorlast- und zwangsfreie Ausgangslagerung der Wirbelsäule kann in vivo nicht vorausgesetzt werden. Durch standardisierte Unterpolsterung an Brustkorb und Becken versuchten wir einen weitgehend physiologischen und zwangfreien Verlauf der Wirbelsäulenschwingungen entsprechend der Neutral-Null-Position in aufrechter Körperhaltung zu erzielen.

Muskeltonus. Um die Beeinflussung der Meßergebnisse durch die Muskulatur wenngleich nicht anatomisch, so doch zumindest funktionell möglichst gering zu halten, waren wir auf eine weitgehende Muskelrelaxierung angewiesen. Unsere Ergebnisse zeigen, daß zum Zeitpunkt der Messungen kein relevanter Muskeltonus besteht: Wurde der Meßvorgang unmittelbar nach erneuter Muskelrelaxation wiederholt, so erhöhten sich die Bewegungsausschläge um weniger als 10 %.

Mitbewegung von Nachbarsegmenten. Vergleicht man die in verschiedenen In-vitro-Studien bestimmten maximalen segmentalen Bewegungsamplituden der thorakolumbalen und lumbalen Wirbelsäule, so zeigt sich, daß sich die in unseren Untersuchungen erzielten ROM-Werte innerhalb der Schwankungsbreite der In-vitro-Resultate bewegen, hinsichtlich Flexion/Extension sogar deutlich niedriger sind (s. unten). Es kann somit eine lediglich geringe Mitbewegung von Nachbarsegmenten angenommen werden, die sich zudem auf mehrere Segmente verteilt. Hierbei sind allerdings die sog. gekoppelten Mitbewegungen der Nachbarsegmente in anderen Raumrichtungen noch unberücksichtigt [6]. Um sicherzustellen, daß das eingeleitete Moment ausschließlich auf die beiden frakturbenachbarten Segmente einwirkt, wäre es erforderlich, die beiden Nachbarwirbel des instrumentierten Bereiches bei der Messung gleichsinnig und simultan mit gleichem Moment auszulenken, was sich jedoch bereits aus Gründen erheblicher Invasivität verbietet. Gleichwohl befassen wir uns derzeit damit, die Größe einer eventuellen „Momentableitung" in Nachbarsegmente durch In-vitro-Untersuchungen abzuschätzen. Erste Ergebnisse sprechen für eine eher untergeordnete Bedeutung dieses Effektes.

Bisegmentale Messung. Bei Einleitung des Momentes wurde der summierte ROM der beiden frakturbenachbarten Segmente gemessen. Durch Halbierung dieses Wertes errechneten wir für einzelne Literaturvergleiche den durchschnittlichen ROM jeweils eines Segmentes. Exakte In-vitro-Untersuchungen [4, 7] konnten nachweisen, daß die Bewegungsausschläge von Nachbarsegmenten intakter Wirbelsäulen zwar nicht immer signifikant variieren, jedoch auch nicht grundsätzlich identisch sind. Ob nach frakturbedingter Traumatisierung andere Verhältnisse vorliegen und die Bewegungssegmente nun in gleichen Anteilen zum ROM beitragen, kann weder bestätigt noch ausgeschlossen werden. Eine direkte meßtechnische Überprüfung dieses Sachverhaltes würde allein der Messung wegen die zusätzliche Instrumentierung des verletzten Wirbels erforderlich machen, was aus Gründen der Invasivität und damit verbundener möglicher Komplikationen, somit unter ethischen Gesichtspunkten, bedenklich ist und daher nicht durchgeführt wurde. Um möglichst umfangreiche Informationen über die frakturbenachbarten Zwischenwirbelscheiben zu erhalten, hatten wir in einer vorausgegangenen Untersuchung thorakolumbale Frakturen nach Ausheilung kernspintomographisch untersucht. Hierbei zeigte sich, daß die frakturbenachbarte obere Bandscheibe zwar häufiger strukturelle Veränderungen aufweist, jedoch seltener von biochemischer Degeneration betroffen ist als der untere Diskus; der Anulus fibrosus, die eigentliche stabilisierende Struktur der vertebralen Bewegungssegmente, war regelmäßig intakt [11]. Mimura et al. konnten zeigen, daß die neutrale Zone bei Degeneration der Zwischenwirbelscheiben zunimmt [3]. In unserer Studie war die bisegmental gemessene neutrale Zone (NZ) mit Werten zwischen 0,2° und 0,8° im Vergleich zu In-vitro-Untersuchungen an intakten Präparaten niedrig ausgeprägt [16]. Diese Beobachtung spricht zum einen gegen eine fortgeschrittene funktionswirksame Degeneration, zum andern gegen einen ausgeprägt divergenten funktionellen Status mit Laxizität des einen und Rigidität des anderen Segmentes.

Aussagekraft

Wie können unsere Meßergebnisse nun eingeordnet werden? Aufgrund des nichtlinearen Last-Deformations-Verhaltens der Wirbelsäule können verschiedene Studien am besten einer vergleichenden Betrachtung unterzogen werden, wenn das gleiche Moment verwandt wurde. Panjabi et al. [7] analysierten das mechanische Verhalten der unverletzten lumbalen Wirbelsäule in vitro nach Einleitung von 10 Nm, dem gleichen Moment, das auch wir aufwandten. Bei Addition der Bewegungen von jeweils 2 Segmenten ergibt sich für die Bereiche L 1-L 3 und L 2-L 4 eine direkte Vergleichbarkeit mit unseren bisegmentalen Messungen. Der mittlere ROM in Rechtsrotation, Linksrotation, Flexion und Extension betrug bei Panjabi et al. [7] zwischen L 1 und L 3 3°, 3,3°, 12° und 7,5°, zwischen L 2 und L 4 4°, 3,8°, 15° und 6,3°, in unserer In-vivo-Studie zwischen L 1 und L 3 2,7°, 3°, 2,6° und 1,8°, zwischen L 2 und L 4 2,1°, 2,5°, 4,1° und 1,4°. Während die In-vivo-Bewegungen unter axialer Rotation innerhalb der Schwankungsbereiche der In-vitro-Studie liegen, sind sie, was Flexion und Extension betrifft, um etwa den Faktor Vier niedriger. Eine In-vitro-Untersuchung des thorakolumbalen Überganges Th 11-L 1 durch Oxland et al. [4] erbrachte in bilateraler axialer Rotation, Flexion und Extension und mit einem Moment von 7,5 Nm Werte von 6,0°, 5,6° und 6,3°. Der Studienvergleich in vivo/in vitro wiederholt die an den Lumbalsegmenten zuvor gemachte Beobachtung: Übereinstimmung des aus Rechtsrotation und Linksrotation addierten ROM unserer Studie (Tabelle 1) mit der entsprechenden In-vitro-Bewegung, tendenziell niedrigere Segmentauslenkungen in vivo bei Flexion und Extension, wobei die hier geringer ausgeprägten Unterschiede zwischen in vivo und in vitro möglicherweise dem Umstand anzulasten sind, daß bei

Tabelle 3. Mittlerer Range of Motion (ROM) ± σ (°) des thorakolumbalen Überganges in vivo und in vitro

	ROM (Th12-L2):2 in vivo	ROM Th12-L1 in vitro Oxland et al. (1992)	ROM L1-L2 in vitro Panjabi et al. (1994)
Rechtsrotation	1,8 ± 0,8	1,2 ± 0,7	1,2 ± 0,6
Linksrotation	1,8 ± 0,7	1,2 ± 0,7	1,3 ± 0,6
Flexion	1,9 ± 1,1	2,9 ± 1,4	4,0 ± 0,9
Extension	2,5 ± 1,4	3,9 ± 1,4	4,5 ± 0,5

der In-vitro-Untersuchung ein niedrigeres Moment eingeleitet wurde als in vivo. Die größte Fallzahl unserer Untersuchungsreihe betrifft den bisegmentalen Bereich Th 12-L 2. Die Segmente Th 12-L 1 und L 1-L 2 wurden unter In-vitro-Bedingungen mit unterschiedlichen Momenten untersucht [4, 7]. Nimmt man zwischen Th 12-L 2 einen durchschnittlichen segmentalen ROM in vivo an, der sich durch Halbierung des gemessenen bisegmentalen ROM ergibt, und betrachtet man die in vitro bestimmte Segmentauslenkung L1-L 2, so ergeben sich in unserer In-vivo-Studie bezüglich Rotation um 0,5° – 0,6° höhere, bezüglich Flexion und Extension um etwa 2° niedrigere Werte als in den In-vitro-Studien (Tabelle 3). Unter der berechtigten Vermutung, daß in der Studie von Oxland et al. [4] bei Einleitung eines gleich hohen Momentes wie in den beiden übrigen Untersuchungen höhere Bewegungsausschläge zu erwarten sind, wäre in der Rotation der hypothetische Durchschnitts-ROM beider In-vitro-Untersuchungen innerhalb des Ergebnisbereiches der In-vivo-Untersuchung anzunehmen, während sich die Meßergebnisse in Flexion und Extension stärker unterschieden. Somit resultiert auch für den Bereich Th 12-L 2 eine ähnliches Ergebnisprofil wie für die übrigen untersuchten Wirbelsäulenabschnitte.

Bezüglich axialer Rotation lagen die von uns durch Halbierung des ROM errechneten durchschnittlichen Segmentauslenkungen mit 1,1° – 1,8° innerhalb des Ergebnisbereiches radiologischer In-vivo-Meßmethoden in dreidimensionaler und Stereotechnik [8, 9] und korrelierten ferner mit biomechanischen Arbeiten, welche 6 % – 12 % höhere Momente verwendeten [12, 14]. Im Vergleich mit diesen röntgenologischen Meßverfahren und höhermomentigen In-vitro-Untersuchungen war in unserer Studie die Flexions-Extensionsbewegung der ausschließlich lumbalen Segmente mindestens um den Faktor 2 niedriger. Jedenfalls lagen unsere Ergebnisse deutlich unter dem Grenzwert von 15°, den Posner et al. [10] als einen Parameter klinischer Instabilität für die segmentale Flexions-Extensionsbewegung zwischen L 1/2 und L 3/4 festsetzten und dessen Eignung als Instabilitätskriterium von Panjabi et al. [7] bestätigt wurde.

Schlußfolgerungen

Die Ergebnisse unserer Studie sprechen dafür, daß eine frakturbedingte Traumatisierung nicht zu einem Funktionsverlust der frakturbenachbarten Segmente führen muß. Die untersuchten instabilen thorakolumbalen Wirbelfrakturen wiesen nach Ausheilung in temporärer Spondylodese bei der Implantatentfernung eine Segmentstabilität auf, welche nicht niedriger war als die einer intakten Wirbelsäule in vitro.

Ob nach Aufhebung der implantatbedingten Verblockung ein gewisser Stabilitätsverlust eintritt, läßt sich zum gegenwärtigen Zeitpunkt weder bestätigen noch ausschließen. Selbst im Falle einer nachlassenden Segmentsteifigkeit und unter Berücksichtigung der dargelegten methodischen Implikationen verbliebe für die Hauptbewegung der lumbalen Wirbelsäule, die Flexion/Extension, jedoch eine deutliche Reservekapazität an Stabilität. Durch ergänzende Testreihen in vitro sind wir derzeit bemüht, die methodisch bedingten Diskrepanzen zwischen In-vivo- und In-vitro-Verfahren exakter zu quantifizieren.

Literaturverzeichnis

1. Degreif J, Wenda K, Ahlers J, Ritter G (1993) Die Reposition von Fragmenten der Wirbelkörperhinterkante unter intraoperativer sonographischer Kontrolle. Unfallchirurg 96: 88–92
2. Magerl F, Aebi M, Gertzbein SD, Harms J, Nazarian S (1994) A comprehensive classification of thoracic and lumbar injuries. Eur Spine J 3: 184–201
3. Mimura M, Panjabi MM, Oxland TR, Crisco JJ, Yamamoto I, Vasavada A (1994) Disc degeneration affects the multidirectional flexibility of the lumbar spine. Spine 19: 1371–1380
4. Oxland TR, Lin RM, Panjabi MM (1992) Three-dimensional mechanical properties of the thoracolumbar junction. J Orthop Res 10: 573–580
5. Panjabi MM (1991) Dreidimensionale Testung der Stabilität von Wirbelsäulenimplantaten. Orthopäde 20: 106–111
6. Panjabi MM, Oxland TR, Yamamoto I, Crisco JJ (1989) How does posture affect coupling in the lumbar spine. Spine 14: 1002–1011
7. Panjabi MM, Oxland TR, Yamamoto I, Crisco JJ (1994) Mechanical behavior of the human lumbar and lumbosacral spine as shown by three-dimensional load-displacement curves. J Bone Joint Surg Am 76: 413–424
8. Pearcy MJ, Tibrewal SB (1984) Axial rotation and lateral bending in the normal lumbar spine measured by three-dimensional radiography. Spine 9: 582–587
9. Plamondon A, Gagnon M, Maurais G (1988) Application of a stereo-radiographic method for the study of intervertebral motion. Spine 13: 1027–1032
10. Posner I, White AA III, Edwards WT, Hayes WC (1982) A biomechanical analysis of the clinical stability of the lumbar and lumbosacral spine. Spine 7: 374–389
11. Rudig L, Runkel M, Kreitner K-F, Seidel T, Degreif J (1997) Kernspintomographische Untersuchung thorakolumbaler Wirbelfrakturen nach Fixateur interne – Stabilisierung. Unfallchirurg 100: 524–530
12. Schultz AB, Warwick DN, Berkson MH, Nachemson AL (1979) Mechanical properties of human lumbar spine motion segments. Part 1: responses in flexion, extension, lateral bending, and torsion. J Biomech Eng 101: 46–52
13. Steffen T, Rubin RK, Baramki HG Antoniou J, Marchesi D, Aebi M (1997) A new technique for measuring segmental motion in vivo. Method, accuracy, and preliminary results. Spine 22: 156–166
14. Tencer AF, Ahmed AM, Burke DL (1982) Some static mechanical properties of the lumbar intervertebral joint, intact and injured. J Biomech Eng 104: 193–201
15. Wilke HJ, Ostertag G, Claes L (1994) Dreidimensionales Goniometermeßsystem zur Analyse von Bewegungen mit sechs Freiheitsgraden. Biomed Tech 39: 149–155
16. Wilke HJ, Wolf S, Claes LE, Arand M, Wiesend A (1995) Stability increase of the lumbar spine with different muscle Groups. A biomechanical in vitro study. Spine 20: 192–198

Biomechanische Untersuchungen knöcherner und diskoligamentärer Verletzungen der thorakolumbalen Wirbelsäule

L. Bastian, C. Knop, T. Kulhawy, U. Lange, M. Blauth

Unfallchirurgische Klinik, Medizinische Hochschule Hannover, Konstanty-Gutschow-Str. 8, D-30623 Hannover

Einleitung

Eines der wichtigsten und zugleich schwierigsten diagnostischen Ziele bei der Behandlung von Wirbelsäulenverletzungen ist die Einschätzung des Instabilitätsgrades einer Läsion. Instabilität im Bereich der Wirbelsäule ist aber noch nicht klar definiert, vielmehr existiert eine Vielzahl verschiedener Instabilitätsarten [7, 34]. So muß zwischen klinischer und biomechanischer Instabilität unterschieden werden. Die physiologische Belastung in vivo ist noch wenig erforscht, die in vitro gemessenen Kräfte und Momente können dagegen nur bedingt auf die in vivo-Verhältnisse übertragen werden, da sie u.a. meist ohne den Einflußfaktor „Muskulatur" vorgenommen wurden.

Von der Einschätzung der Instabilität aber hängt das weitere Schicksal des Patienten ab: wochenlange Bettruhe oder sofortige Mobilisation, teure Korsettbehandlung oder miederfreie Therapie, Operation oder konservative Behandlung, dorsoventrale Stabilisierung oder rein dorsales Vorgehen. Dies sind nur einige Fragen, die sich nur mit einem klaren Instabilitätskonzept beantworten lassen.

In den letzten Jahrzehnten wurden unterschiedliche Ansätze zur Einteilung traumatischer Läsionen der Wirbelsäule gemacht. Whitesides [35] schlug ein Zweisäulenkonzept vor: Danach besteht die ventrale Säule aus Wirbelkörpern und Bandscheiben und unterliegt einer Druckbeanspruchung. Die dorsale Säule setzt sich aus Wirbelbögen und -fortsätzen sowie den Bändern zusammen. Sie unterliegt einer Zugbeanspruchung und wirkt wie eine Zuggurtung. Diese Vorstellungen liegen auch der Einteilung von Magerl et al. [20] zugrunde.

Die Einteilung stützt sich auf pathomorphologische Kriterien. Es werden 3 Verletzungstypen, A, B und C, unterschieden, die durch typische Verletzungsmuster definiert sind und durch Kompressions-, Distraktions- und Rotationskräfte zustande kommen. Für diese „Grobeinteilung" in „Typen" benötigt man neben einer klinischen Untersuchung konventionelle Röntgenbilder. Damit lassen sich etwa 90% aller Verletzungen in Typ-A-, -B- und -C-Läsionen klassifizieren [8]. Für die „Feineinteilung" in „Gruppen" und „Untergruppen" müssen meistens zusätzliche Informationen aus der Computertomographie herangezogen werden. Übergangsformen, besonders zwischen Typ-A- und -B-Läsionen, lassen sich manchmal erst nach einer Kernspintomographie oder unter Berücksichtigung eines intraoperativen Befundes richtig zuordnen. Das größte Problem ist dabei die Beurteilung des dorsalen Bandapparates. Partielle Zerreißungen können klinisch stumm und röntgenologisch durch die Rückenlage des Patienten maskiert sein [8].

Hefte zu „Der Unfallchirurg", Heft 271
H.J. Wilke, L.E. Claes (Hrsg.)
Die traumatische und degenerative Bandscheibe

In einer biomechanischen Untersuchung sollten häufige Verletzungen gemäß der Definitionen von Magerl et al. [20] simuliert und hinsichtlich ihrer Stabilität untersucht werden. Wir erhofften uns daraus, weitere Hinweise auf den Einfluß einzelner knöcherner und ligamentärer Strukturen auf den Stabilitätsverlust von Wirbelsäulenverletzungen zu bekommen, um daraus möglicherweise auch therapeutische Konsequenzen abzuleiten.

Material und Methoden

Die Versuche wurden an 8 kältekonservierten menschlichen Wirbelsäulenpräparaten mit einem Durchschnittsalter von 40,2 ± 14,1 Jahren vorgenommen. Durch Röntgenaufnahmen schlossen wir degenerative Veränderungen aus [19]. Präparation und Messungen wurden innerhalb eines Tages vorgenommen; dabei hielten wir die Präparate mit physiologischer Kochsalzlösung ständig feucht [2, 17]. T10 und T11 wurden im kranialen, L2 und L3 im kaudalen Aufnahmekasten mit Gewindestangen, Spezialschrauben und Osteosyntheseplatten befestigt (Abb. 1). Diese Art der Montage hatte sich in Vorversuchen als stabiler im Vergleich zu Eingießverfahren herausgestellt. Die intervertebralen Bewegungssegmente T12 und L1 standen für die Versuche zur Verfügung.

Bei unserem Prüfaufbau (Abb. 2) konnten die Bewegungen, die das Präparat als „Antwort" auf die eingeleiteten Belastungen ausführte, ungehindert in 6 Freiheitsgraden ablaufen [28, 34]. Die Kräfte wurden rechnergesteuert mit einem Steppermotor als reine Momente [28] in den Bewegungsrichtungen Flexion, Extension, Seitneigung und Rotation eingeleitet. Rotationen und Translationen um und entlang der 3 Achsen des Raumes wurden mit Hilfe eines Objektverfolgungssystems auf der Basis von Niederfrequenz-Magnetfeldtechnologie (Motion-Tracker, 3Space Fastrak, Firma Polhemus, Colchester, Vermont, USA) gemessen und mit einem Personalcomputer „online" dokumentiert. Der geringgradig modifizierte Testaufbau hatte sich schon in vorangegangenen Studien bewährt [4, 5].

Nach Kalibrierung des Bewegungsmeßsystems wurden die Präparate stufenlos bis 600 Ncm belastet und bis zum Ausgangswert wieder entlastet. In Vorversuchen hatte

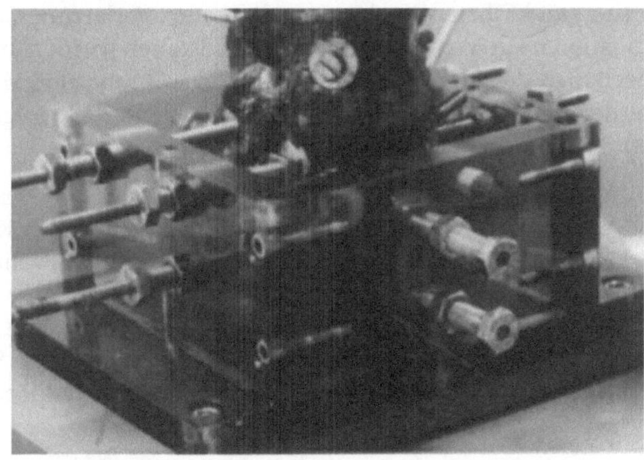

Abb. 1. Wirbelsäulenpräparat, eingespannt in ein speziell angefertigtes Aufnahmegefäß

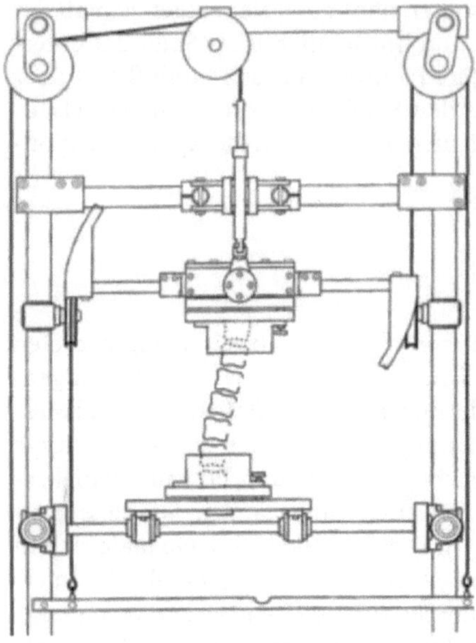

Abb. 2. Gesamtansicht der Testmaschine

sich gezeigt, daß eine höhere Belastung aufgrund der Instabilität der gesetzten Verletzungen zu einem Auseinanderbrechen der Präparate führte. Es wurden jeweils 3 Belastungszyklen gefahren und Range of Motion (ROM), Elastische Zone (EZ) und Neutrale Zone (NZ) bestimmt [28]. ROM bezeichnet dabei den Gesamtbewegungsumfang des Wirbelsäulenpräparates vom Beginn der 1. Messung bis zum Ende der 3. Messung. Dieser wird unterteilt in eine Neutrale (NZ) und eine Elastische Zone (EZ). Die NZ entspricht der viskösen, bleibenden Verformung des Präparates. Die EZ wird als „endgültige Kraft-Bewegungskurve" bezeichnet, sie besteht aus dem Bewegungsumfang vom Beginn bis zum Ende des 3. Zyklus [28]. Die Ergebnisse wurden mit dem t-Test für verbundene Stichproben statistisch ausgewertet ($p<0{,}05$).

Die verschiedenen Verletzungstypen wurden durch fortschreitende Durchtrennung knöcherner und ligamentärer Strukturen des Bewegungssegmentes T12/L1 erzeugt und führten zu einer zunehmenden Verletzungsschwere im Sinne der Klassifikation nach Magerl et al. [20]. Die Läsionen wurden am eingespannten Präparat gesetzt, so daß der gesamte Prüfaufbau während der Messungen nicht verändert werden mußte. Jedes Präparat wurde nacheinander in folgenden Zuständen vermessen:

1. Intaktes Präparat.
2. Verletzung 1: Kranialer Keilbruch A 1.2.1. Mit einem Knochenmeißel wurde der kraniale ventrale Anteil des Wirbelkörpers und der ventrale Anteil der Deckplatte und des Nucleus pulposus verletzt (Abb. 3).
3. Verletzung 2: Inkompletter kranialer Berstungsbruch A 3.1.1. Zusätzlich wurde bei der 2. Verletzung auch der dorsale kraniale Anteil des Wirbelkörpers einschließlich der Hinterkante und des gesamten Nucleus pulposus zerstört (Abb. 3).

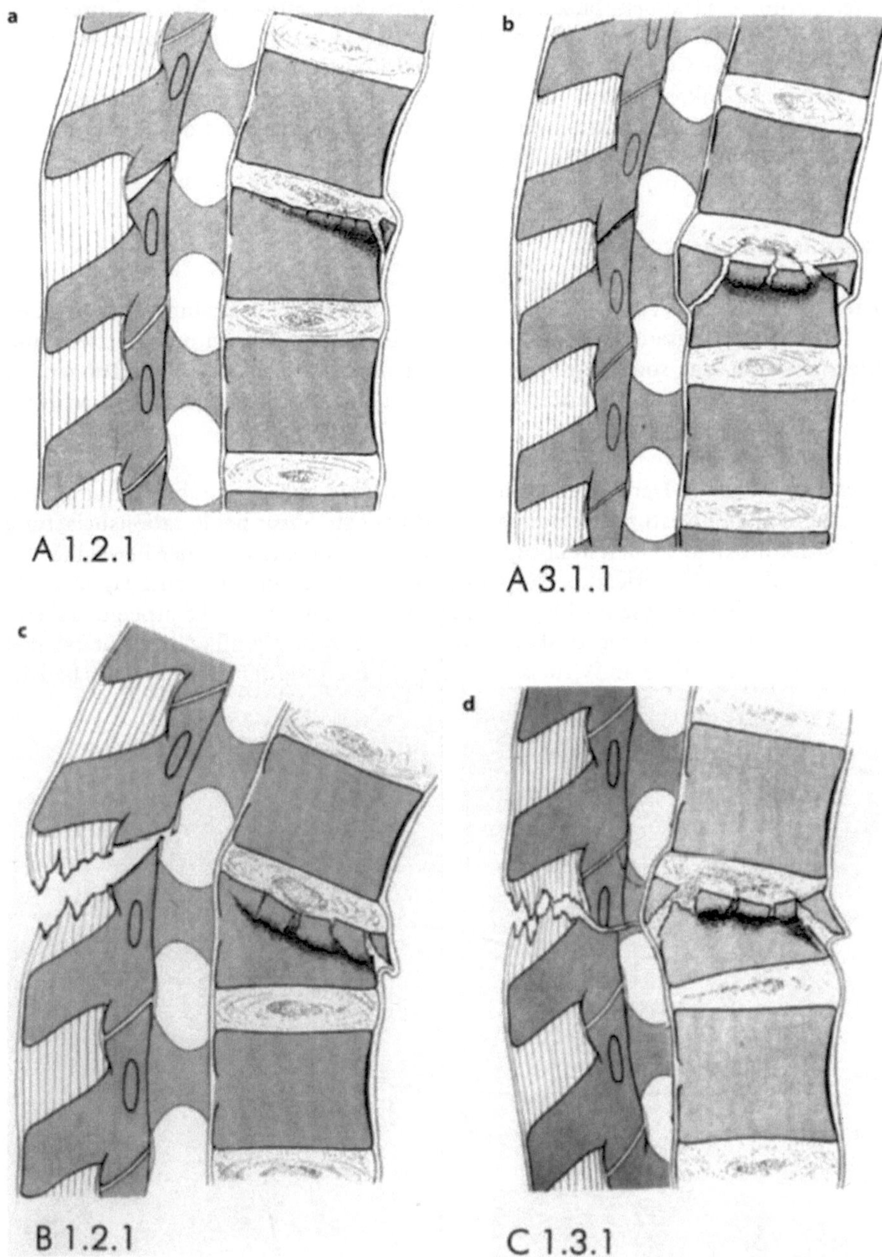

Abb. 3 a–d. Schematische Darstellung der einzelnen Verletzungstypen nach der Klassifikation von Magerl et al. [20]

4. Verletzung 3: Flexionssubluxation mit Wirbelkörperfraktur B 1.2.1. Durchtrennung des dorsalen Ligamentkomplexes mit den Ligg. supraspinale, interspinale und flavum, die Gelenkkapseln wurden allerdings intakt belassen (Abb. 3).
5. Verletzung 4: Inkompletter Rotationsberstungsbruch C 1.3.1. Eine Rotationsverletzung wurde durch Durchtrennung beider Gelenkkapseln und der Resektion des linken kranialen Gelenkfortsatzes erreicht (Abb. 3).

Ergebnisse

Wegen der großen interindividuellen Schwankungen erschien es sinnvoll, neben den absoluten Bewegungsausschlägen v.a. die Differenzen zwischen unverletztem und verletztem Präparat sowie zwischen den aufeinanderfolgenden Verletzungen zu berücksichtigen. Diese Differenzen waren Grundlage für die Signifikanzberechnungen.

Verletzung 1 (A 1.2.1). Der Bewegungsumfang (ROM) nahm gegenüber dem intakten Präparat in allen Belastungsrichtungen signifikant zu. Sogar bei Rotationsbelastung ergab sich für den kranialen Keilbruch eine signifikante Zunahme der Beweglichkeit gegenüber dem nichtverletzten Präparat. Für die EZ zeigte sich eine signifikante Zunahme der Bewegungsausschläge bei Flexions-, Rotations- und Seitneigungsbelastung. Lediglich bei Extensionsbelastung konnte kein signifikanter Unterschied gegenüber der unverletzten Wirbelsäule nachgewiesen werden (Abb. 4). Dies bedeu-

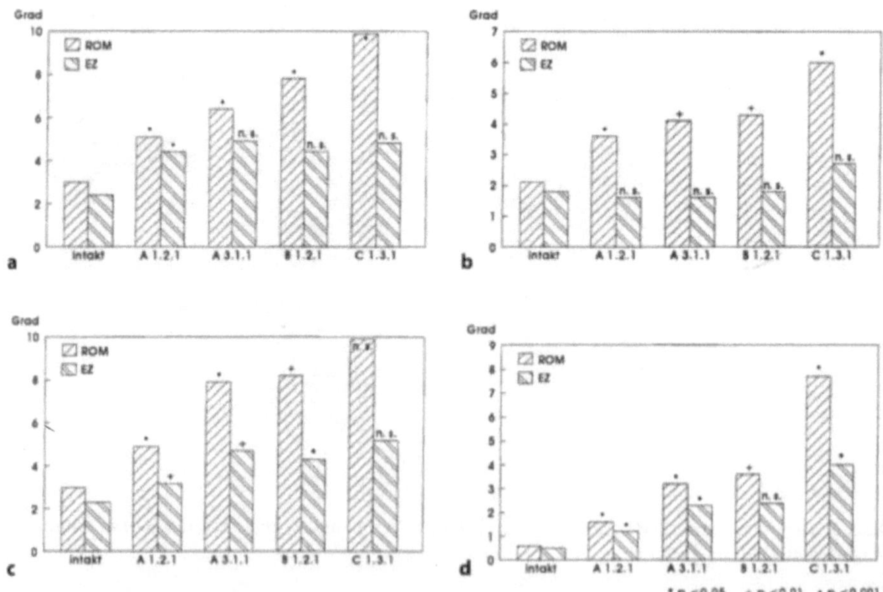

Abb. 4 a–d. Mittelwerte der Bewegungsausschläge (ROM und EZ) der einzelnen Verletzungstypen bei **a** Flexions-, **b** Extensions-, **c** Seitneigungs- und **d** Rotationsbelastung

tet zusammenfassend, daß der simulierte kraniale Keilbruch (A 1.2.1) nur gegenüber einer Extensionsbelastung keine vermehrte Beweglichkeit im Vergleich zum intakten Präparat aufweist, also genauso stabil ist. In allen anderen Belastungsrichtungen, und zwar auch bei Rotations- und bei Seitneigungsbelastung ergab sich eine signifikante Zunahme der Flexibilität, mit einem Maximum bei der Flexionsbelastung.

Verletzung 2 (A 3.1.1). Für den inkompletten kranialen Berstungsbruch fanden wir in allen Belastungsrichtungen (ROM) eine weitere signifikante Zunahme der Beweglichkeit gegenüber der Vorverletzung (A 1.2.1), besonders ausgeprägt bei der Rotation und der Seitneigung (Abb. 4). Bei der Betrachtung der EZ nach Flexions- und Extensionsbelastung fällt auf, daß diese nicht mehr signifikant gegenüber der Verletzung 1 angestiegen sind. Dies bedeutet, daß der kraniale Keilbruch und der inkomplette Berstungsbruch bei Betrachtung der EZ keinen Unterschied in der Stabilität aufweisen. Bei Seitneigungs- und Rotationsbelastung ergab sich aber eine signifikante Zunahme der Beweglichkeit für den inkompletten Berstungsbruch gegenüber dem kranialen Keilbruch (Abb. 4).

Verletzung 3 (B 1.2.1). Auch bei der Flexions-Distraktionsverletzung fanden wir wieder eine signifikante Zunahme der Beweglichkeit (ROM) in allen 4 Belastungsrichtungen, demgegenüber ergab sich bei der EZ eine signifikante Zunahme der Flexibilität nur für die Seitneigung. Bei Flexions-, Extensions- und Rotationsbelastung zeigten sich keine signifikanten Änderungen gegenüber der Vorverletzung (Abb. 4). Die Zunahme der Beweglichkeit bei Flexionsbelastung fiel geringer als erwartet aus.

Verletzung 4 (C 1.3.1). Für den ROM fanden wir beim inkompletten Rotationsberstungsbruch gegenüber der Flexionssubluxation mit Wirbelkörperfraktur signifikante Zunahmen der Beweglichkeit bei Flexions-, Extensions- und Rotationsbelastung; für die EZ nur eine signifikante Zunahme der Flexibilität bei Rotationsbelastung (Abb. 4). Die Veränderung bei der Rotation bedeutet eine Steigerung der Beweglichkeit um mehr als das 12fache beim ROM und das 8fache bei der EZ gegenüber dem unverletzten Präparat. Im Vergleich zu Verletzung 3 steigt die Beweglichkeit bei beiden Parametern um das Doppelte.

Diskussion

Die Stabilität einer Wirbelsäulenverletzung stellt ein entscheidendes Kriterium für die Wahl des Behandlungsregimes dar. Nicoll [26] war der erste, der die Stabilität einer Verletzung zur Grundlage seiner Frakturklassifikation und bei der Wahl der Behandlung machte. Stabile Verletzungen sind dabei grundsätzlich funktionell zu behandeln, während bei instabilen Läsionen Repositionen und stabilisierende Maßnahmen unerläßlich sind. Magerl et al. [20] halten einen differenzierten Umgang mit dem Begriff Instabilität für nötig. Zwischen stabilen und völlig instabilen gibt es ein großes Spektrum partiell instabiler Verletzungen, bei denen die Stabilität der Wirbelsäule lediglich gegen einzelne Kräfte und Momente beeinträchtigt ist. Entscheidend für die Wahl der jeweils rationellsten Behandlung ist, daß die prinzipielle Natur einer Verletzung oder einer Instabilität, sowie Möglichkeiten zur Nutzung der verbliebenen Reststabilität erkannt werden.

Bei den Verletzungen des Bewegungssegmentes können rein ossäre oder rein ligamentäre Läsionen vorliegen, häufig sind aber auch kombinierte knöchern-ligamentäre Defekte, z. B. eine Kompressionsfraktur vom Typ A mit Distraktionsverletzung vom Typ B nach Magerl et al. [20]. Diese kombinierten Verletzungen wurden aber bisher kaum biomechanisch hinsichtlich ihres Instabilitätsverhaltens unter verschiedenen Belastungsrichtungen untersucht. Dies hängt u. a. mit der Schwierigkeit zusammen, kombinierte Verletzungsmodelle zu simulieren. In einigen Studien wurden Anteile des Bewegungssegmentes reseziert [17, 21, 27]. Diese Frakturmodelle, die hauptsächlich bei vergleichenden Stabilitätsuntersuchungen verschiedener Implantate Anwendung fanden, waren aber meist so instabil, daß eine Last-Bewegungsmessung der Verletzung ohne Implantat nicht durchgeführt werden konnte. Definierte Defekte an den Weichteilen des Bewegungssegmentes sind einfacher zu simulieren und dementsprechend auch häufiger verwendet worden [2, 12, 22, 31, 32]. Derartige Verletzungen der Ligamente und des Discus intervertebralis wurden auch schon mit kleineren knöchernen Läsionen, wie z. B. Resektion der Gelenkfortsätze kombiniert [1, 13].

Die Keilkompressionsfraktur, in unserer Untersuchung Verletzung 1, gilt übereinstimmend als stabile Läsion, die einer konservativ funktionellen Behandlung zugeführt werden kann [8]. Gegenüber dem unverletzten Präparat ergaben sich aber signifikante Zunahmen der Beweglichkeit für Flexion, Seitneigung und Rotation sowohl für den ROM als auch für die EZ, hinsichtlich des ROM auch bei Extensionsbelastung. Dies ist evtl. auf die Mitverletzung des Nucleus pulposus zurückzuführen. Möglicherweise ist in den Versuchen die komplette bleibende Verformung im Sinne der Spongiosakompression noch nicht erfolgt, so daß es zu einer weiteren Sinterung im Verlauf der Versuche gekommen ist. Dies könnte eine Erklärung für die Zunahme der Flexibilität bei der EZ sein.

Auch Steffen et al. [33] fanden eine signifikante Flexibilitätszunahme bei thorakolumbalen Bewegungssegmenten, an denen sie Keilkompressionsfrakturen erzeugt hatten, nach Entfernung des Nucleus pulposus. Diese Autoren fanden auch eine erhebliche Zunahme der Beweglichkeit gegenüber einer Torsionsbelastung.

Die inkomplette Berstungsfraktur, Verletzung 2 in unserer Untersuchung, kann operativ oder konservativ behandelt werden [8]. Bei A 3.1-Verletzungen mit geringer Fehlstellung kann eine rein funktionelle Therapie ohne äußere Ruhigstellung eingeschlagen werden. Mit dieser ist aber das Risiko einer zunehmenden Kyphosierung im Verlauf verbunden. Alternativ kann eine Aufrichtung und eine Gipsmiederbehandlung für 3–4 Monate erfolgen. Als operative Behandlungsmöglichkeit steht die rein dorsale Stabilisierung mit einem Fixateur interne, die rein ventrale Fusion und Stabilisierung bei isolierter Verletzung eines Wirbelkörpers, besonders im thorakalen Bereich, und das kombiniert dorsoventrale Vorgehen zur Verfügung. In der vorliegenden biomechanischen Untersuchung fiel v. a. auch eine erhebliche Zunahme der Beweglichkeit gegenüber der Rotationsbelastung bei der simulierten A 3.1.1-Verletzung auf. Diese Ergebnisse sind vergleichbar mit Messungen von Panjabi et al. [29] und Steffen et al. [33], die ebenfalls signifikante Instabilitätszunahmen experimentell erzeugter Berstungsfrakturen gegenüber axialer Rotationsbelastung fanden. Die Behandlung dieser Läsionen wird daher auch kontrovers diskutiert, einige sehen diesen Typ noch als stabile Verletzung an [15, 23], andere halten diesen Verletzungstyp für instabile Frakturen, die operativ behandelt werden sollten [3, 9, 18, 20, 24, 29, 30].

Für die Flexionssubluxation mit Typ-A-Fraktur, in unserer Untersuchung Verletzung 3, wird eine operative Behandlung mit dorsaler Stabilisierung empfohlen. Je nach Ausmaß der Zerstörung der ventralen Säule kommt eine zusätzliche ventrale Spondylodese in Betracht. Bei manchen Patienten ist ein monosegmentales Vorgehen möglich [8]. Bei Verletzung des dorsalen Ligamentkomplexes ist eine vermehrte Instabilität gegenüber Flexionsbelastung zu erwarten. In den vorliegenden Untersuchungen und auch in Ergebnissen anderer Autoren konnte für diese Belastungsrichtung nur eine geringe Zunahme der Beweglichkeit – trotz vorhandener signifikanter Unterschiede – gezeigt werden [1, 14, 33]. Diese Verletzung scheint also auf die Stabilität des Bewegungssegmentes einen eher geringen Einfluß zu haben. Klinische Ergebnisse zeigen, daß zumindest monosegmentale Kompressionsfrakturen mit geringer Verletzung dorsaler Bandstrukturen mit einer alleinigen ventralen interkorporellen Spondylodese gut zur Ausheilung kamen [6], die meisten Autoren empfehlen aber bei Beteiligung des dorsalen Ligamentkomplexes zumindest eine dorsale Zuggurtung [8]. Die eingeschränkte Funktionsfähigkeit der dorsalen Bänder wird jedoch nur dann zu einem Problem, wenn die abstützende Funktion der vorderen Säule fehlt oder gestört ist. Der dorsale Ligamentkomplex kann dann eine zunehmende Fehlstellung nicht verhindern. Bei intakter vorderer Säule ist der Beitrag des Bandapparates zur Flexionssteifigkeit eines Segmentes als gering einzustufen. Erst eine Verletzung des hinteren Anulus fibrosus und Frakturen des Wirbelkörpers bedingen eine erhebliche Zunahme der Instabilität [6].

Die Rotationsverletzungen, in unserer Untersuchung Verletzung 4, werden einheitlich als instabile Läsionen eingeschätzt und weisen den höchsten Prozentsatz neurologischer Komplikationen auf [20]. Alle längsverlaufenden Bänder, oft auch die Bandscheiben, sind zerrissen. Die Gefahr einer Verschlechterung des neurologischen Befundes in der ersten Behandlungsphase ist relativ groß: Von 1019 Patienten einer Multicenterstudie hatten 35 dieses Schicksal erlitten, 62,5 % davon wiesen Rotationsverletzungen auf [11]. Daher wird für alle C-Verletzungen eine operative Behandlung empfohlen; ob nur von dorsal oder kombiniert vorgegangen werden sollte, hängt vom Ausmaß der Zerstörung des Wirbelkörpers und der Instabilität ab. Besonders Rotationsverletzungen mit sagittaler Instabilität kann man ausschließlich von dorsal nur bei langstreckiger Montage ausreichend fixieren. Günstiger ist bei diesem Verletzungstyp ein kombiniertes dorsoventrales Vorgehen [8]. In einer anderen eigenen Untersuchung konnte außerdem nachgewiesen werden, daß bei Rotationsverletzungen die Montage eines Querverbinders die Beweglichkeit bei Rotationsbelastung hoch signifikant einschränkte [4].

Durch zusätzliche Resektion des linken Gelenkfortsatzes und Durchtrennung beider Gelenkkapseln wurde eine C 1.3.1-Verletzung simuliert. Erwartungsgemäß fand sich bei Rotationsbelastung, sowohl für den ROM als auch für die EZ, eine signifikante Zunahme der Beweglichkeit. Abumi et al. [1] verletzten bei in vitro-Untersuchungen an lumbalen Segmenten schrittweise die Gelenkfortsätze und fanden ebenfalls eine signifikante Destabilisierung der Bewegungssegmente bei Rotations- und Flexionsbelastung. Bei Flexionsbelastung ergab sich in unseren Untersuchungen nur für den ROM eine signifikante Zunahme der Beweglichkeit. Bei Extensionsbelastung konnten Abumi et al. [1] im Gegensatz zu der vorliegenden Studie keine signifikante Änderung der Flexibilität zeigen, obwohl die kleinen Wirbelgelenke bei Reklination und Extension eine Bremsfunktion ausüben sollen [10]. Bei Flexionsbelastung zeigte sich für den ROM eine erhebliche Beweglichkeitszunahme. Diese Instabilität war fast doppelt so groß wie jene nach Durchtrennung sämtlicher dorsaler Ligamente. Dies deckt sich mit den Ergebnissen von Adams et al. [2] und Nagel et al. [25]. Die Gelenkkapseln scheinen somit eine größere flexionshemmende Funktion zu haben als die dorsalen Ligamente.

Die vorliegenden biomechanischen Untersuchungen bestätigen die hohe Aussagekraft der Klassifikation nach Magerl et al. [20]. Mit zunehmender Verletzungsschwere von A nach C, und auch zwischen der A 1- und der A 3-Verletzung, fand sich ebenfalls in den in vitro-Versuchen eine Zunahme der Beweglichkeit in unterschiedlichen Belastungsrichtungen. Magerl et al. [20] konnten auch eine Zunahme neurologischer Defizite bei zunehmender Verletzungsschwere sowohl von A nach C als auch innerhalb der einzelnen Typen, beispielsweise von B1 nach B3, nachweisen.

Bei den simulierten A-Verletzungen konnte neben der bleibenden Verformung auch eine vermehrte elastische Beweglichkeit gezeigt werden. Insbesondere ergab sich schon beim kranialen Keilbruch (A 1.2.1) eine signifikante Zunahme der Flexibilität bei Rotationsbelastung.

Die Flexionsverletzung (Flexionssubluxation mit Wirbelkörperfraktur B1.2.1) war zwar im Vergleich zum inkompletten kranialen Berstungsbruch (A 3.1.1) signifikant vermehrt beweglich bei Flexionsbelastung, die Differenzen fielen aber geringer als erwartet aus.

Übereinstimmend mit der Klassifikation nach Magerl et al. [20] ergab sich für die C-Verletzung (inkompletter Rotationsberstungsbruch C 1.3.1) eine signifikante Zunahme der Beweglichkeit bei Rotationsbelastung.

Literatur

1. Abumi K, Panjabi MM, Kramer KM, Duranceau J, Oxland T, Crisco JJ (1990) Biomechanical evaluation of lumbar spinal stability after graded facetectomies. Spine 15: 1142–1147
2. Adams MA, Hutton WC, Stott JRR (1980) The resistance to flexion of the lumbar intervertebral joint. Spine 5: 245–253
3. Arnold W (1985) Operative Frühbehandlung der traumatischen Querschnittslähmung mit dem Fixateur externe und einer diagonalen Wirbelkörperplastik. Unfallchirurg 88: 292–298
4. Bastian L, Blauth M, Maack S, Tscherne H (1996) Führen Drahtcerclagen oder Querverbinder zu einer Verbesserung der primären Stabilität einer mit Fixateur interne versorgten komplexen Wirbelsäulenverletzung? Eine biomechanische Studie. Hefte Z Unfallchir 257: 383–385
5. Bastian L, Lange U, Knop C, Mannß J, Blauth M (1997) Einfluß einer kurzstreckigen Instrumentierung auf die Beweglichkeit und den intraartikulären Druck benachbarter Wirbelgelenke. Eine biomechanische Studie. Hefte Z Unfallchir 268: 790–793
6. Blauth M (1992) Verletzungen der thorakolumbalen Wirbelsäule und ihre operative Behandlung. Eine biomechanische und klinische Studie. Habilitationsschrift, Medizinische Hochschule Hannover
7. Blauth M (1998) Grundlagen der Wirbelsäulentraumatologie. In: Tscherne H, Blauth M (Hrsg) Wirbelsäule. Springer, Berlin Heidelberg New York Tokio (Tscherne Unfallchirurgie)
8. Blauth M, Knop C, Bastian L (1998) Brust- und Lendenwirbelsäule. In: Tscherne H, Blauth M (Hrsg) Wirbelsäule. Springer, Berlin Heidelberg New York Tokio (Tscherne Unfallchirurgie)
9. Denis F (1983) The three column spine and its significance in the classification of acute thoracolumbar spine injuries. Spine 8: 817–831
10. Engelhardt P, Brussatis F (1994) Degenerative Erkrankungen der Lendenwirbelsäule. In: Witt AN, Rettig H, Schlegel KF (Hrsg) Orthopädie in Praxis und Klinik, 2. Aufl. Bd V, Teil 2: Spezielle Orthopädie Wirbelsäule, Thorax, Becken
11. Gertzbein SD (1992) Scoliosis Research Society. Multicenter spine fracture study. Spine 17: 528–540
12. Goel VK, Goyal S, Clark C, Nishiyama K, Nye T (1985) Kinematics of the whole lumbar spine. Effect of discectomie. Spine 10: 543–554

13. Haher TR, Felmy W, Baruch H et al. (1989) The contribution of the three columns of the spine to rotational stability. A biomechanical model. Spine 14: 663–669
14. Hindle RJ, Pearcy MJ, Cross A (1990) Mechanical function of the human interspinous and supraspinous ligaments. J Biomed Engl 12: 340–344
15. Holdsworth F (1970) Review article. Fractures, dislocations, and fracture-dislocations of the spine. J Bone Joint Surg Am 52: 1534–1551
16. James KS, Wenger KH, Schlegel JD, Dunn HK (1994) Biomechanical evaluation of the stability of thoracolumbar burst fractures. Spine 19: 1731–1740
17. Kortmann HR (1995) Die dorsale Spondylodese bei thorakolumbalen Wirbelfrakturen. Experimentelle und klinische Untersuchung. Hefte Z Unfallchir 246
18. Ludolph E, Hierholzer G, Skuginna A (1982) Verletzungen der Hals-, Brust- und Lendenwirbelsäule. Chirurg 53: 279–285
19. Magerl F, Angst M, Schläpfer F (1992) Biomechanische Untersuchungen an der Wirbelsäule. Ihre Bedeutung für die Entwicklung rationeller Behandlungstechniken. Orthopäde 21: 24–28
20. Magerl F, Aebi M, Gertzbein SD, Harms J, Nazarian S (1994) A comprehensive classification of thoracic and lumbar injuries. Eur Spine J 3: 184–201
21. Mann KA, McGowan DP, Fredrickson BE, Falahee M, Yuan HA (1990) A biomechanical investigation of short segment spinal fixation for burst fractures with varying degrees of posterior disruption. Spine 15: 470–478
22. Markolf KL (1972) Deformation of the thoracolumbar intervertebral joints in response to external loads. A biomechanical study using autopsy material. J Bone Joint Surg Am 54: 511–533
23. McAffee PC, Yuan HA, Fredrickson BE, Lubicky JP (1983) The value of computed tomographie in thoracolumbar fractures. J Bone Joint Surg Am 65: 461–479
24. Muhr G, Tscherne H (1982) Fusionseingriffe an der Wirbelsäule. Unfallheilkunde 85: 310–318
25. Nagel DA, Koogle TA, Piziali RL, Perkash I (1981) Stability of the upper lumbar spine following progressive disruptions and the application of individual internal and external fixation devices. J Bone Joint Surg Am 63: 62–70
26. Nicoll EA (1949) Fractures of the dorsolumbar spine. J Bone Joint Surg Br 31: 376–394
27. Panjabi MM, Abumi K, Duranceau J, Crisco JJ (1988) Biomechanical evaluation of spinal fixation devices: II. Stability provided by eight internal fixation devices. Spine 13: 1135–1140
28. Panjabi MM (1991) Dreidimensionale Testung der Stabilität von Wirbelsäulenimplantaten. Orthopäde 20: 106–111
29. Panjabi MM, Oxland TR, Lin, RM, McGowen TW (1994) Thoracolumbar burst fracture. A biomechanical investigation of its multidirectional flexibility. Spine 19: 578–585
30. Roy-Camille R, Saillant G, Marie-Anne S, Mamoudy P (1980) Behandlung von Wirbelfrakturen und -luxationen am thorakolumbalen Übergang. Orthopäde 9: 63–68
31. Skipor AF, Miller JAA, Spencer DA, Schultz AB (1985) Stiffness properties and geometry of lumbar spine posterior elements. J Biomech 18: 821–830
32. Steffen R, Wittenberg RH, Nolte LP, Hedtmann A, Kolditz D, Herchenbach T (1991) Experimentelle Untersuchungen zur Drehpunktveränderung des Bewegungssegmentes nach Bandscheibenausräumung. Z Orthop 129: 248–254
33. Steffen R, Nolte LP, Jergas M, Krämer J (1993) Einfluß von Weichteilverletzungen auf die Biomechanik sagittal symmetrischer thorakolumbaler Wirbelkompressionsfrakturen. Akt Traumatol 23: 90–96
34. White AA, Panjabi MM (1990) Clinical biomechanics of the spine. Lippincott, Philadelphia
35. Whitesides TE (1977) Traumatic kyphosis of the thoracolumbar spine. Clin Orthop 128: 78–992

TEIL II

Der traumatische Bandscheibenschaden

Typen der Bandscheibenverletzung

K.-S. Saternus[1], G. Kernbach-Wighton[1], J.D. Moritz[2]

[1]Institut für Rechtsmedizin, Georg-August-Universität, Windausweg 2, D-37073 Göttingen
[2]Zentrum Radiologie, Abt. Röntgendiagnostik I, Robert-Koch-Str. 40, D-37075 Göttingen

Einleitung

Bandscheibenverletzungen der HWS sind, verglichen mit ihrer großen klinischen Bedeutung, nur relativ wenig morphologisch untersucht worden. Zwar gab es große Schulen, wie die von Schmorl und Töndury, doch andererseits keine systematischen autoptischen Kontrollen des klinischen Befundes im Todesfall, wie es für Herz, Leber, Nieren, Lunge, Gehirn oder die anderen inneren Organe selbstverständlich ist und wesentlich zum Verständnis von Erkrankungen beigetragen hat.

Es scheint, als hätten trotz der Arbeiten von Junghanns (1939), Lob (1954), Emminger (1968) und Aufdermaur (1984) morphologische Untersuchungen insgesamt mehr theoretischen Ansätzen als dem klinischen Interesse gedient.

Durch die modernen bildgebenden Verfahren und Laborparameter entsteht zunehmend bei Klinikern der Eindruck, ausreichend informiert zu sein, entsprechend auf unmittelbare systematische Befundkontrolle verzichten zu können. Dieses gilt nicht nur für die Untersuchung der Wirbelsäule, es gilt zunehmend für die klinische und sogar für die forensische Obduktion.

Dabei entgehen auch heute noch Weichteilverletzungen der Wirbelsäule in mäßiger Ausprägung systematisch der Diagnostik. Seltener werden knöcherne Verletzungen nicht diagnostiziert .

Betrachtet man das rezente Schrifttum, so fällt auf, daß die Bandscheibenverletzung recht schematisch dargestellt wird.

Bei aller Vielfalt der Verletzungen besteht aber eine Systematik, auf die anhand des eigenen Untersuchungsguts eingegangen werden soll.

Material und Methoden

Untersucht wurden in 30 Jahren, nämlich von 1968–1998, rund 2000 HWS, und zwar in den Instituten für Rechtsmedizin in Köln, Berlin (FU) und Göttingen.

Dabei stellen die untersuchten HWS insofern eine Auswahl dar, als ihre Untersuchung stets von der Staatsanwaltschaft zur Verletzungsrekonstruktion angeordnet wurde.

Zumeist handelte es sich um indirekte Verletzungen der HWS bei äußerer Gewalteinwirkung, was weitgehend dem klinischen Alltag entspricht. Hinzu kommt ein größeres Kollektiv von Todesfällen durch Strangulation, Würgen oder Erdrosseln, das für die Klinik eher untypisch wäre.

Hefte zu „Der Unfallchirurg", Heft 271
H. J. Wilke, L. E. Claes (Hrsg.)
Die traumatische und degenerative Bandscheibe

Eine Trennung erfolgt für die Darstellung der Bandscheibenverletzung jedoch nicht, weil es letztlich auf die Qualität der Beanspruchung als Zug oder Druck und weniger auf die äußeren Modalitäten ankommt.

Nicht in die Untersuchung mit aufgenommen wurden Todesfälle mit längerdauernder postmortaler Kopftieflage wegen der Möglichkeit hypostatischer Gewebeeinblutungen.

Technisch wurden die Halsorgane mit HWS und hinterer Schädelbasis in den ersten 10 Jahren nach einer von Hinz (1968) am Kölner Institut für Rechtsmedizin eingeführten Technik mit Modifikation untersucht. Anders als dort wurde nämlich die Halsmuskulatur bei typisch rechtsmedizinischer Obduktion stets in sog. Blutleere schichtweise präpariert und nicht mit dem HWS- und Nackenpaket in toto bei −20° C kältefixiert und mit einer hochtourigen Bandscheibensäge lamelliert.

Bis heute werden aber HWS und hintere Schädelbasis gemeinsam präparativ entnommen und in 4 Ebenen geröntgt.

Die Kältefixation bei −20° C oder in flüssiger Luft wurde jedoch zugunsten der Formalinfixation aufgegeben.

Zwar lassen sich mit der Kältetechnik sehr feine parasagittale Scheiben schneiden und die Farbwiedergabe der Präparate ist optimal, doch ist diese Technik für die histologische Untersuchung nur eingeschränkt tauglich.

In dieser Hinsicht bringen auch die Kryoschnitte, wie sie von Jonsson et al. (1991) verwandt werden, keinen erkennbaren Gewinn. Denn die Histologie des traumatisierten und auch nicht traumatisierten Gewebes wird durch größere Kristalle beim Einfrieren gestört. Der eigene Versuch, die Kristallisationszeit durch Schockgefrieren in flüssiger Luft zu minimieren, wurde aufgegeben, weil bei dieser Technik die Spannungen in einem Objekt wie der HWS so beträchtlich waren, daß es zu tiefgreifenden Längszerreißungen der Muskulatur kam (Saternus 1979).

Für die vorliegende Darstellung wurden die konventionellen Röntgenaufnahmen bei 50 Präparaten mit nachgewiesener Bandscheibenverletzung um Vergrößerungsaufnahmen mit einem Feinfocusgerät (Dimasoft P 41) zur Beurteilung knöcherner Insertionsausrisse bei traumatischer Bandscheibenablösung erweitert.

Bandscheibenverletzungen bei fehlender oder geringer degenerativer Vorschädigung

Betrachtet sei zunächst die nicht, gering oder mäßig degenerativ veränderte Bandscheibe. Gemeinsames mechanisches Kriterium ist der noch funktionell intakte Nucleus pulposus (Np). Grundsätzlich können Bandscheiben auf 2 verschiedene Weisen verletzt werden. Beide Grundtypen sind in Abb. 1 schematisch dargestellt worden.

Junghanns (1966) tendierte zu der Annahme, daß durch Druck oder Zug die Bandscheibe von zentral, also vom Nucleus pulposus her, zerreiße (Abb. 1a).

Hingegen ist der zweite Grundtyp, der Faserringabriß von der Grund- und/oder Deckplatte, ausschließlich Zugspannung zuzuordnen (Abb. 1b).

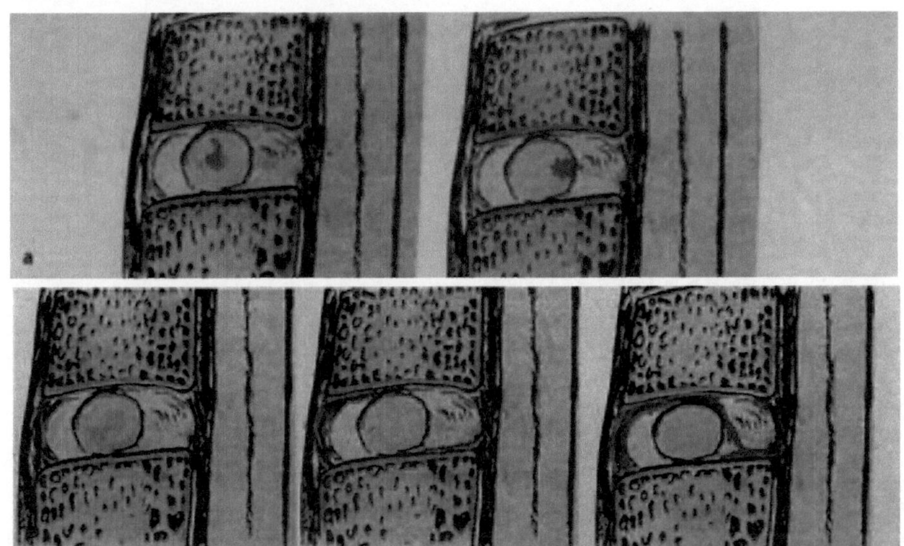

Abb. 1 a, b. Typen der Bandscheibenverletzung bei funktionell intaktem Nucleus pulposus. **a** Spannungserhöhung durch Druck- oder Zugebeanspruchung bei axialer Krafteinleitung (zentrale Blutung, zentrale Hüllenruptur). **b** Stadien der Schädigung bei ventralflektierender Krafteinleitung

Axiale Krafteinleitung

Axiale Krafteinleitung bezieht sich wegen der lordotischen Konfiguration der HWS nur auf das jeweilige Bewegungssegment.
Betrachtet man unter axialer Kompression die gesamte HWS, so treten gemischte Kräfte in der Qualität von Zug und Druck auf.

Sowohl bei axialem Druck als auch bei Zug auf ein Bewegungssegment resultiert eine Spannungserhöhung im Np – wegen des Wassergehalts also hydrostatischer Druck.

In Abb. 2 und 3 sind die beiden Extreme solcher Bandscheibenverletzungen dargestellt. Im oberen Segment (Abb. 2) findet sich eine zarte, die Kontur des Faserrings vom Np nachzeichnende Einblutung.

Im mittleren Segment dieser HWS überwog offensichtlich eine Horizontalschubkomponente mit zirkumskripten Ablösungen des Faserrings jeweils von benachbarter Grund- und Deckplatte, während sich im untersten Segment wieder eine zentrale Blutung findet, kombiniert mit einer kleinen Abrißverletzung.

Das heißt auch, daß beide Grundtypen der Bandscheibenverletzung, nämlich die zentrale Blutung oder Ruptur und der Insertionsabriß des Faserrings, nebeneinander auftreten können. Die Folgen der zentralen Spannungserhöhung können dabei sowohl Druck als auch Zug, der Insertionsausriß des Faserrings nur einem Traktionseffekt zugeordnet werden.

Als Maximalform des ersten Grundtypus der Bandscheibenverletzung wird allgemein der akute Bandscheibenprolaps angesehen (Abb. 3), also axiale Krafteinleitung. Die begleitende Ruptur des Lig. flavum im selben Bewegungssegment (C7/Th1) wie der Bandscheibenvorfall ist jedoch kein Zufall. Auch sind vordere Abrisse des Anulus

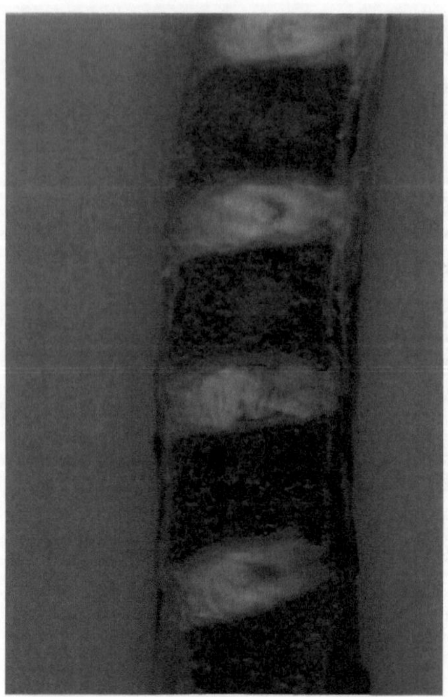

Abb. 2. Blutung in der Hülle des Nucleus pulposus (Segment C3/4, zweite Bandscheibe von oben); obere und untere Faserringablösungen in der Mitte über dem Nucleus pulposus im Segment C4/5 sowie in C5/6 kombinierte Verletzung der Bandscheibe als zentrale Blutung mit Insertionsausriß des Faserrings

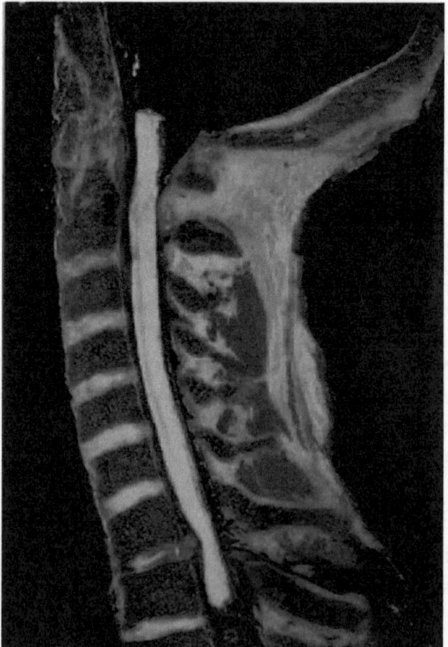

Abb. 3. C7/Th1 akuter traumatischer Bandscheibenvorfall mit begleitender Zerreißung des zugehörigen Lig. flavum und der inter- sowie intraspinalen Muskulatur bei ventralgestauchter Abknickverletzung der unteren HWS

fibrosus sowie von Deck- und Grundplatten erkennbar. Damit dürfte von einer nennenswerten Horizontalschubkomponente des inkompressiblen Np nach dorsal auszugehen sein.

Es handelt sich also um eine gestauchte Ventralflexion, bei der sich im Sinne einer Abknickverletzung das Segment C7/Th1 dorsal geöffnet hat.

Sowohl in dieser Bandscheibe als auch in Abb. 2, 5, 6, 14 mit umschriebenen kleinen als auch ausgedehnten zentralen Blutungen stellt sich die Frage nach der Blutungsquelle.

Finden sich embryonal und im Kindesalter noch Blutgefäße in der Bandscheibe (Töndury u. Theiler 1990; Christ 1997), so trifft das für den Adulten nicht mehr zu (Rudert u. Tillmann 1993; Tillmann u. Rudert 1996).

Andererseits scheidet der Knochen zumal bei den feinen zentralen Blutungen als Blutungsquelle aus.

Diese Frage muß also zum gegenwärtigen Zeitpunkt noch als ungeklärt angesehen werden und wird entsprechend getrennt aufgegriffen.

Eng verbunden mit der axialen Kompression und der Inkompressibilität des flüssigkeitsreichen Np in fester bindegewebiger Hülle dürfte der Mechanismus der traumatischen Einsprengung von Bandscheibenmaterial in die Spongiosa des Wirbelkörpers sein.

Bis heute ist nämlich nach unserem Wissen noch nicht befriedigend geklärt, wie Bandscheibenmaterial tief in die Wirbelkörperspongiosa eingesprengt werden kann.

Der eigene Erklärungsansatz basiert auf den vorgestellten Verletzungsformen der Bandscheibe. Dabei ist die entscheidende Beobachtung, daß bei funktionell noch erhaltenem Np keine Horizontalrisse durch die Bandscheibe auftreten, statt dessen Insertionsausrisse des Faserrings von Grund- und/oder Deckplatte unter Erhalt des Np selbst.

Anhand von Abb. 4 sollen in einzelnen Schritten die Vorstellungen erläutert und an realen Beispielen verdeutlicht werden.

Phase I. Der Np kann mit seiner Hülle traumatisch isoliert oder teilisoliert werden. Neben der dafür typischen zentralen Einblutung des Np ist eine solche Randablösung in Abb. 2 gut erkennbar.

Phase II. Angrenzende Deck- und Grundplatte, aber auch die umgebenden Partien des Faserrings werden unter der Kompression deformiert, während der Np in seiner Hülle aufgrund des Wassergehalts praktisch inkompressibel ist.

Neben der Randleistenablösung findet sich dabei auch eine z.T. ausgedehnte Unterblutung des Np (Abb. 5, 6).

In einer noch unveröffentlichten Gemeinschaftsuntersuchung mit Herrn PD Dr. Fischer (Röntgendiagnostik I, Universitätsklinik Göttingen) zeigt sich, daß zwar eine zentrale Blutung in der Bandscheibe auch mittels MRT nicht erkennbar ist, hingegen gut ein umschriebenes Ödem in der Spongiosa als Kompressionsfolge.

Phase III. Die schwächere der angrenzenden Abschlußplatten bricht unter der Punktlast ein, mit einer Imprimierung des Np.

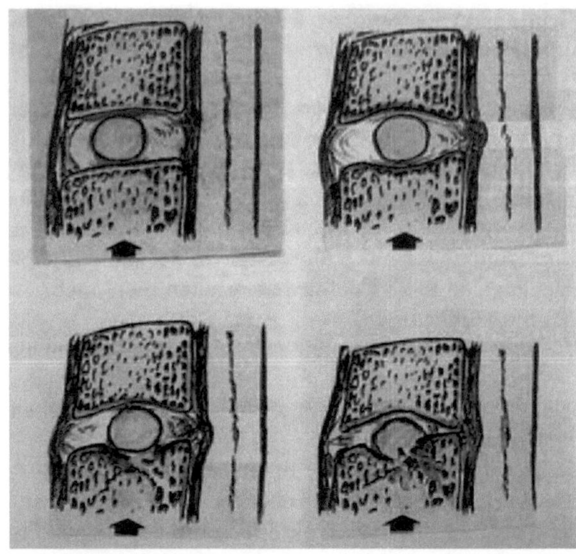

Abb. 4. Schema der Imprimierung von Bandscheibenmaterial in 4 Stadien

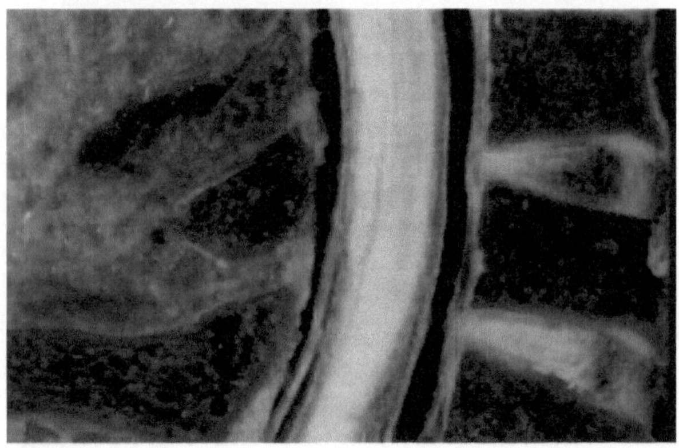

Abb. 5. Massive zentrale Blutung bei intakten knöchernen Abschlußplatten. Im MRT als indirekter Hinweis auf eine solche Bandscheibenschädigung ein Spongiosaödem (Phase II der Imprimierung)

Ein Beispiel dafür ist in Abb. 6 zu erkennen. Aus ihr wird mit der massiven zentralen Blutung die hohe Spannung im Np deutlich, findet sich weiterhin die Deformierung des tieferen HWK.

Phase IV. Beim Vorgang der Imprimierung zerreißt die unter hoher Spannung stehende Faserhülle des Np am eingestauchtfrakturierten scharfrandigen Knochen. Druckpassiv ergießt sich der Inhalt des Np in die traumatischen Lücken, wobei auch Material vom angrenzenden Faserring mitverlagert werden kann (Abb. 7).

Zunächst soll bei der Besprechung der traumatischen Bandscheibenmaterialeinsprengung die verbreitete These von der Implosion der Bandscheibe in die Wirbelkörperspongiosa betrachtet werden.

Dabei handelt es sich um einen griffigen klinischen Ansatz, zu dem jedoch die mechanische Begründung noch aussteht.

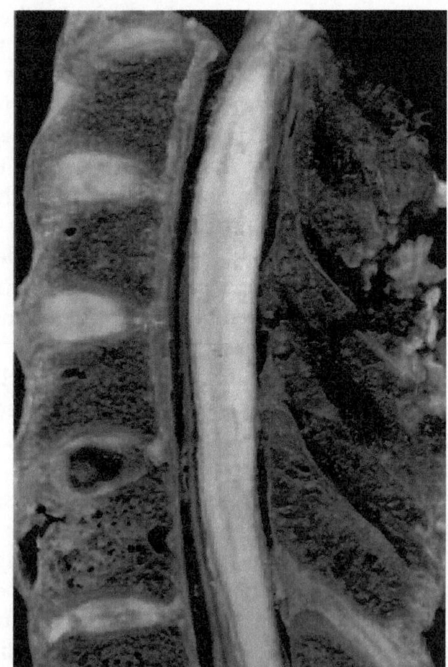

Abb. 6. Phase III der Imprimierung mit massiver zentraler Blutung und beginnender Deformierung eines angrenzenden Wirbelkörpers

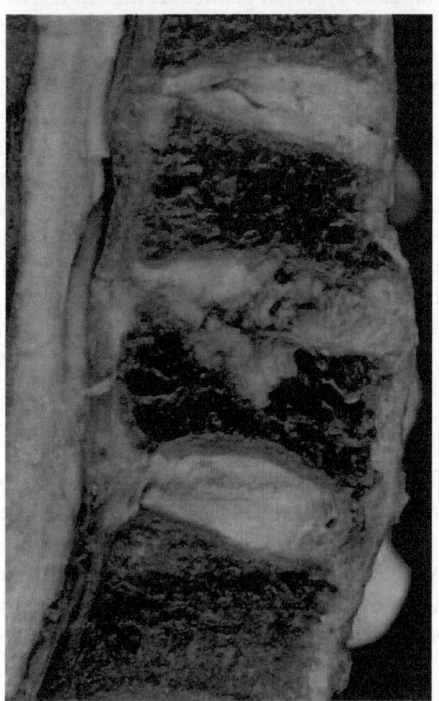

Abb. 7. Phase IV, die Imprimierung nach Ruptur der Hülle des unter hohem hydrostatischem Druck stehenden Nucleus pulposus

Unterdruck entsteht nicht bei der Wirbelkörperkompressionsfraktur in der Spongiosa (Plaue 1972, 1973) und wie dargestellt auch nicht im Np.

Vielmehr wird der Np aufgrund seines höheren Wasssergehalts in Relation zum umgebenden Bandscheibengewebe bei axialer Krafteinleitung zu einem inkompressiblen singulären Körper zwischen den begrenzenden Abschlußplatten der Wirbelkörper. Diese wiederum werden unter der Kompression nicht mehr breitflächig, sondern umschrieben auf Biegung beansprucht; etwas überspitzt wurde weiter oben von einer Punktlast gesprochen.

Mit hohem Druck - auch im Inneren des Np, weil der hydrostatische Druck proportional zur Größe der äußeren Beanspruchung ansteigt - wird dieser feste Körper kugelgleich in denjenigen der beiden benachbarten Wirbelkörper imprimiert, der die geringere Druckfestigkeit besitzt.

Mit der erfolgten Entlastung ändert sich die Bruchmechanik. Die Krafteinleitung wird wieder flächig. Damit dürfte nach den entwickelten Vorstellungen der Vorgang der Bandscheibenmaterial-Einsprengung, also korrekt der Np-Einsprengung, beendet sein.

Mechanische Ähnlichkeit bestehen zwischen diesem traumatischen intraspongiösen und dem dorsalen Prolaps.

Bötel (1996) berichtet für den Übergang BWS/LWS von einem vollständig ausgesprengten und noch intakten Np, den er operativ dorso lateral der Dura gefunden hat.

Unter den eigenen früheren Untersuchungen (Saternus 1979) fand sich ein ähnlicher Fall in Höhe C6/7, bei dem jedoch die ventralen Anteile der Faserhülle des N. pulposus erhalten geblieben waren. Hier war das vordere Längsband vollständig zerrissen, es war zu einer schrägen knöchernen Aufreißung des 6. HWK von der Vorder/Unterkante bis an die Hinter-Oberkante und zu einer gegenläufigen im 7. HWK gekommen, nämlich von vorn oben nach hinten unten.

Unfalltraumatisch handelte es sich um einen 56jährigen Radfahrer, der von einem Pkw rückwärtig unterfahren worden ist, also um ein Hyperextensionstrauma.

Trotz des ventralen Zugs kann in diesem Fall die dorsale Teilaussprengung des Np dennoch einer Kompression zugeordnet werden. So läßt sich aus der Frakturform der beiden angrenzenden Wirbelkörper der Scheitelpunkt der Biegung über den vorderen Anteilen der Bandscheibe C6/7 ablesen, wobei die beiden Abschlußplatten durch die ventrale Portion der Faserbündel des Np offensichtlich so gehalten worden sind, daß hier ein Drehmoment entstanden ist. Von den Abschlußplatten ist die Spongiosa jeweils schräg nach hinten oben bzw. unten abgerissen, für den Np im Sinne eines Kneifzangeneffekts.

Traktionsverletzung der Bandscheibe von ventral bei funktionell intaktem Nucleus pulposus (Np) – Insertionsabriß

Wiederum ist der Np mechanisch Angelpunkt, ob es zum Gewebedurchriß oder zum Abriß der Bandscheibe von den Grenzplatten kommt. Bei funktionell erhaltenem Np ist der Regelverletzungstyp der Insertionsabriß (Saternus 1979, 1983, 1993, 1994).

Dvorak u. Sandler (1995) machen bei ihrer Untersuchung über Strategien zur Verletzungsanalyse der HWS darauf aufmerksam, daß dieser Verletzungstyp inzwischen durch Jónsson et al. (1991) sowie Kakulas u. Taylor (1992) bestätigt worden sei.

Skaliert man die Verletzungen, wie sie schematisch in Abb. 1 wiedergegeben worden sind, so findet sich ein breites Spektrum hinsichtlich des Umfangs der Schädigung. Die Abb. 8 soll die Zusammenhänge in 5 Stadien veranschaulichen:

- Stadium 1: Die Einblutung im vorderen Faserring, und zwar ohne makroskopischen Substanzdefekt (Abb. 9).
- Stadium 2: Die breite Faserruptur in den vorderen Anteilen des Analus fibrosus mit sekundärer Blutungshöhle

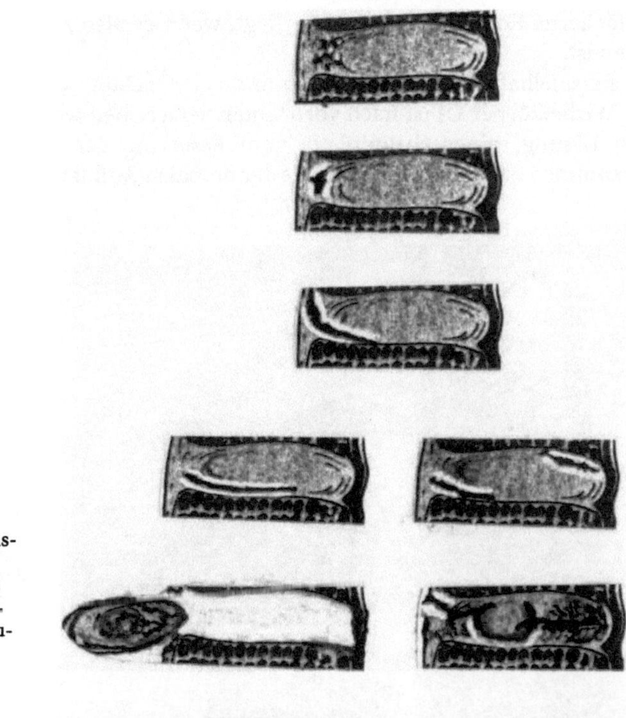

Abb. 8. Stadien des Insertionsabrisses der Bandscheibe bei funktionell intaktem Nucleus pulposus unter ventralflektierender Krafteinleitung. Rupturen umgreifen die Hülle des Nucleus pulposus

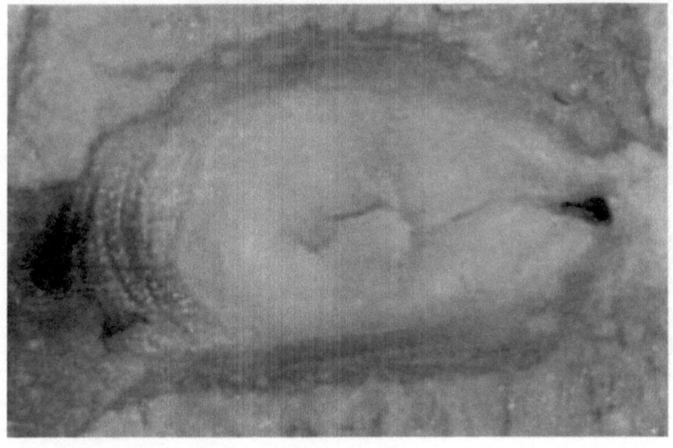

Abb. 9. Einblutung vorderer Faserring (Stadium 1)

- Stadium 3: Die Teilablösung von Grund- und/oder Deckplatte (Abb. 2, 10). Dabei kann durchaus das vordere Längsband von der Vorderkante des angrenzenden Wirbels traumatisch abgelöst werden, und zwar ohne Ruptur. Es scheint so, als habe das vordere Längsband Raumreserven (Saternus 1993).
- Stadium 4: Die Ablösung von mehr als 50 % einseitig, von mehr als 25 % jeweils wechselseitig (Beispiel: Saternus 1979, Abb. 13, wechselseitig).
- Stadium 5: Der Durchriß unter Separierung des Nucleus pulposus bzw. die Totalablösung der Bandscheibe (Abb. 11).

Zu starken Scherkräften in der Bandscheibe und zum Insertionsausriß hat immer eine komprimierende Ventralflexion dann geführt, wenn als Ergebnis eine ventrale knöcherne Kontaktverletzung vorliegt, wenn es also zur Teardrop fracture gekommen ist.

Beispielhaft dafür seien Abb. 12 und 13 betrachtet.

Wirbelkörper C3 ist nach vorn/unten verschoben worden, wobei es zur kompletten Lösung seiner Grundplatte vom Faserring der tieferen Bandscheibe (C3/4) gekommen ist (Stadium 4). Infolge der dorsalen Aufklappung ist die Inter- und Intra-

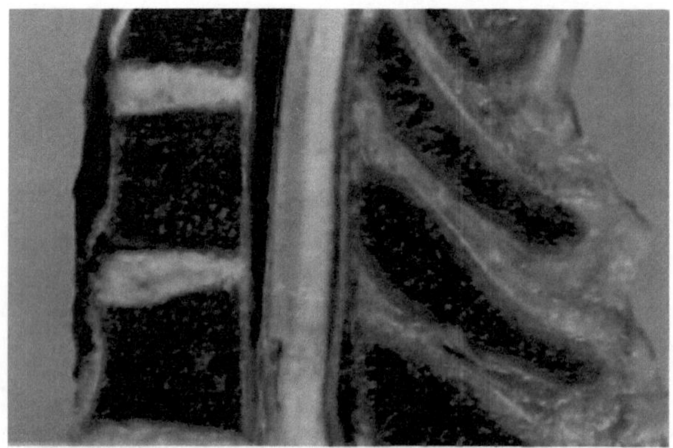

Abb. 10. Teilablösung der Bandscheibe von der Grundplatte (C6) mit Ablösung des Lig. longitudinale anterius von der Bandscheibe C6/7 und den ventralen Anteilen des Corpus C6 (Stadium 3)

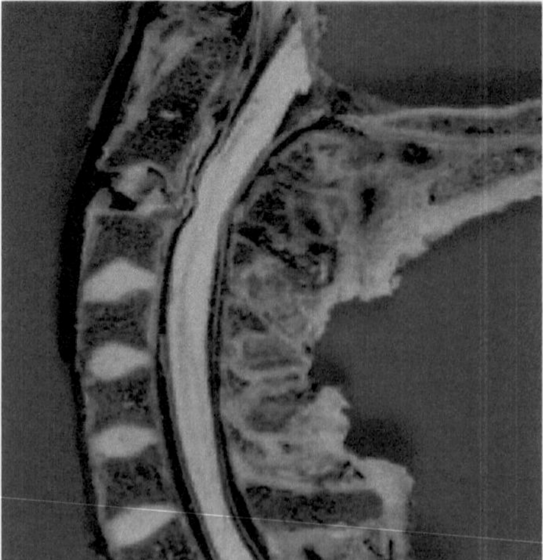

Abb. 11. Bandscheibenruptur unter Separierung des Nucleus pulposus (Stadium 5)

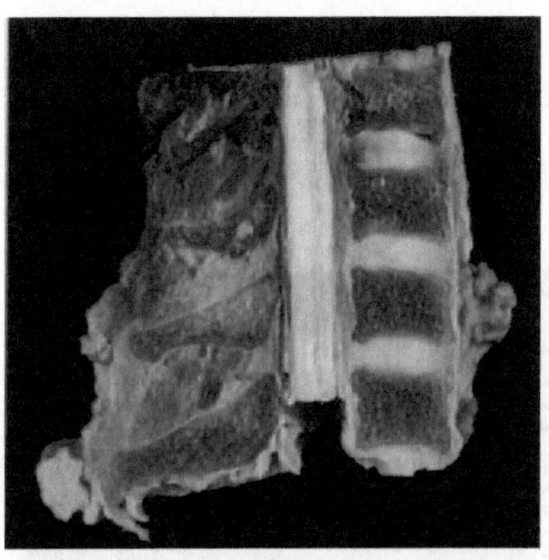

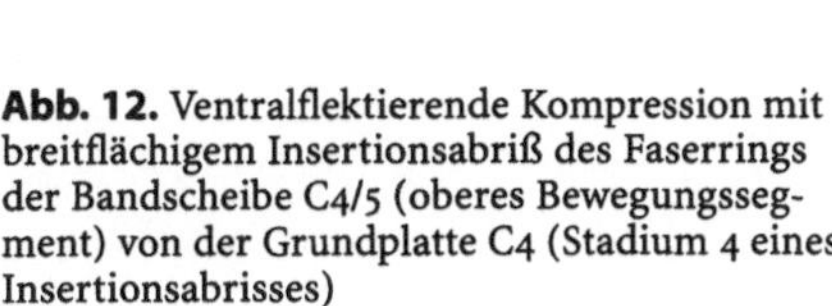

Abb. 12. Ventralflektierende Kompression mit breitflächigem Insertionsabriß des Faserrings der Bandscheibe C4/5 (oberes Bewegungssegment) von der Grundplatte C4 (Stadium 4 eines Insertionsabrisses)

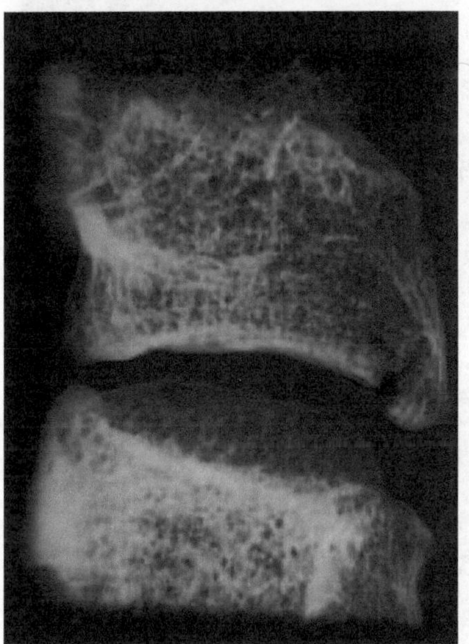

Abb. 13. Detailaufnahme Segment C4/5 aus Abb. 12 mit Teardrop fracture Vorderkante C4

spinalmuskulatur maximal beansprucht worden, ablesbar an der intensiven Unterblutung.

Beidseitige Kapselrupturen der Wirbelbogengelenke mit Einblutungen erklären sich aus dem Mechanismus.

Bei der traktionsbedingten Verletzung des Bewegungssegments muß auch bei fehlendem degenerativem Umbau die Rupturstelle nicht zwischen Bandscheibe und Abschlußplatte liegen, sondern kann durchaus knöchern sein, wie es klinisch-röntgenologisch auch geläufig ist.

Dieses wirft die Frage nach der Häufigkeit knöcherner Insertionsausrisse bei der traumatischen Bandscheibenablösung auf.

Jónsson et al. (1991) weichen von der eigenen früheren Darstellung über die Bandscheibentraumatologie (Saternus 1978, 1979, 1983, 1993) in diesem Punkt insofern ab, als sie knöcherne Ausrisse durchaus häufig gefunden haben.

Die zur vorliegenden Untersuchung begleitend durchgeführten Röntgenbefunde, für die Abb. 13–15 einen charakteristischen Beleg darstellen, bestätigen jedoch die

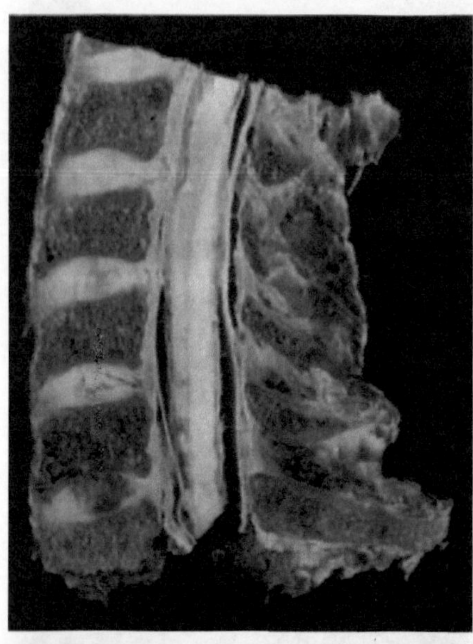

Abb. 14. Bewegungssegment C6/7 mit inkomplettem Abriß der Grundplatte C6, massive traktionsbedingte zentrale Blutung der Bandscheibe C6/7

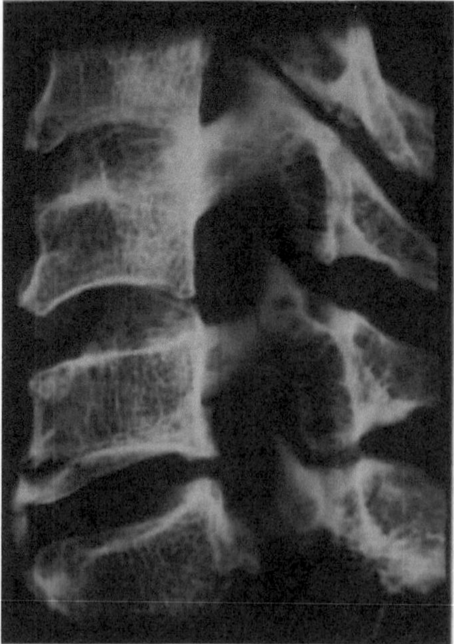

Abb. 15. Röntgenbefund zu Abb. 14. Im verletzten Segment deutliche degenerative Veränderungen (ventrale Spondylosis deformans) mit jedoch noch funktionell intaktem Nucleus pulposus

eigenen früheren Untersuchungen mit erweiterter Methode. Der knöcherne Ausriß beim Insertionsabriß des Faserrings der Bandscheibe ist also selten und weicht damit beispielsweise vom knöchernen Ausriß beim Condylus occipitalis durch die Ligg. alaria ab (Saternus u. Thrun 1987, Saternus 1987, 1993).

Der Unterschied in der Aussage dürfte methodisch bedingt sein. So verwandten die zitierten Autoren eine Gefriermikrotomtechnik, die gerade bei der knöchernen Darstellung artefaktanfällig ist. Dieses Phänomen tritt bei histologischer Technik ohnehin wegen des Zusammenschiebens und Aufrollens des Schnitts am Mikrotommesser beim Schneiden von Knochen leicht auf. Verschiebt sich die Relation von Schnittdicke (Steifigkeit) zur Fläche des Objekts in Richtung Vergrößerung der Fläche, wie bei den hier untersuchten großen Objekten, so verschärft sich das technische Problem.

Bewußt werden deshalb die eigenen Sägeschnitte, bei denen zwar ein Substanzdefekt um die Sägeblattbreite auftritt, jedoch das Objekt nicht aufgeschoben wird, von > 0,5 cm Schnittdicke gewählt.

Dabei bleibt ein fester Organzusammenhang nicht nur bei der Tieffrierung, sondern auch bei der jetzt benutzten Formalinfixation erhalten.

Der Vorteil der zusätzlichen Röntgendarstellung mit einem Feinfocusgerät, um auch die tieferen Schichten erfassen zu können, stellt zwar einen zusätzlichen Aufwand dar, bietet aber optimale Information bei Artefaktfreiheit.

Traktionsverletzung der Bandscheibe von dorsal bei funktionell intaktem Nucleus pulposus (Np)

Bekanntlich sind die topographischen Verhältnisse zwischen Bandscheibe und vorderem sowie hinterem Längsband verschieden. Überspringt das vordere Längsband bei nur zarter Vernetzung weitgehend den vorderen Anteil des Anulus fibrosus, findet dorsal eine feste Verankerung unter Faserverflechtung zwischen dem hinteren Längsband und dem Anulus fibrosus statt.

Entsprechend ist bei ventralflektierender Krafteinleitung
die Ablösung des vorderen Längsbandes vom Anulus fibrosus ein Minimalbefund.

Dagegen muß die dorsale Bandscheibenablösung als eigenständiger Verletzungstyp mit einer Strukturveränderung angesehen werden (Saternus 1978, 1979).

Betrachtet man zunächst die nicht degenerativ vorgeschädigte Bandscheibe, so ergeben sich 2 Ausprägungen (Tabelle 1).

Tabelle 1. Typen dorsaler Bandscheibenablösung

Verletzungsschwere	Keine	Dorsale Spalten	Nucleus pulposus aufbrauchende Spalten
	A	B	C
1	Band-Faserring-Abriß (lokal)	Band-Faserring-Abriß + Weiterreißen dorsaler Spalten	Zerreißung restlicher Fasern
2	Band-Faserring-Abriß + angrenzender Insertionsabriß (Retraktion)	Band-Faserring-Abriß + dorsale Teilablösung des Nucleus pulposus	Zerreißung restlicher Fasern + Ruptur eines oder beider Längsbänder (Kapsel des neuen Gelenks)

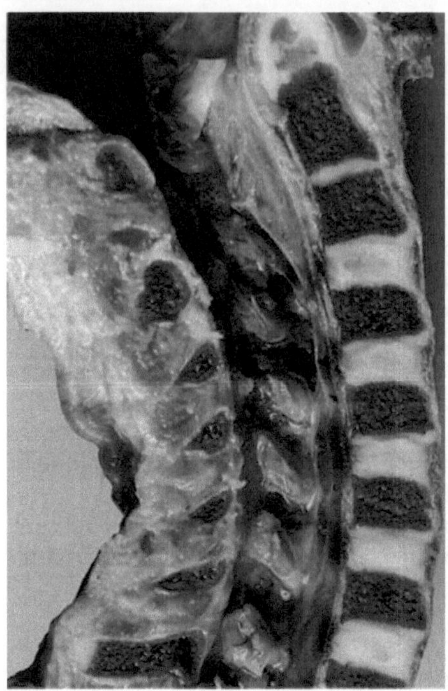

Abb. 16. Sagittalschnitt einer kindlichen Wirbelsäule mit umschriebenem dorsalem Abriß des hinteren Längsbands vom dorsalen Anulus fibrosus der Bandscheiben in sämtlichen Segmenten (Typ A 1)

Bei dem Minimalbefund (Abb. 16) (Typ A 1) ist die Ruptur unmittelbar auf die Verbindung von hinterem Faserring und Lig. longitudinaler posterius beschränkt mit sekundärer Nachblutung. Dieser Befund ist bei Gelegenheits-, Berufs- und Verkehrsunfällen, aber auch bei suizidalem Erhängen häufig (Saternus 1978, 1993, 1994).

Als volle Ausprägung Typ A 2 (Tabelle 1) ist in Abb. 17 ein charakteristischer Befund dargestellt. Auch dieser Typ (A 2) ist an die jugendliche, nicht degenerativ veränderte Bandscheibe gebunden.

Der Abriß ist breiter und bezieht teils symmetrisch, teils seitenbetont die angrenzende Bandscheibe in Form eines umschriebenen Insertionsabrisses mit ein.

Im gewählten Beispiel ist im Segment C4/5 der Abriß von der Deckplatte C5 breiter als von der Grundplatte C4. Die abgelöste Bandscheibe retrahiert sich, wobei deutlich wird, daß es in diese Verletzungshöhle nachblutet.

Bei Überleben erfolgt die bindegewebige Organisation.

Nach den Untersuchungen von Luschka (1858), Töndury (1958) und Ecklin (1960) bilden sich mit der Entstehung der Unkovertebralgelenke seitliche Spalten in der Bandscheibe. Dieses beginnt bereits im frühen jugendlichen Alter.

Während diese Autoren vom Frontalschnitt ausgegangen waren, erfolgte der eigene Zugang nach Hinz (1968) in der Sagittalebene. Dabei zeigte es sich, daß sich zusätzlich dorsal Spalten bilden, die Anschluß an die seitlichen finden, ohne daß damit gleichzeitig der Np seine Funktion verliert (Saternus 1979, 1983).

Bei der dorsalen Abrißverletzung vom hinteren Längsband ist es ein Unterschied, ob eine durchgehende Verwebung zwischen hinterem Faserring und Lig. longitudi-

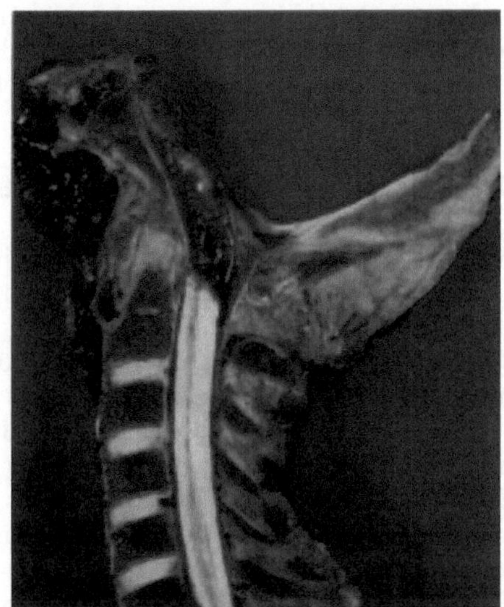

Abb. 17. Bewegungssegment C4/5 mit dorsalem Abriß und begleitenden Insertionsablösungen der benachbarten Teile des dorsalen Faserrings von Grund- und Deckplatte (Typ A 2)

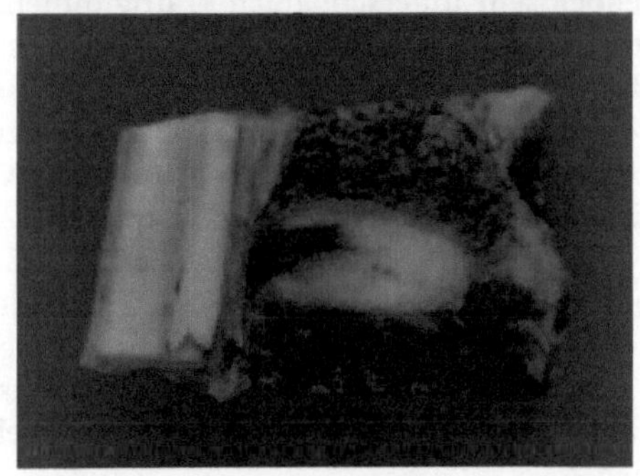

Abb. 18. Dorsaler Abriß von hinterem Längsband und Anulus fibrosus unter Weiterreißen degenerativ vorbestehender dorsaler Spalten in der Bandscheibe (Typ B 1)

nale posterius besteht oder ob es in der Mitte mit der Spaltenbildung bereits physiologisch zu einer Trennung der Strukturen gekommen ist.

Entsprechend vielfältig sind die Formen der Bandscheibenverletzung bei dieser degenerativen Vorschädigung. So kommt es nach der Klassifikation in Tabelle 1 im Stadium B 1 zum Abriß der Restverbindungen mit einem Weiterreißen der dorsalen Spalten (Abb. 18), in manchen Fällen zu einer Vielzahl kleinerer Einrisse neben dem Hauptriß.

In anderen kommt es zu mehreren größeren Einrissen. Die Fasern prolabieren in die Wundhöhle, die durch Teilretraktion der Bandscheibe vergrößert werden kann.

Als einen Typ B 2 müßte man Verletzungen der dorsalen Bandscheibe ansehen, bei denen ein breiter, dorsal vorbestehender Spalt ausgedehnt weitergerissen ist. Wie bei der Traktionsverletzung durch ventrale Krafteinleitung kommt es auch dorsal dann nicht zu einem Horizontaldurchriß der Bandscheibe, wenn der Np noch funktionell intakt ist.

Bei dorsaler Traktion wird der horizontale dorsale Spalt also nicht durch den Np verlängert, sondern umgreift ihn unter meist einseitiger Ablösung. Nicht ganz selten finden sich dabei bis zum Erreichen der Hülle des Np kleine Querrisse zum Hauptverlauf, also Dehnungsrisse in dem Teil der Bandscheibe, der bei der traktionsbedingten Öffnung an einer der beiden Abschlußplatten haftengeblieben ist.

Die fortgeschritten degenerativ veränderte Bandscheibe

Wird die Bandscheibe von den degenerativen Spalten komplett durchsetzt, so kann daraus eine glatte Gelenkfläche resultieren, aber auch nur funktionell eine Trennung unter Verlust des Np eingetreten sein.

Bei der nur funktionellen Trennung können die umfangreichen Spaltensysteme zwar miteinander kommunizieren, aber es finden sich noch verbindende Faserreste.

Zumindest bei der glattbegrenzten Spaltbildung ist aus der symphysären Junktur eine Diarthrose geworden, was allerdings nicht von allen Autoren so gesehen wird (Putz 1993) (Abb. 19).

Kummer (1982) spricht jedoch in diesem Zusammenhang von einem sekundären Anlagegelenk.

Dabei stellen vorderes und hinteres Längsband die Gelenkkapseln dar. Diese sind jedoch sehr unterschiedlich kräftig dimensioniert. So kommen sie breit und straff, aber auch über Konsolen ventral wie dorsal dünn ausgezogen und regressiv verändert vor. Das heißt, daß Verletzungen dieser Bandscheiben im Minimalfall aus Zerreißungen einzelner restlich verbindender Faserbündel bestehen, mit eventueller Nachblutung in den Gelenkspalt (Stadium C 3, Tabelle 1). Daraus würde keine wesentliche Störung der Funktion resultieren.

Betrachtet man dagegen das Stadium C 2 nach Tabelle 1, also die Beteiligung des vorderen und/oder hinteren Längsbandes in der geänderten Funktion als Gelenkkapsel, wäre damit bei Rupturen ein funktioneller Schaden entstanden.

Die breite Palette der degenerativen Vorschädigung in Abhängigkeit von der Richtung der Krafteinleitung kann an dieser Stelle nicht mehr umfänglich dargestellt werden.

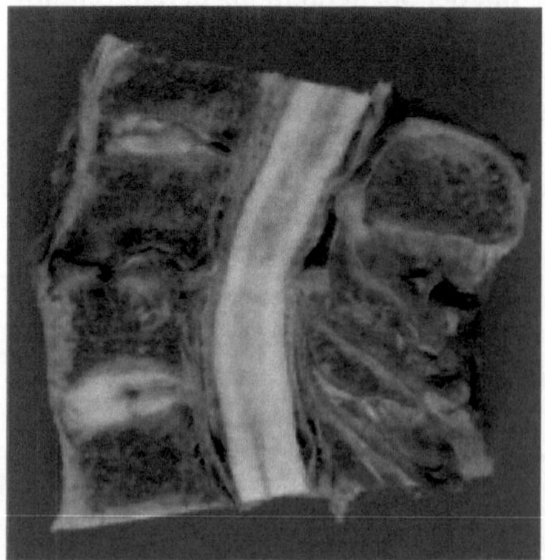

Abb. 19. Mittleres, aber auch oberes Bewegungssegment mit Zerreißungen restlicher Fasern der degenerativ fast zur Diarthrose umgebauten Bandscheibe. „Gelenkeinblutung" noch ohne Kapselbeteiligung (Typ C 1)

Die vorliegende Zusammenstellung, die sich mit Schwerpunkt auf die nicht oder gering degenerativ veränderte Bandscheibe bezieht, soll jedoch zeigen, daß die Vielfalt der Bandscheibenverletzungen auf wenige Grundprinzipien zurückgeführt werden kann.

Zusammenfassung

Anhand eigener umfangreicher postmortaler röntgenologischer und präparativer Untersuchungen der HWS werden verschiedene Typen der Bandscheibenverletzung dargestellt und klassifiziert.

Dabei besteht ein grundlegender Unterschied, ob es sich um eine Bandscheibe mit funktionell intaktem oder degenerativ aufgebrauchtem Nucleus pulposus (Np) handelt.

Näher untersucht werden die Formen der zentralen Blutung bzw. Ruptur des Np bei axialer Krafteinleitung unter Zug und Druck in Gegenüberstellung zum Insertionsabriß des Faserrings bei Beanspruchung durch Traktion.

Vorgestellt wird ein Modell für die traumatische Einsprengung von Bandscheibenmaterial, nämlich Nucleus-pulposus-Material, in die Wirbelkörperspongiosa. Dabei werden Ähnlichkeiten über den inkompressiblen Np bei hydrostatischem Druck zum dorsalen Bandscheibenprolaps hervorgehoben.

Für den Insertionsausriß des Faserrings bei ventraler Traktion werden 5 Stadien beschrieben (Einblutung in den vorderen Faserring, umschriebene Faserruptur, Teilablösung des Anulus fibrosus von Grund- und/oder Deckplatte, raumgreifender Insertionsabriß, Totalablösung der Bandscheibe). Beispiele belegen diesen Typus.

Als eigenständiger Verletzungstypus wird diesem der dorsale Längsband-Faserringabriß gegenübergestellt, weil nur hinteres Längsband und hinterer Faserring der Bandscheibe eng miteinander verbunden sind.

Einen Minimalbefund stellt der lokale Abriß aufgrund unterschiedlicher Dehnbarkeit der verwobenen Strukturen dar. Das fortgeschrittene Stadium ist die Kombination mit dem angrenzenden Insertionsabriß benachbarter Faserringanteile von den Abschlußplatten.

Dorsal vorbestehende degenerative Bandscheibenspalten modifizieren diesen Band-Faserring-Abriß (2 Stadien).

Letztlich wird auf die Verletzung der degenerativ zu einer Diarthrose umgebauten Bandscheibe eingegangen.

Die vorgestellte Verletzungsanalyse soll den klinischen Blick für die Abheilungsvorgänge und für mögliche operative Rekonstruktionen schärfen helfen.

Literatur

Aufdermauer M (1984) Wirbelsäulenverletzungen. In: Doerr W, Seifert G (Hrsg) Spezielle pathologische Anatomie, Pathologie der Gelenke und Weichteiltumoren. Springer, Berlin Heidelberg New York, S 1175–1236

Bötel U (1996) Traumatische Bandscheibenschäden. In: Schmitt E, Lorenz R (Hrsg) Die Bandscheibe und ihre Erkrankungen. Enke, Stuttgart, S 135–144

Christ B (1997) Formmerkmale, Lagebeziehungen und Entwicklung der oberen HWS. In: Graf-Baumann T, Lohse-Busch H (Hrsg) Weichteildistorsionen der oberen Halswirbelsäule. Springer, Berlin Heidelberg New York Tokio, S 3–38

Dvorak J, Sandler A (1995) Strategie bei Weichteilverletzungen der HWS. In: Kügelgen B (Hrsg) Distorsion der Halswirbelsäule. Neuroorthopädie 6. Springer, Berlin Heidelberg New York Tokio, S 53–67

Ecklin U (1960) Die Altersveränderungen der Halswirbelsäule. Springer, Berlin Heidelberg

Emminger E (1968) Pathologisch-anatomische Befunde bei frischen Halswirbelsäulenverletzungen. Verh Dtsch Orthop Ges 54: 282–293

Hinz P (1968) Vielschichtige Untersuchungsmethoden zur Erfassung pathomorphologischer Sektionsbefunde nach Schleudertrauma der Halswirbelsäule. Dtsch Z Gerichtl Med 64: 204–216

Jónsson H, Bring G, Rauschning W, Sahlstedt B (1991) Hidden cervical spine injuries in traffic accident victims with skull fractures. J Spin Disord 4 (3): 251–263

Junghanns H (1939) Die Pathologie der Wirbelsäule.
In: Henke F, Lubarsch O (Hrsg) Hdb der speziellen und pathologischen Anatomie und Histologie, Bd IX/4. Springer, Berlin

Junghanns H (1966) Wirbelsäule In: Bürkle de la Camp (Hrsg) Handbuch der gesamten Unfallheilkunde, Bd 2. Enke, Stuttgart

Kakulas BA, Taylor JR (1992) Pathology on injuries of the vertebral column and spinal cord. In: Frankel HL (ed) Handbook of clinical neurology. Spinal cord trauma. Elsevier, Amsterdam, pp 21–51

Kummer B (1982) Morphologie und Biomechanik der Halswirbel- säule. 67 Tgg.Dtsch Ges Orthopädie und Traumatologie. Münster 17.–20.9.1980

Lob A (1954) Die Wirbelsäulenverletzung und ihre Ausheilung. Thieme, Stuttgart

Luschka H (1858) Die Halbgelenke des menschlichen Körpers. Reimer, Berlin

Plaue R (1972) Das Frakturverhalten von Brust- und Lendenwirbelkörpern. Z Orthop 110: 159–166

Plaue R (1972) Experimentelle Untersuchungen zur funktionellen Wirbelbruchbehandlung. Monatsschr Unfallheilkd 76: 395–402

Putz R (1993) Anatomie der Halswirbelsäule. In: Moorahrend U (Hrsg) Die Beschleunigungsverletzung der Halswirbelsäule. Fischer, Stuttgart, S 1–12

Rudert M, Tillmann B (1993) Detection of lymph and blood vessels in the human intervertebral disc by histochemical and immunohistochemical methods. Ann Anat 175: 237–242

Saternus KS (1978) Verletzungen der Halswirbelsäule beim Suizid durch Erhängen. Z Rechtsmed 81: 299–308

Saternus KS (1978) Halsweichteil-, Wirbelsäulen- und Rückenmarksverletzungen bei Unfalltodesfällen – Die Bandscheibenverletzung. Hefte Unfallheilkd 132: 297–302

Saternus KS (1979) Die Verletzungen von Halswirbelsäule und von Halsweichteilen. Hippokrates, Stuttgart (Die Wirbelsäule in Forschung und Praxis, Bd 84)

Saternus KS (1983) Dynamik versus Morphologie der HWS. In: Hohmann D, Kügelgen B, Liebig K, Schirmer M (Hrsg) Neuroorthopädie 1, Halswirbelsäule mit Beteiligung des Nervensystems. Springer, Berlin Heidelberg New York, S 119–126

Saternus KS (1987) Bruchformen des Condylus occipitalis. Z Rechtsmed 99: 95–108

Saternus KS, Thrun C (1987) Zur Traumatologie der Ligamenta alaria. Akt Traumatol 17: 214–218

Saternus KS (1993) Pathomorphologie dieses Verletzungstyps.
In: Moorahrend U (Hrsg) Die Beschleunigungsverletzung der Halswirbelsäule. Fischer, Stuttgart Jena New York, S 51–65

Saternus KS (1993) Verletzungen von Halswirbelsäule und Halsweichteilen – Die obere HWS. In: Thomalske G, Schmitt E, Gross M (Hrsg) Schmerzkonferenz. Fischer, Stuttgart

Saternus KS (1994) Das sog. Schleudertrauma der Halswirbelsäule. Rechtsmedizinische Aspekte. In: Weller S, Hierholzer G (Hrsg) Schleudertrauma der Halswirbelsäule. Thieme, Stuttgart, S. 35–46 (Traumatologie aktuell, Bd 14)

Schmorl G, Junghanns H (1968) Die gesunde und die kranke Wirbelsäule in Röntgenbild und Klinik, 5. Aufl. Thieme, Stuttgart

Tillmann B, Rudert M (1996) Funktionelle Anatomie des Discus intervertebralis. In: Schmitt E, Lorenz R (Hrsg) Die Bandscheibe und ihrer Erkrankungen. Enke, Stuttgart, S 1–7

Töndury G (1958) Entwicklungsgeschichte und Fehlbildungen
der Wirbelsäule. Hippokrates, Stuttgart

Töndury G, Theiler K (1990) Entwicklungsgeschichte und Fehlbildungen der Wirbelsäule. Hippokrates, Stuttgart (Die Wirbelsäule in Forschung und Praxis, Bd 98)

Gutachterliche Gesichtspunkte bei als traumatisch einzustufenden Bandscheibenvorfällen

J. Lemke

Schleswigerstr. 114e, D-24340 Eckernförde

Einleitung

Wenn hier von Bandscheibenvorfällen die Rede ist, so ist damit ausschließlich der isolierte dorsale Bandscheibenprolaps im Bereich der HWS und LWS gemeint. Obwohl erhebliche Unterschiede der beiden Wirbelsäulenabschnitte bestehen in Anatomie, Biomechanik und Verletzungsmechanismus, ferner auch in den lokalen und neurologischen Verletzungsfolgen, so gelten die folgenden Ausführungen dennoch im Prinzip sowohl für den lumbalen als auch für den zervikalen Bandscheibenprolaps.

Bereits 1990 wurde in einem Aufsatz [8] über die gutachterliche Bewertung des traumatischen lumbalen Bandscheibenvorfalls berichtet. Inzwischen sind mehrere versicherungsrechtliche Änderungen sowohl in der privaten als auch in der gesetzlichen Unfallversicherung eingetreten, die eine Neubewertung der Kausalitätsfrage angebracht erscheinen lassen, zumal der Gutachter immer mehr gezwungen wird, sich auch mit der einschlägigen Rechtsprechung zu diesem Thema auseinander zu setzen. Die Kausalitätsfrage bezüglich eines angeschuldigten Trauma war, ist und bleibt wohl auch ein schwieriges Problem, da Bandscheibenvorfälle zu den degenerativen Erkrankungen gerechnet werden und in der Regel ohne traumatische Einwirkung sehr zahlreich (ca. 35.000 bis 40.000 Operationen pro Jahr in Deutschland [3]) auftreten, überwiegend bei Menschen im jüngeren und mittleren Lebensalter.

Gutachterliche Probleme bereiten nicht die schweren Wirbelsäulenverletzungen, wie Kompressions- oder Luxationsfrakturen oder diskoligamentäre Verletzungen der HWS. Der Bandscheibenschaden oder Bandscheibenprolaps ist dabei ein Teil des Ganzen und wird auch so begutachtet. Die Bandscheibenzerreißung bei derartigen Verletzungen führt ohnehin nur selten zu einem dorsalen Prolaps, sondern überwiegend zu einem Einstauchen von Bandscheibengewebe in die Grund- oder Deckplatte der frakturierten Wirbel [9] oder auch zu einem wenig bedeutsamen ventralen Prolaps. Die gutachterlichen Schwierigkeiten betreffen vielmehr die Bewertung leichter Traumen, wie z.B. das Verheben, die Kraftanstrengung, das Stürzen bei Glätte und viele andere mehr.

Die Kausalitätsfrage bei einem aufgetretenen Bandscheibenprolaps berührt den Gutachter nahezu ausschließlich in der

1. privaten Unfallversicherung (Allgemeine Unfallversicherungsbedingungen-AUB),
2. gesetzlichen Unfallversicherung (Sozialgesetzbuch VII – SGB VII),
3. seltener im Geltungsbereich des Bundesversorgungsgesetzes (BVG), Soldatenversorgungsgesetzes (SVG), Zivildienstgesetzes (ZDG).

Hefte zu „Der Unfallchirurg", Heft 271
H.J. Wilke, L.E. Claes (Hrsg.)
Die traumatische und degenerative Bandscheibe

Bei allen anderen Begutachtungen in Rentensachen (BfA, LVA) oder nach dem Schwerbehindertengesetz (SchwbehG) spielt die Kausalitätsfrage keine Rolle. Bei Rentensachen werden ausschließlich das verbliebene Leistungsvermögen für schwere/mittelschwere/leichte Arbeiten und ggf. zusätzliche Einschränkungen (z. B. keine Überkopfarbeiten, kein schweres Heben und Tragen, usw.) begutachtet. Daraus kann sich dann – entsprechend der Verwaltungsvorschriften – Berufsunfähigkeit oder Erwerbsunfähigkeit ergeben. Nach dem SchwbehG wird der Grad der Behinderung (GdB) entsprechend der „Anhaltspunkte" [5] in der neuen Fassung (Rechtsstand November 1996) festgestellt, in der Regel von Versorgungsamtsärzten, im Falle eines Sozialrechtsstreits jedoch von bestellten medizinischen Sachverständigen.

Private Unfallversicherung

Grundlage für die Kausalitätsbegutachtung ist der private Versicherungsvertrag, niedergelegt in den AUB. Dabei sind nebeneinander 2 verschiedene Versicherungsbedingungen, entsprechend des Abschlusses des Versicherungsvertrages, maßgeblich, nämlich die AUB 61 [1] und die AUB 88 [2]. Die Unterschiede bestehen lediglich in einigen in die AUB 88 zusätzlich eingefügten Wörtern, die jedoch weitreichende Bedeutung haben, nämlich in dem Klammerzusatz „Unfallereignis" hinter der Unfalldefination (s. unten), der Aufnahme von „Bandscheibenschäden" bei den Ausschlüssen und in der Neufestlegung der „überwiegenden" Ursache, ebenfalls in den Ausschlüssen (§ 2 III (2)).

Nach den Bedingungen der AUB 61 kann bei vorbestehendem Bandscheibenschaden ein Trauma als auslösende Ursache auch noch bei einem Mitwirken von unter 50 % zu einer Teilanerkennung führen, da lediglich der prozentuale Anteil der Mitwirkung einzuschätzen ist. Nach den AUB 88 muß das Trauma überwiegende Ursache sein.

Der Unfallbegriff ist in § 1 III und IV der AUB 88 klar definiert:

III. „Ein Unfall liegt vor, wenn der Versicherte durch ein plötzlich von außen auf seinen Körper wirkendes Ereignis (Unfallereignis) unfreiwillig eine Gesundheitsschädigung erleidet."

IV. „Als Unfall gilt auch, wenn durch eine erhöhte Kraftanstrengung an Gliedmaßen oder Wirbelsäule (1) ein Gelenk verrenkt wird oder (2) Muskeln, Sehnen, Bänder oder Kapseln gezerrt oder zerrissen werden".

Unter § 2 Ausschlüsse heißt es dann:

III (2): „Schädigungen an Bandscheiben......" „Versicherungsschutz besteht jedoch, wenn ein unter diesen Vertrag fallendes Unfallereignis im Sinne des § 1 III die überwiegende Ursache ist."

In § 8 Einschränkungen der Leistungen heißt es:

„Haben Krankheiten oder Gebrechen bei der durch ein Unfallereignis hervorgerufenen Gesundheitsschädigung oder deren Folgen mitgewirkt, so wird die Leistung entsprechend dem Anteil der Krankheit oder des Gebrechens gekürzt, wenn dieser Anteil mindestens 25 % beträgt."

Nach diesen Bedingungen kommt in der privaten Unfallversicherung nach den AUB 88 ein Verheben als Ursache eines Bandscheibenprolapses unter versicherungsrechtlichen Gesichtspunkten nicht mehr in Frage. Nach § 1 Abs. IV könnte man ein Verheben anerkennen, sofern eine Zerreißung des Anulus fibrosus gleichgesetzt wird mit Zerrung oder Zerreißung von Sehnen, Bändern oder Kapseln. Dieses wird jedoch durch den Ausschluß von Schädigungen an Bandscheiben (§ 2) wieder aufgehoben, es sei denn, die Unfalldefinition (§ 1, III) trifft zu. Diese erkennt jedoch nur Ereignisse von außen an.

Bei allen Begutachtungen muß man sich darüber im Klaren sein, daß dem Unfallbegriff, ob in der privaten oder gesetzlichen Unfallversicherung, die Unfreiwilligkeit, Plötzlichkeit, das äußere Ereignis und die Gesundheitsschädigung zugrunde liegen [2, 6, 8]. Ein bewußtes, geplantes Heben eines schweren Gegenstandes ist somit kein Unfall, die Wortverbindung „Verhebetrauma“ ist unfallmedizinisch ein Widerspruch [14]. Anders ist es, wenn in der geplanten Bewegung plötzlich ein Widerstand auftritt und die Bewegung nicht den geplanten Verlauf nimmt [6, 12], z. B. wenn eine von zwei einen schweren Gegenstand hebenden Personen plötzlich losläßt und es zu einer plötzlichen, unerwarteten Körperbelastung für die andere Person kommt.

Gesetzliche Unfallversicherung

Zuständig und Auftraggeber für Begutachtungen sind die regionalen Berufsgenossenschaften, entsprechend der Tätigkeitsbereiche von Angestellten und Arbeitern, Schülern und Kindergartenkindern. Versichert ist nicht nur die Tätigkeit selbst, sondern auch der direkte Weg von oder zur Arbeitsstelle. Beamte fallen nicht unter die gesetzliche Unfallversicherung, für sie sind beamtenrechtliche Regelungen maßgebend.

Seit dem 1.7.85 gibt es die gesetzliche Unfallversicherung als eigenen Zweig der Sozialversicherung. Durch das Inkrafttreten des Sozialgesetzbuches VII (SGB VII) zum 1.1.97 wird das Unfallversicherungsrecht in das Sozialgesetzbuch eingeordnet [21]. Es hat die Reichsversicherungsordnung (RVO) von 1911 abgelöst. Grundlage ist das Unfallversicherungs-Einordnungsgesetz (UVEG). Zahlreiche Neuerungen im Leistungsrecht haben sich damit ergeben. Die vollständige Überarbeitung konnte jedoch bis Ende 1996 noch nicht abgeschlossen werden, so daß noch zahlreiche frühere Regelungen weiter fortbestehen.

Eine Definition des Unfallbegriffs, wie in der privaten Unfallversicherung, gibt es in der gesetzlichen Unfallversicherung nicht. Ein Arbeitsunfall ist ein Unfall einer versicherten Person, der seine Ursache in der versicherten Tätigkeit hat (sog. innerer Zusammenhang). Der Teilbegriff „Unfall“ ist nicht definiert. Entsprechend zahlreicher Kommentare und auch der Rechtsprechung wird darunter ein zeitlich begrenztes, von außen auf den Körper einwirkendes Ereignis verstanden [6]. Es gibt somit über das Erleiden bei einer versicherten Tätigkeit hinaus im Grunde einen ähnlichen Unfallbegriff wie in der privaten Unfallversicherung.

Gefordert wird ein zweifacher Kausalzusammenhang [16]:

1. Zwischen versicherter Tätigkeit und Unfallereignis – sog. haftungsbegründende Kausalität. Diese Feststellung ist nicht Sache des Arztes, sondern des Unfallversicherungsträgers.

2. Zwischen Unfallereignis und Körperschaden – sog. haftungsausfüllende Kausalität. Dieses ist die gutachterlich-ärztliche Leistung.

Der Kausalitätslehre liegt die Theorie der wesentlichen Bedingung [16] zugrunde, wonach als Ursache im Rechtssinn nur die Bedingung anzusehen ist, die wegen ihrer besonderen Beziehung zum Erfolg zu dessen Eintritt wesentlich mitgewirkt hat. Der Gutachter hat also bei konkurrierenden Kausalitäten wertend zu prüfen, welche der verschiedenen in Frage kommenden Ursachen den Körperschaden wesentlich bewirkt hat. Es gilt der Rechtsgrundsatz, daß jeder so versichert ist, wie er ist [7]. Das heißt, daß das Unfallversicherungsrecht auch mit dem Risiko einer vorgeschädigten Bandscheibe leben muß. Das Trauma muß nicht alleinige Ursache sein, jedoch mindestens wesentliche Teilursache. Es muß gegenüber degenerativen Bandscheibenveränderungen überwiegen. Dieses muß nicht bewiesen, sondern wahrscheinlich sein. Wahrscheinlich heißt, daß bei vernünftiger Abwägung aller Umstände die für den Zusammenhang sprechenden Erwägungen so stark überwiegen, daß sich darauf die richterliche Überzeugung gründen kann. Einfacher gesagt: Es muß mehr dafür als dagegen sprechen. Eine geteilte Kausalität – wie in der privaten Unfallversicherung – gibt es nicht.

Seitens des Unfallversicherungsträgers werden an den Gutachter in der Regel folgende Fragen gestellt:

Ist die Gesundheitsschädigung, also in diesem Falle der Bandscheibenvorfall,

1. ursächlich im Sinne der Entstehung?
2. ursächlich im Sinne einer Verschlimmerung eines vorbestehenden Leidens?
   a) vorühergehend?
   b) dauernd? < abgrenzbar? / richtungsgebend?

Nach der zahlreich vorliegenden Literatur kommt einem leichten Trauma niemals die Bedeutung der Ursächlichkeit im Sinne der Entstehung zu [12].

Die traumatisch bedingte Verschlimmerung eines Bandscheibenschadens ist die häufigste Variante in dem berufsgenossenschaftlich vorgegebenen Begutachtungsrahmen. Diese Verschlimmerung ist fast immer nur vorübergehend für ca. 1 Jahr anzunehmen [7]. Dabei muß u. U. bei direktem zeitlichem Zusammenhang zwischen Trauma und Prolaps auch bei prätraumatisch fehlender klinischer Manifestation ein Vorschaden unterstellt werden, wenn das Trauma für sich allein nicht geeignet war, eine gesunde Bandscheibe zu schädigen.

Dabei ist abzuwägen, ob ein geringes Trauma im Rahmen der konkurrierenden Kausalität (Vorschaden/Trauma) wirklich eine wesentliche Teilursache darstellt oder ob es sich um eine Gelegenheitsursache [7, 12] handelt, die nicht rechtserheblich ist. Bei stark vorgeschädigter Bandscheibe (Anamnese, Röntgenbefund) genügt ein Bagatelltrauma, um das akute klinische Bild auszulösen. Man spricht vom In-Gang-Setzen des ablaufbereiten Geschehens.

Eine dauernde Verschlimmerung durch ein leichtes Trauma dürfte die Ausnahme sein. Abgrenzbar heißt, daß nur der Verschlimmerungsanteil entschädigt wird. Richtunggebend heißt: Das Unfallereignis bringt eine eindrucksvolle und für alle Zukunft bestimmende Änderung im schicksalsmäßig zu erwartenden Verlauf des Krankheitsgeschehens.

Berufskrankheiten

Diese sollen der Vollständigkeit halber Erwähnung finden, auch wenn der „normale" Gutachter hierzu üblicherweise nicht gefragt wird.

Nach § 9 Abs. 1 SGB VII sind Berufskrankheiten Krankheiten, die in der Berufskrankheiten-Verordnung (BKVO) als solche bezeichnet sind und die sich der Versicherte durch seine Betriebstätigkeit zuzieht [21]. Sie müssen nach den Erkenntnissen der medizinischen Wissenschaft durch besondere Einwirkungen verursacht sein, denen bestimmte Personengruppen durch ihre Arbeit in erheblich höherem Grade ausgesetzt sind als die übrige Bevölkerung.

Im Rahmen dieses Themas ist von Bedeutung, daß nach dieser am 1.1.93 in Kraft getretenen BKVO u.a. die Nummern 2108 bis 2110 neu aufgenommen worden sind.

- Nr. 2108: Bandscheibenbedingte Erkrankungen der LWS durch langjähriges Heben und Tragen schwerer Lasten oder durch langjährige Tätigkeiten in extremer Rumpfbeugehaltung ...
- Nr. 2109: Bandscheibenbedingte Erkrankungen der HWS durch langjähriges Tragen schwerer Lasten auf der Schulter ...
- Nr. 2110: Bandscheibenbedingte Erkrankungen der LWS durch langjährig vertikale Einwirkung von Ganzkörperschwingungen im Sitzen ...

Als in Frage kommende Tätigkeiten gelten:

- Nr. 2108: Lastenträger im Transportgewerbe
Bauberufe, Steinsetzer
Stahlbetonschlosser
Untertagearbeiter
Krankenpflegepersonal
- Nr. 2109: Lastenträger, z.B. Fleischträger in Schlachthäusern, Sackträger
- Nr. 2110: Fahrer schwerer Erdbaumaschinen, Baustellen-LKW, Schleppern in Land- und Fortwirtschaft ohne ausreichende Federung der Sitze

Durch den Einigungsvertrag mit der früheren DDR hat man diese Erkrankungen möglicherweise ungeprüft übernommen (BAD inform 3/93, Berufsgenossenschaftlicher Arbeitsmedizinischer Dienst e.V., 53225 Bonn (hrsg.)), was zu einer immensen Flut von Anträgen, insbesondere beim Krankenpflegepersonal, geführt hat.

Voraussetzung für ihre Anerkennung ist die erkrankungsbedingte Aufgabe der Arbeitstätigkeit.

Zum Glück wird der klinisch tätige Arzt nicht mit derartigen Kausalitätsfragen gequält. Es handelt sich in erster Linie um arbeitsmedizinische Probleme, die von Arbeitsmedizinern unter Einschaltung des Landesgewerbearztes, u.a. durch mehrere Gutachten gelöst werden müssen. Die Berufsgenossenschaften als Leistungserbringer treffen die Entscheidung, nicht der Gutachter. Die Anerkennungsrate ist gering und liegt weit unterhalb der Rate (ca. 10%) der gestellten Anträge bezüglich anderer Berufskrankheiten, was bei der Art der Erkrankung („Volkskrankheit") nicht verwunderlich ist.

Diskussion

Die vorstehende Auseinandersetzung mit den Versicherungsbedingungen in der privaten und gesetzlichen Unfallversicherung zeigt schon, welche Zurückhaltung bei der Anerkennung eines traumatischen Bandscheibenvorfalls geübt werden muß. Nicht ohne Grund, sondern der wissenschaftlichen Diskussion folgend und um den Mißbrauch des sog. erweiterten Unfallbegriffs (Kraftanstrengungen, § 2 (2)) der AUB 61 abzustellen, wurden die privaten Versicherungsbedingungen geändert. Nun kann von keinem Gutachter verlangt werden, daß er die Versicherungsbedingungen im einzelnen kennt. Nach allgemeinen gutachterlichen Richtlinien hat er nur die Fragen zu beantworten, die ihm mit dem Gutachtenauftrag gestellt werden. Er tut sich jedoch wesentlich leichter, wenn er nicht nur die entsprechende medizinische Literatur, sondern auch die jeweiligen Versicherungsbedingungen und die Grundsätze des gesetzlichen Unfallversicherungsrechtes kennt. Die dritte, selten in Betracht kommende Verwaltungsvorschrift für Begutachtungen nach dem BVG, SVG, ZDG sind die „Anhaltspunkte" [5]. Im übrigen gilt die Auslegung und Bedeutung des Unfallbegriffs hier genauso.

Zahlreiche Autoren setzten sich schon in früheren Jahren mit der Kausalitätsfrage auseinander. Loew [12] führt aus, daß belangvolle Traumen als Auslösemoment der Symptomatik in unausgelesenem Krankengut nicht hervorgetreten seien. Die statistische Erfahrung spräche gegen eine Überbewertung des traumatischen Faktors. Rompe u. Erlenkämper [19] messen akuten Gewalteinwirkungen bei der Entwicklung eines Bandscheibenvorfalls ebenfalls nur äußerst selten Bedeutung bei. Wenker [23] spricht von nur äußerst selten auftretenden Bandscheibenverletzungen und beruft sich dabei auf Lob [10].

Frowein u. Terhaag [7] haben 1977 die diesbezügliche Literatur der letzten 25 Jahre ausgewertet. Die meisten Autoren seien sich darüber einig, daß ein einmalig schweres Trauma bei einer normalen Bandscheibe nur äußerst selten einen isolierten dorsalen lumbalen Vorfall hervorrufe. Leichte Traumen kämen ohnehin nicht in Frage.

Dennoch geben ältere Autoren eine Traumahäufigkeit von ca. 10% an [7, 12, 15], was mit einer anderen Definition des Unfallbegriffs erklärt wird. Neuere Arbeiten geben eine sehr viel geringere Häufigkeit an, nämlich 5‰ [7], 1,8% [22] oder 1 von 30 Unfallbehauptungen [19]. Terhaag u. Frowein [22] berichten, daß von 770 operativ behandelten Patienten mit zervikalem Prolaps nur 37 Patienten (ca. 5%) ein Trauma in der Vorgeschichte angaben. Davon sei ein sicherer Unfallzusammenhang nur bei 16 Patienten (ca. 2%) anzunehmen gewesen. Saternus [20] beschrieb zervikale Bandscheibenvorfälle nach Trauma hinter stärkeren spondylotischen Randwulstungen.

In einer von Boden et al. [4] publizierten Arbeit wurde im MRT der HWS bei gesunden Personen in einer Häufigkeit von 19% Bandscheibenprolapse, Bulging, Stenosen gefunden und in 40% jenseits den 40. Lebensjahres, so daß auch hier Vorsicht geboten ist bei unkritischer Annahme einer traumatischen Verursachung. Eine frühzeitige MRT-Untersuchung nach zervikalem Trauma ist anzustreben. Nur im Frühstadium kann aufgrund verschiedener Signalgebung gelegentlich zwischen frischem und älterem Prolaps unterschieden werden. Der Begriff „HWS-Schleudertrauma" wird allgemein stark überstrapaziert [13].

Was als geeignetes Trauma gilt, einen Bandscheibenprolaps zu verursachen, darüber sind sich selbst Neurochirurgen nicht einig, wie aus zahlreichen Gutachten hervorgeht [6]. Als geeignetes, verursachendes Trauma wird ein schweres Trauma vom Hyperextensionstyp angesehen [9] mit entsprechenden Symptomen in unmittelbarem zeitlichen Zusammenhang, wenn nicht davon auszugehen ist, daß es ohne das Trauma zu etwa gleichem Zeitpunkt zum Prolaps gekommen wäre [23]. Anerkannt wurden auch Stürze und Sprünge aus größerer Höhe [7] und Traumen mit Scher- und Rotationswirkung. Fallbeispiele für Anerkennung und Ablehnung von Unfallschilderungen haben mehrere Autoren publiziert [7, 11, 14]. Ernestus et al. [6] haben deren gutachterliche und juristische Bewertung herausgestellt. Sie geben dem Gutachter damit Konkretes an die Hand.

Die genaue Anamneseerhebung bezüglich der Vorschädigung und der Mechanik des geltend gemachten Traumas und die Abwägung gegeneinander sind für die Kausalitätsbegutachtung von entscheidender Bedeutung [12, 18]. Das natürliche Kausalitätsbedürfnis eines Patienten führt bekanntermaßen häufig zur Anschuldigung eines „Unfalls" [8].

Der Operationsbefund kann die Kausalitätsbegutachtung erleichtern, wenn ein perforierter Sequester gefunden wird [17].

Der histologische Befund ist von untergeordneter Bedeutung, da altersabhängig stets eine mehr oder weniger starke Bandscheibendegeneration gefunden wird [8, 14]. Den Gallertkern gibt es nur bei Kindern.

Die MdE postoperativ nach Beseitigung der Symptome gibt Lob [10, 23] für das erste halbe Jahr mit 20 % an. Leichte körperliche Arbeit ist im Regelfall postoperativ möglich nach 6–8 Wochen, schwere Arbeit nach 3–4 Monaten [12]. Nach Möglichkeit sollte jedoch Umschulung erfolgen.

Jedes Gutachten ist eine eigene subjektiv gewertete Leistung, die auch für den Nicht-Mediziner nachvollziehbar und schlüssig sein muß. Schwierige Zusammenhangsfragen sollten fachlich kompetenten und gutachterlich erfahrenen Kollegen überlassen bleiben, um einen gewissen Standard zu erreichen, der dann der sozialen Gerechtigkeit dient.

Literatur

1. Allg. Unfallversicherungs-Bedingungen (AUB 61) Faltblatt Provinzial Brandkasse Versicherungs-Anstalt Schleswig-Holstein, Kiel, AUB 8/82
2. Allg. Unfallversicherungs-Bedingungen (AUB 88), Faltblatt Provinzial Brandkasse Versicherungs-Anstalt Schleswig-Holstein, Kiel, U 91
3. Bauer BL Degenerative Erkrankungen der Lendenwirbelsäule (Vortrag) Perspektiven der Bandscheibenchirurgie der Lendenwirbelsäule. 3. Internationales Symposium über Perspektiven der Neurochirurgie. Marburg/L. 18.–20.4.91
4. Boden SD, McCowin PR, Davis DO, Dina TS, Mark AS, Wiesel S (1990) Abnormal magnetic-resonance scans for the cervical spine in asymptomatic subjects. J Bone Joint Surg Am 72: 1178–1184
5. Bundesministerium für Arbeit und Sozialordnung, Bonn (1996) Anhaltspunkte für die ärztliche Gutachtertätigkeit im sozialen Entschädigungsrecht und nach dem Schwerbehindertengesetz. Köllen Druck und Verlag GmbH, Bonn
6. Ernestus R-I, Gärtner J, Terhaag D (1995) Versicherungsrechtliche Aspekte bei der Begutachtung isolierter traumatischer Bandscheibenvorfälle. Zentralbl Neurochir 56: 128–134
7. Frowein RA, Terhaag D (1977) „Traumatische" Bandscheibenvorfälle? Adv Neurosurg 4: 82–89
8. Lemke J, Manthei G (1990) Gutachterliche Bewertung des „traumatischen" lumbalen Bandscheibenvorfalles. Neurochirurgia 33 (Suppl I): 61–64
9. Lindemann K, Kuhlendahl H (1953) Die Erkrankungen der Wirbelsäule. Enke, Stuttgart
10. Lob A (1959) Das Wirbelsäulentrauma in der Begutachtung der sozialen Unfallversicherung. In: Junghanns H (Hrsg) Die Wirbelsäule in Forschung und Praxis, Bd. 9. Hippokrates, Stuttgart

11. Lob A (1973) Handbuch der Unfallbegutachtung. Enke, Stuttgart, S 492–881
12. Loew F, Jochheim KA, Kivelitz R (1969) Klinik und Behandlung der lumbalen Bandscheiben-Schäden. Die Beurteilung der Zusammenhangsfrage mit vorausgegangenen Unfällen oder besonderen körperlichen Belastungen. In: Olivecrona H, Tönnis W (Hrsg) Handbuch der Neurochirurgie, Bd VII, Teil 1. Springer, Berlin Heidelberg New York, S 219–221
13. Lucka J (1997) Schleudertrauma-Update. Eine Zusammenfassung der neueren Erkenntnisse. Schleswig-Holsteinisches Ärztebl 6: 255–260
14. Mehrtens G, Valentin H, Schönberger A (1993) Arbeitsunfall und Berufskrankheit, 5. Aufl. Schmidt, Berlin, S. 453–464
15. Penzholz H (1974) Bandscheibenprolapse als Unfallfolge. Dtsch Med Wochenschr 99: 423–424
16. Prange CH, Watermann F (1975) Die Kausalität im Recht des Arbeitsunfalls. Monatsschr Unfallheilkd 78: 35–46
17. Prestar FJ (1993) Zur Frage des lumbalen und zervikalen „traumatischen Bandscheibenvorfalles". Akt Traumatol 23: 27–31
18. Reischauer F (1951) Über die Begutachtung der Wirbelbandscheibenleiden. Unfallheilkunde (Beiheft) 42: 7–35
19. Rompe G, Erlenkämper A (Hrsg) (1978) Begutachtung der Haltungs- und Bewegungsorgane. Thieme, Stuttgart, S 256
20. Saternus K-G (1982) Die Begutachtung des Schleudertraumas der Halswirbelsäule. Akt Traumatol 12: 4–11
21. Schieke H, Braunsteffer H (1997) Kurzinformation über Arbeitsunfälle, Wegeunfälle, Berufskrankheiten, 14. Aufl. Schmidt, Berlin
22. Terhaag D, Frowein RA (1990) Versicherungsrechtliche Bewertung von Traumen für die Entstehung und den Verlauf zervikaler und lumbaler Bandscheibenvorfälle. Adv Neurosurg 18: 341–346
23. Wenker H, Schirmer M (1979) Lumbaler Bandscheibenvorfall und Lumbo-Ischialgie. Huber, Bern Stuttgart Wien, S 79–83

MR-Tomographie nach dorsaler Instrumentation von thorakolumbalen Frakturen mit Titanimplantaten – Entscheidungsgrundlage für die Notwendigkeit der ventralen Fusion

K. Wenda, R. Hachenberger, N. Thiem

Klinik für Unfall-, Hand- und Wiederherstellungschirurgie, Dr.Horst-Schmidt-Kliniken, Ludwig-Erhard-Straße 10, D-65199 Wiesbaden

Einleitung

Die Frage, wann nach dorsaler Instrumentation einer thorakolumbalen Wirbelfraktur eine zusätzliche ventrale Fusion erforderlich ist, wird derzeit kontrovers diskutiert. Die unterschiedlichen Ansichten über die operativ notwendigen Maßnahmen sind v. a. dadurch bedingt, daß das genaue Ausmaß des Bandscheibenschadens bisher nur unzureichend diagnostiziert werden kann. Eine mechanische Zerreißung der diskoligamentären Strukturen ist lediglich bei Frakturtypen, bei denen die Wirbelkörper gegeneinander versetzt oder distrakt sind sicher. Dies ist bei Frakturen mit Luxation im diskoligamentären Segment in sagittaler Richtung und bei Frakturen des Typs C nach AO mit rotatorischem Versatz der Wirbelkörper gegeneinander der Fall. Bei diesen dislozierten thorakolumbalen Frakturen ist die Notwendigkeit einer Fusion unstrittig. Die häufigste Operationsindikation ist jedoch der Berstungsbruch (Typ A.3). Beim reinen Berstungsbruch und bei den B-Frakturen, bei denen eine A-Fraktur mit Zerreißung der dorsalen Strukturen einhergeht, ist das Ausmaß des Bandscheibenschadens schwer einschätzbar. Vielerorts gilt die Annahme, bei diesen Frakturen sei die Bandscheibe immer mitzerstört. Andererseits beobachtet man nach der Reposition vielfach ein erstaunlich gutes Alignment und eine Aufrichtung von völlig komprimierten Wirbelkörpern, das nur dann erfolgen kann, wenn das discoligamentäre Segment noch so viel Festigkeit aufweist, daß es die Kräfte des Repositionsmanövers auf den frakturierten Wirbelkörper überträgt und diesen wieder aufrichtet.

Um nun das Ausmaß des Bandscheibenschadens besser einschätzen zu können, haben wir nach Reposition und Instrumentation mit Titanimplantaten von dorsal postoperativ eine MRT durchgeführt.

Material und Methode

22 konsekutive thorakolumbale Berstungsbrüche mit Hinterkantenbeteiligung und z. T. beträchtlicher Stenosierung des Spinalkanals ohne neurologische Symptomatik wurden von dorsal mit dem USS aus Titan stabilisiert. In die Serie aufgenommen wurden ausschließlich Frakturen des Typs A.3 nach AO und B-Frakturen bei denen eine dorsale Läsion mit einer A3-Fraktur kombiniert war. Betroffen waren 1mal BWK 5, 1mal BWK 5+6, 2mal BWK 12, 13mal LWK 1, 1mal LWK 1+3, 6mal LWK 2.

Hefte zu „Der Unfallchirurg", Heft 271
H. J. Wilke, L. E. Claes (Hrsg.)
Die traumatische und degenerative Bandscheibe

Zwei C-Frakturen mit rotatorischem Versatz der Wirbelkörper gegeneinander wurden nicht in die Serie aufgenommen, weil hier die zusätzliche ventrale Fusion unstrittig ist.

13 Patienten wurden in herkömmlicher Technik von dorsal operiert, bei 9 Patienten wurde das USS über Stichinzisionen motiert (Abb.1). Für die perkutane Montage werden die Schanz-Schrauben zunächst wie bei der Montage eines Fixateur externe über ca. 2 cm lange Inzisionen eingebracht. Die Backen lassen sich durch die Inzisionen nach etwas stumpfem Spreizen mit der Schere problemlos über die Schrauben direkt auf die Wirbelbögen plazieren. Die Längsstäbe, deren Länge mit 10 cm am thorakolumbalen Übergang nahezu immer korrekt gewählt ist, werden dann mit dem Stabhalter in die caudale Inzision eingeführt und nach kranial geschoben. Dann wird die kraniale Backe mit Langenbeck-Haken eingestellt und der Längsstab in die Backe eingeführt und etwas über die normale Position hinaus nach kranial geschoben. Nun wird der Stab über die kraniale Inzision mit dem Stabhalter gefaßt, die kaudale Backe mit den Langenbeck-Haken eingestellt, der Stab nach kaudal geschoben und in die kaudale Backe eingeführt. Fixation und Lordosierung sind beim USS problemlos über 2-cm-Inzisionen möglich. Für die Distraktion wird die Distraktionszange zwischen Backe und Stabhalter eingesetzt.

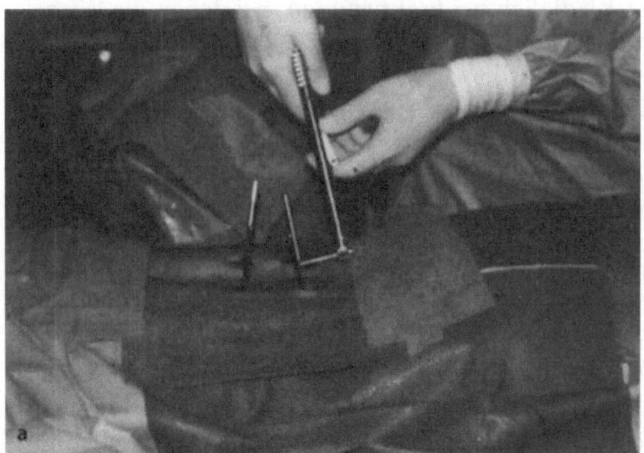

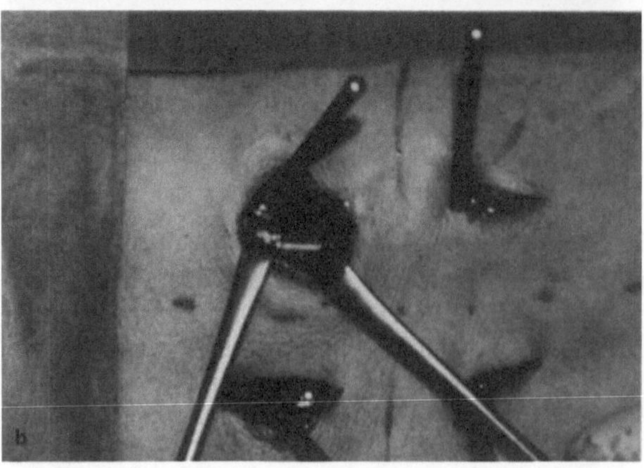

Abb. 1 a, b. Perkutane Montage des USS, Plazierung der Schanz-Schrauben wie für einen Fixateur externe, Einführen des Längsstabes von einer Inzision in eine mit Langenbeck-Haken eingestellte Backe

Bei allen Patienten wurde großer Wert auf die bestmögliche Reposition gelegt. Alle Patienten wurden innerhalb von 48 h operiert, weil die Reposition um so leichter ist, je früher die Patienten operiert werden. Sowohl Lordosierung als auch Distraktion wurden beidseits gleichzeitig durchgeführt, d.h. es werden für die Lordosierung 4 Steckschlüssel benutzt und das Repositionsmanöver wird von Operateur und Assistent gleichzeitig durchgeführt. Wir versprechen uns davon einen besseren Repositionseffekt. Bei der Distraktion wurde ebenfalls beidseits vorgegangen. Es wurde unter Bildwandlerkontrolle zunächst kräftig distrahiert, falls der Bandscheibenraum röntgenologisch etwas überdistrahiert zur Darstellung kam, wurde die Distraktion wieder etwas nachgelassen. Eine transpedikuläre Spongiosaplastik oder eine Fusion der Facettengelenke wurde nicht durchgeführt.

Zwischen dem 3. und 10. postoperativem Tag wurde ein CT und ein MR mit T1- und T2-Sequenz durchgeführt. Die Stenosierung des Spinalkanales wurde prä- und postoperativ im CT in Prozent der Verlegung des Spinalkanals im medianen saggitalen Durchmesser bestimmt.

In der MRT wurde die Kontinuität des vorderen und hinteren Längsbandes, die Integrität des Anulus fibrosus über und unter dem frakturierten Wirbel und im T2-gewichteten Bild die Signalintensität des Nucleus pulposus kranial und kaudal des frakturierten Wirbels im Vergleich mit den nicht betroffenen Bandscheiben beurteilt.

Ergebnisse

Bei 20 der 22 Frakturen zeigte die postoperative Röntgenkontrolle eine weitgehend wiederhergestellte Wirbelkörperkonfiguration und ein gutes Alignment. Die genaue Analyse der Röntgenbilder zeigte, daß vielfach die präoperativ völlig unscharfe Randkontur der Deckplatte postoperativ wieder scharf zur Darstellung kam (Abb. 2). Weiterhin war häufig eine verbliebene diskrete „Eindellung“ der Deckplatte zu erkennen. Bei den beiden thorakalen Frakturen (BWK 5 bzw.BWK 5 und 6) war einmal ein kyphotischer Knick verblieben, der andere Fall zeigte einen geringen Versatz der Wirbelkörperhinterkanten gegeninander im Sinne einer Subluxation.

Computertomographisch zeigte sich bei den 20 Frakturen des thorakolumbalen Überganges ein hervorragender Erfolg der ausschließlich indirekten Repositionsmanöver, die Weite des Spinalkanals betrug im Mittel präoperativ 73%, postoperativ 94% (Abb. 3). Die seitliche Rekonstruktion ergab in allen Fällen ein gutes Alignment und eine wiederhergestellte äußere Wirbelkörperform. In einigen Fällen wurden 3D-Rekonstruktionen durchgeführt. Hier zeigte sich jeweils eine gut reponierte Randkontur der Deckplatte, es verblieb jedoch immer eine wenn auch mäßiggradige Eindellung der Deckplatte.

Kernspintomograpisch konnte bei den 20 Frakturen des thorakolumbalen Überganges in keinem Fall eine Zerreißung des vorderen oder des hinteren Längsbandes oder des Anulus fibrosus kaudal oder kranial des frakturierten Wirbels nachgewiesen werden. Die Längsbänder wurden im T1-gewichteten sagittalen Schnitt, der Anulus fibrosus ebenfalls im T1-gewichteten sagittalen und zusätzlich in transversalen Schnitten beurteilt. Bei den beiden thorakalen Frakturen (BWK 5 bzw. BWK 5 + 6) waren die Längsbänder und der kraniale Anulus fibrosus zerrissen. In der T2-gewichteten Untersuchungstechnik, mit der der Nucleus pulposus und dessen Was-

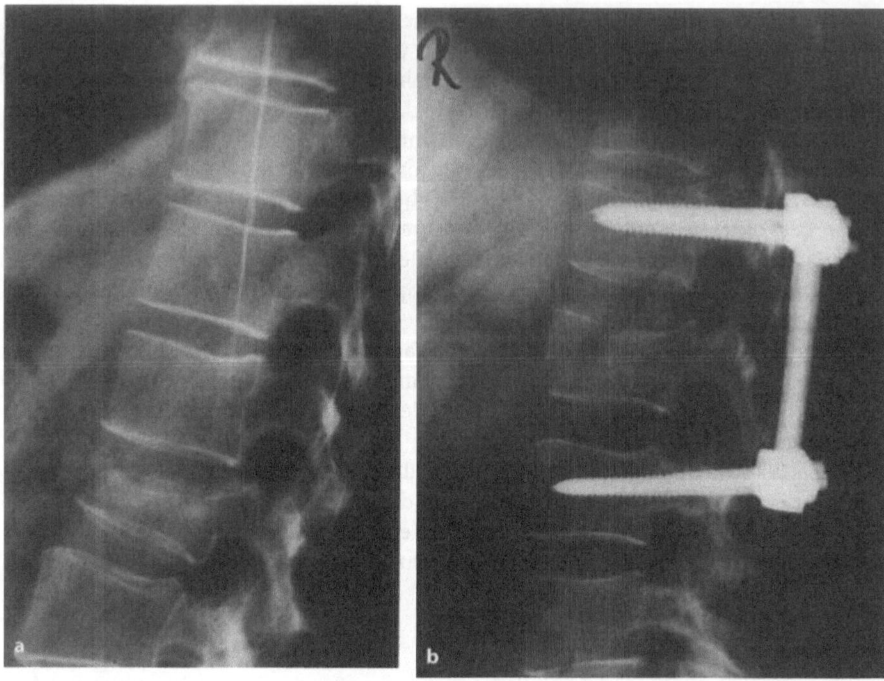

Abb. 2 a, b. Prä- und postoperatives Röntgenbild einer Berstungsfraktur, bei dem die Reposition des Nucleus pulposus gelang

sergehalt beurteilt wird, fand sich in 7 der 20 Fälle des thorakolumbalen Überganges mit intakten Längsbändern und intaktem Anulus fibrosus ein völlig normales Bandscheibensignal kranial und kaudal des frakturierten Wirbelkörpers als Zeichen eines normalen Wassergehaltes. Bei 3 der 20 Fälle fand sich ein Signalverlust im T2-gewichteten Bild als Zeichen eines verminderten Wassergehaltes, zweimal nur der caudalen Bandscheibe, einmal der kranialen und der kaudalen Bandscheibe.

In 10 der 20 Fälle fand sich eine Signalanhebung, 6mal der kranialen Bandscheibe und viermal beider Bandscheiben. Die Interpretation dieser Befunde erfolgt in der Diskussion.

In 4 Fällen war im präoperativen CT eine ausgeprägte Impaktierung der Bandscheibe in den Wirbelkörper nachweisbar. Erstaunlicherweise war in keinem dieser 4 Fälle postoperativ weder im CT noch in der Kernspintomographie Bandscheibenmaterial im Wirbelkörper verblieben. Offensichtlich hatten sich durch die indirekten Repositionsmanöver auch die Bandscheiben reponiert.

Bei einer LWK-2-Fraktur, bei der die Verlegung des Spinalkanals und die Impaktierung des Nucleus pulposus in den Wirbelkörper bereits an Hand des Nativbildes (Abb. 2) offensichtlich war, wurde schon präoperativ ein MR durchgeführt, um einen kernspintomographischen prä- und postoperativen Vergleich zu haben (Abb. 4). Das präoperative MR zeigte eine extreme Deformierung und eine Impaktierung sowohl der Deck- als auch der Grundplatte.

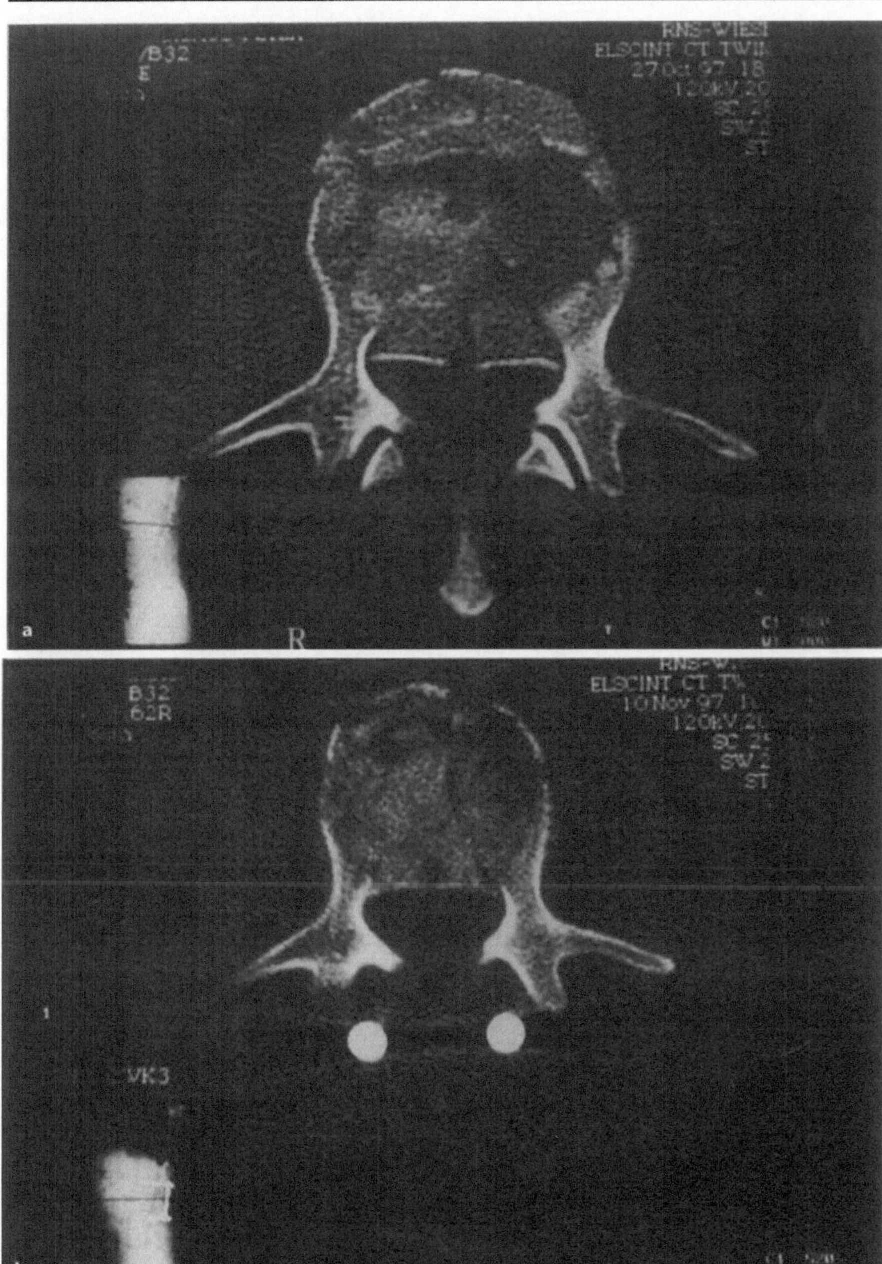

Abb. 3 a, b. Prä- und postoperatives CT desselben Falles

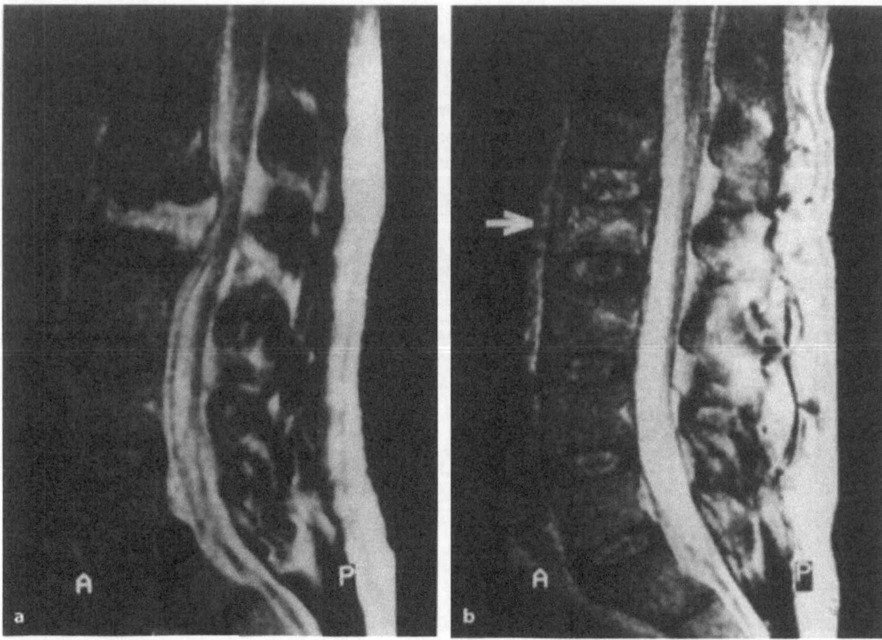

Abb. 4 a, b. Prä und postoperatives MR: Präoperativ ist der Spinalkanal erheblich stenosiert, Anteile des Nucleus pulposus (in dieser Sequenz *dunkel*) sind in den Wirbelkörper (in dieser Sequenz *hell*) impaktiert; postoperativ (*Pfeil* reponierter Wirbel) ist die Hinterkante hervorragend reponiert, die Längsbänder sind in ihrer Kontinuität gut zu erkennen, die Deck- und Grundplatte des frakturierten Wirbels ist wieder gut zu erkennen (*dunkle Linien*), die Deckplatte weist kleinere Defekte auf, das Bandscheibensignal ist gegenüber den nichtbetroffenen Bandscheiben etwas erhöht

Postoperativ zeigte sich eine erstaunliche gute Wirbelkörperkonfiguration, die Deckplatte war weitgehend wiederhergestellt mit kleineren Kontinuitätsunterbrechungen, in der Grundplatte waren keine Kontinuitätsunterbrechungen mehr erkennbar. Hier konnte bei intakten Längsbändern und intaktem kranialem und kaudalem Anulus fibrosus die Reposition des diskoligamentären Segmentes kranial und kaudal mit Deck- bzw.Grundplatte und Nucleus pulposus durch ein indirektes Repositionsmanöver nachgewiesen werden (Abb. 2–4).

Diskussion

Während einige Autoren bei allen Typ-A-, -B- oder -C-Läsionen mit Verletzung der vorderen Säule im Sinne eines kompletten oder inkompletten Berstungsbruches eine dorsoventrale Stabilisierung empfehlen (s. Beitrag Knop et al. 1997, S. 107–117; Eysel et al. 1994) , berichten andere über gute Ergebnisse nach alleiniger dorsaler Stabilisierung (z. B. Strömsö et al. 1977; Dick 1987; Daniaux et al. 1997; Lindsey und Dick 1991; Lowatscheff et al. 1997; Wawro et al. 1997). Die Komplikationsrate der dorso-ventralen Versorgung ist laut Studie der Arbeitsgruppe Wirbelsäule der Deutschen Gesellschaft für Unfallchirurgie (Blauth u. Knop 1996) mit 9,4% gegenüber der alleinigen dorsalen Versorgung mit 4,1 % mehr als doppelt so hoch. Differenzierte Kriterien zur Indikationsstellung für eine zusätzliche ventrale Fusion sind deshalb dringend erforderlich. Untersucht wurde, ob ein postoperatives MR nach dorsaler Reposition und Instrumentation von Berstungsbrüchen (A.3-Frakturen und B-Frakturen mit dorsaler Läsion und Kombination mit einer A.3-Fraktur) mit Titanimplantaten eine Entscheidungshilfe für die Notwendigkeit einer zusätzlichen ventralen Fusion ergibt. Bei 2 thorakalen Frakturen (BWK 5 und BWK 6) konnte die Zerreißung des Längsbänder und des Anulus fibrosus nachgewiesen werden, diese Frakturen wurden von ventral mit einem Beckenkammspan fusioniert. 20 Frakturen betrafen den thorakolumbalen Übergang im engeren Sinne (BWK 12 - LWK 2) , bei dieser häufigsten Lokalisation von Berstungsbrüchen zeigte die MR-Analyse unserer Serie, daß das vordere und das hintere Längsband und der Anulus fibrosus kranial und kaudal des frakturierten Wirbels in allen Fällen in seiner Kontinuität erhalten waren. Selbstverständlich gibt es auch im Bereich des thorakolumbalen Überganges im engeren Sinne Fälle, in denen die Bandscheibe zerrissen ist: Bei nachgewiesener Zerreißung der Bandscheibe (Dislokation, Subluxation) führen auch wir eine ventrale Fusion durch. In unserer jetzigen Serie von 20 konsekutiven Frakturen fand sich jedoch kein solcher Fall. Wir sehen uns deshalb zu der Annahme berechtigt, daß die mechanische Kontinuität beim typischen Berstungsbruch Typ A.3 oder auch bei B-Frakturen mit Typ-A-Komponente, bei denen sich der komprimierte Wirbelkörper in der Regel gut indirekt reponieren läßt, in den allermeisten Fällen erhalten ist. Dies spricht gegen die vielfach angeführte These der mechanischen Instabilität im Bandscheibensegment bei allen Berstungsfrakturen.

Diskutiert werden muß natürlich, wie valide die Kernspintomographie mechanische Zerreißungen der Ligamente und des Anulus fibrosus nachweist. Geht man davon aus, daß bei mechanischen Zerreißungen Flüssigkeit aus dem Nucleus pulposus austritt, die im MR immer sehr gut nachweisbar ist, so ist es wahrscheinlich, daß mechanische Kontinuitätsunterbrechungen erkannt werden. Unsere derzeitige These ist, daß die Längsbänder und der Anulus fibrosus mechanisch in der Kontinuität erhalten sind, wenn bei einer genauen Analyse aller Sequenzen keinerlei Strukturunregelmäßigkeiten zu erkennen sind. In Zukunft wird die Validität der Kernspintomographie an den Befunden der intraoperativen Diskographie, wie sie Raible et al. durchführen, gemessen werden.

Die Analyse der T2-gewichteten Sequenzen, die den Wassergehalt widerspiegeln, ergab in 7 Fällen ein normales, 3mal ein vermindertes und 10mal ein erhöhtes Bandscheibensignal. Durch die Ergebnisse der Kernspintomographie ist die Betrachtung der diskoligamentären Läsion differenzierter geworden; es kann zwischen mechanischer Kontinuitätsunterbrechung der Längsbänder und des Anulus fibrosus bzw. Läsionen des Nucleus pulposus unterschieden werden. Letztere lassen sich wiederum in mechanische und biomechanische Läsionen differenzieren, mechanisch dann, wenn Material des Nucleus pulposus z. B. in den Wirbelkörper versprengt und die Deckplatte durchbrochen ist, biomechanische wenn bei erhaltener Form ein Signalverlust zu beobachten ist, der auf Grund von Untersuchungen von Tertti et al. (1991) mit Dehydratation und reduziertem Protoglycangehalt korreliert. Ein Signalverlust war bei den postoperativen Untersuchungen nur in 3 Fällen zu verzeichnen, 10mal war das Signal erhöht. Das erhöhte Signal muß als Läsion des Nucleus pulposus betrachtet werden, wobei unklar ist, ob es Folge von Ödem, Einblutung oder vielleicht auch eines erhöhten Wassergehaltes bei diskreter Überdistraktion ist. 7mal war das Bandscheibensignal im T2-gewichteten Bild völlig normal. Kann nun daraus geschlossen werden, daß die Bandscheibe unverletzt ist? Interessanterweise fanden Rudig et al. (1997) in kernspintomographischen Untersuchungen nach dorsaler Instrumentation nach der Metallentfernung ebenfalls in 1/3 der Fälle unversehrte Bandscheiben. Wir sind gespannt, ob unsere Fälle mit postoperativ normaler Bandscheibe ihr normales Signal auch nach der Metallentfernung behalten. Wir können derzeit noch keine Ergebnisse nach Metallentfernung vorlegen, weil wir erst Anfang 1997 auf Titanimplantate umgestellt haben, so daß postoperative kernspintomographische Untersuchungen für uns erst seit dieser Zeit möglich sind.

Weiterhin konnte mit der Kernspintomographie in 4 Fällen die Reposition eines impaktierten Nucleus pulposus nachgewiesen werden (s. Abb. 1–4). Die in der Literatur bekannte anatomische Verflechtung der Bandscheibe mit den Deck- und Grundplatten erlaubt offensichtlich in einigen Fällen eine Reposition des Nucleus pulposus durch ein indirektes Repositionsmanöver.

Damit ist die präoperative Impaktierung des Nucleus pulposus allein keine Indikation für eine ventrale Fusion, wie vielfach angenommen. Zur differenzierten Indikationsstellung für eine zusätzliche ventrale Fusion gehört die Analyse der Situation post repositionem und nach der Instrumentation, die mit der Kernspintomographie in hervorragender Weise möglich ist. Es bleibt abzuwarten, ob die Analyse der Heilungsverläufe ergibt, ob kleinere verbleibende Defekte der Grund- und Deckplatte heilen. Raible et al. (s. S. 101–106) beschreiben Beobachtungen in dieser Richtung.

Hinsichtlich der zentralen Frage, wann eine zusätzliche ventrale Fusion erforderlich ist, kann zunächst festgestellt werden, daß 1/3 der Berstungsfrakturen post operationem und auch nach der Metallentfernung unauffällig zur Darstellung kommen.

Es bleibt die Frage, wie in den Fällen mit erhöhtem Bandscheibensignal und erhaltener Kontinuität der Längsbänder und des Anulus fibrosus zu verfahren ist. Es muß betont werden, daß wir die Indikation zur ventralen Fusion bei nachgewiesener Zerreißung als unstrittig betrachten. Wenn die Kontinuität aber erhalten ist, und dies kann mit der Kernspintomographie überprüft werden, so verbleibt als Grundlage der Indikationsstellung die Läsion des Nucleus pulposus. Hier bleibt abzuwarten, ob sich eine Korrelation zwischen klinischen Beschwerden und Läsionen des Nucleus pulposus nachweisen lassen wird. Zum gegenwärtigen Zeitpunkt stellt ein Signalverlust der Bandscheibe auch infolge Degeneration ohne klinische Beschwerden keine Indikation dar.

Das Hauptargument für die zusätzliche ventrale Fusion ist derzeit der Korrekturverlust. Es bleibt abzuwarten, ob mit der verbesserten Analyse der Situation nach Reposition und Stabilisierung von dorsal, die Läsionen, aus denen ein höhergradiger Korrekturverlust resultiert, identifiziert werden können.

Es stellt sich die Frage nach den Ursachen und der klinischen Relevanz des Korrekturverlustes. In diesem Zusammenhang erscheinen die bisher zumeist nur mündlich, aber auch in ersten Berichten mitgeteilten Ergebnisse von Bedeutung, nach denen es auch nach kombiniertem Vorgehen zum Korrekturverlust kommt. Wagner et al. (1997) berichten über einen Korrekturverlust von 5° nach kombiniertem Vorgehen, im eigenen Krankengut lag der Korrekturverlust in einer früheren Serie bei 5,9°. In keiner der großen publizierten Serien (Dick 1987; Daniaux 1997; Lowatscheff 1997; Strömsö 1997; Wawro 1997) fand sich ein durchschnittlicher Korrekturverlust über

10°. Lohnt sich der generelle ventrale Eingriff für eine durchschnittliche Verminderung des Korrekturverlustes unter 5°?

Hinsichtlich der Ursache des Korrekturverlustes zeigen die kernspintomographischen Untersuchungen und noch besser 3D-CT-Rekonstruktionen, daß auch bei subtiler indirekter Reposition eine "Delle" mäßiggradigen Ausmaßes in der Deckplatte verbleibt. Demzufolge kommt es nach Entfernung der Instrumentation zu einem gewissen Korrekturverlust, weil die Bandscheibe sich in diese Delle vorwölbt. Die entscheidende Frage ist, ob die Deckplatte wenn auch unter mäßiggradiger Deformierung heilt und so ein knöchernes Lager für die Bandscheibe verbleibt.

Die durchschnittlichen Ergebnisse aller Versorgungen werden besser, wenn man durch die genaue Analyse der Situation nach Reposition und Instrumentation von dorsal differenziert vorgeht. Zur Differentialindikation liefert die Kernspintomographie wertvolle Hinweise. Erfahrene Operateure wie z.B. Aebi (1996) führen eine zusätzliche ventrale Fusion nur in 8% durch. Die Fusionsrate nach ventralem Vorgehen liegt zwar bei monosegmentalem Vorgehen bei über 90%, bei bisegmentalem Vorgehen in Langzeitstudien aber nur bei 51,2% (Penta et al. 1997). Auch der dorsale Versuch der Versteifung der Facettengelenke führt nur in 45% zur tatsächlichen Fusion (s. Beitrag Knop et al. S. 107–117). Vor diesem Hintergrund und angesichts der mehr als doppelt so hohen Komplikationsrate des kombinierten Vorgehens betrachten wir die Kernspintomographie als wertvolle Hilfe, die zusätzliche ventrale Intervention auf die Fälle zu beschränken, in denen die Bandscheibe tatsächlich zerrissen ist. Da bei der Mehrzahl der thorakolumbalen Berstungsbrüche die Längsbänder und der Anulus fibrosus in ihrer Integrität erhalten sind, bevorzugen wir in diesen Fällen die „biologische Instrumentation" ohne ventrale Fusion, ohne dorsale Spongiosaplastik und ohne Fusion der Facettengelenke. Eine Degeneration der Bandscheibe infolge fehlender Schutzreflexe durch Beeinträchtigung der dorsalen Muskulatur und ihrer Innervation (R. dorsalis medialis des Spinalnervs) beim üblichen dorsalen Zugang ist denkbar. Insgesamt halten wir es für gerechtfertigt, die Möglichkeit der alleinigen perkutanen Montage des USS im Sinne der biologischen Instrumentation immer dann zu nutzen, wenn die Kernspintomographie nach indirekter Reposition und Instrumentation keine Zerreißung der Längsbänder und des Anulus fibrosus ergibt.

Eigene klinische Konsequenzen

Die Indikationsstellung zur zusätzlichen ventralen Fusion wird an Hand des Kriteriums „Bandscheibenzerreißung" gestellt. Bei Zerreißung der Bandscheibe wird ventral fusioniert, bei gutem Repositionserfolg und erhaltener Kontinuität der Längsbänder und des Anulus fibrosus nicht.

Beim dorsalen Zugang wird die Muskulatur soweit wie möglich geschont, die perkutane Montage wird angestrebt.

Literatur

Aebi M (1996) Operative Behandlung von Wirbelfrakturen- dorsale oder ventrale Instrumentation. Op J (12): 182–187

Blauth M, Knop C (1996) Studie zur Therapie thorakolumbaler Frakturen. Hefte Z Unfallchir 257: 479–483

Daniaux H, Lang T, Kathrein A et al. (1997) Morphologische Spätergebnisse nach dorsaler Fusion und transpedikulärer Spongiosaplastik bei Verletzungen des thorakolumbalen Überganges und der Lendenwirbelsäule. Hefte Z Unfallchir 268: 190–191

Dick W (1987) The fixateur interne as a versatile implant for spine surgery. Spine 12: 882

Eysel, Rompe JD, Hopf C et al. (1994) Die Bedeutung der Bandscheibe für den Repositionsverlust operativ stabilisierter Frakturen der Rumpfwirbelsäule. Unfallchirurg 97: 451–457

Knop C, Blauth M, Bastian L et al. (1997) Frakturen der thorakolumbalen Wirbelsäule. Unfallchirurg 100: 630–639

Lindsey RW, Dick W, Nunchuck S et al. (1993) Residual intersegmental spinal mobility following limited pedicle fixation of thoracolumbar spine fractures with the fixateur interne. Spine 18 (4): 474–478

Lindsey RW, Dick W (1991) The fixateur interne in the reduction and stabilization of thoracolumbar spine fractures in patients with neurological deficit.Spine 16 (3 Suppl): 140–145

Lowatscheff T, Verheyden P, Katscher S et al. (1977) Behandlungsergebnisse von im Rahmen einer prospektiven Studie ausschließlich dorsal stabilisierten instabilen thorakolumbalen Frakturen. Hefte Z Unfallchir 268: 196–200

Penta M und Fraser R (1997) Anterior lumbar interbody fusion. A minimum 10-year follow-up. Spine 22 (20): 2429–2434

Rudig L, Runkel M, Kreitner KF et al. (1997) Kernspintomographische Untersuchung thorakolumbaler Wirbelfrakturen nach Fixateur-interne-Stabilisierung. Unfallchirurg 100: 524–530

Stroemsoe K, Hem ES, Aunan E et al. (1997) Unstable vertebral fractures in the lower third of the spine treated with closed reduction and transpedicular posterior fixation: a retrospective analysis of 82 fractures in 78 patients. Eur Spine J 6: 239–244

Terrti M, Paajanen H, Laato M et al. (1991) Disc degeneration in magnetic resonance imaging. Spine 16 (6): 629–634

Wagner S, Mayr E, Braun W et al. (1997) Bessere Langzeitkorrekturen durch die kombinierte thorakolumbale Wirbelbruchversorgung? Hefte Z Unfallchir 268: 188–190

Wawro et al. (1997) Was leistet die alleinige dorsale Instrumentierung thorakolumbaler Wirbelsäulenverletzungen. Hefte Z Unfallchir 268: 191–192

Indikation zur Fusion bei thorakolumbalen Wirbelsäulenverletzungen – die intraoperative Diskographie als Entscheidungshilfe

M. Raible, M. Singewald, B. v. Ditfurth

Klinik für Unfall-, Hand- und Wiederherstellungschirurgie, Städtische Kliniken Kassel, Mönchebergstr. 41–43, D-34152 Kassel

Instabile thorakolumbale Wirbelsäulenverletzungen lassen sich, ungeachtet ihrer Klassifikation, mit den heute verfügbaren winkelstabilen Implantaten bei sicherer pedikulärer Verankerung von dorsal her gut reponieren und kurzstreckig fusionieren.

Bei ausgeprägter Destruktion der Wirbelkörperhinterkante mit entsprechender Fragmentdislokation in den Spinalkanal ist eine zusätzliche oder auch alleinige ventrale Intervention angezeigt.

Nur von einem ventralen Zugang aus wird eine sichere und ausreichende spinale Clearance gewährleistet. Bei solchen Verletzungen besteht nach gleichzeitiger Bandscheibenausräumung eine absolute Indikation zur Fusion mit einem tragfähigen kortikospongiösen Span als Hinterkantenersatz.

Aus der Frakturklassifikation selbst ergibt sich die Indikation zur Fusion bei Verletzungen mit Luxation und Translation im Zwischenwirbelraum und dadurch bedingter Zerreißung von diskoligamentären Strukturen.

Unklar bleibt die Fusionsindikation bei den mit über 70 % am häufigsten vorkommenden Typ-A-Verletzungen, wo nur das vordere Kompressionssystem, also Wirbelkörper und/oder Bandscheibe, betroffen ist. Dies gilt speziell für die inkompletten Berstungs- und Spaltbrüche und ihre Kombinationsverletzungen.

Intraoperative Diskographie

Bei den Typ-A-Verletzungen hängt die spezifische Frakturversorgung (dorsal oder ventral oder kombiniert) vom Ausmaß der gleichzeitig vorliegenden Bandscheibenschädigung ab. Die traumatische Bandscheibenläsion ist aber in der üblichen präoperativen Diagnostik der Wirbelsäulenverletzungen, also Nativröntgen und CT, oft nicht eindeutig nachweisbar. Deshalb führen wir routinemäßig zusätzlich eine intraoperative Diskographie durch zur Festlegung des weiteren Vorgehens.

Mit der intraoperativen Diskographie läßt sich zumindest weitergehend differenzieren in bezug auf Integrität des Faserrings und/oder auf Vorliegen einer Nucleus-pulposus-Herniation in den frakturierten Wirbelkörper.

Hefte zu „Der Unfallchirurg", Heft 271
H. J. Wilke, L. E. Claes (Hrsg.)
Die traumatische und degenerative Bandscheibe

Technik

Voraussetzung für die intraoperative Diskographie ist die Injektion eines wasserlöslichen, nicht-ionischen Kontrastmittels ins Zentrum der Bandscheibe.

Dazu wird beim dorsalen Zugang mit einer leicht gebogenen Spinalnadel lateral des Wirbelgelenkes eingestochen und die Nadel unter seitlicher Bildverstärkerkontrolle ins Zentrum des Zwischenwirbelraumes vorgeschoben. Man fühlt dabei zunächst den Widerstand des Anulus fibrosus und dann beim Erreichen des Nucleus pulposus einen deutlichen Widerstandsverlust. Die Lage der Nadelspitze muß zusätzlich erst in der a.-p.-Ebene kontrolliert werden, bevor man dann erneut im seitlichen Strahlengang das Kontrastmittel injiziert.

Nach der gezielten Punktion des Bandscheibenzentrums ist es wichtig unter kontinuierlicher Durchleuchtungskontrolle abzuschätzen, bei welchem Injektionsdruck es zur KM-Anfärbung des Nucleus pulposus kommt bzw. wie und wann KM aus dem Zwischenwirbelraum austritt.

Beim vorderen Zugang wird der Zwischenwirbelraum durch seitliches Einstechen punktiert und unter entsprechender Bildwandlerkontrolle analog verfahren.

Befunde

Mit der beschriebenen Technik lassen sich folgende Befunde diskographisch erheben:

1. *Die Bandscheibe ist discographisch intakt.* Dabei kommt es zu einer persistierenden Anfärbung des Nucleus pulposus. Selbst bei hohem Injektionsdruck tritt kein KM aus. Gesunde Bandscheiben ergeben dabei typische Konfigurationen wie Biskuit-, Sandwich- oder Cottonball-Form (Abb. 1).

Degenerativ veränderte Bandscheiben zeigen mannigfaltige Formen, jedoch ohne KM-Austritt aus dem Zwischenwirbelraum.

Das KM-Depot bei intaktem Nucleus pulposus verbleibt selbst während der gesamten dorsalen Instrumentation einer Wirbelsäulenverletzung im Zwischenwirbelraum (Abb. 2).

2. *Die Bandscheibe zeigt eine kleine, fraglich reversible Ruptur.* Dabei läßt sich der Nucleus pulposus ebenfalls perisistierend anfärben, bei höherem Injektionsdruck jedoch zeigt sich dann ein schmaler KM-Übertritt durch die frakturierte Endplatte in den Wirbelkörper (Abb. 3).

Ein solcher Befund läßt sich häufig nachweisen bei inkompletten Berstungsbrüchen A3.1 sowie an der kaudalen Bandscheibe bei Berstungsspaltbrüchen A3.2.

3. *Die Bandscheibe ist irreversibel geschädigt.* Hier zeigt sich ohne wesentlichen Injektionsdruck ein sofortiger breitbasiger KM-Übertritt in den frakturierten Wirbelkörper mit über Minuten persistierender Anfärbung als Zeichen einer Herniation von Nucleus-pulposus-Anteilen (Abb. 4).

Eine irreversible Bandscheibenverletzung liegt auch vor bei Ruptur des dorsalen Faserringes. Hier kommt es ebenfalls bei niedrigem Injektionsdruck zum sofortigen

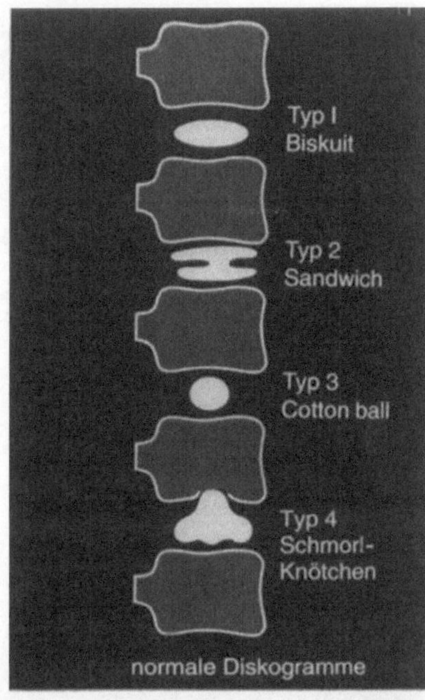

Abb. 1. Typische Konfigurationen von gesunden Bandscheiben

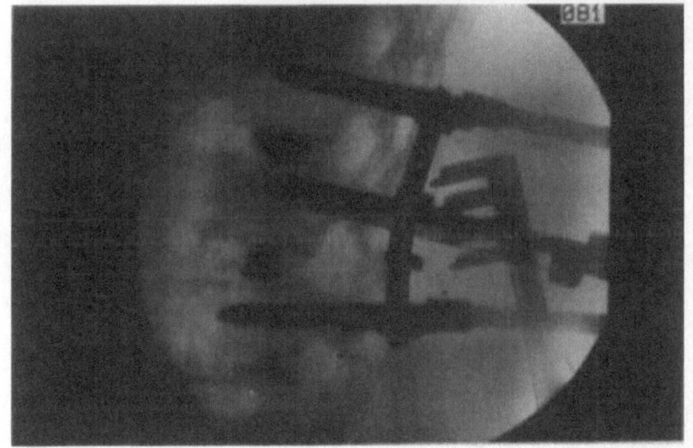

Abb. 2. Bei einem inkompletten Berstungsbruch des 1. LWK zeigt die Diskographie der beiden angrenzenden Zwischenwirbelräume ein regelrechtes Anfärbemuster der Nuclei pulposi. Die Bandscheiben sind intakt. Das Kontrastmittel persistiert während der gesamten dorsalen Intrumentierung. Eine Fusion ist nicht angezeigt, nur eine intrakorporelle Spongiosaplastik zum Defektaufbau

Tabelle 1. Diskographiebefunde

Bandscheibe intakt	Kleine BS-Ruptur (reversibel?)	Irreversible BS-Ruptur	
• Persistierende Anfärbung des Nucleus pulposus	• Anfärbung des Nucleus pulposus für kurze Zeit	Ruptur des dorsalen Faserringes	Herniation des Nukleus in die Fraktur
• Kein KM-Austritt bei hohem Injektionsdruck	• Schmaler KM-Austritt bei höherem Injektionsdruck	• sofortiger KM-Austritt in den Spinalkanal bzw. subligamentär bei niedrigem Injektionsdruck	• breitbasiger KM-Übertritt in die WK-Fraktur, dort über mehrere Minuten persistierende Anfärbung

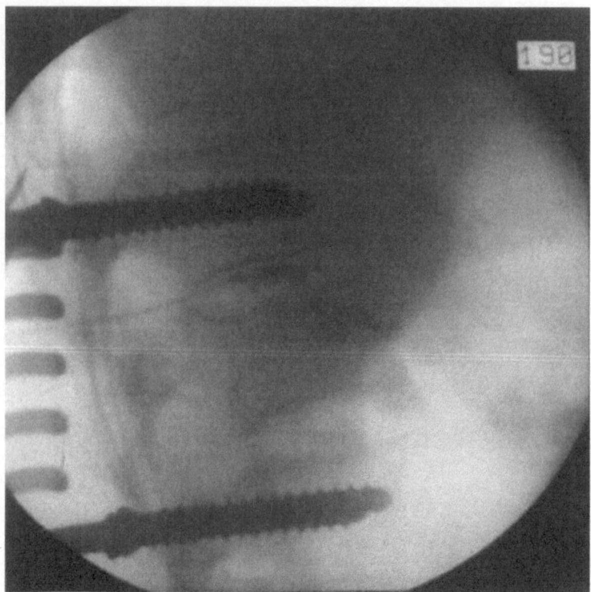

Abb. 3. Bei einem inkompletten Berstungsbruch läßt sich der Nucleus pulposus anfärben. Es kommt bei höheren Injektionsdruck jedoch zu einem schmalen Kontrastmittelübertritt in den frakturierten Wirbelkörper. Der Befund entspricht einer kleinen, fraglich reversiblen Bandscheibenruptur

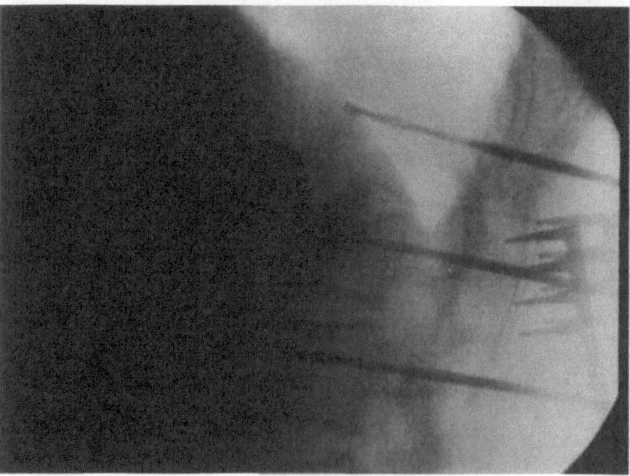

Abb. 4. Bei einem Berstungsspaltbruch des 1. LWK (A3.2) kommt es zum sofortigen breitbasigen Kontrastmittelübertritt in den frakturierten Wirbelkörper als Zeichen einer großen Nucleus-pulposus-Herniation mit irreversibler Bandscheibenschädigung

KM-Austritt meist in den Spinalkanal bzw. subligamentär. Ein solcher Befund findet sich bei Distraktions- und Rotationsverletzungen und gelegentlich bei inkompletten Berstungsbrüchen (Tabelle 1).

Die diskographisch festgestellten Veränderungen bei Nucleus-pulposus-Herniation bzw. bei Zerreißung des Faserringes konnten stets bei der anschließenden ventralen Bandscheibenausräumung im Rahmen der Fusion makroskopisch und histologisch verifiziert werden.

Entscheidungshilfe

Die Indikation zur ventralen Fusion (Tabelle 2) bei den thorakolumbalen Wirbelsäulenverletzungen stellt sich zuerst aus der Frakturklassifikation.

Tabelle 2. Indikation zur Fusion

Absolut		**Relativ**	
• Frakturdislokation • Luxation • Translation		• Knickbildung	
Diskographie ↙	↘	Diskographie ↙	↘
Nucleus-pulposus-Herniation	Ruptur des Faserringes	Grundplattenfraktur mit geringem KM-Austritt	Deckplattenimpressions- oder Berstungsbruch ohne KM-Übertritt (Nucleus pulposus intakt)
		↓	↓
		Abdichtung bei knöcherner Heilung!?	Bei Heilung mit konkaver Eindellung evtl. segmentale Instabilität

Sie ist eindeutig gegeben bei einer Bandscheibenzerreißung durch Luxation oder Translation im Zwischenwirbelraum (Typ-B- oder Typ-C-Verletzungen).

Bei allen anderen Verletzungen läßt sich durch eine intraoperative Diskographie das Ausmaß einer Bandscheibenschädigung feststellen und daraus die Indikation zur Bandscheibenentfernung ableiten.

Ist die Bandscheibe diskographisch intakt (persistierende KM-Anfärbung des Nucleus pulposus ohne KM-Austritt auch bei hohem Injektionsdruck), wird die ventrale Säule nach Reposition durch eine transpedikuläre intrakorporelle Spongiosaplastik wieder aufgebaut und mit einer dorsalen pedikulären Instrumentierung abgestützt (s. Abb. 2).

Zeigt sich diskographisch lediglich eine kleine Bandscheibenruptur mit verzögertem schmalem Kontrastmittelübertritt durch die frakturierte Deck- oder Grundplatte in den Wirbelkörper, wird ebenfalls nur eine intrakorporelle Spongiosaplastik durchgeführt, da es sicher im Rahmen der knöchernen Heilung zur Abdichtung kommt.

Zurückhaltend mit der Fusion sind wir noch bei der ausgedehnten zentralen Deckplattenimpression mit diskographisch intaktem Nucleus pulposus. Ob sich hier bei fehlendem knöchernem Widerlager und bei konkaver Ausheilung der Deckplatte eine normale Pufferfunktion der Bandscheibe wieder einstellen kann, bleibt fraglich.

Eindeutig ist die Indikation zur Bandscheibenausräumung, wenn diskographisch eine breitbasige Verlagerung von wesentlichen Nucleus-pulposus-Anteilen in den frakturierten Wirbelkörper vorliegt (z.B. Deckplattenzertrümmerung bei Berstungsbrüchen, breite Spaltbrüche).

Klar ist die Indikation auch bei Zeichen der Zerreißung des Faserringes (z.B. Distraktions-/Translationsverletzungen).

Bei der diskographisch festgestellten irreversiblen Diskusschädigung wird die Bandscheibe über einen modifizierten minimal invasiven vorderen Zugang ausgeräumt und eine Fusion mit einem fest eingepreßten tragfähigen kortikospongiösen

Span durchgeführt. Bei gleichzeitiger dorsaler Instrumentierung wird dabei auf eine zusätzliche Spansicherung durch Implantate verzichtet.

Literatur

Adams MA, Dolon P, Hutton WC (1986) The stages of disc degeneration as revealed by discograms. J Bone Surg 36–41

Bernard TN (1990) Lumbar discography followed by computed discography. Spine 15: 690–707

Castro WHM, Bongartz G, Schulitz KP (1995) Stellenwert der CT-Discographie in der differenzierten Therapie des Bandscheibenvorfalls. Dtsch Ärztebl 92 (6): B261–263

Jackson RP (1989) The neuroradiographic diagnosis of herniated nucleus pulposus. I. u. II: A comparison of computed tomography (CT), myelography, CT-myelography, discography and CT-discography. Spine 14: 1356–1367

Schulitz KP, Schöppe K (1994) Die neuroradiographische Diagnostik degenerativer Bandscheibenerkrankungen – Das Düsseldorfer diagnostische Discusprogramm (DdD). Z Orthop 132: 25–32

Transpedikuläre Spongiosaplastik bei Frakturen des thorakolumbalen Übergangs – klinische, röntgenologische und computertomographische Spätergebnisse

C. Knop, M. Blauth, L. Bastian, H. Tscherne

Unfallchirurgische Klinik, Medizinische Hochschule Hannover, Carl-Neuberg-Straße, D-30623 Hannover

Es besteht weitgehend Übereinstimmung darin, instabile und/oder zur starken Kyphosierung neigende, frische Wirbelbrüche des thorakolumbalen Übergangs operativ zu behandeln [5–7, 9, 12, 13, 19, 23]. Besonders bei Verletzungen mit Beteiligung der vorderen Säule ist jedoch die Frage, *wie* stabilisiert und fusioniert werden sollte – nur von dorsal, kombiniert dorso-ventral oder nur von ventral – weiterhin umstritten [1, 8, 12, 15, 26, 28, 29].

In einer Sammelstudie der Arbeitsgemeinschaft „Wirbelsäule" der Deutschen Gesellschaft für Unfallchirurgie (DGU) wurde gezeigt, daß die dorsale Stabilisierung des thorakolumbalen Übergangs mit einem Fixateur interne derzeit die am häufigsten angewandte operative Technik darstellt [6, 18, 20]: 448 von 682 Patienten (65,7%) aus 18 verschiedenen Kliniken wurden auf diese Weise stabilisiert. Mehr als 2/3, nämlich 322 der 448 Patienten (71,9%), erhielten zusätzlich eine transpedikuläre Spongiosaplastik in der von Daniaux beschriebenen Technik [9]; bei 248 Patienten (55,4%) wurde die Spongiosa *inter*korporell, bei 74 (16,4%) ausschließlich *intra*korporell eingebracht.

Wir stellten bei Frakturen der thorakolumbalen Wirbelsäule auch dann einen deutlichen Korrekturverlust fest, wenn die vorderen Säule durch eine transpedikuläre Spongiosaplastik behandelt worden war [19]. Diese Ergebnisse stimmten mit den 1997 veröffentlichten Daten anderer Autoren [27, 30] und mit vorläufigen Resultaten der o. g. Sammelstudie der Arbeitsgemeinschaft „Wirbelsäule" der DGU überein [6].

Mit der zweiten Studie unserer Klinik zu diesem Thema wollten wir die Ergebnisse anhand eines weiteren Patientenkollektivs überprüfen und nach einer morphologischen Erklärung für den enttäuschenden röntgenologischen Verlauf suchen. Die Einheilung und Veränderungen der Spongiosa sollten dabei mit der Spiralcomputertomographie nach Implantatentfernung analysiert und der knöcherne Anschluß im verletzten Wirbelsäulensegment beurteilt werden. Die Untersuchung wurde durch eine klinische und konventionelle röntgenologische Nachuntersuchung vervollständigt.

Hefte zu „Der Unfallchirurg", Heft 271
H. J. Wilke, L. E. Claes (Hrsg.)
Die traumatische und degenerative Bandscheibe

Material und Methodik

An der Unfallchirurgischen Klinik der Medizinischen Hochschule Hannover wurden im Zeitraum von 1988–1995 insgesamt 71 Patienten nach dorsaler Stabilisierung mit einer transpedikulären interkorporellen Spongiosaplastik behandelt. Es wurden ausschließlich Patienten mit frischen, traumatischen Frakturen der thorakolumbalen Wirbelsäule berücksichtigt. Außerdem mußten die Implantate entfernt und der Patient nach einem Aufklärungsgespräch mit der computertomographischen und klinischen Untersuchung nach Implantatentfernung einverstanden sein. Die Größe des Studienkollektivs wurde neben den Einschlußkriterien auch durch den relativ hohen Aufwand einer Computertomographie nach Implantatentfernung begrenzt. Das Konzept einer möglichst vollständigen und prospektiven Erfassung der Patienten ab 1993 mußte aufgegeben werden, da wir diese Spondylodesetechnik aufgrund der o.g. Ergebnisse [19] ab 1995 nicht mehr verwendeten. Der Studienzeitraum wurde daher auf frühere Jahrgänge ausgedehnt. Die Abb. 1 zeigt einen entsprechend hohen Anteil nachuntersuchter Patienten (20 von 24) in den Jahren 1993–1995. Es wurden 29 Patienten mit einem mittleren Alter zum Unfallzeitpunkt von 46 (23–65) Jahren persönlich nachuntersucht. Der Nachuntersuchungszeitraum der 12 Frauen und 17 Männer betrug im Mittel 3 1/2 Jahre (13–99 Monate) postoperativ und mindestens 1/4 Jahr nach Implantatentfernung.

Folgende Unterlagen und Parameter wurden ausgewertet:

- *Sämtliche Krankenakten, Röntgenbilder und Computertomographien* von der Aufnahme des Patienten bis zum Zeitpunkt der Nachuntersuchung. Wir klassifizierten die Frakturen nach der von Magerl et al. angegebenen Einteilung [24], wobei jeweils die am schwersten verletzte und operativ behandelte Höhe herangezogen wurde.
- *Die soziale und berufliche Situation der Patienten.*
- *Beschwerden und sonstige körperliche Auswirkungen der Verletzung.* Hier verwendeten wir den „Hannover Wirbelsäulen-Score" [4]. Dieser subjektive Score mit einer maximal erreichbaren Punktzahl von 100 soll die Beschwerden und die „Funktion" des Rückens bei gehfähigen und nicht gehfähigen Patienten differenziert erfassen (Tabelle 1). Sämtliche Daten wurden auch – allerdings retrospektiv – für den Zeitpunkt vor dem Unfall erhoben. Außerdem wurden die „subjektive Rückenbeweglichkeit" und ein „Gesamturteil" anhand einer Ordinalskala erfragt.
- *Die objektive, klinisch erfaßbare Rückenfunktion und der neurologische Befund* nach dem modifizierten Frankel-/ASIA-Schema [3, 14].
- *Der radiologische Verlauf auf konventionellen Röntgenaufnahmen in 2 Ebenen* zu den verschiedenen Behandlungszeitpunkten. Frakturen von L4 und L5 wurden bei

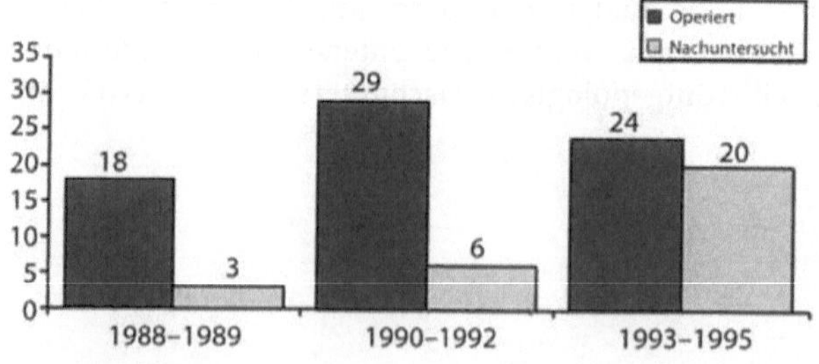

Abb. 1. Anzahl der operierten (n=71) und Anteil der nachuntersuchten (n=29) Patienten im Studienzeitraum

Tabelle 1. Hannover Wirbelsäulen-Score: Für gehfähige Patienten gilt Teil *I* und *IIa*, für nicht gehfähige Teil *I* und *IIb*. Für jeden der 10 Begriffe werden in 4 Stufen Punkte gegeben; bei „Ruheschmerzen" z.B. bedeuten 10 Punkte „Nie"; 7 Punkte „Gelegentlich/vorübergehend"; 3 Punkte „Häufig/anhaltend" und 0 Punkte „Ständig"

Teil I: Alle Patienten; Frankel A-E			
Ruheschmerzen	0-10 Ppunkte	Sitzen	0-10 Punkte
Belastungsschmerzen	0-10 Punkte	Vorbeugen	0-10 Punkte
Schmerzmedikamente	0-10 Punkte	Hochheben	0-10 Punkte
Teil II a: Gehfähige Patienten; Frankel D-E		**Teil II b: Rollstuhl-Patienten; Frankel A-C**	
Stehen	0-10 Punkte	Rollstuhl fahren	0-10 Punkte
Gehen	0-10 Punkte	Aufrichten mit Rollstuhl	0-10 Punkte
Rennen	0-10 Punkte	Umsetzen von Rollstuhl	0-10 Punkte
Tragen	0-10 Punkte	Ankleiden	0-10 Punkte

diesen Messungen nicht berücksichtigt. Die Stellung der Wirbelsäule in der Sagittalebene beurteilten wir mit dem Grund-Deckplatten-Winkel (Angabe der Mittelwerte; - bedeutet Kyphose, + Lordose). Fehlstellungen in der Frontalebene erfaßten wir mit dem Skoliosewinkel. Für sämtliche Winkelmessungen verwendeten wir nach standardisierter Digitalisierung ein Digitizer-Brett und das Programm „Autosketch für Windows".

- *Spiralcomputertomographie nach Implantatentfernung* mit Rekonstruktion von 12 sagittalen Schichten durch die betroffene Region der Wirbelsäule.
- *Statistische Berechnungen* für intervallskalierte, normalverteilte Größen mit dem T-Test, für ordinalskalierte Werte mit dem Wilcoxon- oder Mann-Whitney-Test bei einem vorgegebenen Konfidenzintervall von 95%.

Ergebnisse

Bei den Verletzungen war der 1. Lendenwirbelkörper am häufigsten betroffen (Abb. 2); es lagen überwiegend Berstungsbrüche vor (Abb. 3). 26 Patienten hatten sich eine mono- oder bisegmentale Wirbelsäulenverletzung zugezogen, einmal lag eine Mehrsegmentverletzung (>2 betroffene Segmente) und in 2 Fällen eine Mehretagenverletzung mit unverletzten Segmenten zwischen den betroffenen vor.

Häufigste Unfallursache waren Stürze aus der Höhe (Abb. 4). Von initial 6 inkompletten Querschnittssyndromen (Frankel D) bildeten sich 4 vollständig zurück (Frankel E), während 2 Patienten auf diesem Niveau bis zur Nachuntersuchung blieben. Die übrigen 23 Patienten wiesen keine neurologischen Ausfälle auf (Frankel E).

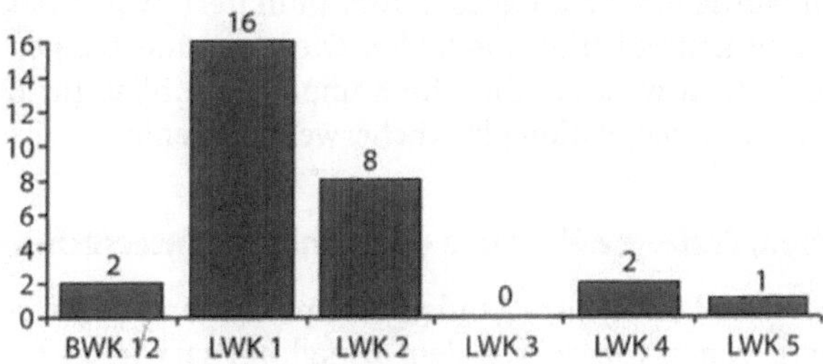

Abb. 2. Lokalisation der Frakturen (n=29)

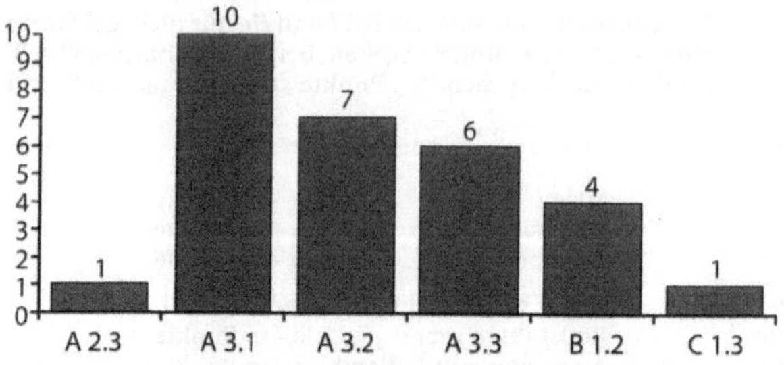

Abb. 3. Häufigkeiten der verschiedenen Frakturtypen (n=29) nach der Magerl-Klassifikation [24]

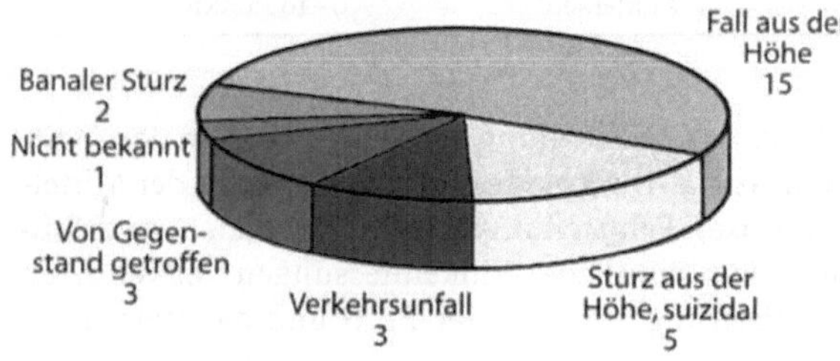

Abb. 4. Häufigkeiten verschiedener Unfallursachen (n=29)

Insgesamt 15 der 29 Patienten erlitten neben der Wirbelsäulenverletzung mindestens eine weitere Verletzung, davon war 1 Patient polytraumatisiert: am häufigsten waren Extremitätenverletzungen (11mal), Thorax- und Beckenverletzungen (je 2mal).

2 Verletzte wurden noch am Unfalltag, 7 innerhalb der ersten 3 Tage und 20 innerhalb von 2 1/2 Wochen nach dem Unfall operativ behandelt. Der mittlere Zeitraum zwischen Unfall und Eingriff betrug 7 Tage.

Fast ausnahmslos verwendeten wir ein winkelstabiles Fixateursystem zur dorsalen Stabilisierung: In 17 Fällen den Fixateur interne nach Olerud [26], in 6 Fällen das USS (Fa. Synthes) und bei 2 Patienten den Fixateur interne nach Kluger [17]. Außerdem stabilisierten wir in 2 Fällen mit dem Plattenfixateur nach Wolter [31], und bei 2 Patienten verwendeten wir winkelinstabile Platten. Bei 16 der 29 Patienten wurde neben der transpedikulären Spondylodese eine dorsale interlaminäre Spongiosaplastik angelegt.

Die mittlere Operationszeit betrug 2:50 h (78–355 min), die intraoperative Durchleuchtungszeit im Mittel 4:07 min (126–348 s) und der Blutverlust im Mittel 376 ml (20–600 ml). Es wurden 2 nicht revisionspflichtige Komplikationen beobachtet: 1 Wundheilungsstörung und 1 Thrombose mit nachfolgender Lungenembolie. Im 1. Fall wurde ein subkutanes Serom punktiert, wobei das Punktat steril war und die Wunde komplikationslos heilte. Die genannte Lungenembolie wurde hämodynamisch nicht wirksam und die Komplikation blieb für den Patienten unter systemischer Antikoagulation glücklicherweise folgenlos.

Arbeit, Freizeit, subjektive und klinische Untersuchungsdaten

Der Anteil nicht arbeitender Patienten (berentet, arbeitslos oder arbeitsunfähig) nahm von 2 von 29 vor dem Unfall auf 12 von 29 bei der Nachuntersuchung zu (p<0,01). Vor dem Unfall gingen 15 von 29 Patienten einer körperlichen Arbeit nach, zur Nachuntersuchung waren es nur 5 von 29 (p<0,01).

Anhand des „Hannover Wirbelsäulen-Scores" wurde ein individueller Ausgangswert (Zustand vor dem Unfall) ermittelt: Dieser betrug im Mittel 96,6 von 100 Punkten (73–100 Punkte). Bei der Nachuntersuchung erreichten die Patienten signifikant (p<0,001) weniger, nämlich 64,4 Punkte (13–97 Punkte).

Die subjektive „Beweglichkeit" ihrer Wirbelsäule schätzten 19 Patienten als „normal" oder „gering eingeschränkt" und 10 als „mäßig" oder „stark eingeschränkt" ein. Vor dem Unfall fühlten sich 26 Patienten „normal" beweglich und nur 3 „gering eingeschränkt".

Nach einem subjektiven Gesamturteil über die Behandlung gefragt, waren überraschenderweise 22 von 29 Patienten „sehr zufrieden" oder „zufrieden".

Bei der Nachuntersuchung betrug der Finger-Boden-Abstand im Mittel 13 cm (0–50 cm).

Röntgenologische Untersuchung

Die kyphotische Fehlstellung im Grund-Deckplatten-Winkel (GDW) wurde operativ von -15,2° auf -3,4° korrigiert (p<0,001). Bis zur Nachuntersuchung sahen wir einen mittleren Korrekturverlust von 7,8° (66%) auf ein Endergebnis von -11,2°. Der Korrekturverlust war signifikant (p<0,005). Die Differenz zwischen dem Nachuntersuchungsergebnis und dem präoperativen Ausgangsbefund ergab einen „Korrekturgewinn" von nur 4,0° (34%), wobei diese Differenz noch das Niveau statistischer Signifikanz (p<0,05) erreichte (Abb. 5).

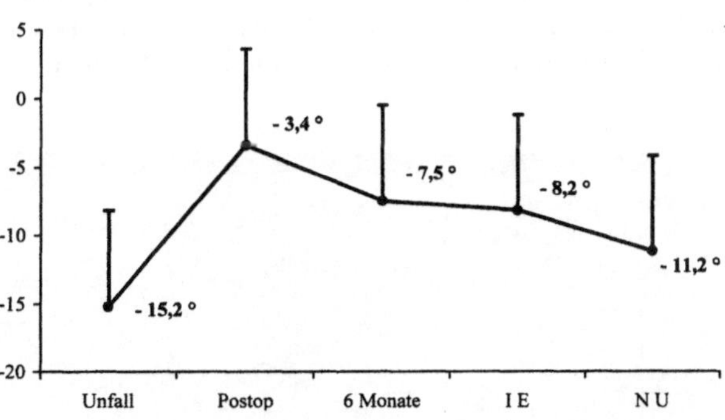

Abb. 5. Grund-Deckplatten-Winkel (GDW) im gesamten Kollektiv ohne Frakturen von LWK 4 und LWK 5 zu unterschiedlichen Zeitpunkten (n=26), *IE* Implantatentfernung, *NU* Nachuntersuchung

Bedeutende Fehlstellungen in der Frontalebene (Skoliosewinkel) bestanden zu keinem Zeitpunkt, so daß auf eine detaillierte Darstellung dieses Parameters verzichtet werden kann.

Computertomographie

Bei 10 von 29 Patienten (34%) konnten wir eine knöcherne Einheilung der Spongiosa in die angrenzenden Wirbelkörper auf mindestens einer und höchstens 5 von je 12 sagittalen Rekonstruktionsschichten feststellen. Bei diesem Drittel des Patientenkol-

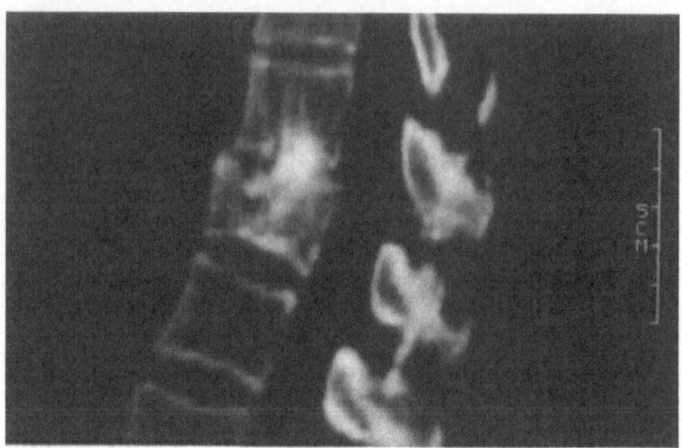

Abb. 6. 58jährige Patientin, Kneifzangenberstungsbruch (A 3.3.1) von LWK 1: Sagittale Rekonstruktion der Computertomographie nach Implantatentfernung (14 Monate postoperativ) mit interkorporeller knöcherner Fusion nach transpedikulärer Spongiosaplastik

lektivs war von einer tatsächlichen knöchernen Durchbauung des Zwischenwirbelraumes auszugehen (Abb. 6).

Bei weiteren 10 Patienten war ebenfalls eine Spondylodese eingetreten. Der knöcherne Anschluß lag hier jedoch im Bereich der Vorder- oder Hinterwand. Der Zwischenwirbelraum war zentral nicht durchbaut und teilweise mit verdichteter oder sklerosierter Spongiosa gefüllt, die keinen knöchernen Anschluß aufwies. In diesem Drittel der Fälle war es durch Höhenminderung des Zwischenwirbelraumes zu direktem Wirbelkörperkontakt gekommen und die Spondylodese in diesen Kontaktzonen eingetreten. Eine zusätzlicher Durchbau im Bereich der transpedikulär eingebrachten „Spongiosaplombe" konnte bei keinem dieser Patienten gesehen werden. Die Spongiosa wies in allen Fällen ein geringeres Volumen auf und wirkte im CT verdichtet oder sklerosiert. Sie war in diesen Fällen von einem erheblichen Lysesaum umgeben (Abb. 7).

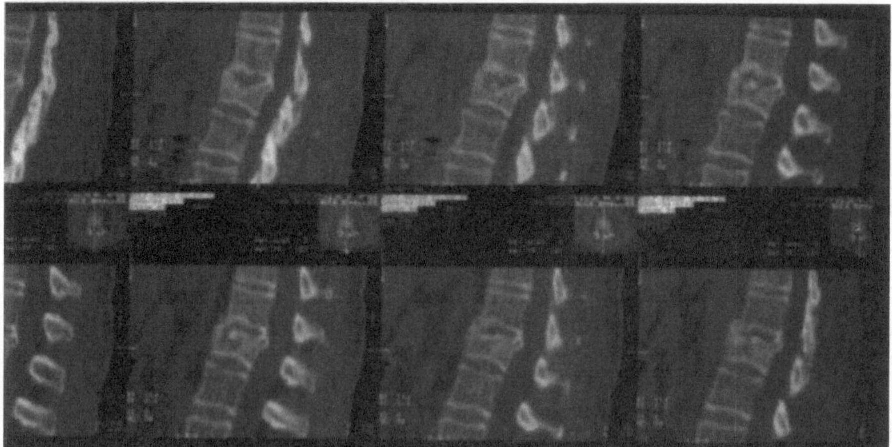

Abb. 7. 61jährige Patientin, kranialer Berstungsspaltbruch (A 3.2.1) von LWK 1: Sagittale Rekonstruktionen der Computertomographie nach Implantatentfrenung (26 Monate postoperativ) mit randständiger interkorporeller Spondylodese, zentral große Lysezone mit sklerosierter Spongiosa ohne knöchernen Einbau

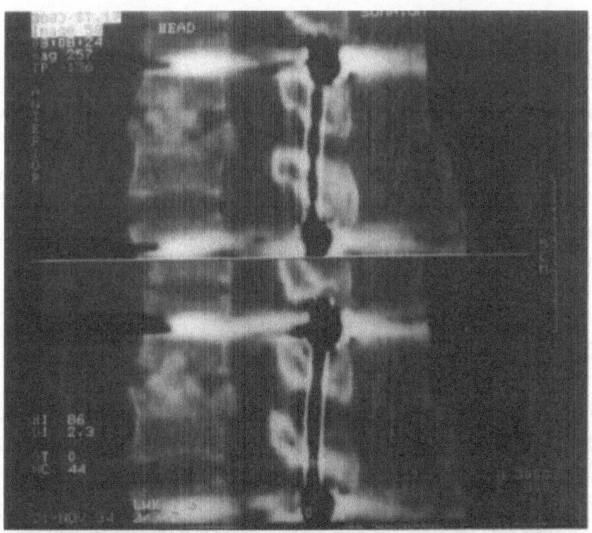

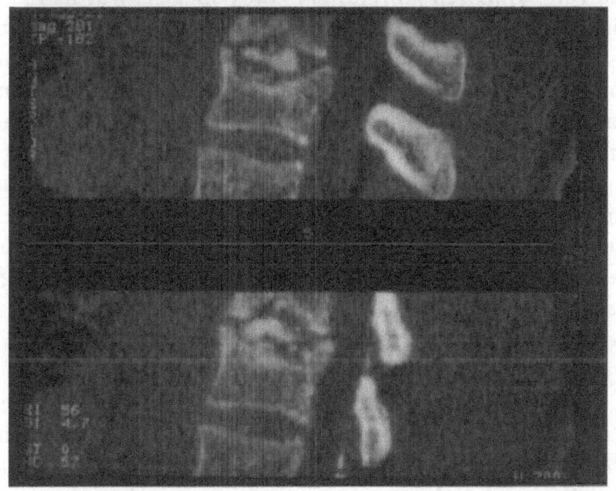

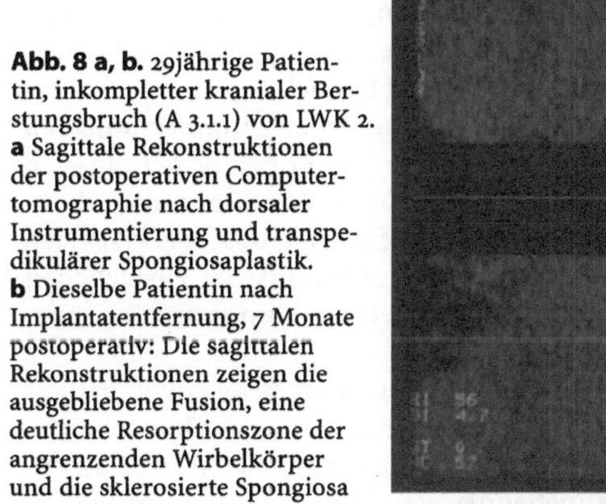

Abb. 8 a, b. 29jährige Patientin, inkompletter kranialer Berstungsbruch (A 3.1.1) von LWK 2. **a** Sagittale Rekonstruktionen der postoperativen Computertomographie nach dorsaler Instrumentierung und transpedikulärer Spongiosaplastik. **b** Dieselbe Patientin nach Implantatentfernung, 7 Monate postoperativ: Die sagittalen Rekonstruktionen zeigen die ausgebliebene Fusion, eine deutliche Resorptionszone der angrenzenden Wirbelkörper und die sklerosierte Spongiosa

Bei 9 Patienten war keine interkorporelle Spondylodese und kein knöcherner Anschluß der Spongiosaplastik eingetreten (Abb. 8).

Dorsale Spondylodese

Mit einer zusätzlichen interlaminären Spondylodese konnte kein Vorteil erzielt werden. Alle geschilderten Nachuntersuchungsbefunde wiesen beim Vergleich der beiden Kollektive (16 Patienten mit und 13 ohne zusätzliche dorsale Spondylodese) keine signifikanten Unterschiede auf.

Statistische Zusammenhänge

Eine Korrelation zwischen subjektiven Untersuchungsparametern oder dem Ergebnis des Wirbelsäulenscores einerseits sowie dem röntgenologischen und dem CT-Befund andererseits konnte nicht gefunden werden. Ein statistisch signifikanter Zusammenhang konnte innerhalb des Patientenkollektivs jedoch für den Hannover Wirbelsäulen-Score und den Finger-Boden-Abstand nachgewiesen werden: Der Korrelationskoeffizient nach Spearman betrug -0,71 mit einer Irrtumswahrscheinlichkeit $p<0{,}01$.

Diskussion

Wie bei vielen retrospektiven klinischen Studien ist auch unser Krankengut durch den Nachuntersuchungszeitraum von 1988–1995 in einigen Punkten inhomogen. In den meisten Fällen wurde jedoch ein winkelstabiles, transpedikulär verankertes Fixateursystem verwendet. Hervorzuheben ist, daß ein großer Anteil der Patienten (20 von 29) in den Jahren 1993–1995 operiert wurde. In diesem Zeitraum lag bereits eine große operative Erfahrung mit der untersuchten Methode der transpedikulären interkorporellen Spongiosaplastik vor, und die Nachuntersuchungsrate betrug ab 1993 83% (20 nachuntersuchte von 24 operierten Patienten). Hervorzuheben ist auch, daß es sich – im Gegensatz zu anderen Veröffentlichungen [2, 8, 9, 13, 26, 29] – ausschließlich um Spätergebnisse *nach* Implantatentfernung handelt.

Lokalisation und Häufigkeit der einzelnen Verletzungstypen stimmen mit den Angaben anderer Autoren überein [25]. Für die in diesem Kollektiv gefundenen Begleitverletzungen sind ebenfalls vergleichbare Angaben in der Literatur vorhanden [19, 22, 23]. Der niedrige Anteil neurologischer Begleitverletzungen erklärt sich dadurch, daß während des angegebenen Beobachtungszeitraums bei zusätzlichen neurologischen Sypmtomen überwiegend von ventral oder kombiniert operiert wurde.

Die Ergebnisse bestätigen bereits veröffentlichte Beobachtungen an einem Patientenkollektiv eines früheren Zeitraumes [19]: Auch für Patienten ohne Querschnittslähmung ist mit meßbaren körperlichen und sozialen Dauerfolgen der Wirbelsäulenverletzung zu rechnen. Das Ziel einer weitgehenden Restitutio ad integrum scheint also nicht erreicht zu sein.

Der Hannover Wirbelsäulen-Score versucht, Auswirkungen von Verletzung und Behandlung zu quantifizieren. Obwohl die Validierung des Scores noch nicht abgeschlossen ist, spiegelt der Score doch in anschaulicher Weise die körperliche Beeinträchtigung wider. Als Bestätigung ist hier die statistisch signifikante Korrelation zwischen dem Score und dem Finger-Boden-Abstand als klinisch-objektivem Parameter anzuführen. Das negative Vorzeichen des Korrelationskoeffizienten (-0,71) erklärt sich dadurch, daß ein niedrigerer Betrag des Finger-Boden-Abstandes ein besseres Ergebnis bedeutet, wohingegen das bessere Scoreergebnis mit einem höheren Punktwert verbunden ist.

In der Literatur hat sich zur Beurteilung des Wirbelsäulenprofils im Frakturbereich der Grund-Deckplatten-Winkel (GDW) durchgesetzt, der neben Konturveränderungen des Wirbelkörpers auch Sinterungen in den angrenzenden Zwischenwirbelräumen berücksichtigt. In Übereinstimmung mit den Ergebnissen anderer Autoren [2, 22, 23, 27, 30] konnten wir mit diesem Parameter einen fortschreitenden Korrekturverlust nachweisen. In unserem Kollektiv betrug er 66% der operativ erzielten Korrektur. In 2 anderen Patientengruppen wurde der Korrekturverlust nach dorsaler Instrumentierung unabhängig von dieser Untersuchung mit 63% und 76% angegeben [19, 21, 30]. Aus der Sammelstudie der Arbeitsgemeinschaft „Wirbelsäule" der DGU liegen noch keine abschließenden Spätergebnisse vor, jedoch deuten vorläufige Resultate auf einen noch ausgeprägteren Korrekturverlust nach dorsaler Instrumentierung in diesem Kollektiv hin [6, 30]. Auf die größere Bedeutung der Sinterung des Zwischenwirbelraumes für den Korrekturverlust wurde ebenfalls an anderer Stelle hingewiesen: Es konnte bereits gezeigt werden, daß sich deswegen der Körperwinkel und der sagittale Index nicht als Maß für die radiologische Verlaufsbeobachtung eignen [19, 30].

Durch eine zusätzlich angelegte dorsale Spondylodese konnte im untersuchten Kollektiv kein Vorteil erzielt werden, obwohl bei diesen Patienten eine knöcherne interlaminäre Fusion regelmäßig auf den Computertomographien nach Implantatentfernung nachzuweisen war.

Die transpedikuläre interkorporelle Spongiosaplastik soll neben einer abstützenden Wirkung in der Frühphase v.a. für eine *ventrale* Spondylodese möglichst ohne Korrekturverlust sorgen [9–12, 15, 19, 22, 23, 26, 27, 29, 30]. Bis heute fehlt jedoch der Nachweis, daß die Versorgung mit einer zusätzlichen interkorporellen Spongiosaplastik tatsächlich bessere röntgenologische oder klinische Spätergebnisse liefert. Die oben angeführten Studien [9, 22, 23, 27, 30] und eigene Untersuchungen [19] konnten für den Korrekturverlust und das klinische Spätergebnis keinen Vorteil einer zusätzlichen transpedikulären Spongiosaplastik gegenüber der isolierten dorsalen Instrumentierung aufzeigen.

In der Literatur ist bisher auch kein Beweis dafür zu finden, daß die transpedikuläre Spongiosaplastik tatsächlich mit einiger Regelmäßigkeit zu einer interkorporellen Spondylodese führt. Von Befürwortern der Methode wurden bis heute entweder Einzelfälle veröffentlicht, in denen der computertomographische Nachweis der eingetretenen interkorporellen Fusion erbracht werden konnte, oder anhand des konventionellen Röntgenbildes der Einbau der Spongiosa postuliert [10, 11, 16].

Wir hielten deswegen diese Studie für notwendig, um anhand eines größeren Studienkollektivs das Schicksal der transpedikulär eingebrachten Spongiosa mit einem geeigneten bildgebenden Verfahren zu überprüfen. Die Befunde der Spiralcomputertomographien nach Implantatentfernung zeigen eine nur ungenügende Erfolgsrate von etwa 1/3 der Patienten (10 von 29 Patienten). In weiteren 10 Fällen ist zwar eine interkorporelle Fusion eingetreten, die sagittalen Rekonstruktion zeigen hier jedoch nur eine randständige knöcherne Überbrückung im Bereich direkten Wirbelkörperkontaktes durch Höhenminderung des Zwischenwirbelraumes. Im Zentrum des ehemaligen Bandscheibenraumes besteht jedoch weiterhin eine „Höhle" ohne knöchernen Durchbau. Bei den übrigen 9 Patienten ist keine knöcherne interkorporelle Verbindung eingetreten, die in konventionellen oder sagittalen Rekonstruktionsschichten der Computertomographie nachweisbar wäre.

Pickel et al. [27] führten eine prospektive Studie (1993–1997) mit gleicher Fragestellung durch: Das Einbauverhalten der Spongiosa wurde hier mit einer Kernspintomographie (mit Kontrastmittelgabe) nach Implantatentfernung überprüft. Sie fanden eine „regelrecht erzielte Spondylodese“ in nur 23% der 67 untersuchten Patienten. Bei 1/3 der Patienten (35%) war die Spondylodese nicht eingetreten und keine interkorporelle Spongiosa mehr nachweisbar.

Das Patientenkollektiv stammt hier – wie bei der von uns vorgestellten Studie – aus einem aktuellen Zeitraum nach 1993. Eine ausreichend große Erfahrung mit der untersuchten Operationstechnik darf deshalb vorausgesetzt und ein „Lernkurveneffekt“ als unwahrscheinlich angenommen werden. Postoperative CT-Befunde bestätigen stichprobenhaft eine großzügige Resektion des Bandscheibenmaterials und die gute Füllung des Intervertebralraumes mit Spongiosa.

Zusammenfassend führen wir die ungenügende Einheilungsrate der Spongiosaplastik auf ein schlechtes Transplantatlager im Bereich des Zwischenwirbelraumes zurück. Ob sich das Einheilungsverhalten der Spongiosa noch verbessern läßt, bleibt den Ergebnissen experimenteller Untersuchungen überlassen.

Da nur bei wiederhergestellter, tragfähiger vorderer Säule ein optimales Behandlungsergebnis zu erwarten ist, haben wir unser operatives Konzept geändert: Bei allen Typ-A-, -B- oder -C-Läsionen mit Verletzung der *vorderen* Säule im Sinne eines inkompletten oder kompletten Berstungsbruches gehen wir heute *ein- oder zweizeitig* kombiniert dorsoventral vor. Die dorsale Stabilisierung mit dem Fixateur interne wird dabei durch eine ventrale interkorporelle Spondylodese mit einem Beckenkammspan ergänzt. Ob sich mit der aufwendigen Technik bessere röntgenologische und v. a. auch klinische Resultate erzielen lassen, muß durch weitere Untersuchungen geklärt werden.

Literatur

1. Aebi M, Etter C, Kehl T, Thalgott J (1987) Stabilization of the lower thoracic and lumbar spine with the internal spinal skeletal fixation system. Indications, techniques, and first results of treatment. Spine 12 (6): 544–551
2. Aebi M, Etter C, Kehl T, Thalgott J (1988) The internal skeletal fixation system. A new treatment of thoracolumbar fractures and other spinal disorders. Clin Orthop 227: 30–43
3. American Spinal Injuries Association (1992) ASIA Classification. Standards for Neurological and Functional Classification of Spinal Cord Injury. Chicago, Illinois, USA
4. Blauth M (1992) Verletzungen der thorakolumbalen Wirbelsäule und ihre operative Behandlung. Eine biomechanische und klinische Studie. Habilitationsschrift, Medizinische Hochschule Hannover
5. Blauth M, Knop C (1996) Studie zur Therapie thorakolumbaler Frakturen. Hefte Z Unfallchir 257: 479–483
6. Blauth M, Knop C, Bastian L (1997) Behandlungsstrategie und Ergebnisse bei Frakturen im Bereich der BWS und LWS. Hefte Z Unfallchir 268: 171–179
7. Blauth M, Knop C, Bastian L, Lobenhoffer P (1997) Neue Entwicklungen in der Chirurgie der verletzten Wirbelsäule. Orthopäde 26: 437–449
8. Blauth M, Tscherne H, Gotzen L, Haas N (1987) Ergebnisse verschiedener Operationsverfahren zur Behandlung frischer Brust- und Lendenwirbelsäulenverletzungen. Unfallchirurg 90: 260–273
9. Daniaux H (1986) Transpedikuläre Reposition und Spongiosaplastik bei Wirbelkörperbrüchen der unteren Brust- und Lendenwirbelsäule. Unfallchirurg 89: 197–213
10. Daniaux H, Kathrein A, Seykora P, Lang T (1997) Transpedikuläre Spongiosaplastik als „minimal invasive Methode“ zum Aufbau der vorderen Säule der thorakolumbalen Wirbelsäule. Vortrag Nr. 28, 5. Minimalinvasive Operationsverfahren, 9. Jahrestagung der Gesellschaft für Wirbelsäulenchirurgie, Ulm
11. Daniaux H, Lang T, Kathrein A, Seykora P (1997) Morphologische Spätergebnisse nach dorsaler Fusion und transpedikulärer Spongiosaplastik bei Verletzungen des thorakolumbalen Übergangs und der Lendenwirbelsäule. Vortrag Nr. 118, Die verletzte Wirbelsäule I, 61. Jahrestagung der Deutschen Gesellschaft für Unfallchirurgie, Berlin

12. Dick W (1987) The „fixateur interne" as a versatile implant for spine surgery. Spine 12: 882–900
13. Esses SI, Botsford DJ, Wright T, Bednar D, Bailey S (1991) Operative treatment of spinal fractures with the AO internal fixator. Spine 16: S146–S150
14. Frankel HL, Hancock DO, Hyslop G et al. (1969) The value of postural reduction in the initial management of closed injuries of the spine with paraglegia and tetraplegia. Paraplegia 7: 179–192
15. Gotzen L, Junge A, Koppelberg T, Stiletto R (1995) Fortschritte in der Fixateur-interne-Stabilisierung von thorakolumbalen Wirbelsäulenverletzungen. Unfallchirurg 98: 79–86
16. Junge A, Gotzen L, Garrel Tv, Ziring E, Giannadakis K (1997) Die monosegmentale Fixateur interne-Instrumentation und Fusion in der Behandlung von Frakturen der throrakolumbalen Wirbelsäule. Unfallchirurg 100 (11): 880–887
17. Kluger P, Gerner HJ (1986) Das mechanische Prinzip des Fixateur externe zur dorsalen Stabilisierung der Brust- und Lendenwirbelsäule. Unfallchirurgie 12 (2): 68–79
18. Knop C (1996) Studie 'Thorakolumbaler Übergang' – Ziele, Design, erste Ergebnisse. Öffentliches Symposium der Arbeitsgemeinschaft Wirbelsäulenchirurgie der DGU, Murnau/Staffelsee
19. Knop C, Blauth M, Bastian L, Lange U, Kesting J, Tscherne H (1997) Frakturen der thorakolumbalen Wirbelsäule – Spätergebnisse nach dorsaler Instrumentierung und ihre Konsequenzen. Unfallchirurg 100 (8): 630–639
20. Knop C, Blauth M, Bühren V (1997) Operative Behandlung von Verletzungen der thorakolumbalen Wirbelsäule – Erste Ergebnisse einer multizentrischen prospektiven Studie der Arbeitsgemeinschaft Wirbelsäule der Deutschen Gesellschaft für Unfallchirurgie. Unfallchirurg (im Druck)
21. Knop C, Blauth M, Kesting J, Tscherne H (1995) Operative Frakturbehandlung an der thorakolumbalen Wirbelsäule – Ergebnisse dorsaler Osteosynthesen nach drei Jahren. Vortrag Nr. 178, 59. Jahrestagung der Deutschen Gesellschaft für Unfallchirurgie, Berlin
22. Liljenqvist U, Mommsen U (1995) Die operative Behandlung thorakolumbaler Wirbelsäulenverletzungen mit dem Fixateur interne und transpedikulärer Spongiosaplastik. Unfallchirurgie 21 (1): 30–39
23. Lindsey RW, Dick W (1991) The fixateur interne in the reduction and stabilization of thoracolumbar spine fractures in patients with neurologic deficit. Spine 16: S140–S145
24. Magerl F, Aebi M, Gertzbein SD, Harms J, Nazarian S (1994) A comprehensive classification of thoracic and lumbar injuries. Eur Spine J 3 (4): 184–201
25. Magerl F, Engelhardt P (1994) 3. Brust- und Lendenwirbelsäule – Verlaufsformen. In: Witt AN, Rettig H, Schlegel KF (Hrsg) Orthopädie in Praxis und Klinik, Spezielle Orthopädie: Wirbelsäule – Thorax – Becken, Bd 5 (2), 2. Aufl. G. Thieme, Stuttgart New York, S 3.82–3.132
26. Olerud S, Karlstrom G, Sjostrom L (1988) Transpedicular fixation of thoracolumbar vertebral fractures. Clin Orthop 227: 44–51
27. Pickel H, Hofmeister M, Mückley T, Bühren V (1997) Schicksal der transpedikulären Spongiosaplastik nach Frakturversorgung. Hefte Z Unfallchir 268: 251–251
28. Tasdemiroglu E, Tibbs PA (1995) Long-term follow-up results of thoracolumbar fractures after posterior instrumentation. Spine 20 (15): 1704–1708
29. Wawro W, Konrad L, Aebi M (1994) Die monosegmentale Montage des Fixateur interne bei der Behandlung von thorakolumbalen Wirbelfrakturen. Unfallchirurg 97 (3): 114–120
30. Weckbach A, Vogel S (1997) Einfluß der transpedikulären intercorporellen Spongiosaplastik auf den Korrekturverlust nach alleiniger dorsaler Instrumentierung thoracolumbaler Wirbelsäulenverletzungen. Hefte Z Unfallchir 268: 205–208
31. Wolter D, Kortmann HR (1992) Transpediculare Spondylodese der Brust- und Lendenwirbelsäulenverletzung. Chirurg 63 (11): 866–874

TEIL III

Der nichttraumatische Bandscheibenschaden

Der intradural rupturierte lumbale Bandscheibenvorfall

P. Christophis

Neurochirurgische Klinik, Zentrum für Neurologie und Neurochirurgie, Justus-Liebig-Universität, Klinikstr. 29, D-35392 Gießen

Einleitung

In den meisten Arbeiten der bisherigen Literatur wird der intradural rupturierte Bandscheibenvorfall als eine seltene Komplikation eines Weichteilmassenvorfalles beschrieben. Aus diesem Grunde gibt es selten Arbeiten mit mehr als 10 Fällen [16], so daß es bisher nur Vermutungen über den pathogenetischen Mechanismus des intraduralen Vorfalles gibt. Die Krankheitshäufigkeit wird mit 0,3–5,5 von Tausend aller diagnostizierten Bandscheibenvorfälle angegeben [15, 16, 22, 24]. Nur selten wurde eine viel höhere Häufigkeit angegeben [27]. Ziel dieser Arbeit ist, anhand der bisher bekannten und eigenen Fälle mit einem intradural rupturierten lumbalen Bandscheibenvorfall das Krankheitsbild zu analysieren, mögliche Unterschiede zu extraduralen Bandscheibenvorfällen herauszufinden und den Pathomechanismus der intraduralen Perforation zu eruieren.

Material und Methode

Während der letzten 20 Jahre wurden in unserer Klinik bei etwa 10.000 lumbalen Bandscheibenerstoperationen 5 Patienten mit einem intraduralen Bandscheibenvorfall im lumbalen Bereich operiert. Von den operierten Patienten waren 2 weiblichen und drei männlichen Geschlechts. Das mittlere Alter betrug 59,5 (48–78) Jahren. Die meisten Patienten wurden neurologisch (n=5), neurophysiologisch (n=4) und computertomographisch (n=5) untersucht. Bei unklarer bildgebender Diagnostik, jedoch eindeutiger klinischer Symptomatik wurden diese Untersuchungen z. T. myelographisch (n=2) oder mittels Kernspintomographie (MRT) (n=3) ergänzt. Bei nachgewiesenem Weichteilvorfall wurden alle Patienten in mikrochirurgischer Technik operiert. Postoperativ wurden sie täglich neurologisch und bei Verdacht auf neurogene Blasenentleerungsstörung mehrfach urologisch untersucht und behandelt (n=2).

Die Untersuchungen wurden postoperativ nach Ablauf von 6 Wochen, nach 1 Jahr und 2 Jahren wiederholt. Bei einem Patienten (initial mit Kaudasyndrom) wurde diese Kontrolluntersuchung nach Ablauf von weiteren 5 Jahren vorgenommen.

Hefte zu „Der Unfallchirurg", Heft 271
H. J. Wilke, L. E. Claes (Hrsg.)
Die traumatische und degenerative Bandscheibe

Klinische, neuroradiologische und intraoperative Befunde

Alle Patienten hatten eine chronische Lumboischialgieanamnese. Ein Patient bot bei der stationären Aufnahme ein inkomplettes progredientes Kaudasyndrom und 2 weitere ein leichtes bzw. mittelgradiges sensomotorisches monoradikuläres Syndrom (Tabelle 1). Alle 3 Patienten zeigten im CT, im lumbalen Radikulogramm (n=2) und im MRT (n=1) einen Bandscheibenmassenvorfall bzw. einen kompletten (n=1) oder inkompletten (n=1) Stop (Tabelle 2). Alle bisher erwähnten Patienten waren 2mal wegen identischer Probleme zuvor operiert mit einer jeweils vorübergehenden Symptombesserung. Bei allen Fällen ließ sich intraoperativ eine nahezu mediane Perforation des ventralen Durasackes nachweisen (Tabelle 3). Die 2 restlichen Patienten boten zum ersten Mal ein ausgeprägtes sensomotorisches monoradikuläres Syndrom und waren noch nicht operativ behandelt. Sowohl im CT (n=2) als auch im MRT (n=2) wurde in diesen Fällen ein mittelgroßer mediolateraler Weichteilvorfall diagnostiziert. Intraoperativ ließ sich aber zweifellos jeweils ein freier, die Wurzelseite von ventral her perforierender Bandscheibensequester nachweisen und entfernen. Bei allen Operationen (n=5), auch bei den Patienten, die noch nie zuvor operiert wurden (n=2), fanden sich u. a. ventral epidural Duraverwachsungen mit dem Epiduralgewebe, die die Dura über den Bandscheibenraum fixierten. Die nachgewiesene Perforationsstelle befand sich dabei im Bereich der flächenhaften Verwachsungen. Bei eröffneter Dura ließ sich intraoperativ in der Regel (n=4), zwischen den Kaudafasern in einer kräftigen Hülle aus Bindegewebe und Arachnoideaverwachsungen eingebettet, Bandscheibengewebe (Sequesternest) nachweisen und in mikrochirurgischer

Beschwerden/Ausfälle	Anzahl
Chronische Lumboischialgie	5
Sensomotorische radikuläre Ausfälle	4
Inkomplettes Kaudasyndrom	1

Tabelle 1. Präoperative Beschwerden und neurologische Ausfälle bei den untersuchten Patienten mit intradural rupturierten lumbalen Bandscheibenvorfällen

Bildgebendes Verfahren	Anzahl
Lumbales Radikulogramm:	2
a) kompletter Stop	1
b) inkompletter Stop	1
MRT:	3
a) Massenvorfall	1
b)Mediolateraler Bandscheibenvorfall	2
Lumbales CT:	5
a) Massenvorfall	3
b)Mediolateraler Bandscheibenvorfall	2

Tabelle 2. Neuroradiologische Untersuchungsbefunde im eigenen Krankengut

Befund	Anzahl
Mediane Duraperforation	3
Mediolaterale Duraperforation (Wurzelabgang)	1
Laterale Duraperforation (Wurzelscheide)	1
Flächenhafte ventrale epidermale Duraverwachsung	5
Kapselartige Sequesterhülle	4

Tabelle 3. Intraoperative Befunde und ihre Häufigkeit

Technik entfernen. Histologisch wurde die Kapsel jeweils als reparatives Granulationsgewebe oder als ein Fibroseherd mit chronischer Arachnoidalentzündung beschrieben. Die Bindegewebehülle wurde bei 2 Patienten, da sie keinen raumfordernden Charakter hatte und eine innige Verbindung mit den Kaudafasern einherging, nur partiell, bei den übrigen jedoch (n=2) vollständig entfernt.

Postoperative Ergebnisse

Bereits in der frühpostoperativen Phase kam es bei allen Patienten zu einem deutlichen Beschwerderückgang, so daß bei ihrer Verlegung zur Anschlußheilbehandlung die Lumboischialgien nahezu vollständig zurückgegangen waren.

Die 4 Patienten mit den sensomotorischen, monoradikulären Ausfällen hatten nach Ablauf eines Jahres kein neurologisches Defizit. Nur der Patient mit dem Kaudasyndrom bot nach anfänglich deutlicher Besserung des neurologischen Defizits auch nach Ablauf von 5 Jahren eine residuale sensomotorische Hemikaudasymptomatik ohne vegetative Störungen.

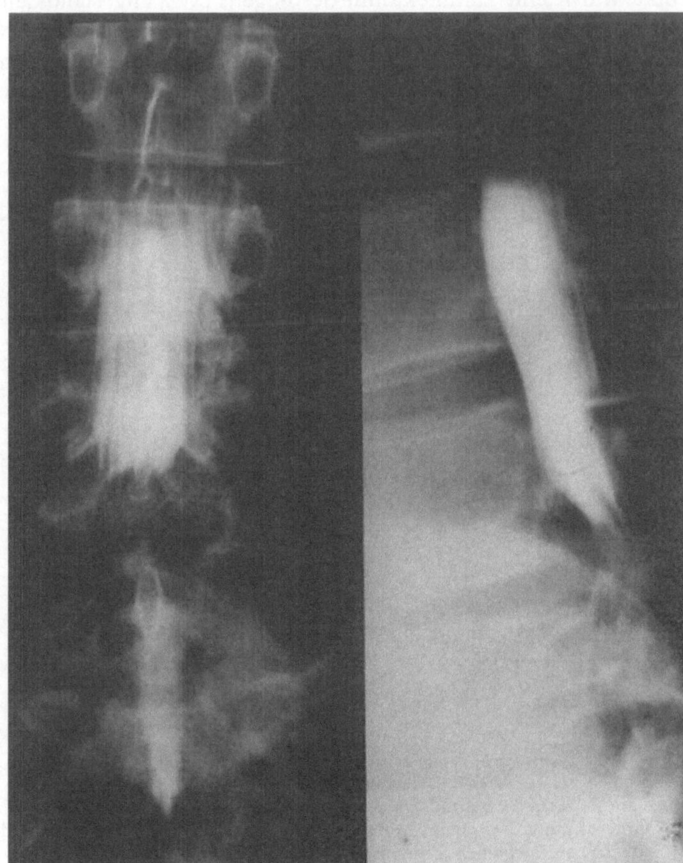

Abb. 1. Radikulogramm eines 48jährigen Patienten (Fallbeispiel) mit einem intradural rupturierten Bandscheibenvorfall im Segment LW 4/5. Die nahezu komplette Unterbrechung des Kontrastmittelbandes impliziert den Verdacht auf einen extraduralen Bandscheibenmassenvorfall

Die Besonderheit des intradural perforierten lumbalen Bandscheibenvorfalles unterstreicht folgendes Fallbeispiel:

Fallbeispiel: Ein 48jähriger männlicher Patient mit einer chronischen Lumboischialgie und sensomotorischem L 5- und S 1-Syndrom rechts wurde bereits aufgrund der gleichen Symptome in der Vergangenheit zweimal teilhemilaminektomiert und nukleotomiert in Höhe LW 4/5 bei einem jeweils im lumbalen Radikulogramm nachgewiesenen inkompletten Stop in der genannten Höhe. Bei jeweils vorhergehender postoperativer Besserung entwickelte sich einige Tage vor Aufnahme neben einer Lumboischialgie im S 1-Segment erneut ein sensomotorisches L 5- und S 1-Syndrom, begleitet von einem sensiblen, rechts betonten Kaudasyndrom und leichten Miktionsstörungen. Die gefundenen Paresen entsprachen dem Kraftgrad 3–4 nach Seddon.

Bei der erneuten lumbalen Radikulographie zeigte sich, wie zuvor, das Bild einer inkompletten Kontrastmittelunterbrechung in Höhe LW 4/5 (Abb. 1).

Während der Operation (Revision = Teilhemilaminektomie rechts) zeigte sich eine erhebliche Diskrepanz zwischen dem Radikulographiebild und dem intraoperativen Befund (Bandscheibenprotrusion und epidurale Narbe). Diese Diskrepanz fand sich retrospektiv gesehen auch bei den vorangegangenen Operationen. Aus diesem Grunde wurde eine Laminektomie des Bogens LW 4 angeschlossen, wonach sich palpatorisch die zu vermutende intradurale Raumforderung tasten ließ. In mikrochirurgischer Technik wurde nun die Dura mater eröffnet und zwischen den Kaudafasern ein Sequesternest eingehüllt in einer Bindegewebskapsel dargestellt (Abb. 2). Nach Spaltung der Kapsel ließen sich 5 Bandscheibensequester entfernen. Die Kapsel konnte

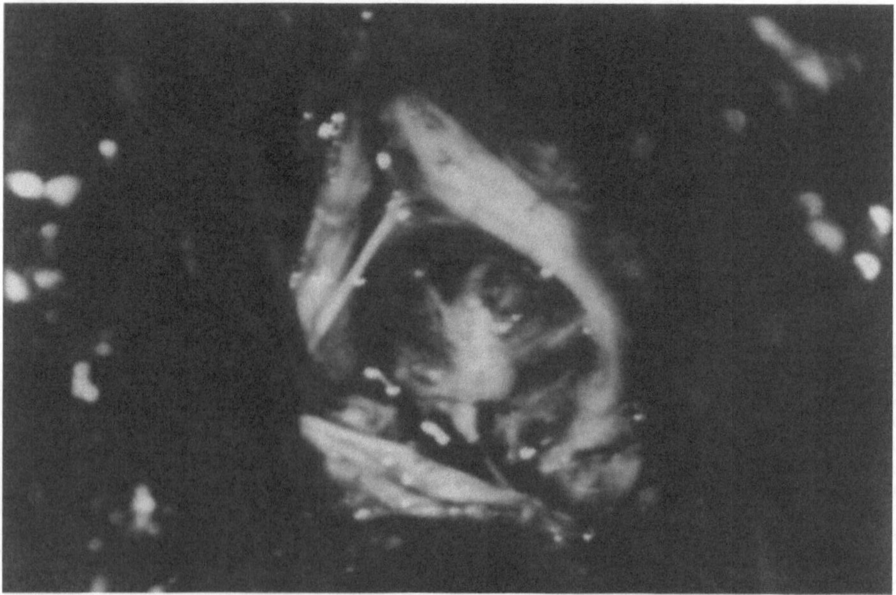

Abb. 2. Intraoperativer Befund (Foto mit dem Operationsmikroskop) beim selben Patienten (Abb. 1) nach Duraeröffnung. Zwischen den Kaudafasern (weißliche auseinander laufende Faserzüge) läßt sich das „Sequesternest" in einer „Bindegewebehülle" erkennen

aufgrund von arachnoidalen Verwachsungen mit den Kaudafasern nur subtotal entfernt werden. Nach Entfernung der Raumforderung ließ sich intradural rechts paramedian eine übernarbte Perforationsstelle ventral verifizieren. Nach der Operation kam es rasch zu einer Beschwerdebesserung des Patienten und binnen eines Jahres hatte er weder Ischialgien noch motorische Ausfälle. Demgegenüber war eine residuale Hemikauda rechts auch nach 5 Jahren nachweisbar.

Diskussion

In der bisherigen Literatur sind seit der ersten bekannten Veröffentlichung über dieses Krankheitsbild [8] etwa 100 Fälle mit einem intradural rupturierten Bandscheibenvorfall beschrieben. Die meisten waren Bandscheibenvorfälle im LWS- Bereich [1–3, 5–8, 10, 11, 13–16, 18–22, 24, 25, 27–29, 31, 33, 34) seltener im HWS- und BWS-Bereich [4, 9, 12, 17, 23, 26, 30, 32]. Während die meisten Autoren über sehr große medial gelegene intradurale Vorfälle berichteten [4, 5, 11, 15, 16, 18, 19, 21, 24, 25, 27, 28, 33], die in der Regel zu schweren bilateralen Ausfällen führten, finden sich vereinzelt Berichte über einen in die Dura der Wurzelscheide hinein penetrierten Bandscheibensequester [2, 10, 22, 24, 27]. Bei einigen Patienten wurde anhand der bildgebenden Diagnostik zuvor der Verdacht auf einen intraduralen Tumor geäußert [11, 15, 33, 34]. In Übereinstimmung zu diesen Berichten ließen sich in unserem Material sowohl sehr große median gelegene intradurale (n=3), als auch kleinere in die Wurzelscheide perforierte Bandscheibenvorfälle (n=2) feststellen. Bei diesen Patienten aber läßt sich wie bei allen bisherigen Arbeiten weder klinisch noch radiologisch ein Unterschied zwischen einem intraduralen und extraduralen Bandscheibenvorfall feststellen. Nur in wenigen Fällen scheint eine intraspinale Gasansammlung einen Hinweis auf eine intradurale Herniation des Bandscheibenmaterials zu geben [1, 14, 15, 34]. Eine epidurale Durafixierung [2, 3, 7, 13, 15, 16, 21, 24, 25, 27, 29, 31] ließ sich auch bei den von uns operierten Patienten ausnahmslos nachweisen und bei den meisten (n=4) eine kapselähnliche Umhüllung der Sequester feststellen, die Adhäsionen mit den Kaudawurzeln einherging. Diese Befunde lassen als Ursache der intraduralen Sequesterperforation neben einer Texturschwäche der Dura [2, 24] eine Fixierung (Nicht-ausweichen-können) der Dura durch Verwachsungen annehmen. Es scheint, daß intradural perforierende frische Bandscheibensequester bald zu einer Reizung der Arachnoidea im Sinne einer abakteriellen Entzündung mit einer nachfolgenden Bindegewebe-Arachnoidea-Umkapselung dieser Sequester führen. Diese Annahme wird durch die Anreicherung von intradural rupturierten Bandscheibenvorfällen, die bei MRT-Untersuchungen in solchen Fällen nach Gadoliniumgabe gefunden wurde, unterstützt [29, 33, 34]. Diese Anreichrung scheint ihrerseits Hinweise über die zeitliche Latenz zum Vorfallerreignis zu geben [34]. Die Ergebnisse zeigen darüber hinaus, daß ein intraduraler median rupturierter Bandscheibenvorfall nicht unbedingt mit einem schweren neurologischen Defizit verbunden sein muß. Es ist daher anzunehmen, daß die Kompensationsfähigkeit der Kaudafasern ausreichend groß ist, oder aber, daß der Gewebedruck intradural nicht gerichtet ist, sondern sich in alle Richtungen hin verteilt und gedämpft wird, so daß die durch den Kaudasack sonst gebündelt laufende Wurzelfaser nicht angespannt bzw. nicht abgedrückt, sondern im Liquorraum auseinandergespreizt werden. Aus diesem Grunde resultiert hieraus nicht immer ein akuter operativer Handlungsbedarf.

Eine mikrochirurgische Sequester- und Kapselentfernung führt in der Regel [3, 11, 15, 5, 16, 22, 27], auch bei intraduralen Bandscheibenvorfällen zu einer Beschwerde- und Symptombesserung.

Eine erhebliche Diskrepanz zwischen den Befunden der bildgebenden Diagnostik und dem intraoperativen Befund soll nicht nur an die Möglichkeit der „Exploration in der falschen Etage" sondern auch an den seltenen Fall eines möglichen intradural gelegenen Bandscheibensequesters denken lassen.

Literatur

1. Anda S, Dale LG, Vassal J (1987) Intradural disc herniation with vacuum phenomenon: CT diagnosis. Neurorad (German) 29(4): 407
2. Barbera J, Gonzalez-Darder J, Garcia-Vazquez F (1984) Intraradicular herniated lumbar disc. Case report. J Neurosurg 60: 858–860
3. Blikra G (1969) Intradural herniated lumbar disc. J Neurosurg 31: 676–679
4. Cantini R, Ravelli V (1986) Intradural lumbar disc hernia. Case report. Ital Orthop Traumatol 12(2): 267–270
5. Caetano de Barros A, Caetano de Barros M (1984) Traumatic extradural and intradural herniation of cervical disc treated surgically. Surg Neurol (US) 21(6): 577–580
6. Chen HJ, Lui CC (1988) Intradural herniated lumbar disc: report of a case. Taiwan I Hsueh Hui Chih 87(3): 390–392
7. Ciappetta P, Delfini R, Cantore GP (1981) Intradural lumbar disc hernia: description of three cases. Neurosurgery 8: 104–107
8. Dandy WE (1942) Serious complications of ruptured intervertebral discs. JAMA 119: 474–477
9. Destee A, Lesoin F, Di Paola F, Warot P (1989) Intradural herniated cervical disc associated with chiropractic spinal manipulation (letter). J Neurol Neurosurg Psychiat (Engl) 52(9): 1113
10. Ergungor MF, Kars HZ (1987) Intraradicular herniation of a lumbar disc: a case report. Neurosurgery (US) 21(6): 909–911
11. Fang CM, Huang TJ, Chen WJ, Lee ST, Hsu RW (1994) Intradural lumbar disc herniation – a case report. Chang Keng I Hsueh (Taiwan) 17(3): 294–300
12. Isla A, Roda JM, Bencosme J, Alvarez MP, Blazquez MG (1988) Intradural herniated dorsal disc: case report and review of the literature. Neurosurgery (US) 22(4): 737–739
13. Jenkins LE, Bowman M, Colter HB, Gildenberg PL (1989) Intradural herniation of a lumbar intervertebral disc. J Spin Disord (US) 2(3): 196–200
14. Kaiser MC, Sandt G, Roilgen A, Capesius P, Poos D, Ohanna F (1985) Intradural disc herniation with CT appearance of gas collection . Am J Neurorad (US) 6(1): 117–118
15. Kataoka O, Nishibayashi Y, Sho T (1989) Intradural lumbar disc herniation. Report of three cases with review of the literatur. Spine (US) 14(5): 529–533
16. Lechowski S, Urbaniak J (1986) Intradural herniation of the intervertebral disc of the lumbar segment of the spine. Neurol Neurochir Pol 20(3): 252–257
17. Lechowski S, Urbaniak J (1986) Intradural herniation of the intervertebral disc of the cervical segment of the spine. Neurol Neurochir Pol 20(6): 589–591
18. Lee ST, Fairholm D (1983) Intradural rupture of lumbar intravertebral disc. Can J Neurol Sci 10 (3): 192–194
19. Lesoin F, Duquennoy B, Russeaux M, Servato R, Jomin M (1984) Intradural rupture of lumbar intervertebral discs: report of three cases with review of the literature. Neurosurgery (US) 14 (6): 728–731
20. Lidor M, Stollman A, Casden A, Som P, Bederson J (1994) MRI of lumbar intradural disc herniation. Clin Imag (US) 18(3): 173–178
21. Martin N, Guilbeau JC, Murat M, Debroucker T, Bouali I, Nahum H (1988) Lumbar intradural disc herniation. X-ray computed tomographic diagnosis. J Radiol (France) 69(11): 681–684
22. Nazzal MM, Croissant PD, Ali MA, Kaidi AA (1995) Intraradicular disc herniation: a case report and rewiew of the literature. J Spinal Disord (US) 8(1): 86–88
23. Ozer AF, Ozek MM, Zirch TA, Erzen C (1994) Intradural rupture of cervical intervertebral disc.. Spine (US) 19(5): 617–619
24. Prestar FJ, Schattke HH (1995) Intradural lumbar disc herniations: report of three cases. Minim invas Neurosurg (German) 38(3): 125–128
25. Reina EG, Calonge ER, Heriot RP (1994) Transdural lumbar disc herniation. Spine (US) 19(5): 617–619

26. Roda JM, Gonzalez C, Blazquez MG, et al. (1982) Intradural herniated cervical disc. Case report. J Neurosurg 57: 278–280
27. Schisano G, Franco A, Nina (1995) Intraradicular and intradural lumbar disc herniation: experiances with nine cases. Surg Neurol (US) 44(6): 536–543.
28. Smith RV (1981) Intradural disc rupture. Report of two cases. J Neurosurg 55: 117–120
29. Snow RD, Williams JP, Weber ED, Richardson PH (1995) Enchancing transdural lumbar disc herniation. Clin Imaging (US) 19(1): 12–16
30. Stone JL, Lichtor T, Banerjee S (1994) Intradural thoracic disc herniation. Spine (US) 19(11): 1281–1284
31. Teng P, Papatheodorou C (1964) Intrathecal dislocation of lumbar intervertebral disc. Neurochir (Stuttg) 7: 57–63
32. Wang AM, Zamani AA (1986) Intradural herniation of thoracic disc: CT metrizamide myelography. Comput Radiol (US) 10(2–3): 115–118
33. Wasserstrom R, Mamourian AC, Black JF, Lehman RA (1993) Intradural lumbar disc fragment with ring echancement on MR. AM J Neuroradiol (US) 14(2): 401–404
34. Whittaker CK, Bernhardt M (1994) Magnetic resonance imaging shows gadolinium enchacement of intradural herniated disc. Spine (US) 19(13): 1505–1507

Wie erklärt sich die typische mono- und bisegmentale Manifestationsform der bandscheibenbedingten LWS-Erkrankung im Pflegeberuf?

V. Grosser, K. Seide, D. Wolter

Abteilung für Unfall- und Wiederherstellungschirurgie, Berufsgenossenschaftliches Unfallkrankenhaus Hamburg, Bergedorfer Str. 10, D-21033 Hamburg

Einleitung

Die Einführung der BK 2108 stellt den Gutachter vor die Aufgabe, im Einzelfall zu entscheiden, ob ein Ursachenzusammenhang zwischen beruflichen Belastungen und einer bandscheibenbedingten Erkrankung der LWS wahrscheinlich ist. Die Frage, ob spezifische berufliche Belastungen zu speziellen Degenerationsmustern der LWS führen, ist hierbei von zentraler Bedeutung. Die Aufklärung des Pathomechanismus einer berufsbedingten Bandscheibenerkrankung ist darüber hinaus Grundlage für Maßnahmen der Prävention und Rehabilitation.

Krankheitsbild

Es gibt eine Vielzahl von Arbeiten, welche über eine Häufung von Rückenbeschwerden bei Angehörigen des Pflegeberufes berichten [1, 4–9, 14, 21–29, 32–34]. Nach Heliövaara [18] sind Krankenschwestern bei stationär behandelten lumbalen Bandscheibenvorfällen 1,8fach, nach Hofmann [19] bei kernspin- und computertomographisch diagnostizierten lumbalen Bandscheibenprotrusionen/Vorfällen 3,4fach überrepräsentiert.

Die derzeitigen Kenntnisse zum segmentalen Verteilungsmuster bandscheibenbedingter Erkrankung der LWS im Pflegeberuf beruhen auf der Auswertung von Begutachtungspopulationen. Im Rahmen eines Forschungsprojektes der Berufsgenossenschaft Gesundheitsdienst und Wohlfahrtspflege [2] werteten wir 500 am Berufsgenossenschaftlichen Unfallkrankenhaus Hamburg erstellte Zusammenhangsgutachten zur BK 2108 an Krankenschwestern (n = 400) und Pflegern (n = 100) statistisch aus. Das Verteilungsmuster bei Antragstellern mit langjährigen beruflichen Belastungen (n = 357) wurde mit dem Verteilungsmuster bei Antragstellern verglichen, welche die arbeitstechnischen Voraussetzungen der BK 2108 nicht erfüllten (n = 143). Da die Antragsteller mit langjährigen beruflichen Belastungen im Mittel 7 Jahre älter waren als die Vergleichsgruppe (50 vs. 43 Jahre), erfolgten alle Auswertungen alterskorrigiert.

Aufgrund der Vorselektion war der Anteil degenerativer Bandscheibenveränderungen in beiden Gruppen hoch. Statistisch signifikante Unterschiede im Verteilungsmuster der Bandscheibenveränderungen zwischen den Antragstellern mit und ohne langjährige berufliche Belastung wurden nicht festgestellt (Abb. 1–3). In beiden

Hefte zu „Der Unfallchirurg", Heft 271
H. J. Wilke, L. E. Claes (Hrsg.)
Die traumatische und degenerative Bandscheibe

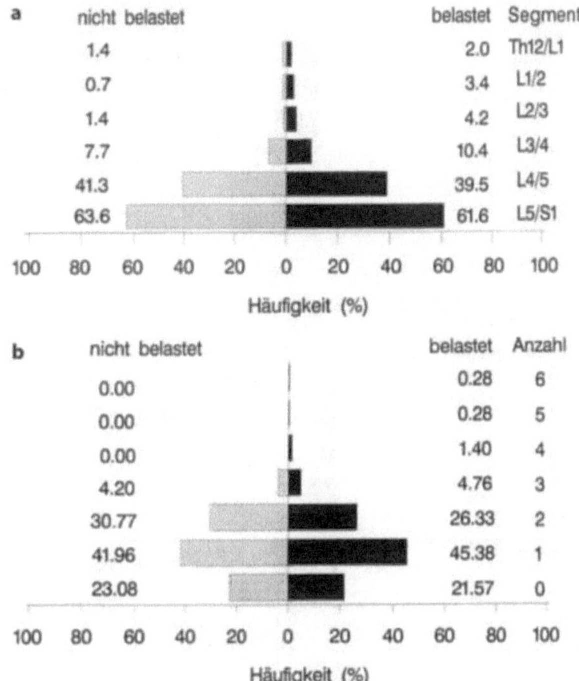

Abb. 1 a, b. Chondrose: Häufigkeit in Abhängigkeit von der Lokalisation (**a**) und der Anzahl befallener Segmente (**b**)

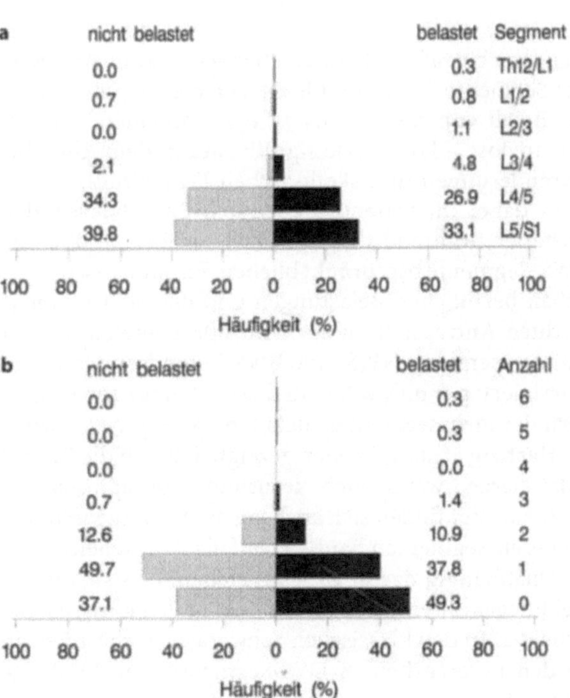

Abb. 2 a, b. Prolaps: Häufigkeit in Abhängigkeit von der Lokalisation (**a**) und der Anzahl befallener Segmente (**b**)

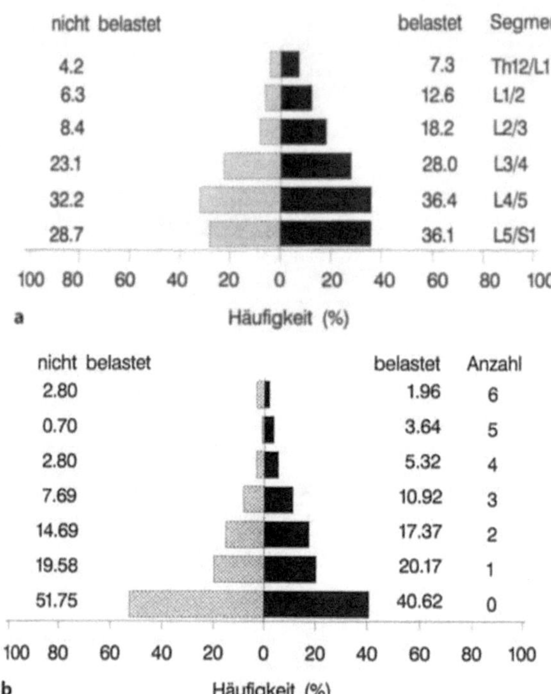

Abb. 3 a, b. Spondylose: Häufigkeit in Abhängigkeit von der Lokalisation (**a**) und der Anzahl befallener Segmente (**b**)

Gruppen betraf die Bandscheibenerkrankung überwiegend mono- oder bisegmental die Segmente L 5/S 1 und L 4/5. Die mehrsegmentale Manifestationsform - definiert als Befall von mindestens 3 LWS-Segmenten durch Chondrose, Prolaps und/oder Spondylose - korrelierte signifikant mit dem Alter, belastungsfernen degenerativen Veränderungen und skoliotischen Fehlhaltungen der LWS. Die Mehrsegmentalität kam dabei im wesentlichen durch Spondylosen der mittleren und oberen LWS zustande, während Chondrosen und Vorfälle überwiegend auf die unteren beiden LWS-Segmente beschränkt blieben. Ein statistisch signifikanter Zusammenhang zwischen beruflichen Belastungen und der Mehrsegmentalität bestand bei den untersuchten Antragstellern aus dem Pflegebereich nicht. Lediglich in der Untergruppe ohne wesentliche HWS- und BWS-Veränderungen war ein Trend zu erkennen (alterskorrigiert: $p = 0{,}1$), wobei in dieser Untergruppe auch bei den belasteten Antragstellern der mehrsegmentale Befall mit knapp 15% insgesamt selten war.

Hartwig et al. [17] haben gezeigt, daß sich die Begriffe mono- bzw. mehrsegmental relativieren, wenn auch kernspintomographische Veränderungen berücksichtigt werden. Hier finden sich auch bei nativ-röntgenologisch monosegmentalem Befall in weiteren Segmenten häufig ebenfalls Bandscheibenveränderungen.

Unabhängig davon ist festzustellen, daß sich das segmentale Verteilungsmuster bei Pflegekräften deutlich von dem in den klassischen Schwerarbeiterberufen unterscheidet. In den klassischen Schwerarbeiterberufen sind Chondrosen zwar ebenfalls in den unteren beiden LWS-Segmenten am häufigsten, ein nativ-röntgenologisch erkennbarer mehrsegmentaler Befall durch Chondrosen auch höherer LWS-Segmente wird jedoch öfter gesehen, Spondylosen treten früher auf, sind insgesamt häufiger und stärker ausgeprägt und beziehen typischerweise auch die oberen LWS-Segmente mit ein [3, 20, 25, 30, 31].

Biomechanik

Das Expositionsmuster im Pflegeberuf unterscheidet sich deutlich von anderen belasteten Berufen, wie z.B. den Bauberufen. Eine Dauerbelastung durch repetitives Heben und Tragen sowie durch langandauernde Zwangshaltungen in extremer Rumpfbeuge liegt im Pflegeberuf nicht vor. Bereits zu Beginn des Forschungsprojektes gingen wir davon aus, daß die Häufung von bandscheibenbedingten Erkrankungen der LWS bei Pflegekräften nicht durch eine Dauerbelastung erklärt werden kann, sondern durch wiederholte Spitzenbelastungen, die zu einer Mikrotraumatisierung der Bandscheibe führen. Wichtig ist dabei, daß die axiale Kraftübertragung nicht nur über Knochen- und Bandscheibenstrukturen der Wirbelsäule erfolgt, sondern auch über die Muskulatur und die übrigen Weichteilstrukturen, wobei im Bereich der LWS die Bauchmuskulatur und der intraabdominelle Druck eine entscheidende Rolle spielen. Die entlastende und schützende Funktion der „Weichteilsäule" ist eine Voraussetzung dafür, daß eine Höchstleistung ohne Schädigung erbracht werden kann. Der muskuläre Trainingszustand der Pflegepersonals ist häufig ungenügend und die Muskulatur vor Spitzenbelastungen in der Regel nicht ausreichend vorbereitet [37]. Die Diskussion auf dem zum Abschluß des Forschungsprojektes ausgerichteten Internationalen Symposium „Berufsbedingte Wirbelsäulenerkrankungen" am 17/18.03.1997 in Hamburg ergab, daß diese Überlegungen heute als bestätigt angesehen werden können.

Hartmann et al. [15] ermittelten auf einer gynäkologischen Station einen Schichtanteil belastender Tätigkeiten – definiert als Rumpfvorbeugen mit mehr als 60 Grad sowie Körperhaltung, bei denen das Produkt von Last L und Rumpfbeugewinkel α einen Wert von mindestens 400 erreicht – von 6%. Morlock u. Schneider [2] fanden bei kontinuierlichen Messungen mit der Methode der inversen Dynamik auf chirurgischen Stationen, daß am lumbosakralen Übergang Druckkräfte von 3400 N in 8% der Schicht erreicht bzw. überschritten wurden. Die Gesamtbelastungsdosis nach dem linearen Dosismodell von Hartung [16] bleibt bei Pflegekräften – zumindest bei den heute üblichen Arbeitsbedingungen – in der Regel deutlich unter dem dort angegebenen Grenzwert von $12{,}5 \times 10^6$ Nh für Männer bzw. $9{,}5 \times 10^6$ Nh für Frauen.

Biomechanische Messungen von Deuretzbacher u. Rehder [2] zeigten, daß es bei pflegerischen Tätigkeiten zu hohen Belastungen in Rumpfvorbeuge und Torsion kommt. So können beim Transfer eines hilfebedürftigen Patienten von der Bettkante in den Rollstuhl in Abhängigkeit von der Hebetechnik und vom Körperbau Kompressionskräfte am lumbosakralen Übergang auftreten, die erheblich über den gefährdenden Grenzwerten liegen und Werte bis zu 6500 N erreichen, selbst wenn der Hebevorgang planmäßig erfolgt. Vergleichbare Werte werden auch in der internationalen Literatur angegeben [10–12]. Im Notfall anfallende Spitzenbelastungen sind noch einmal deutlich höher anzusetzen.

Die biomechanischen Modellrechnungen von Deuretzbacher u. Rehder ergaben, daß die Kompressionskräfte bei Patiententransfers in Abhängigkeit von Körperbau und Hebetechnik in der unteren LWS um 30–50 % höher sind als in der oberen LWS. Gleichzeitig treten hohe Torsionsmomente von bis zu 40 Nm auf. Diese wirken sich insbesondere in den unteren beiden LWS-Segmenten aus, da diese durch die frontaler gestellten Wirbelgelenke weniger gegen Torsionsbelastungen geschützt sind [27, 36].

Im Rahmen des Forschungsprojektes durchgeführte experimentelle Studien unterstützen die Auffassung, daß die „Weichteilsäule" eine wichtige Bedeutung für die axiale Kraftübertragung im Bereich des Rumpfes hat [2, 26]. So stieg der intraabdominelle Druck beim Heben einer 47-kg-Hantel um bis zu 175 mm Hg, beim Heben einer 27-kg-Hantel um bis zu 150 mm Hg. Hieraus kann geschlossen werden, daß der Weichteileinfluß eine relevante Größenordnung erreicht. Weitere Messungen sind vorgesehen, um dann in Simulationsrechnung die Lastverteilung zwischen der Wirbelsäule und den Weichteilen unter Berücksichtigung der Muskelzugkräfte und wirksamen Hebelarme zu berechnen.

Pathophysiologisch ist plausibel, daß wiederholte kurzzeitige Überbelastungen zu einer Mikrotraumatisierung der Bandscheibe führen und somit eine Wegmacherfunktion für die Bandscheibenschädigung haben können [35]. Gordon et al. [13] zeigten experimentell an isolierten Wirbelsäulenpräparaten, daß die Kombination von Kompression, Flexion und Torsion auch bei intakten Wirbelgelenken zu einer Schädigung des Faserringes der Bandscheibe führt.

Schlußfolgerung

Im Unterschied zu anderen gefährdeten Berufen reicht die Gesamtbelastungsdosis im Pflegeberuf nicht aus, um ein pathogenetisches Modell zu unterstützen, das auf einer Ernährungsstörung der Bandscheiben beruht. Der wahrscheinliche Pathomechanismus im Pflegeberuf ist eine Mikrotraumatisierung der Bandscheiben durch die Kombination von hohen Kompressionskräften und Torsionsmomenten in Personen, deren Muskulatur nicht ausreichend trainiert und vorbereitet ist, um diese Belastung effektiv abzufangen. Die typische mono- und bisegmentale Manifestationsform der bandscheibenbedingten LWS-Erkrankung im Pflegeberuf ist biomechanisch plausibel, da bei Patiententransfers die unteren beiden LWS-Bandscheiben am stärksten belastet werden.

Literatur

1. Abenheim L, Suissa S, Rossignol M (1988) Risk of recurrence of occupational back pain over three follow up. Br J Industr Med 45: 829
2. Abschlußbericht des Forschungsprojektes der BGW „Berufsbedingte Erkrankungen der Wirbelsäule bei Beschäftigten im Gesundheitswesen" (1997) Berufsgenossenschaft für Gesundheitsdienst und Wohlfahrtspflege (BGW)
3. Anders G (1997) Berufstypik bestimmter WS-Schäden? Bericht über die Auswertung von 2 Kollektiven im Sinne einer Pilotstudie zur Begutachtungsproblematik. Fachgespräch über die Berufskrankheit 2108 der Anlage 1 zur Berufskrankheitenverordnung am 17.18.1.1997 in der Schulungsstätte der Bau-Berufsgenossenschaft Rheinland und Westfalen
4. Baldasseroni A, Tartaglia R, Biggeri K (1991) Lombalgia da sforzo: studio caso-controllo tra i lavoratori dei servizi sanitari di una unita sanitaria locale. Med Lav 82: 515–520
5. Burgmeier AC, Blindauer B, Heckt MT (1988) Les lombalgies en milieu hospitalier: aspects épidémiologiques et role des divers facteurs de risque. Rev Epidém Santé Publ 36: 128–137

6. De Gaudemaris R, Blatier JF, Quinton D, Piazza E, Gallin-Martel C, Perdix A, Mallion JM (1986) Analyse du risque lombalgique en milieu professionel. Rev Epidem Santé Publ 34: 308–317
7. Engkvist I L, Hagberg M, Linden A et al. (1992) Over-exertion back accidents among nurses aides in Sweden. Safety Sc 15: 97–108
8. Estryn-Behar M et al. (1990) Strenous working conditions and musculosceletal disorders among femal hospital workers. J Occup Med 27 (7): 518
9. Ferguson D (1970) Strain injuries in hospital employees. Med J Austr 2: 376–379
10. Garg A, Owen B, Beller B, Banaag J (1991) A biomechanical and ergonomic evaluation of patient transferring tasks: bed to wheelchair and wheelchair to bed. Ergonomics 34: 289–312
11. Garg A, Owen B, Beller B, Banaag J (1991) A biomechanical and ergonomic evaluation of patient transferring tasks: wheelchair to shower chair and shower chair to wheelchair. Ergonomics 34: 407–419
12. Garg A, Owen B, Beller B, Banaag J (1992) An ergonomic evaluation of nursing assistants job in a nursing home: Ergonomics 35: 979–995
13. Gordon S J, Yang K H, Mayer P J, Mace A H, Kish V L, Radin E L (1991) Mechanism of disc rupture. Spine 16/4: 450–456
14. Harber PH, Billet E, Gutowski M, SooHoo K, Lew M, Roman A (1985) Occupational low back pain in hospital nurses. J Occup Med 27 (7): 518–524
15. Hartmann H, Schardt A, Pangert R (1995) Analyse über die Häufigkeit und Dauer wirbelsäulenbelastender Tätigkeiten bei Krankenschwestern. In: Hofmann F, Reschauer, Stößel U (Hrsg) Arbeitsmedizin im Gesundheitsdienst, Bd 8. Edition FFAS, Freiburg
16. Hartung E (1997) Ermittlung und Beurteilung der beruflichen Belastung durch Heben und Tragen schwerer Lasten oder Tätigkeiten in extremer Rumpfbeugehaltung. In: Weber M, Valentin H (Hrsg) Begutachtung der neuen Berufskrankheiten der Wirbelsäule. Fischer, Stuttgart, 25–38
17. Hartwig E, Hoellen I, Liener U, Kramer M, Wickstroem M, Kinzl L (1997) Berufserkrankung 2108 – Kernspintomographische Degenerationsmuster der LWS von Patienten mit unterschiedlicher wirbelsäulenbelastender Tätigkeit. Unfallchirurg 100: 888–894
18. Heliövaara M (1987): Occupation and risk of herniated lumbar intervertebral disc or sciatia leading to hospitalisation. J Chron Dis 40 (3): 259
19. Hofmann F, Michaelis M, Siegel A, Stößel U, Stroink U (1995) Bandscheibenbedingte Erkrankungen der Wirbelsäule – Untersuchungen zur Frage der beruflichen Verursachung. In: Wolter D, Seide K (Hrsg) Berufskrankheit 2108 Kausalität und Abgrenzungskriterien. Springer, Berlin Heidelberg New York Tokio, S 47–61
20. Hult L (1954) Cervical, dorsal, and lumbar spine syndromes. A field investigation of non-selceted material of 1200 workers in different occupations with special reference to disc degeneration and so-called muscular rheumatism. Acta Orthop Scand [Suppl] 17: 1–120
21. Jensen R (1986) Work related injuries among nursing personnel in New York. Proceedings of the Human Factor Society – 30th Annual Meeting
22. Kaplan JL, Deyo, RA (1988) Back pain in health care workers.Occupational medicine: State Art Rev 3: 61–73
23. Ljungberg A S et al.(1989) Occupational lifting by nursing aides and warehouse workers. Ergonomics 32 (No 1): 59
24. Mandel J H, Lohmann W (1987) Low back pain in nurses: the relative importance of medical history, work factors, exercise, and demographics. Res Nurs Health 10: 165
25. Morgenthaler M, Weber M (1997) Orthopädische Erkenntnisse bei der Begutachtung der Berufskrankheit 2108. In: Weber M, Valentin H (Hrsg) Begutachtung der neuen Berufskrankheiten der Wirbelsäule. Fischer, Stuttgart, S 61–73
26. Morlock M, Bonin V, Hansen I, Schneider E, Wolter D (1996) Die Rolle der Muskulatur bei bandscheibenbedingten Erkrankungen der Wirbelsäule. In: Radandt S, Grieshaber R, Schneider W (Hrsg) Prävention von arbeitsbedingten Gesundheitsgefahren und Erkrankungen. 3. Erfurter Tage. Monade, Leipzig, S 209–231
27. Niethard F U (1981) Die Form-Funktionsproblematik des lumbosakralen Überganges. Eine morphologische, experimentelle und röntgenologisch-klinische Studie. In: Junghanns H (Hrsg) Die Wirbelsäule in Forschung und Praxis, Bd 90. Hippokrates, Stuttgart, S 1–82
28. Nübling M, Michaelis M, Hofmann F, Stößel U (1996) Prävalenz von Lendenwirbelsäulenerkrankungen in Pflege- und Büroberufen – Eine Querschnittsstudie. In: Hofmann F, Reschauer, Stößel U (Hrsg) Arbeitsmedizin im Gesundheitsdienst, Bd 9. Edition FFAS, Freiburg, S 177–187
29. Prezant B, Demers P, Stand K (1987) Back problems, training experience, and use of lifting aids among hospital nurses. In: Asfour SS (ed) Trends in ergonomics/Human factors IV. Elsevier, Amsterdam, pp 839–842
30. Riihimäki H, Wickström G, Hänninen K, Mattson T, Waris P, Zitting A (1989) Radiographically detectable lumbar degenerative changes as risk indicators of back pain. A cross sectional epidemio-

logic study of concrete reinforcement workers and house painters. Scand J Work Environ Health 15: 280–285
31. Schreiner C H, Steffen R, Krämer J (1995) Stellenwert bildgebender Verfahren in der Bewertung einer Berufskrankheit nach Nr. 2108. Arbeitsmed Sozialmed Umweltmed 30: 317–320
32. Tan C (1991) Occupational health problems among nurses. Scand J Work Environ 26 (8): 755
33. Venning P, Walter S D, Sitti L W (1987) Personal and job – related factors as determinants of incidence of back injuries among nursing personnel. J Occup Med 29 (10): 820
34. Videman T, Nurminen T, Tola S, Kuorinka I, Vanharanta H, Troup JDG (1984) Low-back pain in nurses and some loading factors of work. Spine 9 (4): 400
35. White AA, Panjabi MM (1990) Clinical biomechanics of the spine. Lippincott, Philadelphia
36. Wiltse L (1971) The effect of common anomalies of the lumbar spine upon disc degeneration and low back pain. Orthop Clin North Am 2: 569
37. Wolter D, Seide K, Grosser V (1995) Ist die monosegmentale Manifestation bandscheibenbedingter Erkrankungen der Wirbelsäule mit dem Vorliegen einer Berufserkrankung zu vereinbaren? In: Wolter D, Seide K (Hrsg) Berufskrankheit 2108 Kausalität und Abgrenzungskriterien, Springer, Berlin Heidelberg New York Tokio, S 47–61

Lumbaler Rückenschmerz bei Osteoidosteomen der Wirbelsäule – eine Differentialdiagnose zu diskogenen und degenerativen Ursachen

M. Trauschel, A. Forth, Th. Naumann

II. Orthopädische Klinik, Hessing-Stiftung, Hessingstr. 17, D-86199 Augsburg

Die Ursachen des lumbalen Rückenschmerzes sind vielgestaltig. Tumoren und Metastasen werden beim alten Menschen sicher immer mit in Betracht gezogen werden. Ein tumoröses Geschehen beim jungen Patienten wird jedoch leicht übersehen.

Wir möchten mit unserem Beitrag 2 eigene Fälle mit Osteoidosteomen der lumbalen Wirbelsäule vorstellen und im Vorfeld die typische Erscheinungsweise und Charakteristik dieser benignen Tumorentität aufzeigen.

Osteoidosteome machen gerade 10 % aller benignen Knochentumoren aus. An der Wirbelsäule sind es ca. 3 % aller Tumore.

Osteoidosteome der Wirbelsäule sind zu über 90 % in den dorsalen Wirbelstrukturen lokalisiert. Aufgrund ihrer Schmerzhaftigkeit verursachen sie eine skoliotische Fehlhaltung bzw. im Bereich der HWS einen Tortikollis. Der Tumorprozeß ist typischerweise im Scheitelwirbel der Skoliose konkavseitig gelegen.

Histologisch handelt es sich bei dem Prozeß um einen Nidus mit vaskularisiertem Stroma, der von einer Sklerosezone umgeben ist, gelegentlich findet sich eine zentrale Verkalkung. Die charakteristische Schmerzsymptomatik des Osteoidosteoms wird auf Nervenfasern im Stroma zurückgeführt. Histologisch sind Osteoidosteome nicht von Osteoblastomen zu unterscheiden. Die Differenzierung erfolgt nach der Größe radiologisch, wobei gemäß der Erstbeschreibung von Jaffé 1935 ein Osteoidosteom eine Größe unter 1,5 – 2 cm hat. Darüberliegende Prozesse werden als Osteoblastom klassifiziert und können eine Größe von 10 cm erreichen.

1990 wurde von Campanacci eine Übersicht über Knochentumoren vorgestellt (Tabelle 1). Osteoidosteome waren gerade in 11 % an der Wirbelsäule lokalisiert, während Osteoblastome wesentlich seltener auftraten, dann jedoch in fast der Hälfte der Fälle an der Wirbelsäule. Das Geschlechtsverhältnis zeigt ein deutliches Überwiegen der männlichen Patienten (2:1/3:1). Wie bei den meisten primären Knochentumoren ist ein Auftreten in der 1. und 2. Lebensdekade mit über 60 % der Erstmanifestationen eines Osteoidosteoms charakteristisch.

In einem eigenen Literaturreview der letzten 7 Jahre über Osteoidosteome und

Tabelle 1. Übersicht Osteoidosteome/Osteoblastome. (Campanacci 1990)

Osteoidosteome	Osteoblastome
448 Osteoidosteome	91 Osteoblastome
47 Wirbelsäulenbefunde (11 %)	42 Wirbelsäulenbefunde (46 %)
M: W = 2 : 1	M: W = 3 : 1
60 % 1. und 2. Dekade	

Hefte zu „Der Unfallchirurg", Heft 271
H. J. Wilke, L. E. Claes (Hrsg.)
Die traumatische und degenerative Bandscheibe

Osteoblastome an der Wirbelsäule zeigte sich, daß bezogen auf diese Lokalisation das Osteoblastom etwa 1,5 mal häufiger vorkommt als das Osteoidosteom, wobei jedoch die Differenzierung nur anhand der Größe und oft unterschiedlich gehandhabt wird. Ein Auftreten an der LWS ist am häufigsten, an der BWS am seltensten. An HWS und Sakrum wurden Osteoidosteome mit mittlerer Häufigkeit beobachtet. Literaturreview (1990–1997): 106 Wirbelsäulenosteoidosteome – 160 Wirbelsäulenosteoblastome.

In unserem Patientengut fanden sich im Verlauf von 20 Monaten 5 Osteoidosteome, davon 2 an der Wirbelsäule.

Typischerweise verursacht das Osteoidosteom einen lokalen, belastungsunabhängigen Schmerz, der nachts, insbesondere in der zweiten Nachthälfte, zunehmen soll. Unter Aspirin-Gabe ist häufig eine Schmerzfreiheit zu beobachten. Mit einer Häufigkeit von über 30 % wird dieses Verhalten als typisch angesehen, wobei es natürlich nur bei positivem Ausfall wegweisenden Charakter hat.

An der Wirbelsäule fällt verglichen mit degenerativen Wirbelsäulenbeschwerden, v.a. der belastungsunabhängige Schmerz auf (Tabelle 2). Neben einer skoliotischen Fehlhaltung bzw. einem Tortikollis an der HWS finden sich selten neurologische Ausfälle oder radikuläre Schmerzausstrahlungen, was letztlich auch auf die geringe Größe des Prozesses, der kaum raumfordernd wirkt, zurückzuführen ist. Eine lange Anamnese zwischen 6 und 30 Monaten bis zur Diagnosestellung ist ebenfalls charakteristisch, da die kleinen Prozesse radiologisch häufig zunächst übersehen werden.

In der bildgebenden Diagnostik ist die Röntgennativdarstellung, evtl. unter Zuhilfenahme von Zielaufnahmen und Tomographien, nach wie vor wegweisend (Abb. 1 und 2) (Tabelle 3). Die größte Sensitivität erreicht die Szintigraphie mit 100 %. Szintigraphisch nicht erfaßte Osteoidosteome sind in der Literatur nicht beschrieben (Abb. 3).

Zur exakten Festlegung der Ausdehnung und differentialdiagnostischen Abgrenzung sowie zur operativen Planung ist das CT überaus hilfreich (Abb. 4).

Die Kernspintomographie führt eher zu Fehldiagnosen, wie Rückführung der Beschwerden auf degenerative Prozesse, z.B. BSV oder die Einordnung als maligner Prozeß.

Tabelle 2. Synopsis der Symptomatik. Osteoidosteom vs. degenerative Wirbelsäulenerkrankungen

Symptomatik des Osteoidosteoms	Symptomatik degenerativer Wirbelsäulenerkrankungen
Lokaler Schmerz	Schmerz lumbal mit Ausstrahlung
Druckschmerz an der Wirbelsäule	Radikulär/Pseudoradikulär
Nachtschmerz (Aspirin-Test)	Haltungsabhängiger Belastungs-und Bewegungsschmerz
Bewegungseinschränkung/Steifheit	Bewegungsschmerz
Skoliotische Fehlhaltung/Tortikollis	Körpershift
Selten neurologische Ausfälle	Schmerzverlauf chronisch rezidivierend
Selten radikuläre Schmerzsituation	Häufiger neurologische Störungen
Oft lange Anamnese	Ansprechen auf Physiotherapie

Tabelle 3. Typische Befunde in der Bildgebung

Röntgen	Pedikelsklerose („ivory vertebrae“) (Abb. 2)
Röntgen	Skoliose (Scheitelwirbel konkavseitig) (Abb. 1)
Szintigraphie	Hot spot (100 % sensitiv) (Abb. 3)
CT	Nidus in Sklerosezone (Abb. 4)
MRT	„Flare Phenomenon“

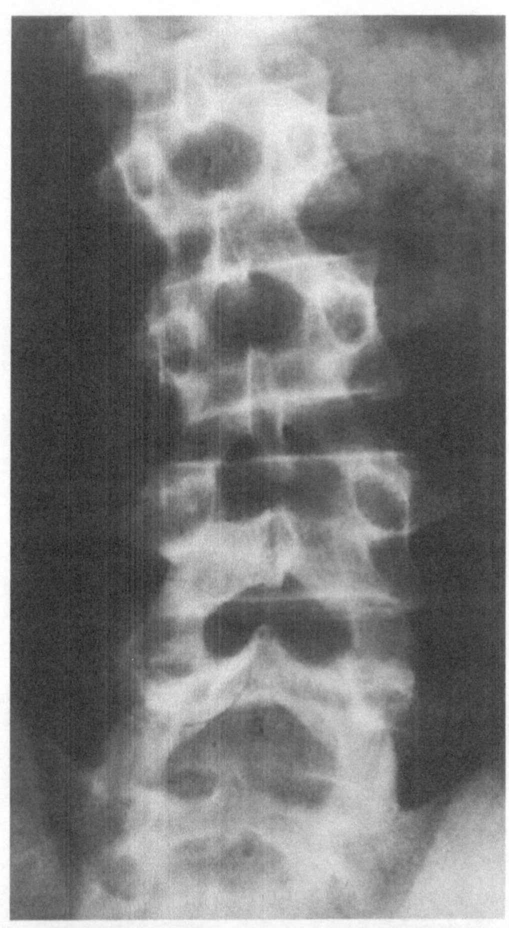

Abb. 1. Osteoidosteom Lamina LWK 4 rechts (GD 15 J., m.). Typischer Befund auf der Konkavseite der Skoliose im Scheitelwirbel. Der (fremd) *eingekreiste* Befund entspricht **nicht** dem Osteoidosteom. Der Nidus befindet sich im rechten Bogen LWK 4 mit starker Sklerose der Lamina (auf der *Kreislinie* bei 1:00 Uhr)

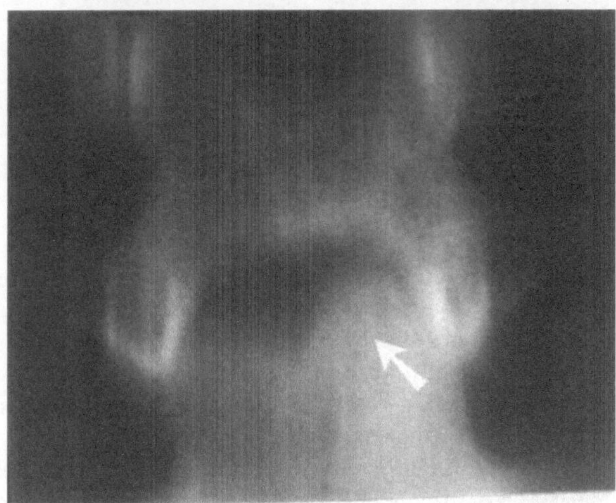

Abb. 2. Tomographie Lamina LWK 1. Links Auftreibung mit Nidus und Pedikelsklerose (RD 5 J., m.)

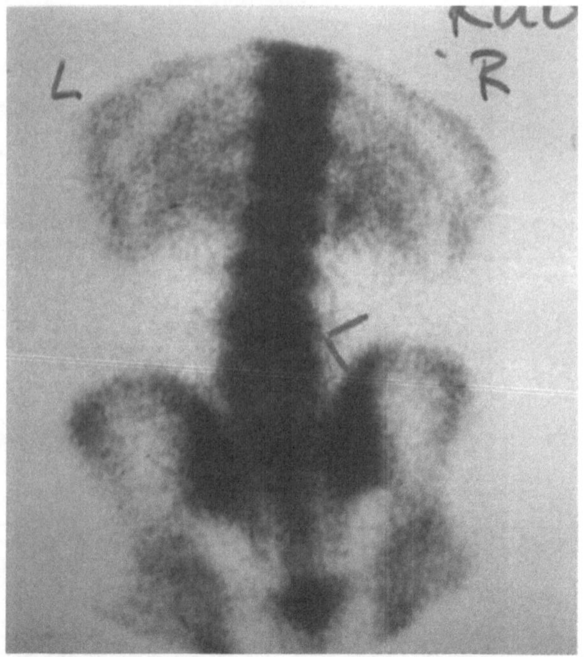

Abb. 3. Szintigraphie mit „hot spot" LWK 4 rechts (GD 15 J., m.)

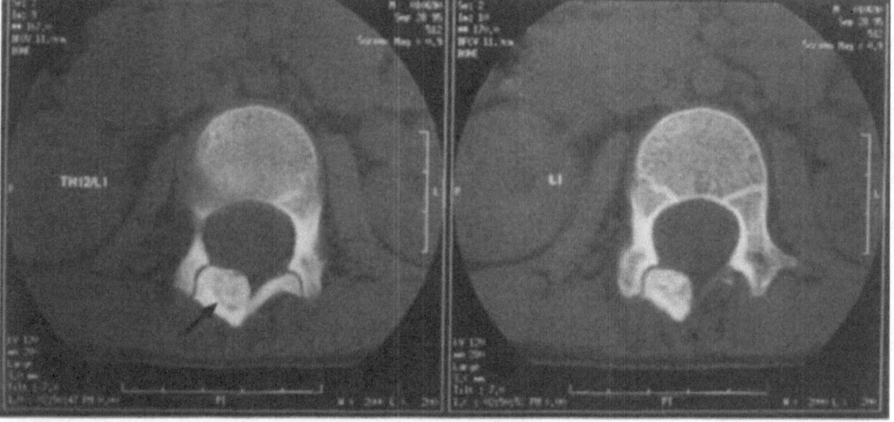

Abb. 4. CT-Befund. Typischer Nidus mit Sklerosezone (RD 5 J., m.)

Als typische Befunde haben sich in der Nativradiologie neben der schon klinisch erkennbaren Skoliose eine stets verdächtige Sklerosierung der Pedikelränder oder Bogenstrukturen am Ort des Prozesses gezeigt. Der Hot spot als singulärer Prozeß an der Wirbelsäule hilft bei der szintigraphischen Tumorlokalisation.

Der Nidus mit Sklerosezone kann im CT am deutlichsten dargestellt werden und ist damit diagnosesichernd.

Irreführend ist in der Kernspintomographie häufig ein ausgedehntes Weichteilödem, das auch wir bei beiden Fällen nachweisen konnten, so daß oft an einen entzündlichen oder malignen Prozeß gedacht wird. Diese Eigenschaft wird als „Flare Phenomenon" in der Literatur beschrieben und zeigt sich histologisch als narbige Degeneration der paravertebralen Muskelstrukturen.

Als Differentialdiagnosen des Osteoidosteoms kommen Streßfraktur, Brodie-Abszeß und Kompaktainseln in Frage, wobei dies am ehesten für die Osteoidosteome der langen Röhrenknochen zutrifft. Histologisch ist das Osteosarkom gelegentlich schwierig vom Osteoidosteom abzugrenzen.

Therapeutisch werden neben einer chirurgischen Entfernung mit Exkochleation des Prozesses oder sparsamer En-bloc-Resektion als klassische Verfahren in letzter Zeit zunehmend CT-gesteuerte perkutane Techniken mit Ausbohrung des Herdes und/oder anschließender Kürettage beschrieben. Adjuvant werden in den Bohrkanal dann Kältemittel, Laser- oder Elektrosonden sowie zytotoxische Substanzen, wie Äthanol oder Phenol, eingebracht. Die perkutane Technik wird nur in seltenen Fällen an der Wirbelsäule angewandt – hier sind allenfalls Einzelfälle genannt –, da hier aufgrund der Morphologie und der engen Nachbarschaft zu nervösen Strukturen größere Risiken befürchtet werden.

Die konservative Behandlung mit nichtsteroidalen Antirheumatika oder Aspirin über einen Zeitraum bis zu 33 Monaten wurde in der Literatur bei 9 Patienten beschrieben. In 6 Fällen trat auch nach Weglassen der Medikation keine erneute Schmerzsymptomatik auf.

Probleme bei der operativen Behandlung können durch ungünstige Lokalisation des Prozesses sowie insbesondere bei ausgedehnteren Resektionen durch Gefährdung der Stabilität auftreten. Wir haben in den beiden von uns behandelten Fällen eine längere Korsettversorgung durchgeführt.

Die En-bloc-Resektion ist an der Wirbelsäule je nach Lage des Prozesses gelegentlich schwierig, aufgrund der Kleinheit jedoch die schrittweise Abtragung mit Stanzen häufig genauso zielführend.

In der Literatur wird eine Durabeteiligung beschrieben, die bei offener Technik jedoch weniger Probleme bereiten dürfte als bei perkutaner Vorgehensweise. Bei minimalinvasiven Verfahren stellt sich sicherlich die Frage einer ausreichenden Radikalität sowie der Gefahr der Verletzung nervöser Strukturen, insbesondere bei Einsatz adjuvanter Techniken.

Die beiden von uns behandelten Patienten waren 5 und 15 Jahre alt. Vor Diagnosestellung zeigten sie eine Anamnesedauer von 6 und 3 Monaten, wobei im 1. Fall 4, im 2. Fall 2 Fehldiagnosen teils orthopädischer-, teils radiologischerseits gestellt wurden, bis nach Diagnosestellung schließlich der Prozeß operativ in mikrochirurgischer Technik reseziert werden konnte.

Beide Patienten wurden mit einem externen Korsett ruhiggestellt. Die skoliotische Fehlhaltung war postoperativ rasch rückläufig und wurde schließlich nicht mehr beobachtet. Beide Patienten waren schmerzfrei, was als Kriterium für die Rezidivfreiheit herangezogen werden kann. Probleme seitens der Stabilität wurden auch nach Weglassen des Korsettes nicht beobachtet (Abb. 5)

Eine Übersicht über den Verlauf gibt Tabelle 4.

Als Schlußfolgerung sollte bei therapieresistenten, schmerzhaften Fehlhaltungen der Wirbelsäule bei jungen Patienten immer an die Möglichkeit eines Osteoidosteoms gedacht werden. Wirbelsäulenschmerz und skoliotische Fehlhaltung v.a. bei Kindern und Jugendlichen **müssen zu weiterer Diagnostik führen:** Röntgen der LWS/BWS, Szintigraphie, CT/MRT.

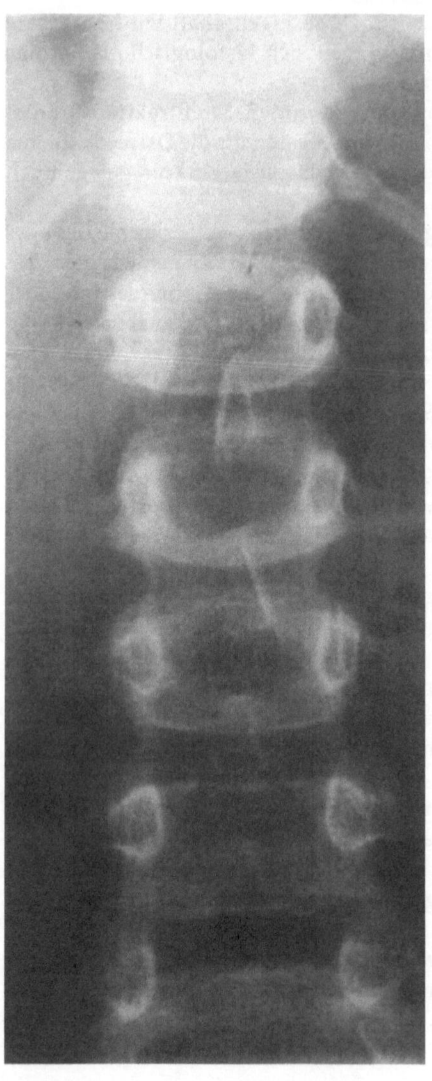

Abb. 5. Zustand nach mikrochirurgischer Resektion der Interartikularportion und der kaudalen rechten Facette LWK 1. Verschwinden der skoliotischen Fehlhaltung (RD 5 J., m.)

Zu suchen wäre der Prozeß im Scheitelwirbel der Skoliose auf der Konkavseite. Durch Nativröntgendiagnostik, Szintigraphie und bei positivem Befund CT kann die Diagnose gesichert werden. Die vollständige Exkochleation bzw. sparsame En-bloc-Resektion gelten als Methode der Wahl.

Tabelle 4. Kasuistiken

RD, 5 J., m.	
Anamnese	6 Mon. - Orthopäde/12 Mon. - OP
Schmerz	Kreuzschmerz/Niesschmerz
Mobilität	Steifigkeit der LWS/BWS
Skoliose	Scheitel bei LWK 1, li. konvex
Vorbehandlung	KG, Chirotherapie
Fehldiagnosen	4 (1 Orthop./3 Radiol. (2 MRT)
Diagnostik	Rö LWS (3), Tomo, MRT (2), CT
Lokalisation	Lamina LW 1 re. lat.
Operation	Hemilaminektomie LW 1 re. und Facettenresektion
Nachbehandlung	2-Schalen-Korsett (12 Mon.)
Follow up	24 Mon. post OP rezidivfrei (CT-Befund)
GD, 15 J., m.	
Anamnese	3 Mon. - OP
Schmerz	Kreuzschmerz LWK 4/5
Mobilität	Steifigkeit der LWS
Skoliose	Scheitel bei LWK 4 li. konvex
Fehldiagnosen	2 (1 Orthop./1 Radiol.)
Diagnostik	Rö LWS (3), Scinti, CT
Lokalisation	Interartikularportion LW 4 re.
Operation	Exkochleation mit Facettenresektion LW 4 re.
Nachbehandlung	2-Schalen-Korsett (4 Mon.), KG
Follow up	12 Mon. post OP rezidivfrei (kein Schmerz)

Literatur

Bremer R, Niethard F, Ewerbeck V (1995) Benigne Knochentumoren im Wachstumsalter - Osteoidosteom und Osteoblastom. Orthopädie 24: 24-28

Campanacci M (1990) Bone and soft tissue tumors. Springer, Wien New York

Jaffe HL, Meyer L (1932) An osteoblastic osteoid tissue-forming tumor of metacarpal bone. Arch Surg 23: 550-564

TEIL IV

Die Behandlung des Bandscheibenschadens an der HWS

Die Pathomorphologie der verletzten zervikalen Bandscheibe

A. Kathrein[1], H. Daniaux[1], W. Rabl[2], M. Freund[3], E. Beck[1]

[1]Universitätsklinik für Unfallchirurgie, Anichstr. 35, A-6020 Innsbruck
[2]Institut für Gerichtsmedizin der Universität Innsbruck, Müllerstr. 44, A-6020 Innsbruck
[3]Univ. Klinik für Radiologie, Anichstr. 35, A-6020 Innsbruck

Einleitung

Die Bandscheiben des Achsenskeletts haben sowohl statische wie auch dynamische Aufgaben und tragen als verformbare Gebilde einen wesentichen Anteil am intervertebralen Bewegungsspiel. Sie stellen einen integralen Bestandteil des sog. Bewegungsegmentes nach Junghanns dar [11].

Bei Verletzungen sind die Bandscheiben an der HWS aufgrund ihrer besonderen funktionell anatomischen Eigenschaften und speziellen pathomechanischen Beanspruchungen dieser Region besonders häufig betroffen.

In Abhängigkeit von der Richtung der Gewalteinwirkung und dem individuellen, altersabhängigen Zustand bzw. Grad evtl. vorbestehender degenerativer Veränderungen sind unterschiedliche Verletzungsmuster zu erwarten. Bandscheibenverletzungen können isoliert oder als Teil einer osteodiskoligamentären Komplexverletzung vorliegen. Art und Ausmaß von traumatischen Bandscheibenläsionen sind in der Praxis von großer diagnostischer, therapeutischer und nicht zuletzt forensischer Bedeutung.

Über die genaue Pathomorphologie der verletzten Bandscheibe ist allerdings wenig bekannt. Dies liegt einerseits daran, daß diagnostische Verfahren wie das konventionelle Röntgen, aber auch die Computertomographie (CT) und selbst die Magnetresonanztomographie (MRT) häufig nur indirekte Hinweise über den Zustand von frisch traumatisierten Bandscheiben liefern, so daß z. T. nur spekulative Aussagen erfolgen können. Andererseits ist die Präparation der Wirbelsäule für eine wirklich exakte pathologisch-gerichtsmedizinische Beurteilung sehr aufwendig und zudem kaum ohne störende Artefakte möglich.

Das Ziel dieser pathomorphologischen Studie war es, unter Anwendung einer speziellen Kryosektionstechnik an HWS-Präparaten verstorbener Unfallopfer Art und Ausmaß von begleitenden Bandscheibenverletzungen in Abhängigkeit vom Pathomechanismus und Lebensalter zu untersuchen.

Material und Methode

Im Zeitraum von 1991–1997 wurden insgesamt 47 HWS-Präparate verstorbener Unfallopfer im Rahmen der gerichtsmedizinischen Obduktion entnommen und untersucht. Die Präparate wurden subkutan einschließlich der hinteren Schädel-

Hefte zu „Der Unfallchirurg“, Heft 271
H. J. Wilke, L. E. Claes (Hrsg.)
Die traumatische und degenerative Bandscheibe

grube und des 1. Brustwirbels entnommen. Sämtliche paravertebralen Weichteile wurden belassen. Von jedem Präparat wurden im frischen Zustand Standardröntgenbilder sowie Funktionsaufnahmen angefertigt. Die metallischen Implantate wurden entfernt. Die Einbettung der Präparate erfolgte in einer physiologischen Kochsalzlösung in Plastikbehältern.

Die exakte Positionierung der Präparate im Behälter, welche die spätere Schnittebene definiert, wurde mit einem Bildwandler überprüft. Die eingebetteten Präparate wurden langsam bis auf −30 °C tiefgefroren. Die gefrorenen Präparate wurden sodann computertomographisch in Anlehnung an die klinische Vorgangsweise in axialen Schichten von 1 mm untersucht.

Die anschließende Kryosektion erfolgte auf einem Rotationskryotom(RCT-CP 4000, Leica Instruments, Nußloch, Deutschland) nach einer speziellen, bereits beschriebenen Technik [12]. Die Schnittebene wurde sagittal gewählt. Am Präparateeisblock wurden schrittweise jeweils 1 mm dicke Schichten abgetragen. Die Photodokumentation der jeweiligen Präparateoberfläche erfolgte auf hochauflösendem Kunstlichtdiafilm (64 T Fuji Chrom). Von jedem Präparat wurden zwischen 60 und 90 Einzelbilder angefertigt und ausgewertet.

Soweit als möglich wurde anhand der Unfallanamnese und des vorliegenden Verletzungsmusters der jeweilige Verletzungsmechanismus rekonstruiert.

Das Alter der Individuen lag zwischen 4 und 93 Jahren. In 7 Fällen lag ein postoperativer Zustand nach Versorgung einer HWS-Verletzung vor. Die Präparate wurden in 4 Altersgruppen eingeteilt: **Kinder** bis zum 15. Lebensjahr, **Jugendliche und junge Erwachsene** vom 16. bis 30. Lebensjahr, **Erwachsene** vom 31. bis 60. Lebensjahr, **ältere Erwachsene** über dem 60. Lebensjahr.

Ergebnisse

Anamnese

Bezüglich der Verletzungsanamnese lag bei 19 Verstorbenen ein schweres horizontales Dezelerationstrauma (Verkehrsunfälle, Sportunfälle), bei 12 ein vertikales Dezelerationstrauma (axiales Stauchungstrauma, Absturz) und bei 16 ein banales Sturzereignis vor.

Obduktionbefund

Bei 14 Unfallopfern lag eine schwere, begleitende Schädel-Hirn-Verletzung vor, weitere 17 zeigten Kontusionsmarken, Abschürfungen oder Wunden am Schädel als Hinweise für eine direkte Gewalteinwirkung auf den Schädel und indirekte auf die HWS. In 3 Fällen war eine Densfraktur mit Zugschraubenosteosynthese versorgt, in 4 Fällen eine interkorporelle monosegmentale Spondylodese vorgenommen worden. Bei weiteren 20 Päparaten war bereits bei der Entnahme und der manuellen Untersuchung zumindest eine Segmentverletzung wahrscheinlich.

Röntgen

Bei 21 Präparaten ließen sich bereits in den Standardröntgenaufnahmen knöcherne Verletzungen feststellen (1 Bruch eines Condylus occipitalis, 3 Atlasbrüche, 7 Densbrüche, 2 traumatische Spondylolysen des Axis, 6 Dornfortsatz-/Bogenbrüche, 2 Kompressionsbrüche an Wirbelkörpern). Bei weiteren 14 Präparaten zeigten sich in den Standard- bzw. Funktionsröntgenaufnahmen (Flexion/Extension) eindeutige Zeichen für segmentale diskoligamentäre Zerreißungen (3 atlantookzipitale Verrenkungen, 2 atlantotaxiale Instabilitäten, 7 Hyperextensionsverletzungen mit klaffenden Bandscheibenräumen, 4 Teilverrenkungen der kleiner Wirbelgelenke bzw. interspinale Erweiterungen). Bei den restlichen 12 Präparaten fanden sich radiologisch weder knöcherne noch ligamentäre Verletzungszeichen.

RCT-Untersuchung

Bei allen Präparaten wurden lückenlose Serien in 1-mm-Schnitten angefertigt und dokumentiert. Es konnten somit an 47 Präparaten 282 subaxiale Bewegungssegmente erfaßt werden. Bei 5 Präparaten zeigten je 4 Bandscheiben traumatische Veränderungen, bei 6 Präparaten je 3, bei 9 Präparaten je 2, bei 14 Präparaten jeweils nur eine. In den restlichen 13 Fällen lagen isolierte Verletzungen an der oberen HWS bzw. isolierte Verletzungen der dorsalen Wirbelelemente ohne Beteiligung von Bandscheiben vor. Somit konnte die Pathomorphologie von 70 verletzten zervikalen Bandscheiben untersucht werden.

Pathomechanismus und Pathomorphologie

Anhand der Anamnese, der Begleitverletzungen, der Obduktions-, Röntgen- und Gefrierschnittbefunde konnte in jedem Fall ein Hauptverletzungsmechanismus erkannt werden. Als dominierende Kraft bzw. als Moment für die Bandscheibenverletzungen zeigte sich bei 16 Präparaten (37 Bandscheibenläsionen) eine Extension, bei 4 Präparaten (7 Läsionen) eine Distraktion, bei 8 Präparaten (14 Läsionen) eine Flexion, bei 4 Präparaten (7 Läsionen) eine Kompression/Flexion, bei 3 Präparaten (3 Läsionen) eine Kompression/Extension und bei 2 Fällen (2 Läsionen) eine reine Kompression.

In 12 dieser Fälle zeigten sich zusätzliche Zeichen für eine Rotation (einseitig verhakte Luxationen/Gelenkfortsatzfrakturen).

Bei Kindern wurden ausschließlich Distraktions- und Hyperextensionsverletzungen gefunden. In der Altersgruppe vom 16. bis 60. Lebensjahr fanden sich alle Verletzungsmechanismen. Bei der Gruppe der über 60jährigen fanden sich nur Hyperflexions- und Hyperextensionsverletzungen.

Bei ca. 75 % der verletzten Segmente lag die offensichtliche strukturelle Bandscheibenläsion ohne wesentliche Verletzung des vorderen oder hinteren Längsbandes vor. Die Längsbänder zeigten sich nur bei Distraktions- bzw. Hyperextensions- bzw. Hyperflexionverletzungen auf Höhe der Hauptverletzung zerrissen.

Kinder bis zum 15. Lebensjahr: In allen Fällen war die Bandscheibe selbst strukturell intakt. Bei Kindern unter 10 Jahren lag die segmentale Zerreißung stets auf osteochondralem Niveau vor (Abb. 1). Somit lag stets ein Äquivalent zu den altersmäßig

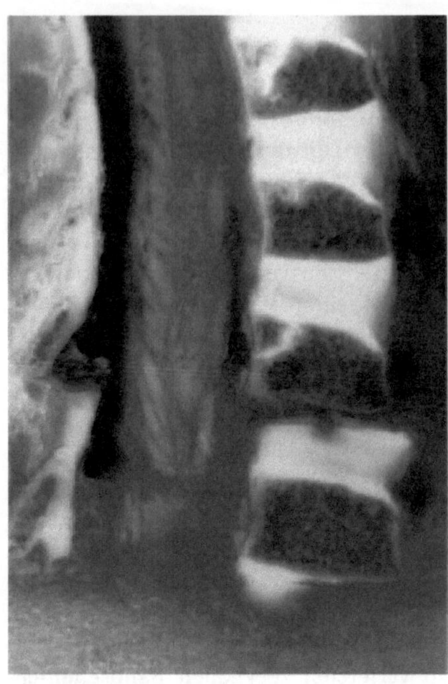

Abb. 1. Flexions-Distraktions-Verletzung beim 4jährigen Kind, paramedian-sagittaler Schnitt: Komplette diskoligamentäre Zerreißung im Segment C6/7. Die Läsion liegt im osteokartilaginären Niveau im Sinne einer Epihysenlösung, die Bandscheibe selbst ist strukturell intakt

entsprechenden Epiphysenfugenverletzungen, wie sie für die Extremitäten typisch sind, vor.

Jugendliche von 16. bis 30. Lebensjahr: Bei Extensions-/Distraktions-/Flexionsmechanismen fanden sich in der überwiegenden Mehrzahl uneinheitliche dorsale bzw. ventrale Einrisse des Anulus fibrosus, aber auch großflächige bis komplette diskochondrale Ablösungen (Abb. 2). Bei 4 Segmenten war es zu größernen knöchernen Ausrissen von ventralen Wirbelkörperunterkantenfragmenten gekommen (Abb. 3). Zerreißungen der Bandscheiben selbst wurden nur in 2 Fällen gefunden. Bei Kompressionsverletzungen zeigten sich in 4 Segmenten die osteochondralen Wirbelkörperendplatten verletzt und damit der Anulus und Nukleus desinseriert. In 2 Fällen wurde bei einer gleichzeitigen Translation die Bandscheibe regelrecht zwischen den Wirbelkörpern zerrieben und Anulusanteile in großen Stücken sequestriert nach ventral bzw. dorsal luxiert vorgefunden (Abb. 4). Ein frischer, weicher, traumatischer Diskusprolaps wurde allerdings in unserer Serie nicht beobachtet.

Erwachsene von 31. bis 60. Lebensjahr: Offensichtlich degenerativ veränderte Bandscheiben (gelblich-bräunliche Verfärbungen, verstärkte Faserstrukturierung, multiforme Spaltbildungen, Diskusprotrusionen, Knorpelverlust und Spondylophytenbildungen) wurden vermehrt gesehen. Bei distraktionsbedingten Verletzungen waren die Bandscheibenrisse mehrheitlich entlang der vorbestehenden Spaltbildungen und nicht mehr entlang der Endplatten zu finden (Abb. 5).

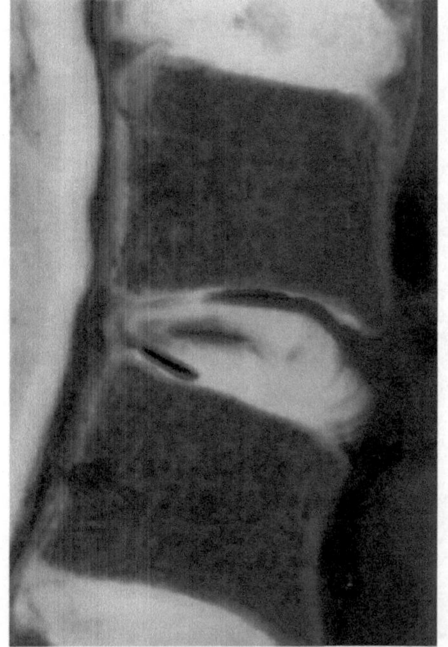

Abb. 2. Hyperextensionsverletzung beim 20jährigen Erwachsenen, median-sagittaler Schnitt: Das vordere Längsband ist auf Höhe C4/5 rupturiert, der ventrale Anulusabschnitt an der Wirbelkörperunterkante abgerissen. Spaltförmige Risse an Grund- und Deckplatte mit einer großflächigen Ablösung bei einer weitestgehend intakten Bandscheibe auf diskochondralem Niveau sind sichtbar. Das hintere Längsband ist intakt

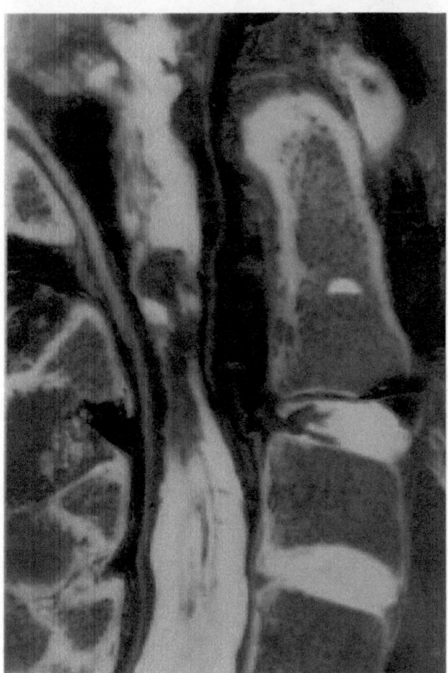

Abb. 3. Hyperextensions-Distraktions-Verletzung bei einem 23jährigen Mann, mediansagittaler Schnitt: Komplette segmentale Zerreißung C2/3 mit letalem Halsmarkschaden. Es zeigt sich eine Abrißfraktur der vorderen Unterkante von C2, eine Zerreißung der dorsalen Anulusanteile sowie eine diskochondrale Ablösung der weitestgehend intakten Bandscheibe

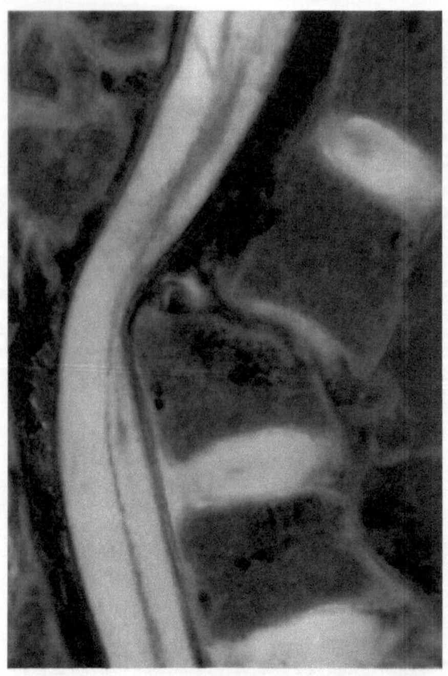

Abb. 4. Flexions-Kompressions-Verletzung bei einer 34jährigen Frau, median-sagittaler Schnitt: Kompressionskeilbruch von C4 bei einer beidseits verhakten Luxation und Translation von C3 um halbe Korpusbreite nach ventral. Das vordere Längsband ist intakt, die Bandscheibe ist zerrieben und fragmentiert, die dorsalen Anulusanteile sind hinter den Wirbelkörper von C3 verlagert. Als morphologisches Substrat des begleitenden kompletten Querschnittssyndroms findet sich eine ausgeprägte Hämatomyelie

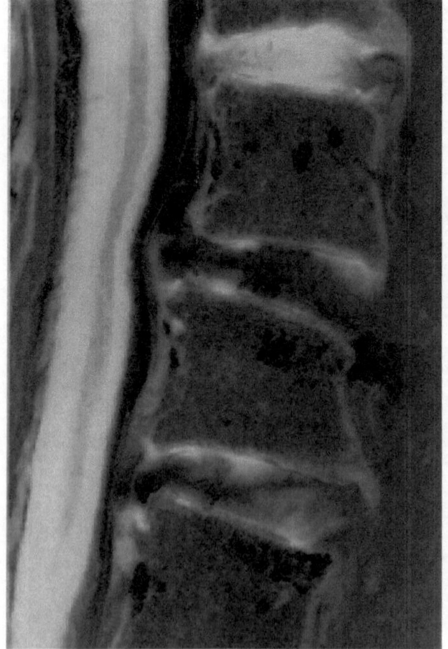

Abb. 5. Hyperextensionsverletzung bei einem 54jährigen Mann, median-sagittaler Schnitt: Gravierende Zerreißung der Bandscheibe und des vorderen und hinteren Längsbandes auf Höhe C5/6. Die Zerreißung liegt im Bandscheibenniveau entlang präformierter Spalten. Anhaftendes Bandscheibengewebe an Grund- und Deckplatte ist deutlich sichtbar. Multiple osteochondrotische Vorveränderungen, degenerative, subligamentäre Protrusionen/Prolaps finden sich in allen Segmenten. Ein frischer, blutiger, subligamentärer, ventraler Anulusriß findet sich auch im Segment C4/5 sowie eine Diskuszerreißung in C6/7

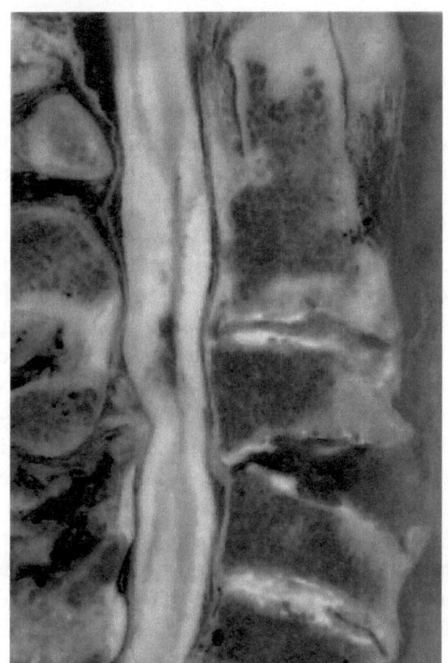

Abb. 6. Hyperextensionsverletzung bei einem 85jährigen Mann, median-sagittaler Schnitt: Schwere osteochondrotisch/spondylotische vorbestehende Veränderungen. Zerreißung im Bandscheibenniveau C3/4 mit Abriß eines ventralen Traktionsosteophyten. Aufgrund der Degenerationen sind kaum noch Bandscheibenanteile vorhanden, kleinere Einblutungen finden sich auch in den ventralen Abschnitten der Nachbarsegmente. Die schwere Halsmarkläsion mit einer Hämatomyelie ging mit dem klinischen Bild eines zentralen Marksyndroms einher

Erwachsene ab dem 60. Lebensjahr: Bei allen Präparaten fanden sich jeweils mehrere, unterschiedlich fortgeschrittene, degenerativ veränderte Bewegungssegmente, welche von reinen Diskuspathologien bis hin zu Spontanfusionen reichten. Die Schwachstelle und damit das Hauptniveau der Verletzung fand sich stets auf Höhe des am meisten osteochondrotisch veränderten Segmentes. In diesen Segmenten fand sich zumeist kein eigentliches Diskusgewebe mehr, sondern es waren lediglich narbige Formationen festzustellen. Die sklerosierten Endplatten erinnerten dabei eher an degenerativ veränderte Gelenke. Bei Hyperextensionsverletzungen wurden häufig abgerissene, ventrale Osteophyten gesehen. Auf Höhe der Hauptverletzung war das vordere Längsband stets rupturiert (Abb. 6). Die Nachbarsegmente zeigten häufig zusätzliche Läsionen und Einblutungen.

In 2 Fällen einer Flexions- bzw. Distraktionsverletzung wurde nach dorsal in den Spinalkanal verlagertes Narbengewebe vorgefunden.

Diskussion

Für das Verständnis von traumatisch bedingten Veränderungen an den zervikalen Bandscheiben ist die Kenntnis der normalen Entwicklung und Anatomie des Zwischenwirbelabschnittes mit all seinen altersabhängigen Veränderungen unerläßlich. Klare Angaben über die normale Entwicklung und mögliche Fehlbildungen des Achsenskeletts finden sich in den Arbeiten von Töndury u. Ecklin [8, 26–28]. Bereits die frühembryonale Wirbelsäulenanlage ist in Wirbel- und Zwischenwirbelanlage gegliedert. Aus der parachordalen Bandscheibenanlage differenziert sich bereits frühzeitig ein zellarmer, faserreicher, fest mit der knorpeligen Wirbelkörperanlage verbundener Anulus fibrosus und ein gallertiger, faserarmer, zentraler Nucleus pulposus. Einer Epiphyse entsprechend entwickelt sich am Übergang zwischen Wirbelkörper und Bandscheibe eine kräftige hyaline Knorpelplatte mit einem Randwulst, aus welchem um das 12. Lebensjahr die knöchernen Randleisten entstehen. Bis ins Kleinkindesalter zeigen sich die äußeren Anulusanteile, aber auch die knorpeligen Grund- und Deckplatten gut vaskularisiert [7]. Die nichtvaskularisierten Anteile werden, bedingt durch unterschiedliche hydrostatische Druckverhältnisse, durch ein komplexes osmotisches System versorgt [15, 25]. Vermutlich bedingt durch die mit dem aufrechten Gang verbundenen Belastungsveränderungen kommt es zu einer deutlichen Gefäßrückbildung im Bereich der Zwischenwirbelscheiben und damit zu einer verschlechterten Ernährungslage, wodurch ein frühzeitiger Wachstumsabschluß eingeleitet wird. Sind beim Neugeborenen noch Wirbelkörper und Bandscheibe etwa gleich groß, so verschiebt sich im Laufe des Wachstums die Relation zwischen Wirbelkörper und Bandscheibe zunehmend zugunsten der knöchernen Anteile.

Die HWS zeigt entsprechend den funktionellen Erfordernissen eine Reihe anatomischer Besonderheiten [17]. Im Laufe des Wachstums richten sich die dorsolateralen Wirbelkörperanteile schaufelartig zu den Processus uncinati auf [13]. In diesem Bereich bilden sich bereits im Jugendalter synovial ausgekleidete Risse und Spalträume [13, 24], welche mit zunehmendem Alter nach zentral fortschreiten und gelegentlich sogar zu kompletten, nicht von vornherein als pathologisch zu bewertenden Dissektionen führen können [16]. Diese Rißbildungen haben einerseits den Charakter von Neoarthrosen, andererseits werden sie von manchen Autoren bereits als ein Anfangsstadium der Spondylosis deformans angesehen [23].

Die verschiedenen Stadien der Bandscheibendegeneration und deren fließende Übergänge, beginnend mit einer Diskose, Chondrose, Osteochondrose, Spondylose bis hin zur spontanen Fusion des Segmentes, wurden von Aufdermaur detailliert beschrieben und definiert [4]. Hinz konnte nachweisen, daß das am meisten degenerativ vorgeschädigte Segment im Traumafall am verletzungsanfälligsten und häufigsten betroffen ist [9]. Isolierte Bandscheibenpathologien, wie Rißbildungen, Protrusionen und Prolapse werden an der HWS sehr häufig auch ohne unmittelbare Traumaanamnese und z.T. auch ohne klinisches Korrelat diagnostiziert [5, 6], wodurch die Abgrenzung von degenerativen und traumatisch bedingten Befunden im Einzelfall stets schwierig ist.

Pathomechanismus und Verletzungsklassifikationen

Die HWS als relativ schwaches anatomisches Glied zwischen Kopf und Rumpf erlaubt ein großes Bewegungsausmaß in allen Freiheitsgradent [29]. Direkte Gewalteinwirkung auf den Schädel, aber auch indirekte, fortgeleitete Gewalt, bedingt durch die Trägheit des relativ schweren Kopfes, kann zu verschiedenen Verletzungen führen [1, 2]. In großen Sammelstudien [2] wurden, klassifiziert nach dem Verletzungsmechanismus, in 37% eine Flexion/Distraktion, in 24% eine Kompression/Extension und in 22% eine Kompression/Flexion als Hauptursache gefunden. Häufig zeigten sich bei derartigen Verletzungen zusätzlich Rotations- und Scherkraftkomponenten [3]. Die

Klassifikation nach Magerl et al. [14], ursprünglich für Verletzungen der BWS und LWS erarbeitet, findet zunehmend auch für Verletzungen der unteren HWS (C2-C7) Verwendung. Es werden, in Anlehnung an die AO-Fraktur-Klassifikation, Verletzungen vom Typ A(Kompression), vom Typ B (Distraktion) und Typ C (Rotation) unterschieden und in weiterer Folge jeweils weiter in Gruppen und Untergruppen eingeteilt. Bei allen Verletzungstypen können die Bandscheiben wesentlich mitverletzt sein. Bei der **Typ-A-Verletzung** wird zwischen einem Impaktions-, Spalt- und Berstungsbruch unterschieden. Beim *Impaktionsbruch (A1)* kann die Deckplatte mit anhängendem Faserring und damit die Integrität des Diskus intakt bleiben. Beim *Spaltbruch (A2)* verläuft der Bruch an den Halswirbeln zumeist sagittal, wobei der gesamte Wirbelkörper mit der knöchernen und knorpeligen Endplatte und dem Faserring von kranial her gespalten wird. Radiologisch sind diese Spalten lange nachweisbar, was auf eine traumabedingte Interposition von weichen Bandscheibenanteilen hindeuten kann.

Der *Berstungsbruch(A3)* liegt an der HWS zumeist im Sinne einer Tear drop fracture vor [25]. Deck- und Grundplatte des betroffenen Wirbelkörpers sind gebrochen (split-burst) und somit auch die beiden benachbarten Bandscheiben mitbetroffen. Indirekte Zeichen für eine flächenhafte Bandscheibenlösung/-zerreißung mit komplexer segmentaler Instabilität ist die zumeist vorliegende Retrolisthese des geborstenen Wirbelkörpers.

Isolierte Bandscheibenverletzungen durch axiale Stauchungstraumen, wie Anulusrisse und/oder der Prolaps von Nucleus-pulposus-Anteilen durch axiale Kompression finden allerdings in dieser Frakturklassifikation keine Berücksichtigung. Eine Klassifikation für den traumatischen Diskusprolaps wurde von Jònsson angegeben [10].

Der *Typ-B-Verletzung* liegt ein Distraktionsmechanismus zugrunde. Vordere und hintere Elemente sind betroffen. Im Sinne der Flexion-Distraktion kann ventral die Bandscheibe isoliert (B1.1) oder durch Kompression-Distraktion in Kombination mit einem Wirbelkörperbruch (B1.2) betroffen sein. Die Flexionsspondylolysen (B2.2) und die Gruppe der Hyperextensionsverletzungen mit Bandscheibenzerreißungen (B3) gehören ebenfalls zu diesem Verletzungstyp. Durch die dorsale ossäre oder ligamentäre Instabilität können zusätzliche translatorische und rotatorische Kräfte wirksam werden, was zum nächsten Verletzungstyp überleitet.

Bei *Typ-C-Verletzungen* liegt neben einer Typ-A- oder Typ-B-Verletzung noch zusätzlich eine Rotationskomponente vor. Unilaterale Rotationsverletzungen gehören an der HWS mit einem Anteil von ca. 35% mit zu den häufigsten Verletzungen überhaupt.

Die Ergebnisse unserer Untersuchungen zeigen, daß Art und Ausmaß von Bandscheibenverletzungen überaus variabel sein können und im wesentlichen von der Stärke und Richtung der Gewalteinwirkung, v.a. aber auch vom individuellen Zustand der Bandscheibe abhängig sind. Das Wissen um die Morphologie ist der Schlüssel zum Verständnis der Verletzung und der daraus abzuleitenden therapeutischen Maßnahmen.

Sägeschnittuntersuchungen an Präparaten werden im forensischen Bereich seit langem zur Klärung der Verletzungsmechanik herangezogen [11, 21, 22].

Zur Klärung feinster morphologischer Zusammenhänge dieser komplexen Region sind aber lückenlose Seriengefrierschnittuntersuchungen notwendig [18, 19]. Die

Rotationskryotomie erlaubt auf relativ einfache Weise eine praktisch artefaktfreie Untersuchung und liefert eindrucksvolles Anschauungsmaterial.

Bei der Vielzahl der möglichen Verletzungsformen gestatten 70 verletzte Segmente noch keine statistisch gesicherten Aussagen.

Tendenziell kann allerdings dennoch festgestellt werden:

- Die Bandscheiben bei Kindern und Jugendlichen sind Kompressionskräften gegenüber überaus widerstandsfähige Strukturen. Bei Distraktionsbelastungen liegt die mechanische Schwachstelle im Bereich der Ossifikationszone der Epiphysenfugen (osteochondraler Verletzungstyp). Gravierende strukturelle Läsionen der Bandscheibe selbst werden nur bei schweren Kompressionsverletzungen gesehen.
- Nach Wachstumsabschluß am Ende der 2. Dekade führen Distraktionsverletzungen zumeist zu Lösungen entlang der kartilaginären Endplatten der Wirbelkörper bzw. handelt es sich um Lösungen des Anulus fibrosus von den knöchernen Randleisten oder Lösungen des Diskus von den knorpeligen Endplatten (diskochondraler Verletzungstyp).
- Bereits beim jungen Erwachsenen sind die unkovertebralen Spaltbildungen und Pseudogelenke häufig Ausgangspunkt für radiäre und horizontale Risse.
- Die degenerativ eingesteifte, osteochondrotisch veränderte HWS des alten Menschen ist besonders verletzungsanfällig. Diskus- bzw. Segmentzerreißungen treten vorwiegend in fortgeschritten degenerierten Segmenten auf.
- HWS-Verletzungen sind selten auf ein Segment beschränkt. In mehr als 50% finden sich ein oder mehrere Nachbarsegmente mitverletzt.
- Rupturen des vorderen Längsbandes bzw. knöcherne Vorderkantenabrisse zeigten sich vorwiegend bei Hyperextensionsverletzungen. Subligamentäre Diskusrisse, welche der radiologischen und insbesondere auch der kurz nach dem Trauma durchgeführten MR-Diagnostik entgehen können, kommen überaus häufig vor.
- Traumatische, weiche Bandscheibenvorfälle werden durch Kompression und gleichzeitige Flexion verursacht und setzen einen Riß im Anulus voraus. Die Abgrenzung zwischen Protrusion und freiem Prolaps ist schwierig. Vorbestehende, nicht frische, subligamentäre Bandscheibenvorfälle werden mit zunehmendem Alter, zumeist in mehreren Segmenten häufig als Nebenbefunde vorgefunden.
- Ossäre und/oder ligamentäre dorsale Läsionen müssen nicht zwangsläufig zu einer Bandscheibenverletzung führen.

Schlußfolgerungen

Das Wissen um die Häufigkeit und Vielgestaltigkeit von Bandscheibenverletzungen beim HWS-Trauma sollte zu einer differenzierteren diagnostischen, therapeutischen und gutachterlichen Betrachtungsweise Anlaß geben. Die nativ- und funktionell-radiologische Unauffälligkeit bzw. Stabilität eines zervikalen Segmentes schließt eine gravierende traumatische Bandscheibenschädigung keinesfalls aus. Durch die exakte Analyse der Röntgen- und CT-Bilder kann in vielen Fällen die Verletzung klassifiziert, der Verletzungsmechanismus erkannt und in Abhängigkeit vom Alters und von evtl. vorbestehenden Degenerationen Art und Ausmaß von begleitenden Bandscheibenschäden abgeschätzt werden.

Nur die generell gute Heilungspotenz beim Kind und die spezielle Pathomorphologie beim kindlichen HWS-Trauma lassen eine stabile Ausheilung möglich erscheinen und rechtfertigen daher eine primär konservative Behandlungsstrategie. Die häufig in Anschlußsegmenten zu zervikalen Fusionen beobachteten „Überlastungszeichen" oder als operationsbedingte Schädigungen interpretierte Veränderungen (Längsbandverkalkungen, Spondylophytenbildungen, Bandscheibenverschmälerungen) sind wahrscheinlich häufig Ausdruck einer bereits primär traumatisch bedingten Schädigung dieser Segmente.

Die Vielzahl radiologisch nicht erkennbarer, relativ geringfügiger subligamentärer Verletzungen an den kartilaginären Endplatten und den Bandscheiben, welche erst in den Seriengefrierschnitten offensichtlich wurden, läßt vermuten, daß auch beim forensisch/gutachterlich besonders bedeutsamen Schleudertrauma, wenn auch häufig diagnostisch nicht nachweisbar, eine entsprechende Pathomorphologie zugrundeliegt. Den Stellenwert und die Aussagekraft der verschiedenen diagnostischen Verfahren, insbesondere den der MR-Tomographie bei HWS-Traumen, speziell im Hinblick auf isolierte traumatische Bandscheibenschäden, gilt es, in weiteren korrelativen Studien kritisch zu untersuchen.

Literatur

1. Aebi M, Nazarian S (1987) Klassifikation der Halswirbelsäulenverletzungen. Orthopäde 16: 27–36
2. Allen BL, Ferguson RL, Lehmann TR, O'Brien RP (1982) A mechanistic classification of closed, indirect fractures and dislocations of the lower cervicl spine. Spine 7: 1–27
3. Argenson C, Lovet J, Sanouiller JL, de Peretti F (1988) Traumatic rotatory displacement of the lower cervical spine. Spine 13: 767–773
4. Aufdermaur M (1960) Die Spondylosis cervicalis. Hippokrates, Stuttgart Die Wirbelsäule in Forschung und Praxis, Bd 17)
5. Berns D, Blaser S, Modic M (1989) Magnetic resonance imaging of the spine. Clin Orthop Relat Res 244: 78–100
6. Boden S, McCowin Ph, Davis D, Dina T, Mark A, Wiesel S (1990) Abnormal magnetic-resonance scans of the cervical spine in asymptomatic subjects. J Bone Joint Surg Am 72 8: 1178–1184
7. Crock H V, Yoshizawa H (1976) The blood supply of the vertebral column and spinal cord in man. Springer, Berlin Heidelberg New York
8. Ecklin U (1960) Die Altersveränderungen der Halswirbelsäule. Springer, Berlin Heidelberg New York
9. Hinz P (1970) Die Verletzung der Halswirbelsäule durch Schleuderung und durch Abknickung. Hippokrates, Stuttgart (Die Wirbelsäule in Forschung und Praxis, Bd 47)
10. Jònsson H, Cesarini K, Sahlstedt B, Rauschning W (1994) Findings and outcome in whiplash-type neck distorsions. Spine 19 (24): 2733–2743
11. Junghanns H (1951) Die funktionelle Pathologie der Zwischenwirbelscheibe. Langenbecks Arch Klin Chir 267
12. Kathrein A, Klestil T, Birbaumer G, Rabl W, Künzel KH (1996) Rotation cryotomy: Medical and scientific value of a new serial sectioning procedure. Clin Anat 9: 227–231
13. Luschka H von (1858) Die Halbgelenke des menschlichen Körpers. Reimers, Berlin
14. Magerl F, Aebi M, Gertzbein SD, Harms J, Nazarian S (1994) A comprehensive classification of thoracic and lumbar injuries. Eur Spine J 3: 184–201
15. Maroudas A (1975) Biophysical chemistry of cartilaginous tissues with special reference to solute and fluid transport. Biorheology 12: 233
16. Oda J, Tanaka H, Tsuzuki N (1988) Intervertebral disc changes with aging of human cervical vertebra. From the neonate to the eighties. Spine 13: 1205–1211
17. Rauber A, Kopsch F (1987) Anatomie des Menschen. Thieme, Stuttgart
18. Rausching W (1983) Computed tomography and cryomicrotomy of lumbar spine specimens: A new technique for multiplanar anatomic correlation. Spine 8: 170–180
19. Rausching W (1989) Pathoanatomical findings in cervical spinal injuries. J Spin Disord 2: 213–222

20. Roberts S, Menge J Urban J (1989) Biomechanical and structural properties of the cartilage endplate. Spine 14: 166
21. Saternus KS (1979) Die Verletzungen von Wirbelsäule und von Weichteilen. Hippokrates, Stuttgart (Die Wirbelsäule in Forschung und Praxis, Bd 84)
22. Saternus KS (1987) Die Wirbelsäulenuntersuchung im Rahmen der forensischen Obduktion. Beitr Gerichtl Med 46: 489–495
23. Schmorl G, Junghanns H (1968) Die gesunde und kranke Wirbelsäule in Röntgenbild und Klinik, 5. Aufl. Thieme, Stuttgart
24. Stahl Ch, Huth F (1980) Morphologischer Nachweis synovialer Spalträume in der Unkovertebralregion zervikaler Bandscheiben. Z Orthop 118: 721
25. Schneider RC, Kahn EA (1956) Chronic neurological sequelae of a acute trauma to the spine and spinal cord. Part I: The significance of the flexion or „tear-trop" fracture dislocation of the cervical spine. J Bone Joint Surg Am 38: 985–997
26. Töndury G (1947) Zur Entwicklung funktioneller Strukturen im Bereich der Zwischenwirbelscheiben. Schweiz Med Wochenschr 77: 643
27. Töndury G (1955) Zur Entwicklungsgeschichte der Wirbelsäule mit besonderer Berücksichtigung der Altersveränderungen der Bandscheibe. Schweiz Med Wochenschr 85: 825
28. Töndury G (1958) Entwicklungsgeschichte und Fehlbildungen der Wirbelsäule. Hippokrates, Stuttgart (Die Wirbelsäule in Forschung und Praxis, Bd 7)
29. White AA, Panjabi MM (1990) Clinical biomechanics of the spine, 2nd edn. Lippincott, Philadelphia

Die Anulus-fibrosus-Schädigung der Bandscheibe C2/3 bei der Schraubenosteosynthese der Densfraktur

K.-S. Saternus[1] und J. Koebke[2]

Institut für Rechtsmedizin der Georg-August-Universität, Windausweg 2, D-37073 Göttingen
Anatomisches Institut der Universität Köln, Joseph-Stelzmann-Str. 9, D-50931 Köln

Einleitung

Zur osteosynthetischen Versorgung der Densfraktur nach Magerl existiert ein umfangreiches Schrifttum. Dabei wurden insbesondere Fragen der Rotationsstabilität, des Einsatzes von 1 oder 2 Schrauben sowie die Durchschraubung der Kompakta der Densspitze thematisiert (Böhler 1981; Grob et al. 1988; Knöringer 1988).

Typischerweise kommt es mit der Densfraktur zur Ruptur der Membrana atlantoaxialis posterior, während die Membrana atlantooccipitalis posterior intakt bleibt (Saternus 1981). Deshalb wird das Densfragment über den hinteren Atlasbogen (langer Hebelarm) zwischen vorderem Atlasbogen und dem Lig. transversum atlantis auch nach Osteosynthese auf Biegung beansprucht (Saternus u. Koebke 1991). Zumindest für Pseudarthrosen soll deshalb die Frage nach einer zusätzlichen dorsalen Zuggurtung gestellt werden (Roosen-Klammern oder Luhr-Platten).

Anhand einer realen Densfraktur, die nachuntersucht werden konnte, sollen deshalb die eigenen Vorstellungen überprüft werden, und es soll in Abhängigkeit von der Wahl des Zugangs für die Osteosynthese der Densfraktur auf die bisher nicht betrachteten sekundären Folgen der Bandscheibenverletzung C2/3 näher eingegangen werden.

Kasuistik

34jähriger Mann erlitt 10 1/2 Monate vor seinem Tod bei einem Treppensturz eine basale Densfraktur vom Typ II nach Anderson u. D'Alonzo (1974), die auswärts mit 2 Schrauben nach Magerl osteosynthetisch versorgt wurde.

Die neurologische Situation soll nicht näher betrachtet werden. Der Patient blieb bettlägerig und starb an den sekundären Folgen, nämlich einer fulminanten Lungenembolie.

Untersuchungstechnik

Bei der gerichtlichen Obduktion (L-Nr.: 191/93) wurde die Untersuchung der HWS angeordnet, die entsprechend unserer auf Hinz (1970) zurückzuführenden Technik zusammen mit der hinteren Schädelbasis präparativ entnommen wird.

Hefte zu „Der Unfallchirurg", Heft 271
H. J. Wilke, L. E. Claes (Hrsg.)
Die traumatische und degenerative Bandscheibe

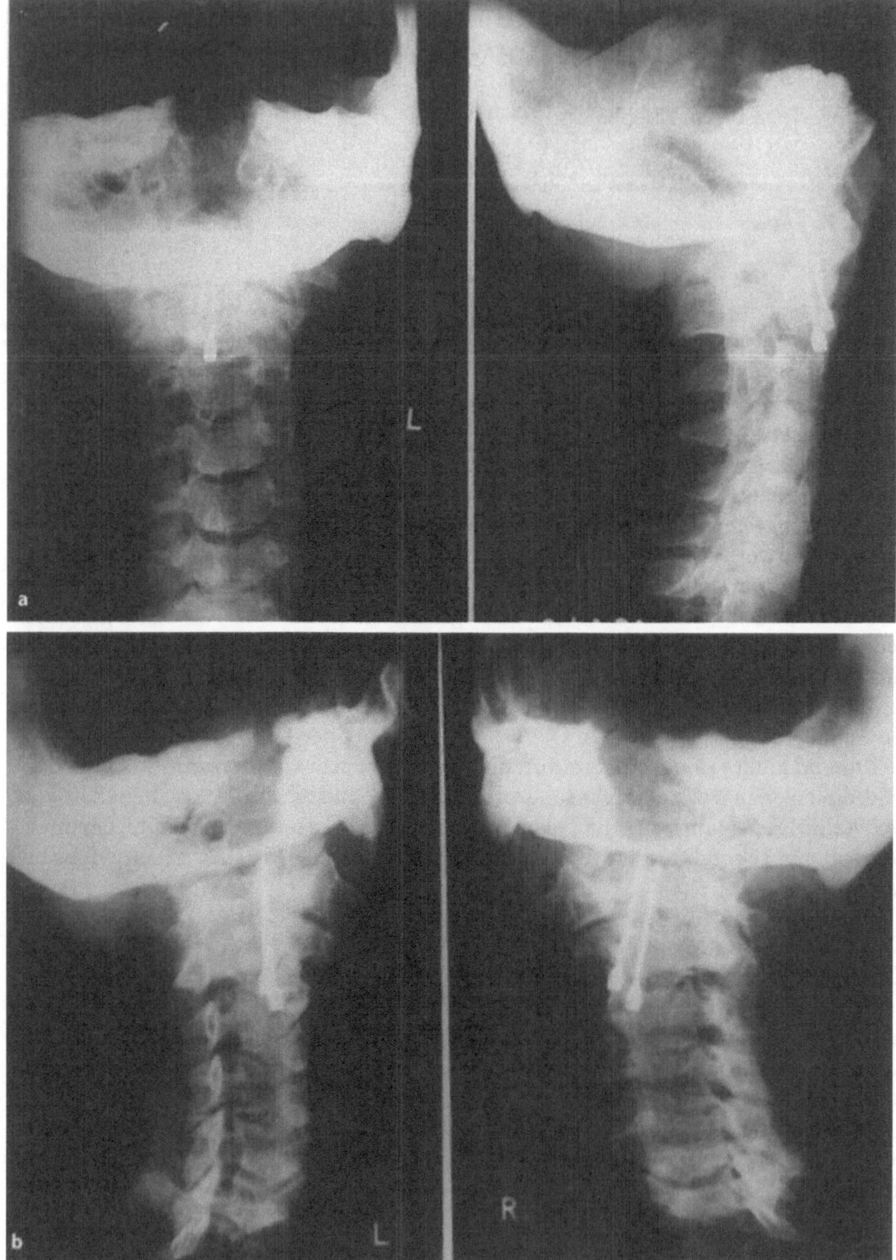

Abb. 1 a, b. Postmortale Röntgenaufnahmen in 4 Ebenen. Osteosynthetisch mit 2 Schrauben versorgte Densfraktur Typ II mit einer Überlebenszeit von 10 1/2 Monaten bei einem 34jährigen Mann nach Treppensturz

Nach Formalinfixation wurde das Präparat in 4 Ebenen geröntgt (Abb. 1), in Abweichung vom sonstigen Vorgehen nicht rechtsmedizinisch untersucht, sondern in der Kölner Anatomie nach Einbettung in Biodur gesägt, gefärbt und geröntgt.

Doppelschraube und Durchschrauben der Denskompakta

Im vorliegenden Fall wurden Doppelschrauben eingesetzt, was verständlicherweise technisch schwieriger ist als die Versorgung mit nur einer Schraube.

Auf den rechtsmedizinischen Standardaufnahmen (Abb. 1 a, b) sind Densfraktur und die Positionierung der Schrauben gut erkennbar.

Daß mit 2 Schrauben eine Rotationsstabilität erreicht wird, hingegen eine Schraube einen Kompromiß darstellt, bleibt auch den Autoren bewußt, die aus technischen Gründen den Einsatz nur einer Schraube propagieren. Aber technische Gründe sind durchaus reale Gründe.

Weiterhin gibt es offensichtlich einen klinischen Konsensus darüber, die Schraube durch die Kompakta der Densspitze zu drehen.

In den Abb. 2, 7 und 8, den Nativ- und Isochromatenbildern, wird ersichtlich, daß im konkreten Fall ebenso verfahren worden ist. Als Begründung für das Durchschrauben wird von vielen Autoren die Befürchtung vor einem Schraubenausriß aus dem Densfragment in Ermangelung eines knöchernen Widerlagers angegeben.

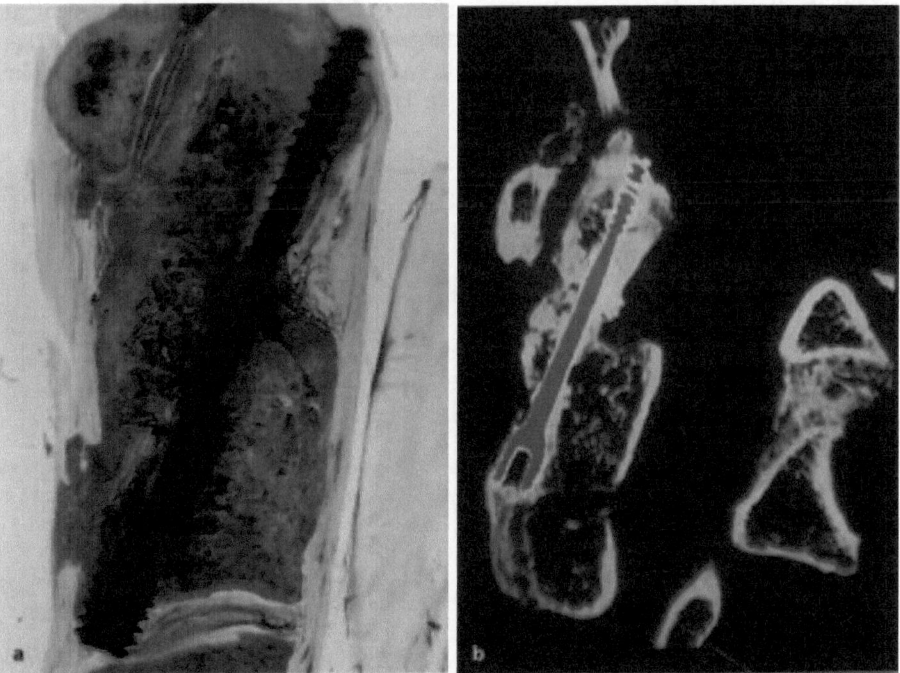

Abb. 2. a. Übersichtspräparat im Sägeschnitt mit Darstellung der Densfraktur und der medial gelegenen Schraube. Densfragment um halbe Breite nach ventral versetzt fusioniert. **b** Äquidensitenbild der Schnittebene wie in a mit dichter Ossifikation um die Schraube

Zwar ist in der Regel die Medulla bei dieser Schraubenführung nicht gefährdet (Abb. 1 b und 2 a). Im vorliegenden Fall ist das Fragment leicht nach ventral versetzt worden und damit ohnehin die Gefährdung der Medulla geringer. Das heißt aber auf der anderen Seite, daß es eine tolerable Variabilität für die Osteosynthese in der Sagittalebene gibt, also auch nach dorsal. Entsprechend wird das Durchschrauben bei primär oder posttraumatisch engen Raumverhältnissen problematisch. Das gilt insbesondere vor dem Hintergrund vorbestehender neurologischer Symptomatik wie bei primär engem Spinalkanal (Breig 1959; Kügelgen et al. 1985), eine Variabilität, die bereits bei Säuglingen vorliegen kann (Saternus et al. 1986; Koebke u. Saternus 1986).

Daß tatsächlich eine sehr enge topographische Nähe zur Medulla erreicht werden kann, zeigt die verhältnismäßig weit lateral eingedrehte Schraube (Nr. 2) in Abb. 7 und 8. Ihre Spitze liegt nicht wie bei Schraube Nr. 1 im lockeren Bindegewebe um das Lig. apicis dentis, sondern in der Membrana tectoria selber.

Aufgrund unserer eigenen früheren experimentellen Untersuchungen zur Densmorphologie und Densfraktur (Koebke u. Saternus 1986, 1988; Saternus u. Koebke 1988; Koebke u. Kock 1988), meinen wir, daß ein knöcherner Ausriß aus dem Densfragment nicht zu befürchten ist. So ist im Vergleich zum Corpus axis im Dens die Knochendichte deutlich höher (Abb. 4).

Unabhängig von der Densachsenneigung findet sich regelmäßig ein kräftiges Spongiosabündel zwischen Fovea dentis und der Articulatio mit dem Lig. transversum atlantis, das auch im Prinzip den alten Anatomen bereits bekannt war. Aus dem Äquidensitenbild (Abb. 3) wird die räumliche Anordnung des Spongiosabündels verständlich. Beim lordotischen Denstyp erfolgt jedoch die Krafteinleitung ventral (Abb. 3 rechts) höher apikal als beim dargestellten kyphotischen Denstyp. Das kyphotische Beispiel wurde jedoch gewählt, weil es sich nach der Konfiguration der Densspitze (Abb. 5) im realen Fall um diesen Typ gehandelt hat.

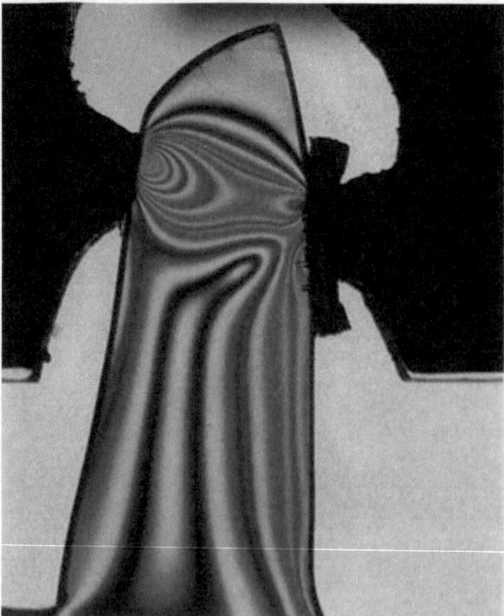

Abb. 3. Sagittalschnittmodell von Dens und Corpus axis (kyphotischer Denstyp) ohne Einsatz der Lig. alaria. Spannungsverteilung im Isochromatenbild bei ventralflektierender Kraft. Hohe Isochromatenzahl zwischen der vorderen und hinteren Artikulation des Dens, also mit Fovea und Lig. transversum atlantis. (Aus Saternus u. Koebke 1988)

Die Abb. 4 zeigt die Materialverteilung für einen typisch lordotischen Dens aus unserer früheren Serie im Äquidensitenbild. Hier wird weiterhin deutlich, daß die geringste Materialausstattung an der Vorder- bzw. Unterkante des Axis ist. Dabei handelt es sich um einen charakteristischen Befund. Von daher kann Böhler (1981)

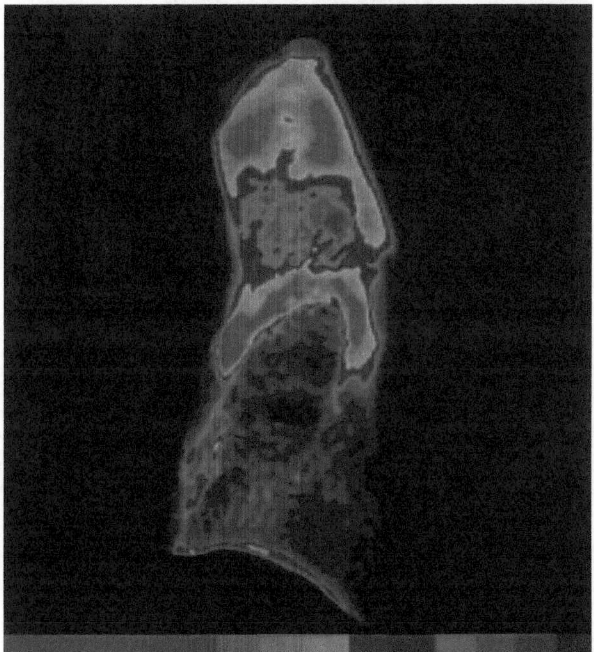

Abb. 4. Spongiosaverteilung in Dens und Corpus axis mit typisch kräftigem Spongiosabündel zwischen den Artikulationen des Dens. Äquidensitenbild von Röntgenaufnahmen 2 mm dicker planparalleler Sagittalschnitte mit Vergleichsstufenkeil. (Aus Saternus u. Koebke 1988)

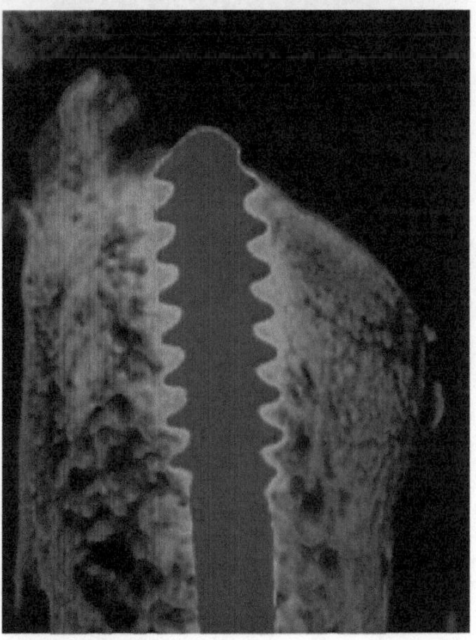

Abb. 5. Dichter Ossifikationssaum um die Schraube

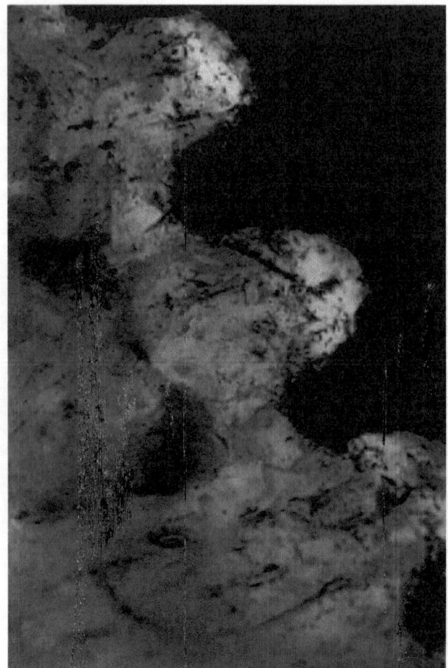

Abb. 6. Korrekter Metall-Knochen-Schluß mit dem Schraubengewinde

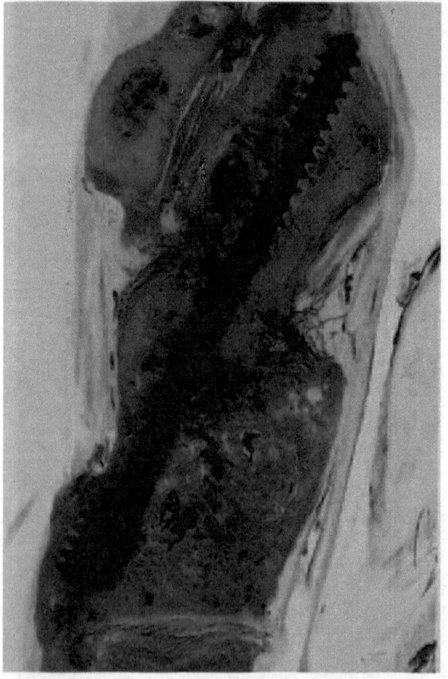

Abb. 7. Parasagittalschnitt mit der lateral positionierten Schraube. Spitze liegt in der dorsalen Kompakta und in der Dura sowie der auslaufenden Membrana tectoria

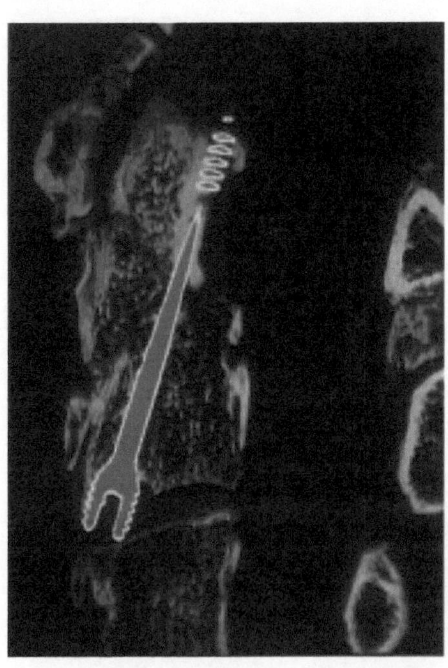

Abb. 8. Äquidensitenbild zu Schnittebene 9. Fraktur wenig knöchern durchbaut. Breite Osteophyten um die Fovea. Ossifikation der Membrana atlantoaxialis posterior

nur zugestimmt werden, wenn er eine breitere Auflagefläche bei Eingang an der ventralen Unterkante des Axis für die Schraubenosteosynthese für erforderlich hält.

Bei der von uns untersuchten Densfraktur verlief die Schraube weitstreckig in dichter Spongiosa (Abb. 2 b, 7 und 10). Das Durchschrauben der Kompakta findet somit keine mechanische Begründung. Zudem erkennt man (Abb. 6 und 10), wie gut der Knochen Anschluß an das Metall gefunden hat.

Wening et al. (1994) haben bei der Analyse eines vergleichbaren Falles in entsprechender Untersuchungstechnik in dieser Hinsicht eine sehr interessante Hypothese entwickelt. Sie gehen davon aus, daß die Verschraubung selber durch den Druck des Schraubengewindes zu Mikrofrakturen der Trabekeln führe.

Die Folge sei eine lokal extrem erhöhte Knochenumbaudynamik. Die hohe Materialdichte um die Schraube dürfte im vorliegenden Fall eine Stütze für die Annahmen der Autoren sein.

Die iatrogene Spondylosis deformans bei der Densverschraubung

Ließ sich an der Schraubenspitze die gute knöcherne Anlagerung an das Metall zeigen, so gilt das in gleicher Weise für den basalen Konus (Abb. 9 und 10). Hier ist selbst der Ansatzhohlraum in der medial gelegenen Schraube (Nr. 1) knöchern und bindegewebig ausgefüllt. An dieser medial gelegenen Schraube ist ein breiter knöchern überbrückender Randwulst, also eine ankylosierende Spondylosis deformans entstanden. Als einen möglichen Entstehungsmechanismus könnte man anführen, daß es durch die Basis der Schraube zu einer überbrückenden Abstützung von Vorder- bzw. Unterkante C2 zur Oberkante C3 gekommen sei mit einer sekundären knöchernen Ummantelung.

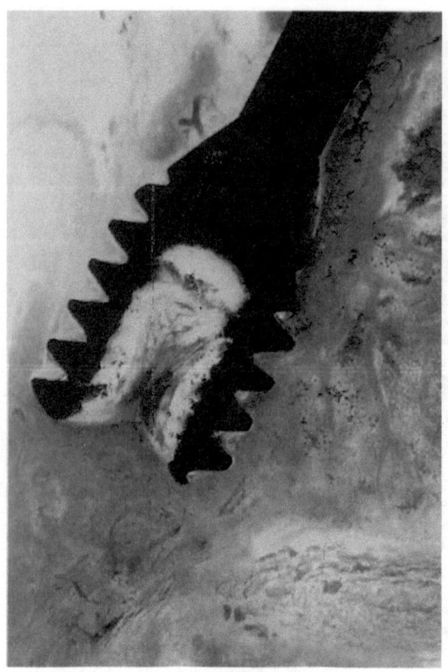

Abb. 9. Detailaufnahme des unteren Schraubenkonus der medial gelegenen Schraube mit enger Knochen-Metall-Verbindung. Bindegewebige und beginnend knöcherne Ausfüllung des Hohlkonus

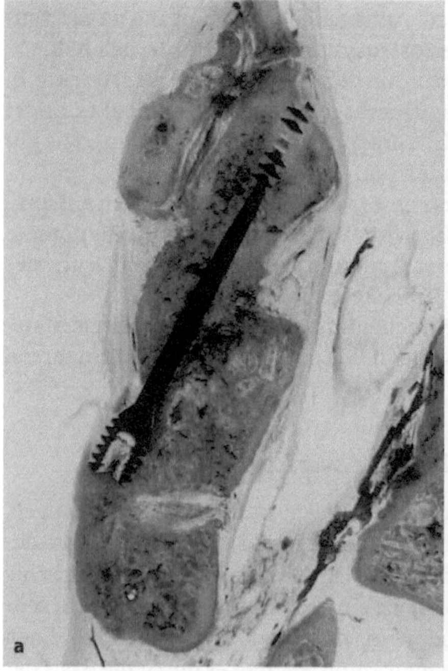

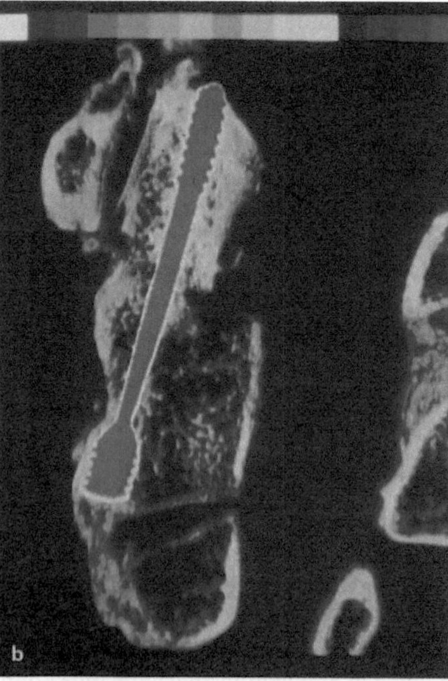

Abb. 10 a, b. Nativschnitt und Äquidensitenbild mit Vergleichsstufenkeil. Dargestellt ist ein breiter spondylotischer Randwulst ventral C2/3. Ausgedehnter knöcherner Umbau ventral vom Clivus bis zum 3. HWK, dorsal Ossifikation Membrana atlantoaxialis posterior auch in dieser Sägeebene

Dieser Vorstellung steht entgegen, daß die Basis der Schraube nicht über dem Niveau der Grundplatte liegt, sondern versenkt ist. Damit wäre eine Spangenbildung durch Auf- oder Abstützung auszuschließen.

Eine Schraube kann auch nicht durch axiale Beanspruchung weiterrutschen, zumal nicht eine mit gegenläufigen Gewinden (Doppelgewindeschraube). Selbst für einen Nagel würde man ein Versenken für wenig wahrscheinlich halten.

Unsere Deutung bezieht sich auf den Zugang zur Osteosynthese, nämlich durch das vordere Längsband, die vorderen Anteile des Anulus fibrosus und die angrenzende Grundplatte von C2. Dieser Zugang ist technisch sehr viel einfacher als der von der unteren Ventralfläche des Corpus axis aus.

Mit der kräftigen Grundplatte findet sich auch reichlich knöchernes Material als Bett für den Schraubenkonus.

Obwohl viel für dieses technische Vorgehen spricht, ist es nicht zwingend. Es bedarf durchaus der Güterabwägung, ob eine prinzipiell vermeidbare Blockbildung in Kauf genommen werden soll oder nicht. Dabei handelt es sich sicherlich nicht um eine leichte Entscheidung, auch um keine, die der Arzt allein zu treffen hätte.

Aus rechtsmedizinischer Sicht müßte sie Gegenstand ärztlicher Aufklärung sein, womit die Entscheidung in die Zuständigkeit des Patienten fiele.

Die Frage fehlender Geschäftsfähigkeit eines komatösen Patienten soll hier nicht vertieft werden.

Abschließend sei noch einmal über Abb. 9 und 10 der knöcherne Umbau vom Clivus bis zum 3. HWK betrachtet.

In seiner grundlegenden Monographie zu Form und Struktur des Wirbels hat Schlüter bereits 1965 die Erklärung für die Entstehung eines spondylotischen Randwulstes geliefert. Danach nimmt der Randleistenanulus Spannungen aus den zentralen Partien der Bandscheibe auf, was an einen funktionell intakten Nucleus pulposus gebunden ist, wobei er auf Schmorl (zitiert nach Schlüter 1965) verweist.

Bei der degenerativen oder traumatischen Schädigung des Randleistenanulus drängt das Bandscheibengewebe im Sinne eines ventralen Prolaps unter das vordere Längsband, das diese Spannungen aufnehmen muß. Im Sinne der „kausalen Histogenese“ (Pauwels 1965) bilden sich dann Randwülste.

Betrachtet man das Äquidensitenbild (Abb. 2 b und 10), so findet sich in Co/3 ein ausgedehnter Umbau.

Durch die Ventralpositionierung des Densfragments hat der vordere Atlasbogen deutlich mit Knochenanbau reagiert – der Clivus wohl auch. Im Dens ist mit den Schrauben und an der Axisvorderkante reichlich knöchernes Material angelagert worden, eine Verstärkung, die sich auch auf die Vorderkante des 3. HWK fortsetzt.

Hinzuweisen ist weiterhin auf die breite Ossifikation der Membrana atlantoaxialis posterior (Abb. 2 b, 6 und 10), offensichtlich Folge der eingangs besprochenen Verletzung und gelungenen Ruhigstellung durch die beiden Schrauben.

Der Schlüterschen Analyse entspricht es, wenn bei diesem umfangreichen knöchernen Umbau Co/3 die Spongiosa nach dem Äquidensitenbild im Corpus axis und im 3. HWK eine erkennbare Reduktion aufweist.

Zusammenfassung

Im Zusammenhang mit der morphologischen Analyse einer osteosynthetisch nach Magerl versorgten Densfraktur vom Typ II nach Anderson und D'Alonzo wird zu den grundsätzlichen Fragen der Kortikalisdurchschraubung der Densspitze und der Wahl des Zugangs transdiskal (C2/3) Stellung genommen.

Weil ein ausreichendes knöchernes Widerlager für die Schraube durch das kräftige Spongiosabündel zwischen Fovea dentis und der Articulatio mit dem Lig. transversum atlantis gebildet ist, wird eine Kortikalisdurchschraubung für entbehrlich gehalten. Dieses gilt insbesondere vor dem Hintergrund einer primär vorbestehenden, aber auch posttraumatischen Engung des Spinalkanals.

Mit dem Zugang zur Osteosynthese durch das vordere Längsband und die vorderen Anteile des Anulus fibrosus der Bandscheibe C2/3 muß grundsätzlich mit einer iatrogenen ankylosierenden Spondylosis deformans gerechnet werden.

Mit dieser Verblockung ist ein umfangreicher Umbau der Co/3-Region und entsprechend eine Änderung der Mechanik verbunden.

Typische Kombinationsverletzung mit der Densfraktur ist die Zerreißung der Membrana atlantoaxialis posterior. Diese Verletzung kann durch die medizinisch indizierte Osteosynthese der Densfraktur Ausgangspunkt breiter Ossifikation zwischen hinterem Atlas- und Axisbogen werden.

Literatur

Anderson LD, D'Alonzo RT (1974) Fractures of the odontoid process of the axis. J Bone Joint Surg Am 56: 1663–1674

Böhler J (1981) Schraubenosteosynthese von Frakturen des Dens axis. Unfallheilkunde 84: 221–223

Breig A (1959) Zur Biomechanik des Zentralnervensystems. Fortschr Neurol Psychiat 27: 3–7

Grob D, Magerl F, Seemann P (1988) Operative atlanto-axiale Stabilisierung S 137-140. In: Hohmann D, Kügelgen B, Liebig K (Hrsg) Neuroorthopädie 4. Erkrankungen des zerviokookzipitalen Übergangs, Spondylolisthesis, Wirbelsäule in Arbeit und Beruf. Springer, Berlin Heidelberg New York Tokio

Hinz P (1970) Die Verletzung der Halswirbelsäule durch Schleuderung und Abknickung. Hippokrates, Stuttgart (Die Wirbelsäule in Forschung und Praxis, Bd 47)

Koebke J, Saternus KS (1986) Inclination of the odontoid process in children and adults – an anatomical and functional investigation. Adv Neurosurg 14: 165–169

Koebke J, Kock C (1988) Gelenke und Gelenkmechanik des zervikookzipitalen Überganges. In: Hohmann D, Kügelgen B, Liebig K (Hrsg) Neuroorthopädie 4. Erkrankungen des zervikookzipitalen Übergangs. Spondylolisthesis, Wirbelsäule in Arbeit und Beruf. Springer, Berlin Heidelberg New York, S 32–36

Knöringer P (1988) Operative Versorgung der Densfraktur von ventral durch Doppelgewindeschrauben. In: Hohmann D, Kügelgen B, Liebig K (Hrsg) Neuroorthopädie 4. Erkrankungen des zervikookzipitalen Übergangs. Spondylolisthesis, Wirbelsäule in Arbeit und Beruf. Springer, Berlin Heidelberg New York Tokio, S 199–206

Kügelgen B, Liebig K, Hillemacher A, Galle GH (1985) In: Hohmann, D, Kügelgen B, Liebig K (Hrsg) Neuroorthopädie 3: Brustwirbelsäulenerkrankungen, Engpaßsyndrome, Chemonukleolyse Evozierte Potentiale. Springer, Berlin Heidelberg New York Tokio, S 515–535

Pauwels F (1965) Gesammelte Abhandlungen zur funktionellen Anatomie des Bewegungsapparates. Springer, Berlin Heidelberg New York

Saternus KS (1981) Verletzungen der Occipito-Atlanto-Axis-Region. Z Orthop 119: 662–664

Saternus KS, Koebke J, Tamaska v L (1986) Neck extension as a cause of SIDS. Forens Sci Internat 31: 167–174

Saternus KS, Koebke J (1988) Verletzungen der oberen HWS. In: Wolff HD (Hrsg) Die Sonderstellung des Kopfgelenkbereichs. Springer, Berlin Heidelberg New York Tokio, S 116–128

Saternus KS, Koebke J (1991) Experimentelle Ansätze zur Densfraktur und Densreposition. In: Delank

HW, Schmitt E (Hrsg) Zervikale Myelopathien. Hippokrates, Stuttgart, S 113–120 (Die Wirbelsäule in Forschung und Praxis, Bd 113)

Schlüter K (1965) Form und Struktur des normalen und des pathologisch veränderten Wirbels. Hippokrates, Stuttgart (Die Wirbelsäule in Forschung und Praxis, Bd 30)

Wening V, Amling M, Jungbluth KH, Delling G (1994) Zur Morphologie der operativ versorgten Densfraktur. Unfallchirurgie 20: 125–130

Diagnostik und Therapie der „Hanged-man-Fraktur"

M. Hofmeister, M. Potulski, K. Späth, A. Grillhösl, V. Bühren

BG-Unfallklinik Murnau, Prof. Küntscher Str. 8, D-82418 Murnau

Einleitung

Die allgemein verbreitete Diagnose „Hanged-man-Fraktur" hat allenfalls historische Wurzeln und basiert auf den Angaben von Wood-Jones (1908/1910) und Vermooten (1920), die zu Beginn dieses Jahrhunderts über „die ideale Läsion" durch Erhängen berichteten; d.h. Hyperextension des Kopfes durch submental plazierten Knoten in Verbindung mit Distraktion der HWS. Die von Schneider 1964 als bilaterale Bogenfraktur des 2. Halswirbelkörper mit oder ohne begleitende Frakturdislokation der Wirbelkörper 2 gegen 3 definierte Verletzungen, traten nach Untersuchungen der Gerichtsmedizin jedoch nur in <20% bei Erhängten des Justizvollzuges auf (Ryk 1992); suizidal Erhängte erleiden in der Regel keine Verletzungen der HWS.

Patienten

In den vergangenen 5 1/2 Jahren behandelten wir an der Unfallchirurgischen und der Neurochirurgischen Abteilung der Berufsgenossenschaftlichen Unfallklinik Murnau 179 Patienten mit pathomorphologisch nachweisbaren Verletzungen der HWS. 20 Patienten (11%) wiesen dabei eine „Hanged-man-Fraktur" auf. Alle Patienten werden seit 7/1995 im Rahmen der HWS-Studie der Arbeitsgemeinschaft Wirbelsäulenchirurgie der Deutschen Gesellschaft für Unfallchirurgie (Bühren 1997) prospektiv erfaßt, der Zeitraum vor 1995 wurde retrospektiv nacherfaßt. Alle Patienten konnten im Verlauf klinisch und röntgenologisch dokumentiert und mindestens 1 Jahr nach Versorgung nachuntersucht werden.

Das Durchschnittsalter der Patienten betrug 41,3 Jahre, überwiegend war der Altersabschnitt zwischen 20 und 40 Jahren vertreten. 3/4 der Patienten waren Männer, 1/4 Frauen (Tabelle 1).

Stabile Typ-I-Verletzungen lagen 8mal vor, Typ-II-Verletzungen fanden wir 11mal, die hoch instabile Typ-III-Verletzungen waren eine Seltenheit und fand sich nur 1 mal (Tabelle 2).

Tabelle 1. HWS-Verletzungen 01.01.92–30.06.97

Patienten: n = 179
Hanged-man-Frakturen = 20 m = 15, w = 5 Alter 41,3 (21–76) Jahre

Hefte zu „Der Unfallchirurg", Heft 271
H. J. Wilke, L. E. Claes (Hrsg.)
Die traumatische und degenerative Bandscheibe

Tabelle 2. Frakturverteilung

Typ I:	8
Typ II:	11
Typ III:	1

Tabelle 3. Begleitverletzungen

Sonstige HWS	2
Sontige BWS/LWS	3
SHT	3
Thorax	1
Extremitäten	7
Keine	9

Wie schon seit den 60er Jahren bekannt und in aktuellen Publikationen bestätigt (Greene 1997), sind fast 70 % der Patienten Opfer von Verkehrsunfällen. Andere Unfallmechanismen wie Stürze aus der Höhe, Badeunfälle und Berührungen mit herabfallenden Gegenständen gehören zu den selteneren Ursachen (Abb. 1). Neurologische Defizite werden in den letzten Jahren in zunehmendem Maße registriert (Abb. 2). 25–71% der am Unfallort Verstorbenen erleiden eine knöcherne Verletzung der oberen HWS (Alker 1978; Buchholz 1979). Die überdurchschnittlich hohe Rate neurologischer Defizite an unserer Klinik ist aus dem Vorhandensein eines Plegikerzentrums zu erklären.

Weitere Begleitverletzungen waren häufig. Führend sind dabei Verletzungen der unteren Extremität, gefolgt von Verletzungen der Rumpfwirbelsäule bei 1/4 der Verletzten. Bei knapp der Hälfte der Verletzten lag die „Hanged-man-Fraktur" als Monoverletzung vor (Tabelle 3).

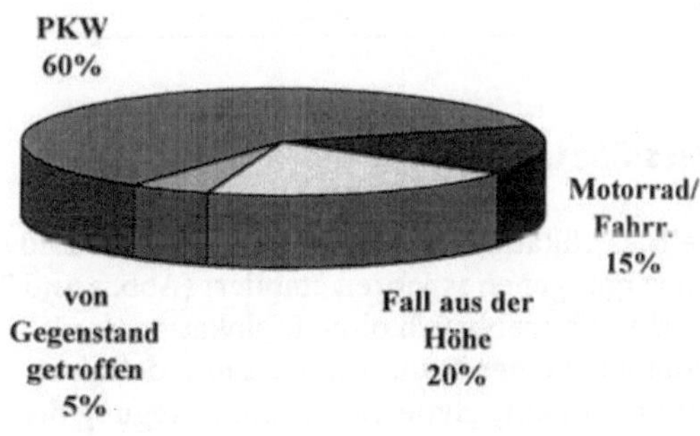

Abb. 1. Unfallart

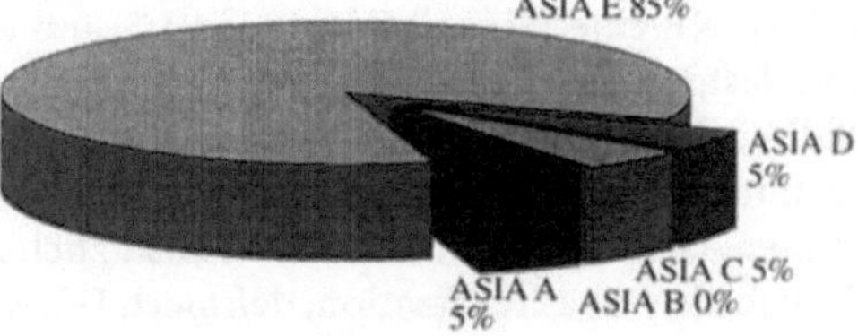

Abb. 2. Neurologie: ASIA Impairment Scale

Diagnostik

Als diagnostische Maßnahmen stehen Röntgenübersichten in 2 Ebenen und als Schrägaufnahmen, die Computertomographie, Funktionsaufnahmen und die Magnetresonanztomographie zur Verfügung (Tabelle 4). Schon die erste Röntgendiagnostik, das HWS-Seitenbild, läßt meist die orientierende Diagnose zu. Die ergänzende Computertomographie gilt heute als Standarddiagnostik, um z. B. begleitende Atlasbogenfrakturen, die sich der Übersichtsdiagnostik entziehen, und andere Komplexverletzungen festzustellen. Undislozierte Typ-I-Frakturen sollten eine Komplettierung der Diagnostik durch die vom Behandler selbst unter Durchleuchtung durchzuführenden gehaltenen Aufnahmen erfahren. Nur so lassen sich wesentliche Instabilitäten, die sich hinter einer undisloziert erscheinenden, vermeintlichen Typ-I-Fraktur verbergen können, sicher ausschließen. Bei Typ-II- und -III-Frakturen mit gesicherter Operationsindikation sind Funktionsaufnahmen nicht erforderlich. Regelmäßige Verlaufskontrollen sollen eine konservative Behandlung begleiten, um sekundäre Dislokationen oder Instabilitäten frühzeitig festzustellen.

In Zweifelsfällen undislozierter Verletzungen kann die MRT Aufschluß über den Bandscheibenzustand geben und zur Operationsindikation einen Beitrag leisten. In keinem Falle wurde bei uns durch das Ergebnis der MRT (n = 5) eine Änderung der Behandlung eingeleitet.

Tabelle 4. Diagnostik

Röntgen HWS 2 Ebenen
CT
Funktionsaufnahmen
MR

Klassifikation

Die Klassifikationen nach Effendi (1981) und Edwards u. Levine (1985) haben sich in den vergangenen 15 Jahren etabliert (Abb. 3 und Tabelle 5). Als Typ I wird ein isolierter Wirbelbogenbruch ohne Dislokation der Wirbelkörper C2/C3 und ohne Winkelbildung bei einer Translation < 2 mm definiert. Als Verletzungsmechanismus wurde von Effendi eine Hyperextensionsbewegung der HWS in Verbindung mit einer axialen Stauchung analysiert. Diese Verletzungen sind in sich als stabil anzusehen. Typ-II-Verletzungen weisen eine zusätzliche Instabilität im Segment C2/C3 auf. Hier wird von LEVINE eine Winkelbildung von 11° und eine Translation von durchschnittlich 5 mm festgestellt. Grenzwerte werden in dieser Publikation nicht definiert. Als Unfallmechanismus für die Typ-II-Verletzung wurde von Effendi eine Hyperextension mit axialer Krafteinwirkung mit nachfolgender zerreißender Beugung angenommen. Der Typ III wird durch die zusätzliche Luxation der kleinen Wirbelgelenke, ggf. auch als verhakte Luxation, definiert. Die Klassifikation nach Francis (1981) definiert die Translationsgrenze bei 3,5 mm und die Winkelbildung bei 11°, hat sich jedoch allgemein nicht durchgesetzt. Atypische Hanged-man-Frakturen mit Frakturlinie in den Wirbelkörper ziehend, so daß ein Hinterkantenanteil des Wirbelkörpers mit dem Pedikel und den hinteren Bogenanteilen verbunden ist, haben Eismont u. Starr (1993) beschrieben (Abb. 4). Im Gegensatz zum „rettenden Bogenbruch" neigen

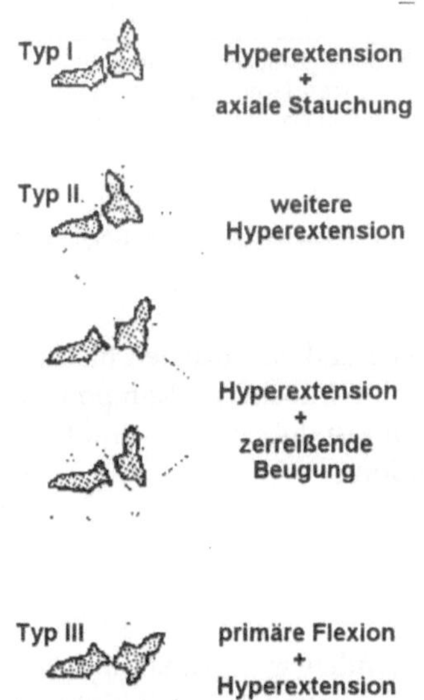

1981 Effendi

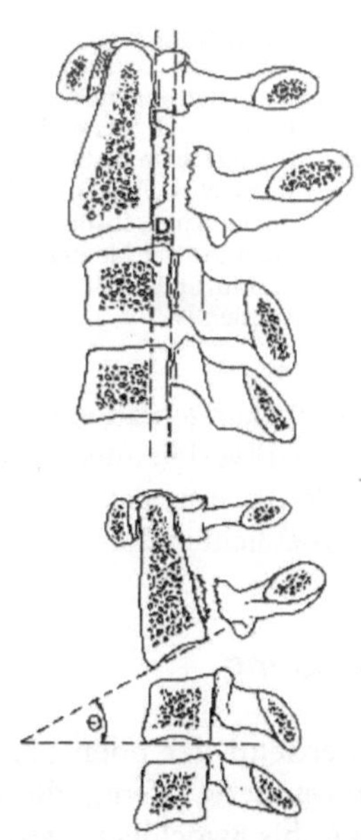

1985Levine/Edwards

Abb. 3. Klassifikationen

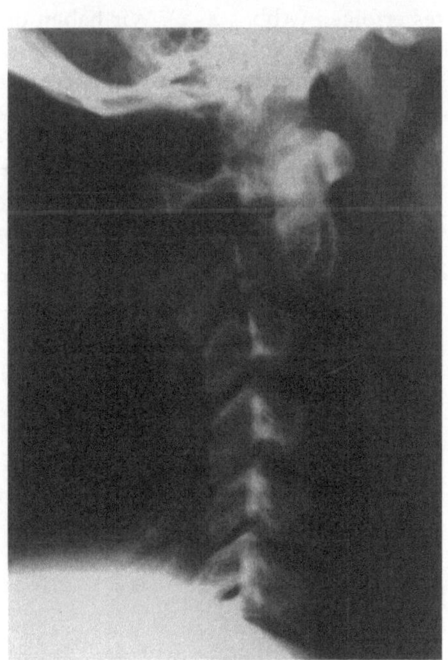

Abb. 4. Atypische Effendi-II-Verletzung, großes knöchernes Fragment der Wirbelkörperhinterkante mit dem Wirbelbogen verbunden

Tabelle 5. Klassifikation

Typ I:	Isolierter Bogenbruch ohne Dislokation, keine Winkelbildung, Translation unter 2 mm
Typ II:	Bogenbruch, Instabilität C2/3, 11,3° Winkelbildung (0–25), Translation 5 mm (3–12)
Typ IIa:	Hochgradige Instabilität insbesondere bei Extension bei knöcherner Verletzung der dorsalen Wirbelbögen
Typ III:	Bogenbruch, Instabilität C2/3 Luxation der kleinen Wirbelgelenke
Atypisch:	Frakturlinie in den WK ziehend, so daß Teil des WK mit Pedikel und dorsalem Bogen verbunden ist

diese Verletzungen zu einer Einengung des Spinalkanals und verursachen häufiger Rückenmarkverletzungen. Typ-IIa-Verletzungen, die eine knöcherne Komponente dorsal der Facettengelenke beinhalten, gelten als extrem instabil , und sie sind Folge einer erheblichen Flexion in Kombination mit Distraktion.

Behandlung

Entsprechend der oben angegebenen Klassifikation fanden wir primär 8 Typ-I-Frakturen nach Effendi, die wir mit einer harten Halskrawatte (Philadelphia) über einen 6- bis 8wöchigen Zeitraum behandelten. Bei 2 Patientinnen mußte aufgrund der zunehmenden Dislokation von C2 in den Verlaufskontrollen eine Änderung der Klassifikation vorgenommen werden und eine Änderung des Behandlungskonzeptes erfolgen (Abb. 5 a–c). Wir haben diese Patientinnen operiert und ein ventrale Spondylodese vorgenommen. Weitere 9 Patienten konnten primär als Typ II nach Effendi diagnostiziert werden. Diese wurden alle mit ventraler Spondylodese versorgt. Die Gesamtzahl der Spondylodesen beläuft sich damit auf 11. Eine Fraktur wurde als Typ III klassifiziert. Je zur Hälfte kamen sowohl Morscher-Platten als auch Caspar-Platten als Titan-Dauerimplantat zur Anwendung. Nur in 2 Fällen mit komplexer Verletzung der HWS, d.h. begleitendem Bruch des Atlas, fand der Halofixateur seine Anwendung (Abb. 6). Eine dorsale Instrumentierung führten wir in keinem Falle durch (Tabelle 6).

Tabelle 6. Behandlung (n = 20)

Harte Krawatte	6
Halofixateur	2
Ventrale Spondylodese	6
Morscher-Platte	
Caspar-Platte	6
Dorsal	0

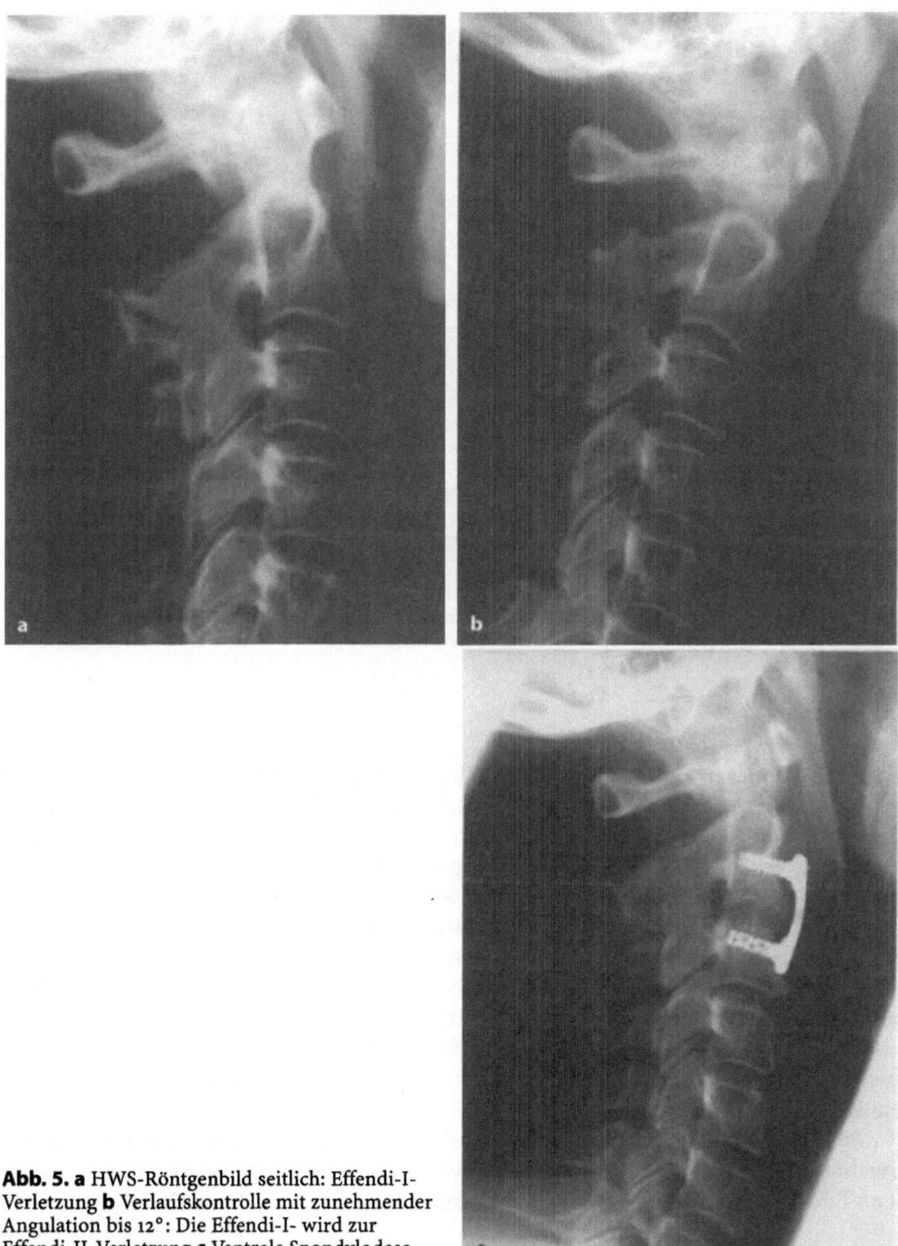

Abb. 5. a HWS-Röntgenbild seitlich: Effendi-I-Verletzung **b** Verlaufskontrolle mit zunehmender Angulation bis 12°: Die Effendi-I- wird zur Effendi-II-Verletzung **c** Ventrale Spondylodese mit Morscher-Platte

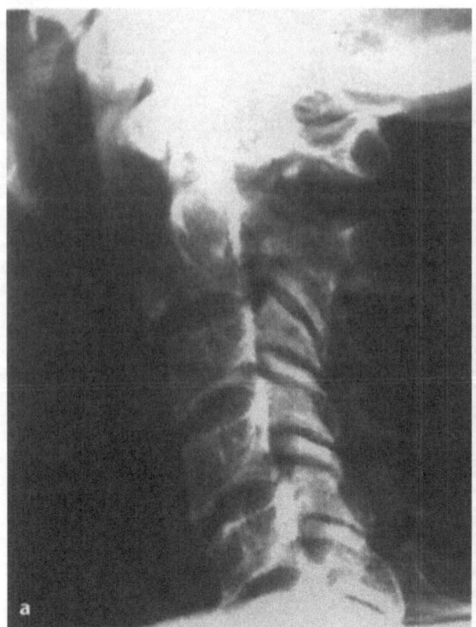

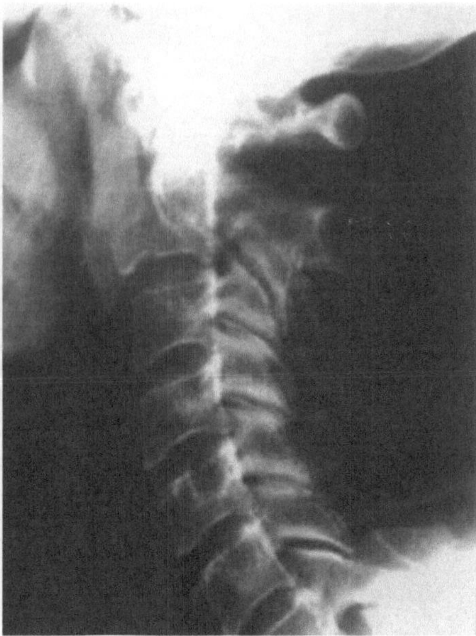

Abb. 6. a Effendi-I-Verletzung: großes Vorderkantenfragment ohne Dislokation mit Halofixateur versorgt. **b** Ausheilungsergebnis bei knöchernem Durchbau

Ergebnisse

Alle Spondylodesen kamen zum sicheren knöchernen Durchbau (Tabelle 7). Sowohl die konservative als auch die operative Behandlung ließ einen festen knöchernen Durchbau der Pedikelfrakturen auch bei röntgenologisch nicht immer optimaler Reposition erkennen. Ein Implantatversagen trat weder bei den Morscher-Platten noch bei den Caspar-Platten auf. Auffällig war im Rahmen der Nachuntersuchungen die subjektiv angegebene und objektiv nachweisbare Funktionseinschränkung der HWS sowohl für die Beugung und Streckung als auch für die Rotation. Patienten mit begleitenden Verletzungen des Atlasringes wiesen diese verständlicherweise in höherem Maße auf, Patienten mit „isolierten Hanged-man-Frakturen", die eine Spondylodese erfahren haben, waren in der HWS-Beweglichkeit erheblich mehr eingeschränkt, als es von dem biomechanisch kalkulierbaren Funktionsverlust zu erwarten war.

Als Komplikationen in diesem Behandlungsregime sind zunächst die bereits erwähnten Verfahrenswechsel von konservativer zu operativer Behandlung zu nennen (Tabelle 8). Revisionen mußten in keinem Falle erfolgen. Einmal ereignete sich

Tabelle 7. Ergebnisse

Spondylodesen fest	12/12
Pedikel fest	20/20
Implantatversagen	0/12
Subjektiv wesentliche Bewegungseinschränkung	
Operativ	8/12
Konservativ	4/8

Tabelle 8. Komplikationen

Verfahrenswechsel	2
Revisionen	0
Zugangsmobidität	
Larynxläsion	1
N.Hypoglossus	1
Verstorben	0
Neurologische Verschlechterung	0

intraoperativ ein Einriß der Larynxwand, der nach Übernähung komplikationslos und folgenlos ausheilte. Eine durch Hakenzug gesetzte N.-hypoglossus-Schwäche bildete sich ebenfalls vollständig zurück. Unfallbedingt verstorben ist kein Patient. Neurologische Verschlechterungen traten bei keinem unserer Patienten auf, eine Rückbildung neurologischer Ausfälle wurde allerdings auch nicht beobachtet.

Diskussion

Die Hanged-man-Fraktur ist mit ca. 10 % eine häufige Verletzung der HWS. Ursächlich sind in 70% Verkehrsunfälle, überwiegend von PKW Insassen (Bühren 1997). Neurologische Defizite finden sich selten, nehmen aber in letzter Zeit zu. Dies ist Folge der Fortschritte der Rettungsdienste, die vitale Funktionsstörungen frühestmöglich beheben. Die seitliche Röntgenaufnahme läßt in den meisten Fällen eine erste Diagnose zu. Funktionsaufnahmen haben eine richtunggebende Bedeutung. Die Computertomographie ist obligate Zusatzdiagnostik. Die MRT trägt nach unseren Erfahrungen nur in Einzelfällen zur Therapieentscheidung bei. Die Klassifikationen nach Effendi und Edwards u. Levine lassen eine therapierelevante Einteilung zu. Die stadiengerechte konservative Behandlung „stabiler" Typ-I-Frakturen mit Philadelphia-Krawatte bedarf der engmaschigen Kontrolle. Für instabile Typ-II- und -III-Verletzungen empfehlen wir die Versorgung mit ventraler Spondylodese (Tabelle 10). Nur bei irreponiblen verhakten Luxationen der kleinen Wirbelgelenke sollte eine dorsale Instrumentierung mit Zuggurtung bzw. transpedikulärer Verschraubung nach Judet (1970), Magerl (1987) und Knörringer (1992) in Betracht gezogen werden.

Tabelle 9. Zusammenfassung

- → 10 % der HWS, 70 % Verkehrsunfälle, überwiegend PKW, neurologische Defizite selten
- → Diagnostik: obligat Röntgen 2 Ebenen und CT ggf. Funktionsaufnahmen und selten MRT
- → EFFENDI I: Konservativ + Verlaufskontrolle
- → EFFENDI II und III: Reposition und ventrale Spondylodese
- → Halofixateur selten
- → Operative und konservative Behandlung führen zu erheblichem funktionellem Defizit

Tabelle 10. Behandlungskonzept

Typ I:	Konservativ mit Philadelphiakrawatte 4–6 Wochen, Röntgenkontrollen
Typ II:	Reposition und ventrale Spondylodese C2/3
Typ III:	Reposition und ventrale Spondylodese C2/3 selten offene Reposition dorsal, ggf. Zuggurtung, oder transpedikuläre Verschraubung
Halo:	Bei Komplexverletzungen obere HWS

Mit dem Halofixateur lassen sich nach unseren Erfahrungen instabile Verletzungen nicht in befriedigendem Maße retinieren. Darüber hinaus hält sich der Tragekomfort des über 12–16 Wochen zu tragenden Apparates in Grenzen. Die ventralen Versorgungen zeigten bei den Spondylodesen als auch bei den Pedikelfrakturen einen sicheren Durchbau. Sowohl die operative als auch die konservative Behandlung zeigt in den Einjahreskontrollen erhebliche funktionelle Defizite, die wir auf begleitende Weichteilverletzungen die sich der Röntgendiagnostik entziehen, zurückführen. Die ventrale Spondylodese erweist sich als zuverlässiger Eingriff mit vertretbarem Risiko intra- und postoperativer Komplikationen.

Literatur

1. Alker GJ, Oh YS, Leslie EV (1978) High cervical spine and craniocervical junction injuries in fatal traffic accidents. A radiological study. Orthop Clin North Am 9: 1003–10
2. ASIA Classification (1992) Standards of neurological and functional classification of spinal cord injury. American Spinal Injury Association Chicago, Illinois
3. Borne GM, Bedon GL, Pinandeau M(1984) Treatment of pedicular fractures of the axis. A clinical study and screw fixation technique. J Neurosurg 60: 88–93
4. Bucholz RW, Burkhead WZ, Graham W, Petty C (1979) Occult cervical spine injuries in fatal traffic accidents. J Trauma 19: 786–771
5. Bühren V, Hofmeister M, Potulski M (1997) Behandlungsstrategie bei Verletzungen der oberen und unteren Halswirbelsäule – Prospektive Sammelstudie der Arbeitsgemeinschaft Wirbelsäulenchirurgie der Deutschen Gesellschaft für Unfallchirurgie. Hefte Z Unfallchir 268: 210–218
6. Caspar W, Barbier DB, Klara PM (1989) Anterior cervical fusion and Caspar plate stabilization for cervical trauma.Neurosurgery 25: 491–502
7. Effendi B, Roy D, Cornish B, Dussault RG, Laurin CA (1981) Fractures of the ring of the axis. J Bone Joint Surg Br 63: 319–327
8. Francis W, Fielding W, Hawkins R, Pepin J, Hensinger R (1981)Traumatic spondylodesis of the axis. J Bone Joint Surg Br 63: 313–318
9. Greene K, Dickman C, Marciano F, Drabier JB, Hadley M, Sonntag V (1997) Acute axis fractures. Spine 22: 1843–1852
10. Grob D, Magerl F (1987) Dorsale Spondylodese der Halswirbelsäule mit der Hakenplatte. Orthopäde 16: 55–61
11. Grob D, Magerl F (1987) Operative Stabilisierung bei Frakturen von C1 und C2. Orthopäde 16: 46–54
12. Levine AM, Edwards CC (1985) The management of traumatic spondylolisthesis of the axis. J Bone Joint Surg Am 67: 217–226
13. Ryk J, Nasmyth-Jones R (1992) The occurrence of cervical fractures in victims of judical hanging. Forens Sc Intern 54: 81–91
14. Schneider RC, Livingston KE, Cave AJE, Hamilton G (1965)„Hangman's fracture" of the cervical spine. J Neurosurg 22: 141–154
15. Starr J, Eismont F (1993) A typical hangman's fractures. Spine 14: 1954–1957
16. Vermooten W (1920) A study of the fracture of the epistropheus due to hanging – with a note on causes of death. Anat Rec 20: 305–311
17. Wood-Jones F (1913) The ideal leasion produced by judical hanging. Lancet 1: 53

Der posttraumatische zervikale Bandscheibenvorfall – Radikulo-/Medullopathie beim „Soft and Hard Disc"

G. Klages

Abteilung für Unfall- und Wiederherstellungschirurgie, Fachbereich Neurochirurgie, Allgemeines Krankenhaus St. Georg, Lohmühlenstraße 5, D-20099 Hamburg

Einleitung

Bei einem posttraumatischen zervikalen Bandscheibenvorfall handelt es sich um durch ein abruptes Ereignis in den Wirbelkanal hinein verlagertes Bandscheibengewebe („soft disc"), das zur Kompression der Medulla und/oder von Nervenwurzeln führen kann. Bandscheibenvorfälle nach Unfällen sind selten. Die Häufigkeit posttraumatischer Bandscheibenvorfälle wurde von Apple et al. 1987 [1] mit 0,7% angegeben. Mit zunehmender Verbreitung der Kernspintomographie wird eine höhere Inzidenz beobachtet [10, 25, 32]. Starke Gewalteinwirkungen führen eher zu Wirbelkörperbrüchen als zu Bandscheibenzerreißungen [17]. Für die Entstehung eines traumatischen Bandscheibenvorfalles ohne wesentliche degenerative Vorschädigung ist ein adäquates Trauma mit großer Gewalteinwirkung nötig [26]. Anders wirken sich Traumen aus, wenn der Anulus fibrosus bereits degenerativ vorgeschädigt ist. Es genügen geringe Traumen, um bei einer vorbestehenden Spondylose mit knöchernen Appositionen an den Hinterkanten der Wirbelkörper („hard disc") und einer Spinalstenose schwere neurologische Störungen hervorzurufen [7, 19, 24, 28, 35]. Das betrifft auch Patienten mit einer ankylosierenden Spondylitis [11] und einer Ossifikation des hinteren Längsbandes [14, 21].

Zum posttraumatischen zervikalen Bandscheibenvorfall gibt es in der Literatur wenige Hinweise. Anläßlich einer Medline-Analyse mit Eingabe der Key words „cervical spinal cord injury" und „herniated nucleus pulposus" fanden sich für die Jahre 1986–1996 lediglich 9 Veröffentlichungen [1, 2, 8, 10, 15, 20, 25, 32, 37]. 7 weitere Arbeiten wurden unter den Begriffen „cervical spinal cord injury" und „cervical spondylosis" sowie „cervical stenosis" [7, 11, 14, 19, 21, 24, 28] angeführt.

Die Diagnose einer posttraumatischen Radikulo-/Medullopathie in Zusammenhang mit einem zervikalen Bandscheibenvorfall oder vorbestehenden degenerativen Veränderungen hat für den betroffenen Patienten wesentliche Konsequenzen, da meist nur mit einer unverzüglichen Dekompression der neuralen Strukturen die Chance für eine Remission gegeben ist. In der nachfolgenden Untersuchung wird das eigene Patientengut mit der Frage nach der Häufigkeit posttraumatischer zervikaler Bandscheibenvorfälle, dem Zusammenhang einer posttraumatischen zervikalen Radikulo-/Medullopathie mit bereits vorbestehenden degenerativen Veränderungen und nach dem Behandlungsergebnis analysiert.

Hefte zu „Der Unfallchirurg", Heft 271
H. J. Wilke, L. E. Claes (Hrsg.)
Die traumatische und degenerative Bandscheibe

Patientengut, Methode

Zwischen 1990 und 1996 wurden insgesamt 249 Patienten wegen degenerativ verursachter zervikaler Radikulo- und Medullopathien operiert. Bei 42 (17%) Patienten war die Symptomatik durch ein Trauma ausgelöst worden. Diese Patientengruppe wurde retrospektiv untersucht. Betroffen waren 30 Männer und 12 Frauen. 24 Patienten gehörten einer Altersgruppe von 41–60 Jahren, 10 Patienten einer Gruppe zwischen 61 und 80 Jahren an. 2 Patienten waren älter als 80 Jahre, 6 jünger als 40 Jahre. Häufigste Unfallursache waren Straßenverkehrsunfälle (Tabelle 1). Die zweithäufigste Unfallursache war der Sturz, von den 16 betroffenen Patienten waren 4 alkoholisiert, ein Patient war anläßlich eines epileptischen Krampfanfalls gestürzt. Bei den Arbeitsunfällen handelte es sich je einmal um einen Unfall mit einem Gabelstapler, einem Patienten war ein Kranhaken gegen den Kopf geschlagen und ein weiterer Patient wurde auf dem Bau von einer einstürzenden Decke verletzt.

39 der 42 Patienten hatten eine auffällige neurologische Symptomatik (Tabelle 2). Radikuläre Symptome bestanden bei 37 Patienten, bei 15 weiteren zusätzlich medulläre Störungen. Die Radikulopathien wurden nach radikulärer Schmerzsymptomatik, sensiblen Störungen und motorischen Ausfällen differenziert. Bei den Medullopathien erfolgte eine Zuordnung in 3 Gruppen, modifiziert nach Nurick [22]. Lediglich 3 Patienten hatten keine neurologischen Störungen und ein zervikales lokales Schmerzsyndrom stand im Vordergrund.

Die Verletzungsfolgen und degenerativen Veränderungen waren bei 30 Patienten in 1 Segment, bei 11 Patienten in 2 Wirbelsegmenten und bei 1 Patienten in 3 Abschnitten lokalisiert (Tabelle 3).

Der Standard der operativen Versorgung wurde im Untersuchungszeitraum nicht verändert. Alle Patienten wurden von ventral operiert. Die Diskektomie, Exstirpation von Sequestern, die Resektion der dorsalen Osteophyten mit Dekompression der

Tabelle 1. Posttraumatische Radikulo-/Medullopathie. Unfallursachen (n = 42)

	n	%
Straßenverkehrsunfall	21	50,0
davon:	17	
PKW		
LKW	2	
Fahrrad	2	
Sturz	16	38,1
Arbeitsunfall	3	7,1
Kopfsprung in flaches Gewässer	1	2,4
Schlägerei	1	2,4

Tabelle 2. Symptomatik bei der Aufnahme (n = 42)

	n	%
Zervikales lokales Schmerzsyndrom	30	71
Radikuläre Symptomatik	37	88
Schmerz	37	
Sensible Störungen	28	
Motorische Ausfälle	19	
Medulläre Symptomatik	15	36
Tonuserhöhung, Gangstörung	4	
Parapese	9	
Paraplegie	2	

Tabelle 3. Posttraumatische Radikulo-/Medullopathie, betroffene Segmente (n = 42)

	n
C 3/4	7
C 4/5	2
C 5/6	10
C 6/7	9
C 7/Th 1	2
C 3/4 + C 4/5	1
C 4/5 + C 5/5	5
C 5/6 + C 6/7	5
C 4/5 + C 5/6 + C 6/7	1

Medulla und der Wurzelkanäle erfolgte mikrochirurgisch. Das hintere Längsband wurde bei allen Patienten reseziert (Abb. 1 und 2). Bei ausgeprägten Spondylophyten mit hochgradiger Einengung des Spinalkanals wurde eine partielle oder vollständige Vertebrektomie vorgenommen. In allen Fällen erfolgte die ventrale Spondylodese mit Implantation autologer kortikospongiöser Knochendübel und einer Verplattung

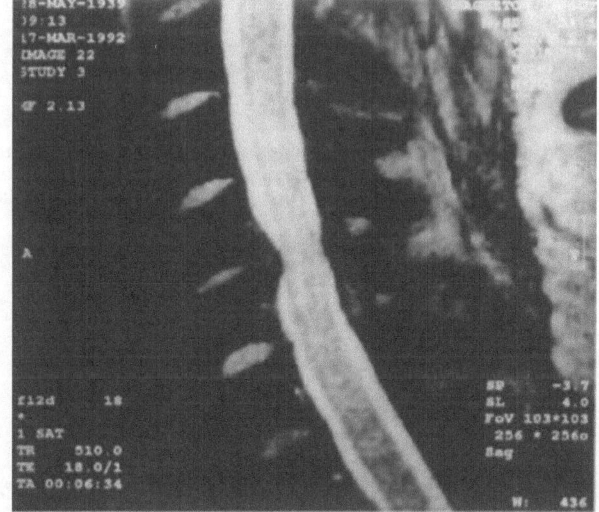

Abb. 1. 53jährige Frau, Zustand nach Autounfall. Subligamentär sequestrierter Bandscheibenvorfall C 5/6, dorsale Osteophyten, angedeutete Retrolisthese HWK V

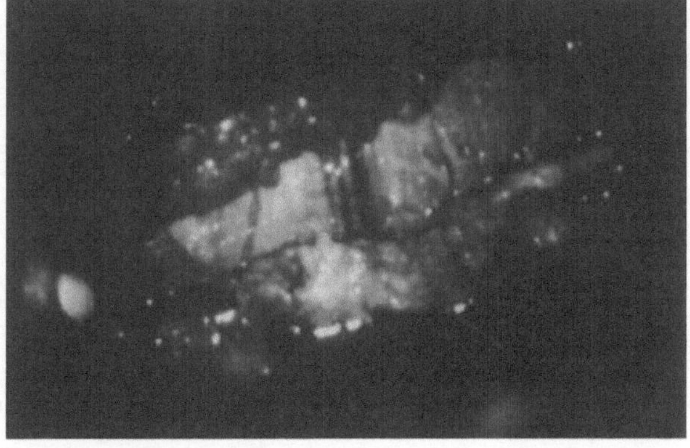

Abb. 2. Intraoperativer Situs nach Resektion des hinteren Längsbandes, Darstellung der ventralen Dura mit feinen Gefäßen

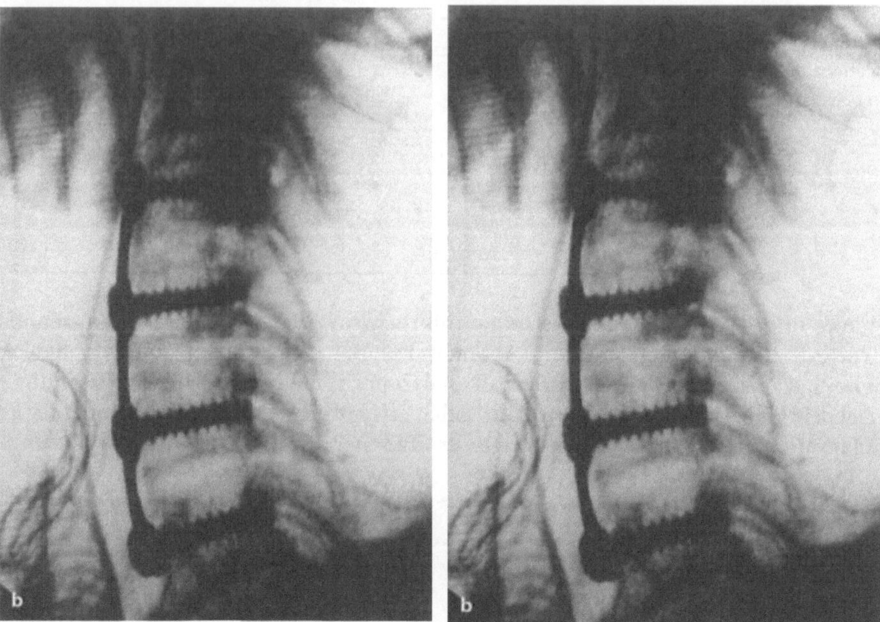

Abb. 3 a, b. 78jähriger Mann, Zustand nach Sturz. **a** Medulläre Symptomatik ab C 4, Spinalstenose C 3/4, C 4/5 und C 5/6, intramedulläre Signalalterationen (MR, T2 gewichtet). **b** Zustand nach Diskektomie, partieller Vertebrektomie mit Resektion dorsaler Osteophyten, interkorporeller autologer Spanplastik und ventraler Verplattung HWK III–VI

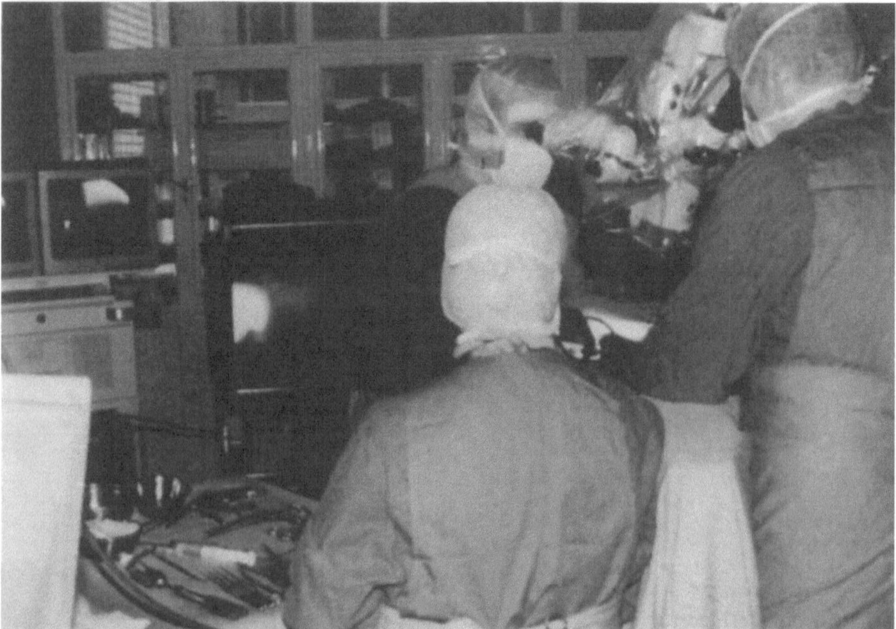

Abb. 4. Operative Versorgung mit Dekompression des zervikalen Spinalkanals vom ventralen Zugang, Mikroskop mit Monitor, Röntgenbildverstärker steril abgedeckt im seitlichen Strahlengang

(Abb. 3 und 4). Postoperativ erhielten die Patienten für 8–12 Wochen eine Halskrawatte angepaßt. Die Patienten wurden in 1/4 jährlichen Abständen bis zur Entfernung des Osteosynthesematerials nach 1 Jahr nachuntersucht. Das Behandlungsergebnis wurde in Anlehnung an die Klassifikation von Odom et al. [23] sowie Roosen u. Grote [29] den Gruppen vollständige Remission, wesentlich gebessert, wenig gebessert und unverändert jeweils bei Behandlungsabschluß im Krankenhaus und nach 1 Jahr zugeordnet.

Ergebnisse

Intraoperative Befunde

39 Patienten (93%) hatten *intraspinale Raumforderungen*. Ursache der Kompression des Myelons sowie der Radices waren frei in den Spinalkanal sequestrierte, im hinteren Längsband verklemmte und subligamentär sequestrierte Bandscheibenvorfälle sowie raumfordernde Spondylophyten (Tabelle 4). Bei 5 von den 7 Patienten mit frei in den Spinalkanal sequestrierten Bandscheibenvorfällen war das hintere Längsband zerrissen, zusätzlich fanden sich 3mal ein flaches epidurales, nicht raumforderndes spinales Hämatom und bei 2 Patienten lagen knöcherne Verletzungen vor. 2 Patienten mit intraspinalen freien Sequestern hatten bei Aufnahme eine medulläre Symptomatik. Bei 2 Patienten mit intraspinalen Sequestern war zwar das hintere Längsband perforiert, aber es bestand keine frische Bandruptur. Von den 4 Patienten mit im hinteren Längsband verklemmten Sequestern hatte ein Patient, ein 51jähriger Mann, mit Zustand nach epileptischen Krampfanfall und Sturz eine Bahnensymptomatik. Von den 15 Patienten mit einem subligamentär sequestrierten Bandscheibenvorfall hatten 2 medulläre Symptome, dagegen waren es 9 von den 14 Patienten mit Retrospondylophyten und Spinalstenose. Insgesamt fanden sich bei 15 Patienten (36%) Hinweise auf eine frische Verletzung. Von den 14 Patienten mit Bandverletzungen bestand 10mal eine Ruptur des hinteren und 4mal eine Zerreißung des vorderen Längsbandes. Bei den 11 Patienten mit *knöchernen Verletzungen* hatte 6mal eine Flexions- und 5mal eine Extensionsverletzung vorgelegen. Die bei 2 Patienten festgestellten *para-*

Tabelle 4. Posttraumatische zervikale Radikulo-/Medullopathie, Intraoperative Befunde (n = 42)

	n	%
Intraspinale Raumforderung	39	92,8
Freie Sequester intraspinal	7	16,6
Sequester im hinteren Längsband verklemmt	4	9,5
Subligamentäre Sequester	9	21,4
Subligamentäre Sequester und Retrospondylophyten	5	11,9
Retrospondylophyten	14	33,3
Bandverletzungen	14	33,3
Zerreißung vorderes Längsband	4	9,5
Zerreißung hinteres Längsband	10	23,8
Knöcherne Verletzungen	11	26,2
Frakturen Grund-/Deckplatte	6	14,3
Frakturen Facette	2	4,8
Frakturen Wirbelbogen	3	7,1
Hämatome	5	11,9
Paraspinales Hämatom	2	4,8
Epidurales Hämatom	3	7,1

vertebralen Hämatome sowie die bei 3 weiteren Patienten aufgefundenen *epiduralen Hämatome* blieben ohne raumfordernden Effekt. Bei den Patienten mit Bandläsionen und Frakturen handelte es sich um *instabile Verletzungen*. Als instabile Verletzungen wurden solche mit Subluxations- und/oder Luxationstendenz eingestuft. Die *Hypermobilität* wurde als Auslockerung im Bandapparat bei erhaltenem Wirbelsegment definiert, mit übermäßiger Beweglichkeit, klaffenden Facetten, Retroposition von Wirbelkörpern und Ausgleich der Verschieblichkeit bei Anteflexion [6], bei Ausschluß von knöchernen und Bandverletzungen. Sie fand sich generell bei den Patienten mit subligamentär sequestrierten Bandscheibenvorfällen. Der Übergang zur Instabilität war fließend.

Behandlungsergebnisse

Zervikales lokales Schmerzsyndrom
Eine wesentliche Besserung der zervikalen lokalen Schmerzsymptomatik hatten bei Entlassung aus der stationären Behandlung 24 von den betroffenen 30 Patienten angegeben (Tabelle 5). 6 Patienten klagten auch nach 1 Jahr über fortbestehende Hals- und Nackenschmerzen. Initial hatten diese Patienten subligamentär sequestrierte Bandscheibenvorfälle, das von den Betroffenen angegebene Unfallereignis lag durchschnittlich 3 Monate zurück. Die radikuläre Störung dagegen war abgeklungen. Die Mehrzahl der verletzten Patienten hatte nach 1 Jahr keine lokalen Schmerzen angegeben.

Radikuläre Symptomatik
Nach der operativen Versorgung mit Dekompression der betroffenen Wurzelkanäle war bei der großen Mehrzahl der Patienten (95%) eine rasche Linderung der radikulären Schmerzsymptomatik eingetreten. Sowohl bei den sensiblen als auch bei den motorischer Symptomen kam es postoperativ zur Besserung in der Hälfte der Fälle (Tabelle 6). Anläßlich der Recherchen 1 Jahr nach der Verletzung hatten bei den sensi-

Tabelle 5. Zervikales lokales Schmerzsyndrom, Behandlungsergebnis

	Nach Entlassung n	Nach 1 Jahr n
Beschwerdefrei	16	14
Wesentlich gebessert	8	5
Gering gebessert	5	5
Unverändert	1	1
Gesamt	30	25

Tabelle 6. Radikuläre Symptomatik, Behandlungsergebnis

	Nach Entlassung			Nach 1 Jahr		
	Schmerz	Sensibilität	Motorik	Schmerz	Sensibilität	Motorik
I	29	6	2	28	9	4
II	6	10	8	2	8	6
III	2	3	7	–	1	2
IV	–	1	2	–	2	–
n	37	28	19	30	21	12

I vollständige Remission, *II* wesentlich gebessert, *III* wenig gebessert, *IV* unverändert.

blen Störungen 81% und bei den motorischen Ausfällen 83% der Betroffenen eine wesentliche Besserung angegeben.

Medulläre Symptomatik
Die Rückbildungsrate bei den Patienten mit einer Bahnensymptomatik war initial gering, von 15 Betroffenen hatten nur 3 Patienten (20%) Fortschritte gemacht (Tabelle 7). Nach 1 Jahr gab es die besten Resultate bei der Rückbildung der Gangstörung. Von den Paraparesen war etwas über die Hälfte gebessert, vollständige Remissionen wurden nicht gefunden. Unverändert blieben 2 Patienten mit einer kompletten Querschnittssymptomatik, gering gebessert waren 3 Patienten mit Paraparesen der unteren Extremitäten.

Tabelle 7. Medulläre Symptomatik, Behandlungsergebnis

	Nach Entlassung			Nach 1 Jahr		
	Gangstörung	Paraparese	Paraplegie	Gangstörung	Paraparese	Paraplegie
I	–	–	–	1	–	–
II	2	1	–	2	5	–
III	1	5	–	1	3	–
IV	1	3	2	–	1	2
n	4	9	2	4	9	2

I vollständige Remission, *II* wesentlich gebessert, *III* wenig gebessert, *IV* unverändert.

Komplikationen

Verschlechterungen der neurologischen Symptomatik wurden nicht beobachtet. Zu lokalen Komplikationen kam es bei einem Patienten, nach 6 Tagen mußte ein Bluterguß am Hals operativ ausgeräumt werden. Komplikationen seitens des N. recurrens, des N. hypoglossus und des N. sympathicus traten nicht auf. In den ersten Wochen hatten 7 Patienten (17%) ein lokales Fremdkörpergefühl und Dysphagien angegeben, Beschwerden, die sich im darauffolgenden Vierteljahr verloren. Keine Probleme gab es mit der Entnahmestelle der Knochendübel vom Beckenkamm. Infektionen wurden nicht beobachtet. Bei einer Patientin kam es zu einem Schraubenbruch, der seinerseits keine Beschwerden machte, Ursache war der verzögert eingeheilte Knochenspan. Außerdem wurde bei einem weiteren Patienten die Lockerung der im Knochendübel eingebrachten Schraube beobachtet. Im weiteren Verlauf wurden bei einer 43jährigen Frau nach 1 Jahr und bei einem 47jährigen Mann nach 8 Jahren Bandscheibenvorfälle im darüber- bzw. darunterliegenden Wirbelsegment festgestellt, die ebenfalls operativ versorgt wurden.

Diskussion

An Hand der Untersuchungen können die Mitteilungen in der Literatur über das Vorkommen von posttraumatischen zervikalen Bandscheibenvorfällen [1, 2, 8, 15, 20, 25, 27, 32, 37] bestätigt werden. Im eigenen Patientengut wurden in Verbindung mit einem Trauma bei 39 von 42 Patienten intraspinale Raumforderungen festgestellt. Alle Patienten mit einer spinalen Raumforderung hatten eine neurologische Symptomatik. 5 unserer Patienten (13%) hatten einen frei in den Spinalkanal verlagerten Sequester, bei allen diesen Patienten fanden sich zusätzliche Verletzungen, eindrucksvoll war die Zerreißung des hinteren Längsbandes. Übereinstimmend mit den eigenen intraoperativ erhobenen Befunden finden sich in der Literatur Hinweise zum posttraumatischen Bandscheibenvorfall, der sowohl isoliert, ohne weitere Verletzungen [32, 37], aber auch in Verbindung mit Facettendislokation, Gefügelockerung und Subluxation [2, 8, 10, 20, 27] und mit knöchernen Verletzungen [10] beobachtet wurde.

Nach dieser Untersuchung beträgt die Häufigkeit eines posttraumatischen zervikalen Bandscheibenvorfalles 12% (5 von 42 Patienten). Apple et al. [1] hatten die Häufigkeit traumatischer zervikaler Bandscheibenvorfälle mit 0,7% angegeben, in Verbindung mit Facettendisklokationen betrug die Inzidenz 2,3%. Harrington et al. [10] hatten bei 35% ihrer Patienten mit Subluxationsfrakturen Diskushernien. Pratt et al. [25] fanden in 33% der mit dem MR untersuchten instabilen Wirbelverletzungen Diskushernien, dagegen wurden bei den mit konventionellen Röntgenaufnahmen und CT untersuchten Patienten keine Bandscheibenvorfälle festgestellt. Ein Vergleich ist wegen der geringen Fallzahlen nur mit Vorbehalt möglich. Problematisch ist die Definition des Terminus „posttraumatischer zervikaler Bandscheibenvorfall". Während Harrington [10] von radiologischer Seite als Diskushernie eine Deformation des Myelons und/oder der Nervenwurzel definierte, wurde im eigenen Patientengut der Begriff ausschließlich nach intraoperativ gesicherten Befunden für den frei in den Spinalkanal sequestrierten Bandscheibenvorfall in Verbindung mit einer frischen Bandzerreißung verwendet.

Bei der diagnostischen Abklärung einer posttraumatischen Radikulo- /Medullopathie wird mit der Kernspintomographie ein wesentlicher Informationsgewinn erzielt. Nach Schröder et al. [33] beträgt die diagnostische Sicherheit einer CT-Untersuchung bei HWS-Verletzungen für Frakturen 100%, Bandscheibenvorfälle 83%, paramedulläre Hämatome 60%, intramedulläre Blutungen 50% und für Verletzungen der Längsbänder 33%. Die Kernspintomographie hat bei den Weichteilläsionen eine Sicherheit von 100%, sie sinkt dagegen bei Frakturen bis auf 50%. Daraus ergeben sich praktische Konsequenzen. Beide bildgebenden Verfahren, sowohl der CT als auch der MR, sind für die diagnostische Abklärung notwendig.

Bei der Mehrzahl der untersuchten Patienten hatten keine akut in den Spinalkanal sequestrierten Bandscheibenvorfälle vorgelegen. Bei 18 (43%) Patienten fanden sich subligamentär oder im hinteren Längsband verklemmte Bandscheibensequester, bei weiteren 14 Patienten (33%) bestanden Retrospondylophyten, in 8 Fällen in Verbindung mit einer Spinalstenose. Alle 32 Patienten (76% hatten eine neurologische Symptomatik. Über das Auftreten schwerer neurologischer Störungen in Zusammenhang mit einer zervikalen Spondylose und einer Spinalstenose wird in der Literatur [7, 19, 24, 28] berichtet. Regenbogen et al. [28] fanden bei 24 von 25 Rückenmarkverletzten ohne Frakturen oder Bandläsionen eine schwere zervikale Spondylose. Von unseren Patienten mit degenerativen spinalen Raumforderungen hatten 8 zusätzliche Verletzungen, allein bei 4 Patienten mit Spinalstenose zeigte sich intraoperativ eine komplette Zerreißung des vorderen und/oder hinteren Längsbandes. Für die Diagnose wird bei diesen Patienten zweifellos der Begriff „posttraumatischer Bandscheibenvorfall" nicht verwendet werden. Da die neurologische Störung die größte Beeinträchtigung ist, kann die Verletzung zunächst mit dem Begriff „posttraumatische

Radikulo-/Medullopathie" bezeichnet werden, dann folgt die Charakteristik der morphologischen Befunde mit Art und Ausmaß der zusätzlichen Verletzungen und die der vorbestehenden degenerativen Veränderungen z.B. Abb. 3a, posttraumatische Myelopathie, Zerreißung vorderes Längsband C 3/4, zervikale Spinalstenose C 3/4/5/6).

In der untersuchten Patientengruppe wurde bei allen Patienten mit neurologischen Störungen und intraspinalen Raumforderungen die Indikation zur operativen Versorgung gestellt. Die bei 11 Patienten intraoperativ festgestellten Bandverletzungen waren nur bei 2 Patienten vor dem Eingriff vermutet worden, da bei einem Patienten ein paraspinales Hämatom im MR und bei einem weiteren nach Funktionsaufnahmen ein ventral klaffendes Segment festgestellt worden war. Für die Dekompression der neuralen Strukturen hat sich der ventrale Zugang nach Robinson u. Smith [30] weitgehend durchgesetzt. Das Vorgehen von ventral erscheint sinnvoller, da die das Myelon und die Radices bedrängenden Raumforderungen ihren Ausgang vom Zwischenwirbelraum haben und ventral und/oder ventrolateral lokalisiert sind [36]. Dennoch sind zumindest bei den degenerativen Prozessen die dorsalen Zugänge nicht verlassen, sie können ebenso mit stabilisierenden Verfahren kombiniert werden [18]. Zumindest bei Patienten mit hochgradigen Spinalstenosen ist die Dekompression sowohl von ventral als auch von dorsal zu erwägen. Beim ventralen Vorgehen führen wir die Diskektomie vom hinteren Drittel an, die Exstirpation der Sequester und Resektion dorsaler Osteophyten mit dem Mikroskop durch. Die mikrochirurgische Dekompression der neuralen Strukturen hat sich weitgehend durchgesetzt [13, 16, 31, 34]. Um eine sichere Dekompression sowohl des Myelons als auch der Wurzelkanäle zu gewährleisten, wird die Resektion des hinteren Längsbandes empfohlen [16, 29, 31]. Retrospondylophyten werden möglichst vollständig abgetragen [13], der Eingriff wird evtl. zur partiellen oder vollständigen Vertebrektomie erweitert. Schließlich ist die Dekompression von Medulla und Radices das Ziel der Operation. Für die Stabilisierung hat sich analog zur Technik der Versorgung rein degenerativer Bandscheibenvorfälle die Implantation passend zurechtgearbeiteter autologer kortikospongiöser Knochendübel und eine Verplattung, die zu einer hohen Fusionsrate führt [9] und größere biomechanische Rigidität garantiert [38], bewährt.

Nach der operativen Versorgung mit Dekompression und ventraler instrumentierter Spondylodese war die lokale zervikale Schmerzsymptomatik fast ausnahmslos beherrscht. Die Besserungsrate bei den radikulären sensiblen und motorischen Störungen lag nach 1–2 Wochen postoperativ bei 57% bzw. 52%, nach 1 Jahr bei 81% bzw. 83%. Damit entsprechen die Behandlungsergebnisse jenen bei der Versorgung rein degenerativer Bandscheibenerkrankungen, bei denen Erfolgsraten über 80% angegeben werden [3, 4, 12, 16, 29, 31, 34]. Bei den posttraumatischen medullären Störungen waren die Ergebnisse wesentlich schlechter, in den ersten 4 Wochen lediglich mit einer Besserungsrate von 20%, nach 1 Jahr waren 60% der Betroffenen gebessert, zu einer vollständigen Remission kam es bei keinem Patienten. Das Behandlungsergebnis bei den posttraumatischen Medullopathien entsprach annähernd dem bei degenerativen Myelopathien. Bertalanffy u. Eggert [3] hatten in 55%, Samli et al. [31] in 66% Besserungen erreicht.

Schlußfolgerungen

Posttraumatisch frei in den Spinalkanal sequestrierte Bandscheibenvorfälle sind selten, können bei Flexions- und Extensionsverletzungen auftreten und sind verbunden mit einer Zerreißung des hinteren Längsbandes. Häufiger sind posttraumatische Radikulo-/Medullopathien bei degenerativen Veränderungen mit bereits vorbestehenden, subligamentär sequestrierten oder im hinteren Längsband verklemmten Bandscheibenvorfällen und Retrospondylophyten sowie bei der zervikalen Spinalstenose. Zur sicheren diagnostischen Abklärung ist neben Röntgenauinahmen der HWS und einer CT-Untersuchung eine Kernspintomographie erforderlich. Bei bereits vorhandenen neurologischen Störungen wird vor Funktionsaufnahmen der HWS gewarnt. Mit der unverzüglichen operativen Versorgung werden ähnliche gute Ergebnisse wie bei den rein degenerativen Prozessen erzielt. Die Besserungsrate bei den posttraumatischen Medullopathien ist wesentlich geringer.

Literatur

1. Apple DF Jr, McDonald AP, Smith, RA (1987) Identifaction of herniated nucleus pulposis in spinal cord injury. Paraplegia 25: 78–85
2. Berrington NR, van Staden JF, Willers JG, van der Westhuizen J (1993) Cervical intervertebral disc prolapse associated with traumatic facet dislocations. Surg Neurol 40: 395–399
3. Bertalanffy H, Eggert H R (1988) Clinical long-term results of anterior dicectomy without fusion for treatment of cervical radiculopathy and myelopathy. A follow-up of 164 cases. Acta Neurochir (Wien) 90: 127–135
4. Bohlman HH, Emery SE, Goodfellow DB, Jones PK (1993) Robinson antrior cervical discectomy and arthrodesis for cervical radiculopathy. Long-term follow-up of one hundred and twenty-two patients. J Bone Joint Surg Am 75: 1298–1307
5. Braakman R (1994) Management of cervical spondylotic myelopathy and radiculopathy. J Neurol Neurosurg Psychiatry 57: 257–263
6. Buchberger W, zur Nedden D (1994) Radiologische Diagnostik bei degenerativen Halswirbelsäulenveränderungen. In: Goldhahn WE, Goldhahn G, Mohsenipour I, zur Nidden D (Hrsg) Degenerative Erkrankungen der Halswirbelsäule. Hippokrates, Stuttgart, S 51–109
7. Colnet G, Chabannes J, Commun C, Rigal MC (1987) Tetraparesis aigue posttraumatique: accident evolutif de l arthrose cervicale. Physiopathologie, etude clinique, prognostic. A propos de 6 ces. Neurochirurgie 33: 201–208
8. Eismont FJ, Arena MJ, Green BA (1991) Extrusion of an intervertebral disc associated with traumatic subluxation dislocation of cervical facets. Case report. J Bone Joint Surg Am 73: 1555–1560
9. Geisler FH, Cerullo LJ, Brown J Th, Grutsch J, Johnson T (1997) Anterior cervcial plating with siegle and multilevel fusion in degenrative disease. J Neurosurg 86: 387A–388A
10. Harrington JF, Likavec MJ, Smith AS (1991) Disc herniation in cervical fracture subluxation. Neurosurgery 29: 374–379
11. Ho EK, Leong JC (1987) Traumatic tetraparesis: a rare neurologic complication in ankylosing spondylitits with ossification of posterior longitudinal ligament of the cervical spiee. A case report. Spine 12: 403–405
12. Hubach PC (1994) A prospective study of anterior cervical spondylodesis in intervertebral disc disorders. Eur Spine J 3: 209–213
13. Kadoya S, Nakamura T, Kwak R (1984) A microsurgical anterior osteophytectomy for cervical spondylotic myelopathy. Spine 9: 437–441
14. Katoh S, Ikata T, Hirai N, Okada Y, Nakauchi K (1995) Influence of minor trauma to the neck on the neurological outcome in patients with ossification of the posterior longitudinal ligament (OPLL) of the cervical spine. Paraplegia 33: 330–333
15. Kinoshita H (1993) Pathology of cervical intervertebral disc injuries. Paraplegia 31: 553–559
16. Klages G (1985) Zur operativen Behandlung zervikaler Bandscheibenvorfälle. Zentralbl Neurochir 46: 218–228
17. Kretschmer H (1989) Bandscheibenleiden. Springer, Berlin Heidelberg New York Tokio

18. Maurer PK, Ellenbogen RG, Ecklund RG, Simonds GR, van Dam B, Ondra SL (1991) Cervical spondylotic myelopathy: treatment with posterior decompression and Luque retangle bone fusion. Neurosurgery 28: 680–683; Discussion 683–684
19. Montgomery TJ, McGuire RA Jr (1993) Traumatic neuropathic arthropathy of the spine. Orthop Rev 22: 1153–1157
20. Moraes AC, Serdeira A, Pereira-Filho A, Zardo E, Deitos J (1995) Soft tissue injuries associated with traumatic locked facets in the cervical spine. Paraplegia 33: 434–436
21. Nater, Regli F, Schnyder P, de Tribolet N (1986) Myelopathie cervicale per ossification du ligament longitudinal posterieur (4 ces). Rev Neurol Paris 142: 771–776
22. Nurick S (1972) The pathogenesis of the spinal cord disorder associated with cervical spondylosis. Brain 95: 87–100
23. Odom GL, Finney W, Woodhak B, Durham DC (1958) Cervical disc lesions. JAMA 166: 23–28
24. Paviov H, Torg JS, Robie B, Jahre C (1987) Cervical spinal stenosis: determination with vertebral body ratio method. Radiology 164: 771–775
25. Pratt ES, Green DA, Spengler DM (1990) Herniated intervertebral discs associated with unstable spinal injuries. Spine 15: 662–666
26. Prestar FJ (1993) Zur Frage des lumbalen und zervikalen „traumatischen Bandscheibenvorfalles". Aktuelle Traumatol 23: 27–31
27. Raynor RB (1990) Acute disc protrusion in severe trauma of the lower cervical spine. In: Louis R, Weidner A (eds) Cervical spine II. Springer, Wien New York, pp 34–38
28. Regenbogen VS, Rogers LF, Atlas SW, Kim KS (1986) Cervical spinal cord injuries in patients with cervical spondylosis. AJR 46: 277–284
29. Roosen K, Grote W (1990) Late results of operative treatment of cervical myelopathy. Neurosurg 8: 69–77
30. Robinson RA, Smith GW (1955) Anterolateral cervical disc reinoval and interbody fusion for cervical disc syndrome. Bull. Johns Hopkins Hosp 196: 223–224
31. Samli M, Völkening D, Sepehrnia A, Penkert G, Baumann H (1989) Surgical treatment of myeloradiculopathy in cervical spondylosis. A report of 438 operations. Neurosurg Rev 12: 285–290
32. Savini R, Parisini P, Bettini N, Gargiulo G, Palmisani M (1991) Medullary compression secondary to acute post-traumatic cervical disc herniation: 5 cases. Chir Organi Mov 76: 25–30
33. Schröder RJ, Vogl T, Hidajat N, Schedel H, Südkamp N, Haas N, Felix R (1995) Vergleich der diagnostischen Bedetung von CT und MRT bei Halswirbelsäulenverletzungen. Aktuelle Radiol 5: 197–202
34. Seifert V, Zimmermann M, Stolke D, Wiedemayer H (1993) Spondylectomy, microsurgical decompression and osteosynthesis in the treatment of complex disorders of the cervical spine. Acta Neurochir Wien 124: 104–113
35. Wurm G, Holl K, Fischer J (1996) Koinzidenz von Bagatelltrauma und deformierender Fixierung des Myelons bei cervicaler Stenose. Zentralbl Neurochir Suppl 19–20
36. Young P H (1991) Microsurgery of the cervical spine. Raven, New York, p 52
37. Zeidman S (1991) Traumatic quadriplegia with dislocation and central disc herniation. J Spinal Disord 4: 490–491
38. Zdeblick TA, Cooke ME, Wilson D, Kunz DN, McCabe R (1993) Anterior cervical discectomy, fusion, and plating. A comparative animal study. Spine 18: 1974–1983

Hyperextensionsverletzungen der unteren HWS

F. Schweighofer, N. Stockenhuber, G. Schippinger, G. Bratschitsch

Universitätsklinik für Unfallchirurgie, Auenbruggerplatz 7a, A-8036 Graz

Einleitung

Aebi und Nazarian versuchten aus der Vielfalt an Verletzungen der Halswirbelsäule (HWS) eine Systematik zu erstellen. Sie erachteten es speziell für das chirurgische Vorgehen als wesentlich, festzustellen, wo die Verletzung an der Wirbelsäule liegt. Sie unterschieden an der unteren HWS eine Gruppe A mit Verletzungen vorwiegend der vorderen Säule, eine Gruppe B mit Verletzungen vorwiegend der hinteren Elemente und eine Gruppe C mit Verletzungen mit vorderer und hinterer Beteiligung. Hyperextensionsverletzungen finden sich in dieser Einteilung vorwiegend in der Gruppe A mit Zerreißung des vorderen Längsbandes und der Bandscheibe (A3.1) und in der Gruppe C mit horizontaler Fraktur durch den Wirbelkörper mit Berstung der hinteren Elemente - wie des Bogens und des Dornfortsatzes (C1.2) und Zerreißung des Diskus und Luxation nach dorsal mit Zerreißung des hinteren Ligamentkomplexes (C3.3). Mit dieser systematischen, weitgehend röntgenmorphologischen Klassifizierung nach dem Schema der AO-Klassifikation bei Extremitätenverletzungen ist es auch möglich, den Hauptteil der Hyperextensionsverletzungen einem System einzugliedern [2].

Der Verletzungsmechanismus ist eine Kombination aus einer Hyperextension und Dorsalverschiebung in einem Bewegungssegment. Dabei wird das Rückenmark zwischen der Unterkante eines Wirbelkörpers und der darunterliegenden Lamina eingeklemmt. Ein vorgewölbtes Lig. flavum kann eine zusätzliche Einengung des Spinalkanals verursachen.

Die Inzidenz dieser Verletzung wird von verschiedenen Autoren von 7–35,7% angegeben [4, 5]. Es ist eine Verletzung des höheren Lebensalters, wobei durch degenerative Veränderungen eine Einengung des Spinalkanals vorliegt und durch Umbau der diskoligamentären Strukturen eine Abnahme der Stabilität zu verzeichnen ist. In den Röntgenaufnahmen ist oft nur bei genauer Betrachtung eine minimale Fehlstellung zu erkennen. Diese Verletzungen treten mit einem hohen Grad an Querschnittsläsionen auf.

Material und Methoden (Abb. 1–4)

In den Jahren von 1992–1996 beobachteten wir unter 110 instabilen Verletzungen der unteren HWS 11 Hyperextensionsverletzungen. Nach der Klassifikation von Aebi und Nazarian handelte es sich um Verletzungen der Gruppe A mit der Unterteilung A 3.1,

Hefte zu „Der Unfallchirurg", Heft 271
H. J. Wilke, L. E. Claes (Hrsg.)
Die traumatische und degenerative Bandscheibe

bei der v.a. das vordere Längsband und der Diskus zerrissen waren. Das Durchschnittsalter betrug 49 Jahre (30–71 Jahre). Die Ursachen waren 4 Verkehrsunfälle, 4 Haushaltsunfälle, 2 Sportunfälle und ein Arbeitsunfall. Es waren 7 Männer und 4 Frauen. An Zusatzverletzungen wurden 1mal eine Gesichtsschädelverletzung und einmal ein schweres Schädel-Hirn-Trauma diagnostiziert. Es traten 3 2-Segment-Verletzungen auf und 4mal lag die Verletzung in einem degenerativen Wirbelsäulenabschnitt. Die Läsionshöhen C 3/C 4 traten 4mal, C 4/C 5 4mal, C 5/C 6 4mal, C 6/C 7 1mal und C 7 1mal auf. Nach der Frankel-Klassifikation erfolgte 4mal die Zuteilung zu Frankel A, 1mal zu Frankel B, 4mal zu Frankel C und 2mal zu Frankel D (Tabelle 1). Es wurden HWS- und Funktionsröntgenaufnahmen durchgeführt. 10 Verletzte wurden zusätzlich durch die Magnetresonanztomographie (MRT) abgeklärt. 3 Patienten wurden wegen unklarer neurologischer Symptomatik von auswärtigen Krankenhäusern transferiert. Die operative Versorgung nahmen wir durch interkorporelle Fusionen, davon 2mal nach Korporektomie, 6–72 h nach dem Unfallereignis vor. 1mal war zusätzlich eine Laminektomie und Fusion indiziert.

Tabelle 1. Frankel-Klassifikation neurologischer Ausfälle nach Rückenmarkläsionen

A) Kompletter neurologischer und sensibler Ausfall
B) Sensible Restfunktion
C) Praktisch unbedeutende Restmotorik
D) Praktisch bedeutsame Motorik (evtl. Gehen mit Hilfe möglich)
E) Keine neurologischen Ausfälle (evtl. abnorme Reflexe)

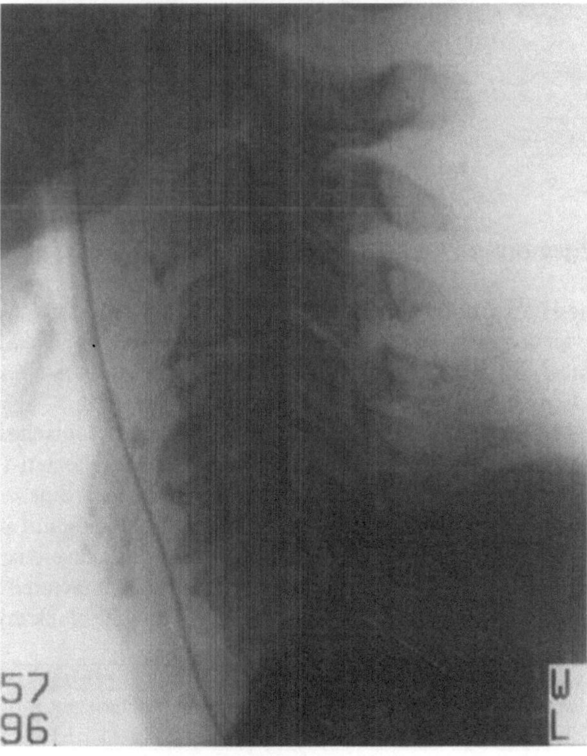

Abb. 1. Seitliche HWS-Aufnahme in Röntgendurchleuchtung. 61jährige Patientin nach Fahrradsturz mit inkompletter Querschnittsläsion Frankel C distal von C 5. Degenerative Veränderungen von C 3–C 6. Abbruch der distalen Vorderkante von C 3. Retrospondylolisthese von 2–3 mm zwischen C 5 und C 6

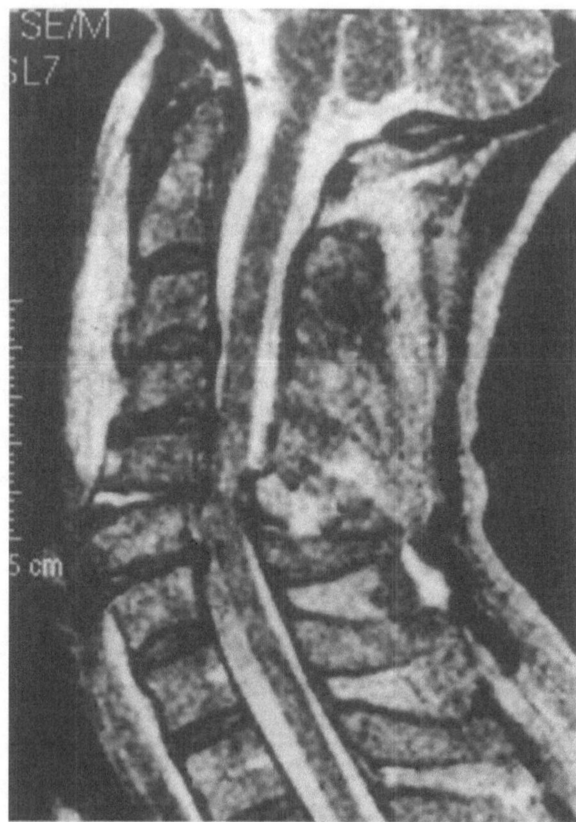

Abb. 2. Sagittale zervikale T2-gewichtete Spinechosequenz: leichte Diskusprotrusion C 3/C4, Zerreißung des vorderen Längsbandes und des Diskus C 5/C 6 mit Hyperlordosierung und Retrospondylolisthese mit Einengung des Spinalkanals von C 5–C 6, hyperintense Läsionen im Rückenmark in Höhe C 5, Ödemen entsprechend

Ergebnisse (Tabelle 2)

Die HWS-Röntgenaufnahmen (a.-p. seitlich und Funktion), brachten folgende Veränderungen: bei 9 Patienten Retrospondylolisthesen von bis zu 2 mm, bei einem Patienten eine Erweiterung des Zwischenwirbelraumes im a.p.-Röntgen und bei einem Patienten war das HWS-Röntgen unauffällig.

Mit der MRT konnten in allen 10 Fällen pathologische Befunde gewonnen werden, die mit der neurologischen Läsionshöhe korrelierten (Tabelle 3). Bei 6 Patienten waren das vordere Längsband und der gesamte Diskus zerrissen. 5mal zeigte sich ein Rückenmarködem mit einem Diskusprolaps, 2mal ein intramyeläres Hämatom mit Diskusprolaps und 2mal ein Diskusprolaps ohne weitere Neurologie. Bei der Operation wurden der Diskus ausgeräumt, die benachbarten Boden- und Deckplatten plan gefräst und ein autologer trikortikaler Knochenblock vom Beckenkamm eingefalzt,

Tabelle 2. Befunde im HWS-Röntgen (a.-p. und seitlich)

Retrospondilolisthesis (bis 2 mm)	9 x
Erweiterung des Zwischenwirbelraumes (im a.-p.-Röntgen)	1 x
Ohne Befund	1 x

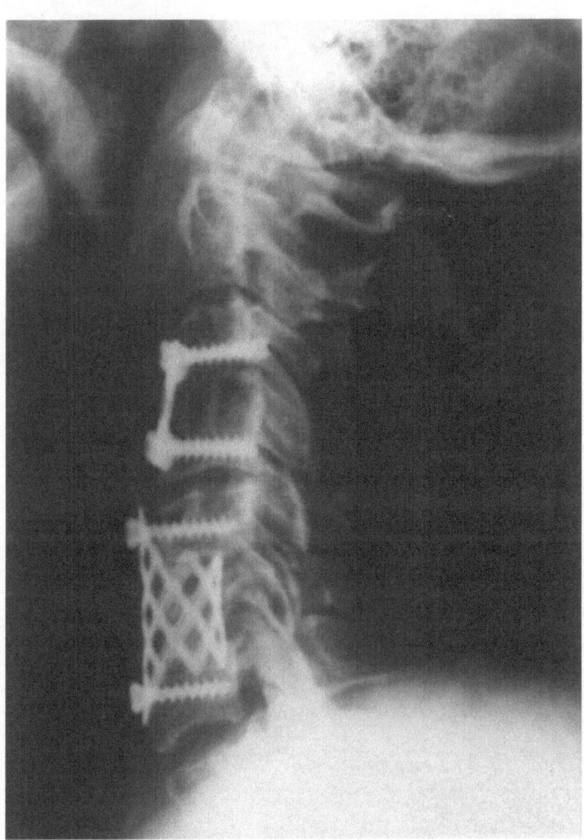

Abb. 3. Seitliche Röntgenaufnahme der HWS nach operativer Dekompression und Stabilisierung: ventrale Spondylodese C 3/C 4 unter Verwendung eines autologen Spongiosablocks und eines Orozco-Plättchens, Korporektomie C 6 und Interposition eines Harms-Körbchens und Fixierung mit je einer Schraube in C 5 und C 6

9mal eine Morscher-Platte und 2mal eine Orozco-Platte implantiert. Die 4 kompletten Querschnittsläsionen blieben nach einem Zeitraum von 6 Monaten unverändert. Die Frankel-B-Läsion besserte sich zu Frankel-D. Die 4 Frankel-C-Läsionen veränderten sich 2mal zu Frankel D und 2mal zu Frankel E. Die 2 Frankel-D-Läsionen zeigten eine völlige Rückbildung (Tabelle 4).

Tabelle 3. MR-Befunde (n = 10)

Ruptur des vorderen Längsbandes	6 x
Diskusruptur	6 x
Diskusprolaps	2 x
Diskusprolaps + RM	5 x
Diskusprolaps + Hämatom im RM	2 x

Tabelle 4. Neurologische Ergebnisse prä- und 6 Monate postoperativ

Präoperativ	Postoperativ
4 A	4 A
1 B	1 B
4 C	2 D, 2 E
2 D	2 E

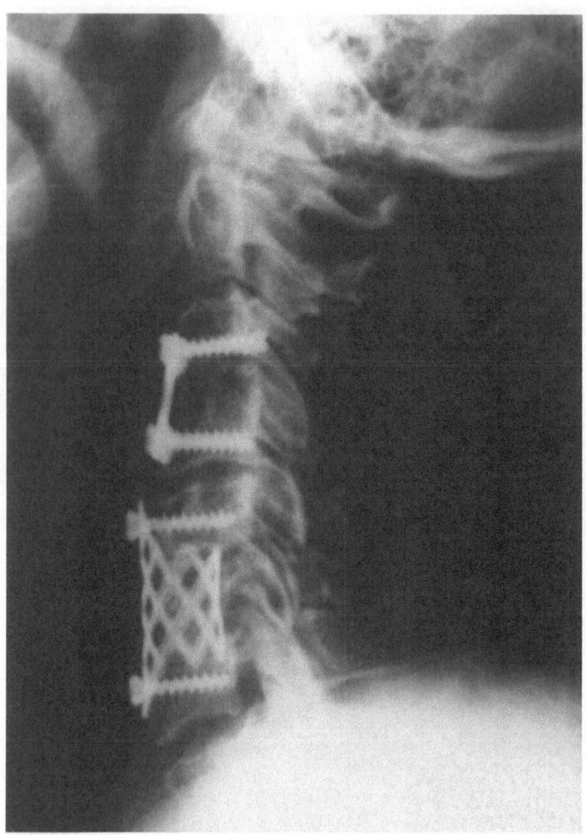

Abb. 4. Postoperative sagittale T1-gewichtete Turbospinechosequenz: minimale Auslöschungsartefarkte in Höhe C 3 und C 5 wegen Titan-Schrauben, keine Rückenmark-Kompression

Diskussion

Die Hyperextensionsverletzungen der unteren HWS traten in den letzten 5 Jahren an unserer Klinik in einer Inzidenz von 10% (11 von 110) auf. Kiwerski fand an der gesamten HWS 7% und Marar et al. 35,7% Hyperextensionsverletzungen [4, 5].

Bei Inspektion zeigten die meisten Verletzten Prellmarken an Stirn oder Nase, die von einem Aufprall und der anschließenden Überstreckung der HWS stammten.

In der klinischen Phase ist dem HWS-Verletzten mit neurologischer Beteiligung eine besondere Beachtung zu schenken. Neben der dem Bewußtsein und den Begleitverletzungen angepaßten Diagnostik ist ein standardisiertes Vorgehen zur Abklärung der Rückenmarkverletzung zielführend. Nach der neurologischen Klassifikation erfolgt der „erste Schritt" der radiologischen Diagnostik durch Röntgenaufnahmen im a.-p. und seitlichen Strahlengang des suspekten Wirbelsäulenabschnitts; ergänzend können Schräg-, Funktions- oder Densaufnahmen indiziert sein. Die radiologische Abklärung aller Wirbelsäulenabschnitte und des Beckens darf nicht vergessen werden.

Den „zweiten Schritt" bildet die Computertomographie. Sie dient der Operationsplanung und der Darstellung der Verletzungen der mittleren und dorsalen Säulen.

Die MRT als „dritter Schritt" der radiologischen Diagnostik findet v. a. dann eine Indikation, wenn Zweifel über das Ausmaß, den Ort und die Art der Verletzung bestehen.

Der neurologische Verlauf zwischen Aufnahme, Entlassung und Nachuntersuchung wird vielfach nach der Frankel-Klassifikation angegeben, wobei A eine komplette motorische und sensible Querschnittsläsion bedeutet, B eine sensible Restfunktion, C eine motorische, unwesentliche Restfunktion (z.B. Zehenwackeln), D eine Motorik, die mit Hilfsmitteln das Gehen ermöglichen kann, und E eine radikuläre Symptomatik oder das Fehlen von neurologischen Ausfällen.

Diese Frankel-Klassifikation ermöglicht jedoch bei kompletter Querschnittsläsion keine Bewertung der Erholung von einzelnen Nervenwurzeln oder bei der inkompletten Querschnittsläsion die Bewertung einer abgestuften Muskelaktivität oder sensibler Funktionen [9].

Die Verletzungen in einem degenerativ veränderten HWS-Abschnitt (n = 4) kamen in seitlichen HWS-Röntgenaufnahmen und in der MRT durch ein Aufklappen des Intervertebralraumes im Sinne einer Hyperlordosierung zur Darstellung. Als Verletzungsursachen wurden Bagatelltraumen angegeben, wie im Garten auf das Gesicht fallen. Bei bestehender Spinalkanalstenose war schon bei minimaler Fehlstellung und geringer Instabilität mit einer hochgradigen Querschnittsläsion zu rechnen.

Der Mechanismus der Rückenmarkschädigung liegt in der Überstreckung und in der kneifzangenartigen Quetschung zwischen hinterer Unterkante des Wirbelkörpers und der Gelenkportionen und Lamina des darunterliegenden Wirbels [3, 4, 8, 10].

Bei Überstreckung des Rückenmarks tritt eine Blutung zwischen grauer und weißer Substanz auf, dies kann in der MRT schon 2 h nach dem Unfall zur Darstellung kommen. In der Umgebung findet sich ein Ödem. Nach Wochen und Monaten entwickeln sich Vakuolen [6, 7].

Die Diagnostik von Hyperextensionsverletzungen der unteren HWS ist schwierig, da oft keine oder nur eine minimale Fehlstellung zu erkennen ist. Die Fehlstellung kann ein minimales Klaffen des ventralen Intervertebralraumes oder eine geringgradige Retrospondylolisthese von 1–2 mm sein. Nach unauffälligen HWS-Röntgenaufnahmen im seitlichen und a.-p. Strahlengang sollten bei Verdacht auf eine Hyperextensionsverletzung vorsichtige Funktionsaufnahmen unter Bildwandlerbetrachtung ausgeführt werden [8].

Band- und Diskusrupturen im Akutstadium werden oft muskulär kompensiert. Die Funktionsaufnahmen der HWS bei bewußtseinsklaren Patienten lassen die schmerz- und reflexbedingte kompensatorisch erhöhte Muskelspannung oft nicht überwinden, so daß eine stabile HWS vorgetäuscht wird.

Die MRT ermöglicht erstmals neben der Darstellung der Knochen- und Weichteilstrukturen einen direkten Einblick in die traumatischen Veränderungen des Rückenmarks.

Wenn nach den HWS-Röntgenaufnahmen noch Probleme bei der Identifizierung des verletzten Bewegungssegmentes bestehen, so kann die MRT durch die Darstellung eines intramyelären Hämatoms oder eines Ödems zur Bestimmung der Verletzungshöhe der HWS beitragen.

Das Ziel der chirurgischen Techniken ist es, das Rückenmark vor weiteren Schädigungen zu schützen, das Rückenmark und die Nervenwurzeln von den Kompressionen zu befreien, einem Rückenmarködem vorzubeugen, Fehlstellungen der Wirbelsäule zu reponieren und ihre Entwicklung zu verhindern und die Stabilität der Wirbelsäule wiederherzustellen. Als logisches Vorgehen erscheint der Zugang zum Ursprung und zum größten Ausmaß der Verletzung an der HWS.

Die Art der Verletzung bestimmt den Zugang und die Technik der chirurgischen Therapie [1].

Bei unserer Hyperextensionsverletzung wählten wir primär den Zugang zur ventralen HWS. Es waren v.a. das vordere Längsband und der Diskus betroffen. Wichtig ist die Identifikation des verletzten Bewegungssegmentes. Allein durch mäßige Hyperextension in Narkose war in den meisten Fällen eine deutliche Retrospondylolisthese bei der röntgenologischen Lagerungskontrolle darstellbar. Nach Resektion der geschädigten Bandscheibe wurde ein Wirbelspreizer eingesetzt, um dorsale Diskus- und Knochenfragmente zu entfernen.

Die benachbarten Boden- und Deckplatten wurden plan gefräst und unter mäßiger Distraktion ein vom Beckenkamm gewonnener Knochenblock eingefalzt. Zur Erreichung der Sofortstabilität diente die Implantation einer Morscher- oder Orozco-Platte. Eine neuerliche Röntgenkontrolle war erforderlich, um eine Fusion in Hyperextension zu verhindern.

Liegt die Läsion im Bereich eines degenerativ veränderten HWS-Abschnittes, ist zu entscheiden, ob eine prognostisch relevante Spinalkanalstenose vorliegt. Hinterkantenspondylophyten der benachbarten Wirbelkörper oder auch gesamte Wirbelkörper sollten reseziert werden. Die präoperative CT- und MR-Diagnostik kann für die Entscheidung wesentliche Informationen liefern.

Nach den Vorschlägen von Aebi et al ist der Zugang zum Ursprung und zur Hauptverletzung zu wählen [1, 2]. Bei Hyperextensionsverletzungen wird auch ein in den Spinalkanal vorgewölbtes Lig. flavum für eine dorsal verbleibende Rückenmarkkompression angeschuldigt. Durch moderne MR-Geräte und die Verwendung von Titan-Implantaten ist es möglich, nach HWS-Stabilisierung aussagekräftige MR-Bilder zu bekommen, damit sind sowohl Kompressionen als auch Binnenschäden des Rückenmarks zu erkennen. Mit MR-Untersuchungen sind also auch verbleibende dorsale ligamentäre und knöcherne Spinalkanalstenosen verifizierbar. Bei einem Patienten konnte nach der postoperativen MR-Untersuchung die Indikation zu einer zusätzlichen dorsalen Dekompression und Stabilisierung gestellt werden.

Schlußfolgerungen

1. Die Hyperextensionsverletzung eines Bewegungssegmentes verursacht die Ruptur des vorderen Längsbandes und des Diskus. Das Rückenmark wird zwischen der Hinterkante des oberen und der Lamina des unteren Wirbels eingeklemmt. Das Lig. flavum kann sich in den Spinalkanal einschlagen und eine dorsale Rückenmarkkompression zurücklassen.
2. Diskrete röntgenologische Hinweise sind oft eine mäßige Zunahme des Wirbelkörperabstandes und eine minimale Retrospondylolisthese. Bei Hyperextensions-

verletzungen scheint schon eine geringe Subluxation in Form von Retrospondylolisthesen pathologisch zu sein. Band- und Diskusrupturen im Akutstadium werden oft muskulär kompensiert. Die Funktionsaufnahmen der HWS bei bewußtseinsklaren Patienten lassen die schmerz- und reflexbedingte kompensatorisch erhöhte Muskelspannung oft nicht überwinden, so daß eine stabile HWS vorgetäuscht wird.

3. Die MRT stellt in vielen Fällen von Rückenmarkverletzungen bei undislozierter HWS oder geringfügigen Frakturen die Methode der Wahl dar, um das Ausmaß der Weichteil- und Parenchymverletzungen zu erfassen. Gemeinsam mit neurologischen, radiologischen und MR-Befunden lassen sich traumatisch dorsal instabile Bewegungssegmente eindeutig diagnostizieren.
4. Interessant ist der relativ hohe Anteil an verletzten degenerativen Bewegungssegmenten. Als Ursache ist wahrscheinlich eine Abnahme der Stabilität in einem vorgeschädigten Areal anzusehen.
5. Primär ist der ventrale Zugang zu solchen Verletzungen anzustreben, wie weit ein zusätzlicher dorsaler Zugang erforderlich ist, kann eine postoperative MRT zeigen.

Literatur

1. Aebi M, Mohler J, Zäch GA, Morscher E (1986) Judication, surgical technique and results of 100 surgically treated fractures and fracture-dislocations of the cervical spine. Clin Orthop 203: 244–255
2. Nazarian S (1987) Klassifikation der Halswirbelsäulenverletzungen. Orthopäde 16: 27–36
3. Harris JH, Yeakley JW (1992) Hyperextension-dislocation of the cervical spine. Ligament injuries demonstrated by magnetic resonance imaging. J Bone Joint Surg Br 74: 567–570
4. Kiwerski J (1993) Hyperextensions-dislocation injuries of the cervical spine. Injury 24: 674–677
5. Marar BC, Orth MC (1974) Hyperextension injuries of the cervical spine. J Bone Joint Surg Am 56: 1655–1662
6. Kulkarni MV, Mc Ardle CB, Kopanicky D, Miner M, Cotler HB, Lee KF, Harris HJ (1987) Acute spinal cord imaging at 1.5 T. Radiology 164: 837–843
7. Schaefer DM, Falnders A, Northrup BE, Doan HT, Osterholm JL (1989) Magnetic resonance imaging of acute cervical spine trauma. Correlation with severity of neurologic injury. Spine 14: 1090–1095
8. Schweighofer F, Ranner G, Schleifer P, Wildburger R, Hofer HP, Stockenhuber N (1995) Hyperextensionsverletzungen der unteren Halswirbelsäule und die Diagnostik von dorsalen instabilen Bewegungssegmenten. Langenbecks Arch Chir 380: 162–165
9. Schweighofer F, Hofer HP, Wildburger R, Stockenhuber N (1996) Frühzeitige operative Intervention bei Rückenmarkverletzungen. In: Kröll W, Löffler WH, Rumpold-Seitlinger G, Jantzen J-P, List WF (Hrsg) Das spinale Trauma. Maudrich, Wien München Bern
10. Taylor AR (1951) The mechanism of injury to the spinal cord in the neck without damage to the vertebral column. J Bone Joint Surg Br 33: 543–547

Ventrale Fusion der HWS nach traumatischer diskoligamentärer Instabilität

M. Weißkopf, U. Stöckle, R. Hoffmann, N.P. Haas

Klinik für Unfall-und Wiederherstellungschirurgie, Universitätsklinikum Charité, Campus Virchow Klinikum, Medizinische Fakultät der Humboldt Universität zu Berlin, Augustenburger Platz 1, D-13353 Berlin

Einleitung

Flexions-Extensions Traumen der HWS können zu Läsionen der Muskeln, Facettengelenke und der osteoligamentären sowie der neuralen Strukturen führen. Nach schweren Dezelerationstraumen kann es zu Rupturen der vorderen oder hinteren Längsbänder, oder der Zwischenwirbelscheibe kommen [10, 14, 15], eine posttraumatische diskoligamentäre Instabilität der HWS ist die Folge. Bei narbiger Ausheilung der Weichteilstrukturen können sich chronische Instabilitäten entwickeln. Solche Instabilitäten können wegen der Schmerzsymptomatik langwierige konservative Nachbehandlungen bedingen und Ursache versicherungsrechtlicher Konsequenzen sein [17]. Besonders wegen potentieller Gefährdung des Rückenmarks der HWS durch sekundäre Dislokationen bei Bagatelltraumen besteht über die Indikation zur operativen Therapie heute weitgehende Einigkeit [1–3, 7, 9, 13]. Hierbei wird eine Restitutio ad integrum angestrebt [8]. Ziel dieser Studie war es, zu untersuchen inwieweit durch eine ventrale Stabilisierung der unteren HWS bei einem mittelfristigen Untersuchungszeitraum vollständige Beschwerdefreiheit bei physiologischem Bewegungsausmaß erreichbar ist. Darüber hinaus wurde untersucht, ob sich durch die operative Intervention eine Verbesserung der neurologischen Situation ergab und ob in den der Fusion benachbarten Segmenten eine beschleunigte Degeneration auftrat.

Patientengut und Methode

In einem Zeitraum von 3 Jahren (8/92–10/95) wurden 18 Patienten wegen einer diskoligamentären Instabilität der unteren HWS operiert (12 Männer und 6 Frauen, Durchschnittsalter 37 Jahre). Bei der präoperativen Diagnostik wurden zunächst konventionelle Röntgenaufnahmen in 2 Ebenen durchgeführt. Routinemäßig wurde eine Computertomographie (Somatom Plus 4, Fa. Siemens) zum Ausschluß von knöchernen Verletzungen ausgewertet. Das Ausmaß der Instabilität der HWS-Verletzung wurde durch die dynamische Untersuchung (Flexion/Extension) im Bildverstärker verifiziert. Als Indikation zur Operation wurde eine pathologisch vermehrte a.-p.-Translation der benachbarten Wirbelkörper von über 3 mm kranial von C4 und von über 2 mm kaudal von C4 gewertet [1]. Die Verteilung auf die verschiedenen Segmente ist in Tabelle 1 dargestellt. Die operative Versorgung aller 18 Patienten erfolgte

Hefte zu „Der Unfallchirurg“, Heft 271
H. J. Wilke, L. E. Claes (Hrsg.)
Die traumatische und degenerative Bandscheibe

Tabelle 1

Lokalisation	C2/3	C3/4	C4/5	C5/6	C/7
Anzahl: n=18	1	2	5	8	2

durch eine ventrale Spondylodese mit Interposition eines trikortikalen Beckenkammspans und Stabilisierung mit einer H-Platte nach Orozco [7]. Postoperativ wurden die Patienten für 6 Wochen mit einer harten Krawatte versorgt. Die klinische und radiologische Nachuntersuchung wurde nach durchschnittlich 41,7 Monaten durchgeführt (18–60 Monate). Bei ingesamt 3 von 18 Patienten konnte keine Nachuntersuchung durchgeführt werden. Ein Patient verstarb nach 1 Jahr unfallunabhängig, 2 weitere Patienten konnten nicht erreicht werden. Für die 15 Patienten (83%) wurden bei der Nachuntersuchung die folgenden klinischen und radiologischen Aspekte beurteilt:

- subjektive Bewertung (VisuellerAnalogScore),
- Funktion,
- Neurologie,
- radiologisch nachweisbare Degeneration.

Die subjektive Bewertung durch den Patienten erfolgte anhand des VAS-Bogens für Wirbelsäulenverletzungen der Medizinischen Hochschule Hannover [12]. Bei diesem Visuellen Analog Score werden Schmerzen und Funktion durch den Patienten selbst beurteilt. Nach einer von uns vorgenommenen Modifikation des VAS-Bogens waren bei vollständiger Beschwerdefreiheit und uneingeschränkter Funktion maximal 10 Punkte zu erreichen. Die klinische Funktion wurde nach den Hauptbewegungsrichtungen der HWS [5] objektiv bewertet. Die neurologische Bewertung erfolgte anhand des Frankel-Schemas [6], wobei der neurologische Status jeweils unmittelbar posttraumatisch und bei der letzten Follow-up Untersuchung erhoben wurde. Im Rahmen der radiologischen Nachuntersuchung wurden konventionelle Aufnahmen in 2 Ebenen und Funktionsaufnahmen der HWS durchgeführt. Die Einteilung der degenerativen Veränderungen wurde in Anlehnung an Kellgren [11] modifiziert und in 4 Schweregrade klassifiziert. Bei den Funktionsaufnahmen wurde das Alignment der Wirbelkörper beurteilt. Bei der Berechnung der Summe der klinischen und radiologischen Ergebnisse wurde die subjektive Beurteilung des Patienten mit 50%, die Beweglichkeit der HWS und die radiologisch nachgewiesene Degeneration mit je 20% und die Veränderung des neurologischen Status mit 10% bewertet.

Ergebnisse

Bei allen 18 Patienten wurde die nach der dynamischen BV Untersuchung festgestellte Instabilität intraoperativ bestätigt. Operationsbedingte oder frühpostoperative Komplikationen traten bei keinem der 18 Patienten auf. Im Rahmen der standardisierten Nachuntersuchung bei insgesamt 15 Patienten lag die durchschnittliche Punktzahl der *subjektiven Beurteilung* mittels VAS-Bogens bei 8,3 Punkten (3,9–10 Punkte). Insgesamt 5 Patienten erreichten die maximale Punktzahl (Abb. 1). Die Bewertung der *Beweglichkeit der HWS* ergab für Flexion/Extension bei 9 von 15 Patienten ein physiologisches Bewegungsausmaß, bei 2 Patienten lag eine Einschränkung

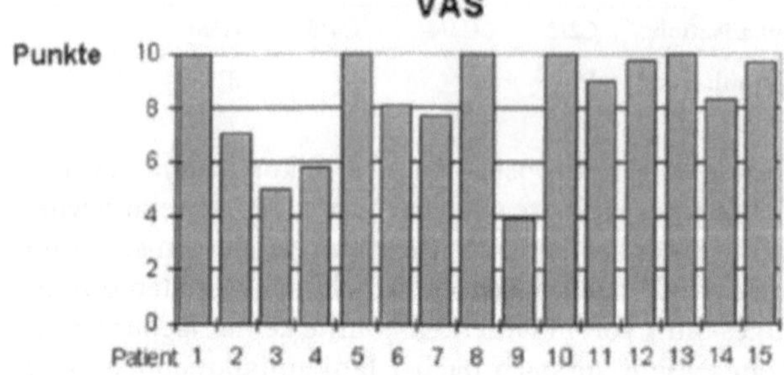

Abb. 1. Punktewert, der bei der subjektiven Beurteilung der Patienten anhand des Hannoverschen VAS erreicht wurde. Durchschnittlicher Wert aller 15 Patienten: 8,3 Punkte

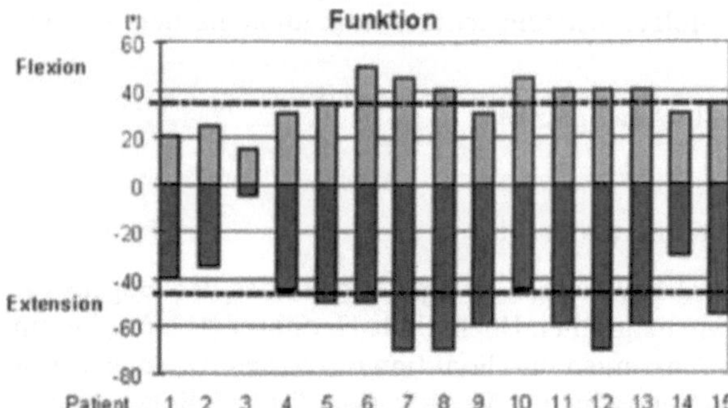

Abb. 2. Darstellung der Beweglichkeit der HWS für Flexion- und Extension. Die *gestrichelte Linie* zeigt, ab wann ein physiologisches Bewegungsausmaß vorliegt. Insgesamt 9 von 15 Patienten erreichten ein normales Bewegungsausmaß

von über 50 % der Normalfunktion vor (Abb. 2). Bei der Rotation nach rechts und links erreichten 10 von 15 Patienten das volle Bewegungsausmaß, bei 2 Patienten lag eine Einschränkung von über 50 % der Normalfunktion vor. Bei der Seitneigung der HWS erreichten 2 von 15 Patienten das physiologische Bewegungsausmaß, bei 2 Patienten wurden 50 % der Normalfunktion nicht erreicht.

Bei der *neurologischen Untersuchung* hatten bei Aufnahme insgesamt 5 der 15 Patienten keine neurologischen Ausfälle. Bei der letzten klinischen Nachuntersuchung lagen bei insgesamt 12 von 15 Patienten keine neurologischen Ausfälle vor. Bei 9 Patienten war eine Verbesserung der neurologischen Situation zu beobachten (Abb. 3).

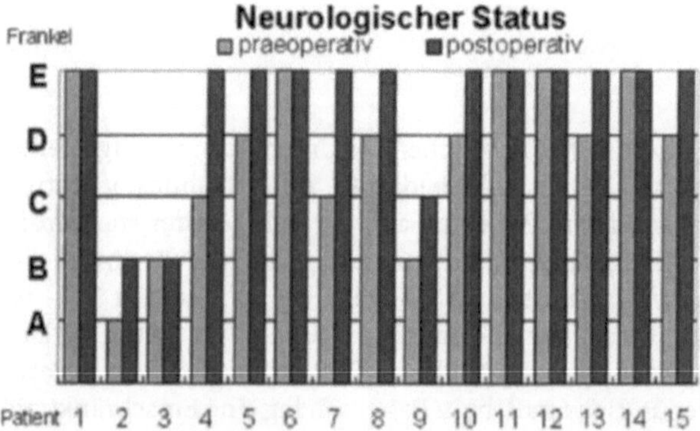

Abb. 3. Graphische Darstellung des neurologischen Defizits nach Frankel. Eine Besserung der neurologischen Funktion bei 9 von 15 Patienten. Ein Verschlechterung des neurologischen Status lag in keinem Fall vor

Tabelle 2

Degeneration	keine	leicht	mittelgradig	schwer
präoperativ	9	2	3	1
postoperativ	8	3	2	2

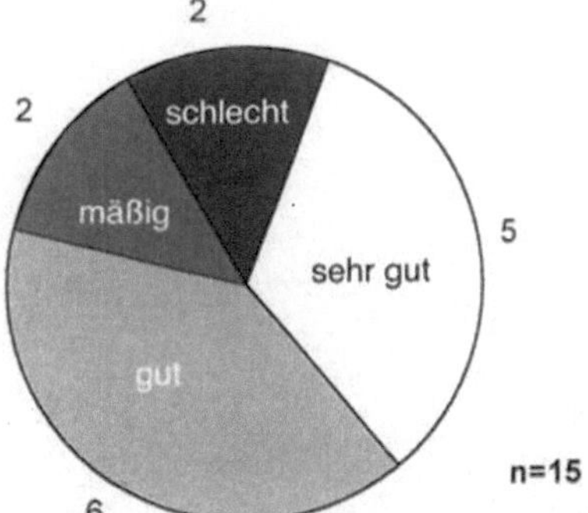

Abb. 4. Summe der klinischen und radiologischen Ergebnisse. Mehr als 2/3 der Patienten hatten ein gutes bis sehr gutes Ergebnis

Bei der *radiologischen Beurteilung* waren präoperativ bei 9 Patienten keine degenerativen Veränderungen nachweisbar. Bei 2 Patienten lagen leichte, bei 3 Patienten mittelschwere degenerative Veränderungen vor (Tabelle 2). Ein Patient hatte zum Unfallzeitpunkt schwere degenerative Alterationen der HWS. Postoperativ hatte sich eine Patientin der Gruppe ohne degenerative Veränderungen wegen diskreten osteophytären Randanbauten im Bereich der Wirbelkörpervorderkante zur Gruppe mit leichten Degenenerationen verändert. Ein weiterer Patient, der präoperativ mittelschwere degenerative Veränderungen aufwies, zeigte bei der letzten Röntgenkontrolle 52 Monate postoperativ erhebliche Degenerationen. Es war zur fortgeschrittenen Verknöcherung der angrenzenden Segmente gekommen. Die Summe der klinischen und radiologischen Kriterien ergab für 5 Patienten ein sehr gutes, für 6 Patienten ein gutes Ergebnis. Ein mäßiges Ergebnis und ein schlechtes Ergebnis lag bei jeweils 2 Patienten vor (Abb. 4).

Diskussion

Die operative Stabilisierung bei diskoligamentärer Instabilität wird heute wegen der potentiellen Gefährdung des Spinalmarkes als Standardtherapie anerkannt [2, 3, 7, 9]. Bei einer im lateralen Strahlengang in der dynamischen Bildverstärkeruntersuchung nachgewiesenen a.p.-Translation von mehr als 2 mm unterhalb von HWK 4 ist von einer maßgeblichen Instabilität auszugehen [1]. Wegen des sicheren chirurgischen Zugangs hat sich die ventrale Stabilisierung mit Interposition eines trikortikalen Beckenkammspanes und zusätzlicher Stabilisierung durch eine Platte [16] zur Stabilisierung sowohl von ventralen als auch dorsalen diskoligamentären Instabilitäten bewährt. Im Vergleich zu den dorsalen Verfahren ergibt sich bei dem ventralen Zugang eine niedrigere Infektionsrate [3, 4]. Aufgrund der hauptsächlich auftretenden Kompressionskräfte ergibt sich ein besseres Einwachsen des Knocheninterpona-

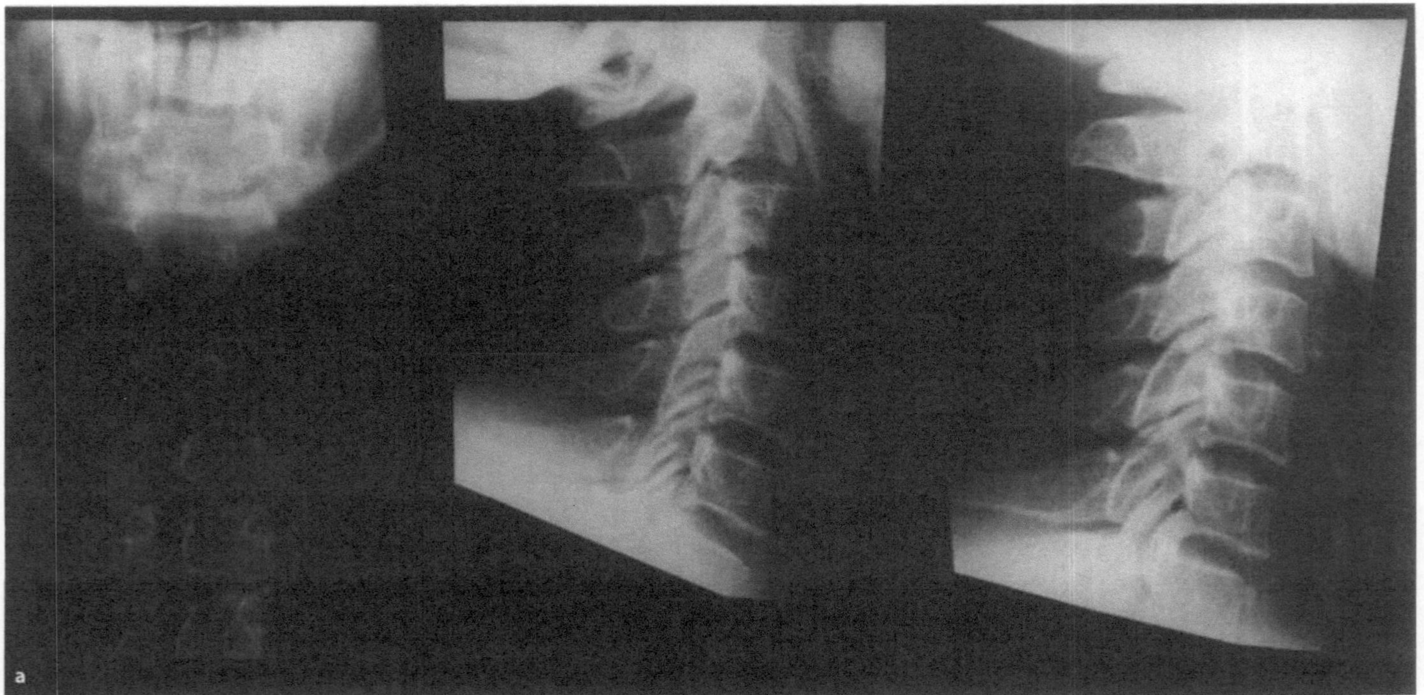

Abb. 5 a, b. 47jähriger Patient (Patient 10), der sich beim Verkehrsunfall ein Dezelerationstrauma zuzog. **a** Vermehrte a.-p.-Translation von 3 mm bei der dynamischen BV-Untersuchung im Segment HWK 6/7.

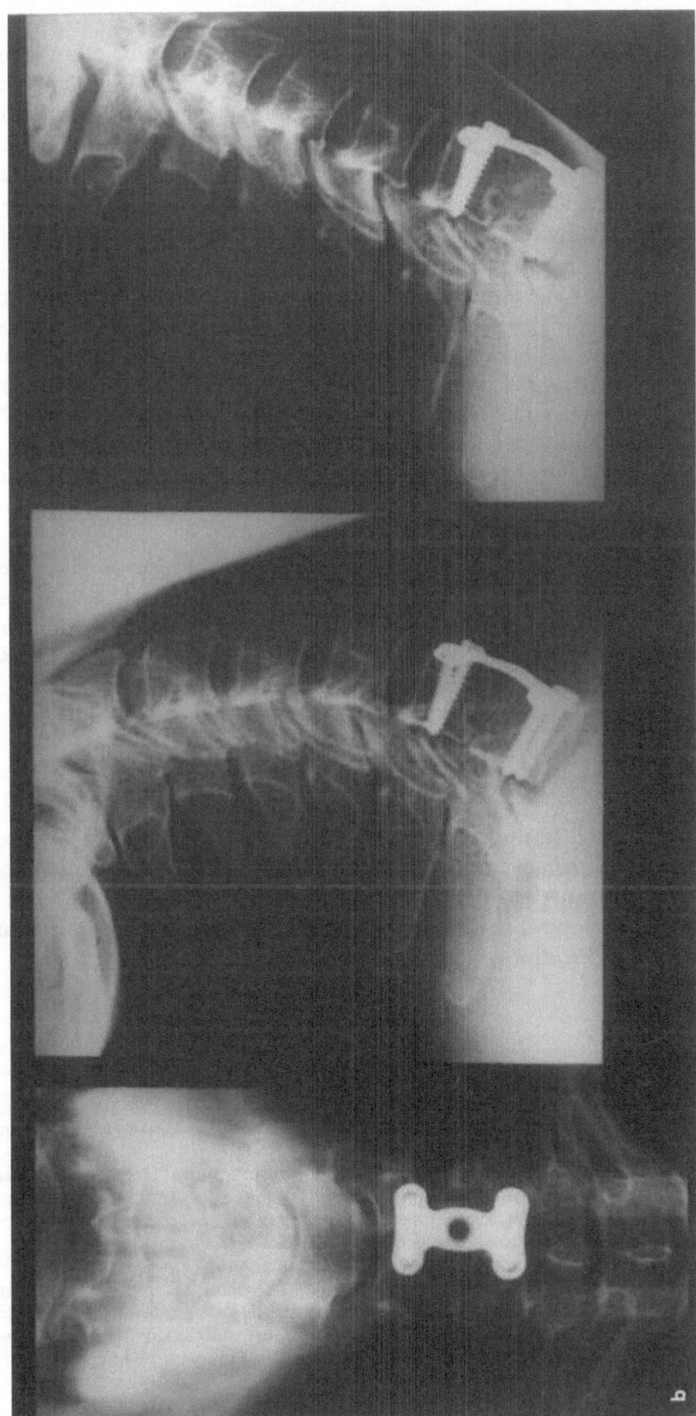

Abb. 5b. Nachuntersuchung 37 Monate postoperativ. Kein Hinweis auf vermehrte Degneration oder Mobilität in den benachbarten Segmenten bei solider Durchbauung der ventralen Spondylodese

tes [2]. Es existieren zahlreiche Arbeiten, bei denen die Ergebnisse der ventralen Fusion bei unterschiedlichen traumatischen Ursachen – meist osteoligamentäre Verletzungen – beurteilt werden [2, 9]. Darüber hinaus liegen Untersuchungen vor, bei denen das Einwachsverhalten von xenogenen Transplantaten bei diskoligamentären Instabilitäten der HWS untersucht wurde [13]. Jedoch liegen keine Verlaufskontrollen vor mit Beurteilung der an die Fusion angrenzenden Segmente, die sich mit ausschließlich autologem trikortikalem Beckenkammspan von ventral versorgten diskoligamentären Instabilitäten befassen. In unserem Patientengut hatten über 2/3 der Patienten bei einem mittleren Nachuntersuchungszeitraum von 41,7 Monatem (18–60 Monate) nach der Auswertung der klinischen und radiologischen Ergebnisse ein gutes bis sehr gutes Resultat (Abb. 5). Ein mäßiges bis schlechtes Resultat wurde von jeweils 2 Patienten erreicht. Bei den Patienten mit dem mäßigen Resultat bestand in einem Fall (Patient 9) postoperativ ein neurologischer Status Frankel C (präoperativ Frankel B) und im anderen Fall (Patient 4) eine erhebliche Degeneration der HWS, welche zu einem großen Anteil radiologisch bereits präoperativ nachweisbar waren. Die Patienten mit dem schlechten Ergebnis (Patienten 2 und 3) hatten beide bei der letzten Nachuntersuchung ein neurologisches Defizit Frankel B. Das vergleichsweise schlechte Gesamtresultat der Patienten mit verbleibendem neurologischem Defizit liegt in dem von uns gewählten Verfahren zur Ermittlung der klinischen und radiologischen Ergebnisse begründet. Der Patient mit den bereits präoperativ bestehenden degenerativen Veränderungen (Patient 4) zeigte bei der letzten Nachuntersuchung ein reduziertes Bewegungsausmaß und belastungsabhängige Schmerzen, die nach Angaben des Patienten jedoch auch in erheblichem Ausmaß bereits vor dem Unfall bestanden.

Schlußfolgerung

Die ventrale Stabilisierung der HWS ist bei sicherem chirurgischen Zugang mit niedriger Komplikationsrate für die operative Therapie der diskoligamentären Instabilität geeignet. Bei mittelfristigem Untersuchungszeitraum ergibt die Summe der klinischen und radiologischen Ergebnisse gute bis sehr gute Ergebnisse mit geringen degenerativen Alterationen der angrenzenden Segmente.

Literatur

1. Aebi M, Nazarian S (1987) Klassifikation der HWS Verletzungen. Orthopäde 16: 27–36
2. Aebi M, Zuber K, Marchesi D (1991) Treatment of cervical spine injuries with anterior plating. Indications, techniques, and results. Spine 16: S38–45
3. Aebi M, Mohler J, Zäch GA, Morscher E (1986) Indication, surgical technique and results of 100 surgically treated fractures and fracture- dislocations of the cervical spine. Clin Orthop 203: 244–257
4. Bombart M, Canevet D, Deckard J (1984) Comparaison sur l'ensemble de la série des résultas de la chirurgie par voie antérieure et par postéerieure. Rev Chir Orthop 70: 533–536
5. Derbrunner H (1973) Orthopädisches Diagnostikum, 2. Aufl. Thieme, Stuttgart
6. Frankel HL, Hancock DO, Hyslop G et al. (1969) The value of postural reduction in the initial management of closed injuries of the spine with paraplegia and tetraplegia. Paraplegia 7: 179–192
7. Haas N, Blauth M (1992) Chirurgische Therapie bei Verletzungen der Wirbelsäule und des Rückenmarks. In: Hopf HC, Schliack PK (Hrsg) Neurologie in Praxis und Klinik. Thieme, Stuttgart New York, S 7.59–7.75

8. Harms J (1997) Verletzungen der Wirbelsäule. Berliner Orthopädische Gesellschaft, 10.12.97
9. Illgner A, Haas N, Tscherne H (1991) A review of the therapeutic concept and results of operative treatment in acute and chronic lesions of the cervical spine: the Hannover experience. J Orthop Trauma 5: 100–113
10. Jonsson H Jr, Cesarini K, Sahlstedt B, Rauschning W (1994) Findings and outcome in whiplash-type neck distortions. Spine 19: 2733–2743
11. Kellgren JH, Jeffrey MR, Ball J (1963) Atlas of standard radiographs, vol II: The epidemiology of chronic rheumatism. Blackwell Scientific, Oxford, pp 14–19
12. Knop C, Blauth M, Oeser M, Tscherne H (1997) Der Wirbelsäulenbogen – Ein validisiertes Konzept für Qualitätssicherung, wissenschaftliche Dokumentation und Auswertung. 61. Jahrestagung der DGU, Berlin 19.–22.11.1997
13. Malca SA, Roche PH, Rosset E, Pellet W (1996) Cervical interbody xenograft with plate fixation: evaluation of fusion after 7 years of use in post-traumatic discoligamentous instability. Spine 21: 685–690
14. Pettersson K, Hildingsson C,Toolanen G, Fagerlund M, Björnebrink J (1997) Disc Pathology after Whiplash Injury. Spine 22(3):283–288
15. Rizzolo SJ, Vaccaro AR, Cotler JM (1994) Cervical spine trauma. Spine 19: 2288–2298
16. Tscherne H, Hiebler G, Muhr G (1971) Zur operativen Behandlung von Frakturen und Luxationen der Halswirbelsäule. Hefte Unfallheilkd 108: 142–144
17. Spitzer WO, Skovron ML, Salmi LR, Cassidy JD, Duranceau J, Suissa S, Zeiss E (1995) Scientific monograph of the Quebec Task Force on Whiplash-Associated Disorders: redefining "whiplash" and its management. Spine 20: 1S–73S

TEIL V

Minimal-invasive Operationsverfahren

Endoskopische Spondylodese des lumbosakralen Überganges – Logistik vom Tierversuch bis zum Einsatz am Menschen

W. Arnold, [1], I. Gastinger[2], A. Koch[2]

[1]Zentrum für Orthopädie/Unfall- und Wiederherstellungschirurgie, Zentralklinikum Suhl, Albert-Schweitzer-Straße 2, D-98527 Suhl
[2]Chirurgische Klinik, Carl-Thiem-Klinikum Cottbus, Thiemstraße 111, D-03048 Cottbus

Einleitung

Die Spondylodese im Bereich der unteren LWS stellt ein Standardverfahren zur Behandlung von auf Instabilität basierenden chronischen Schmerzzuständen dar. Auch heute gibt es noch unterschiedliche Ansichten zum operativen Verfahren, d.h. dorsoventral, nur dorsal oder ventral, sowie über die Wahl der Implantate. Grundvoraussetzung zur Operation ist der dringende Wunsch des Patienten auf Schmerzfreiheit, bei Versagen einer ausgiebigen und umfangreichen konservativen Therapie sowie eine entsprechende Kooperationsbereitschaft. Im Gegensatz zu anderen Autoren [2, 5] stellt nach unseren Erfahrungen der offene anteriore transabdominale und auch retroperitoneale Eingriff an der LWS keinen belastenderen Eingriff dar als die dorsale Spondylodese. Nach den guten Erfahrungen im postoperativen Outcome nach laparoskopischen Operationen am Kolorektum stellt sich natürlich die Frage, ob die ventrale Spondylodese auch laparoskopisch durchführbar ist. Vor diesem Hintergrund wurde zunächst eine tierexperimentelle Entwicklung und Evaluierung der Operationstechnik angestrebt. Nach Standardisierung der Operationstechnik und Entwicklung eines für den laparoskopischen Einsatz geeigneten Instrumentariums und Spacersystems im Tierversuch wurde dann die Methode in der Klinik eingeführt. Grundvoraussetzung für die erfolgreiche Durchführung ist eine enge interdisziplinäre Zusammenarbeit zwischen in der laparoskopischen kolorektalen Chirurgie erfahrenen Allgemeinchirurgen und einem erfahrenen Wirbelsäulenchirurgen. Hauptindikation für die endoskopische lumbale Wirbelsäulenfusion ist derzeit noch der konservativ nicht therapierbare Kreuzschmerz aufgrund einer Bandscheibendegeneration oder auch höhergradige Instabilitäten [7]. Zusätzlich werden der radikuläre Schmerz und das Postlaminektomiesyndrom angegeben [6]. Eine Ausweitung der Indikationen bei traumatischen Wirbelsäulenschäden ist in Zukunft sicher möglich. Weitgehend einig ist man sich über die Kontraindikationen, welche in einer Spondylolisthesis Grad 3 und 4, einer notwendigen Fusion von mehr als 2 Etagen und im Zustand nach vorderer Spondylodese bestehen [6, 7]. Erweiterung finden diese noch um die aus der laparoskopischen Chirurgie bekannten allgemeinen Kontraindikationen für ein Pneumoperitoneum.

Hefte zu „Der Unfallchirurg", Heft 271
H. J. Wilke, L. E. Claes (Hrsg.)
Die traumatische und degenerative Bandscheibe

Tiermodell

Die laparoskopische lumbale Wirbelsäulenfusion wurde tierexperimentell an 6 männlichen Läuferschweinen von ca. 40 kg Körpergewicht durchgeführt. Die Tiere wurden mit Azaperon (2 mg/kg KG) und Atropin (0,05 mg/kg KG) prämediziert. Die Sedierung zur Intubation erfolgte mit Methomidat (4 – 8 mg/kg KG). Die Intubationsnarkose wurde mit einem Sauerstoff-Lachgas-Gemisch im Verhältnis 2:1 durchgeführt. Zusätzlich erhielten die Tiere zur Analgesierung Fentanyl (0,005 mg/kg KG) und Droperidol (0,2 mg/kg KG). Am Ende der Operation wurden die Tiere mit einer Überdosis Pentobarbital schmerzlos getötet.

Operationsinstrumentarium

Für die Distraktionsspondylodese wurde ein spezielles Instrumentarium, welches auch zum laparoskopischen Einsatz geeignet ist, erforderlich (Abb. 1). Hierfür wurde von der Firma ESKA (H. Grundei) ein entsprechendes Spacersystem entwickelt. Aus den Erfahrungen im Tierversuch müssen für die Spaceraufnahme nach dem Einbringen und Zentrieren von Kirschner-Drähten im Bandscheibenraum mit dem Kronenbohrer 2 Kanäle gefräst werden. Der Kronenbohrer ist kanüliert und garantiert die zentrale Position, wenn er über dem plazierten Kirschner-Draht eingesetzt wird. Eine Markierung am äußeren Ende zeigt die Tiefe der Bohrung an. Kronenbohrer und Spacersystem werden über einen suprasymphysär plazierten 33-mm-Trokar eingebracht, ein Vorgehen, das sich im Tierversuch bewährt hat. Der Spacer selbst besitzt einen abgerundeten Kopf zu Spreizung des mit dem Kronenbohrer (2 mm geringerer

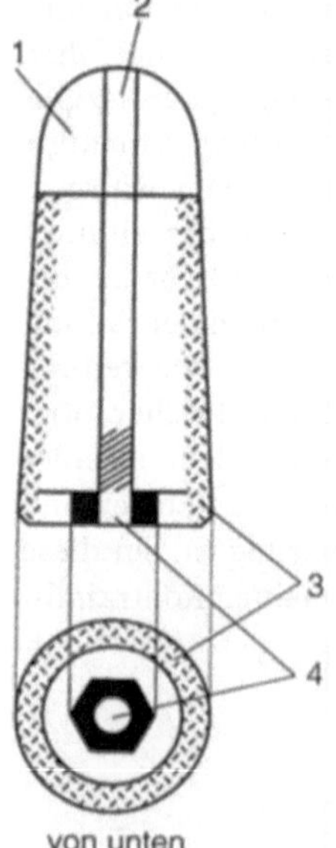

Charakteristika:

1. Abgerundeter Kopf zur Spreizung des mit Kronenbohrer (2 mm geringerer Durchmesser) ausgebohrten Loches.
2. Zentrale vordere Öffnung zur Vermeidung von Überdruck an der Spitze beim Einschlagen durch Flüssigkeits- und Luftkompression.
3. Engültige Verklemmung durch 1 mm größeren Durchmesser am Ende des Spacer.
4. Korrektur, Entferung und Plazierung durch Imbussechskant und Gewinde innen zur Fixation des Plazierungsinstrumentes.

Abb. 1. Spacer zur endoskopischen Distraktionsspondylodese (Fa. ESKA Lübeck)

Durchmesser) ausgefrästen Loches. Die endgültige Verklemmung wird durch den 1 mm größeren Durchmesser am Ende des Spacers erreicht. Zur Vermeidung von Überdruck durch Flüssigkeits- und Luftkompression besitzt der Spacer eine zentrale vordere Öffnung. Korrektur, Entfernung sowie Plazierung des Spacers sind durch einen Imbussechskant und Innengewinde mit dem Plazierungsinstrument möglich. Grund- und Deckplatten des entsprechenden Segmentes liegen bei 2, 4, 8 und 10 Uhr des Spacers, um genug Festigkeit zu garantieren, aber auch genügend Spongiosa für die ESKA-Oberfläche zu bieten (Abb. 1). Da es sich bei den Tierversuchen um keine Überlebensversuche handelte, wurde zunächst mit geeigneten Kastenmeißeln zur Markierung, mit kleinen Flachmeißeln und Rongeuren gearbeitet. Zunächst wurden vorhandene Spacermodelle, welche teilweise noch heute an der HWS eingesetzt werden, genutzt, da aufgrund der Größenverhältnisse am Tier deutlich kleinere Spacer eingesetzt werden mußten.

Operationstechnik

Für alle Eingriffe im kleinen Becken hat sich eine halbkreisförmige Anordnung der 4 10-mm-Arbeitstrokare um den links oberhalb des Nabels eingebrachten Optik-Trokar bewährt [3]. Für die eigentliche lumbale Fusion wird dann zusätzlich ein unmittelbar suprasymphysär eingebrachter 33-mm-Trokar notwendig. Um im Tierversuch einen ungehinderten Zugang zum Operationsgebiet zu erreichen, hat es sich bewährt, die frei im Abdomen liegende Harnblase mit dem Endolinearstapler zu resezieren. Beim Einsatz am Menschen empfiehlt es sich, bei Frauen den Uterus an die vordere Bauchwand zu fixieren. Ein Blasenkatheter ist unumgänglich. Die laparoskopische Präparation beginnt mit Lösen der embryonalen Verklebungen des Sigmas zur lateralen Bauchwand. Als nächster Schritt ist es obligat, den linken Ureter darzustellen. Danach wird das Mesosigma von der Gerota-Faszie bis zur Aortenbifurkation disseziert. Nach Abschluß der Dissektion liegen die Gebilde der linken Beckenachse, das Promontorium und der Eingang zum dorsalen Faszienspaltraum des Rektums frei. Jetzt wird das Sigma nach links gezogen und das seitliche Peritoneum rechts des Promontoriums inzidiert. Danach können der rechte Ureter und die rechten Iliakalgefäße übersichtlich präpariert werden. Ist von rechts her ein Anschluß an die Eröffnung des dorsalen Faszienspaltraumes erreicht, wird unter strikter Schonung der Rektumgefäße die Präparation bis zum Beckenboden fortgesetzt. Nach Mobilisierung und Dissektion der Paraproktien gelingt es, das Rektum aus dem späteren Operationsgebiet im lumbosakralen Übergang herauszuverlagern. Der Darm wird nun mit Haltezügeln an der linken Bauchwand fixiert. Um keine Blasen- und Potenzstörungen zu riskieren, wird eine Mobilisation im vorderen Faszienspaltraum nicht durchgeführt. Ist das Rektosigmoid aus dem kleinen Becken verlagert, wird der Zugang zum lumbosakralen Übergang für die transperitoneale Fusion frei.

Wichtig ist jetzt die Änderung der Präparationsrichtung und des gesamten operativen Set-ups. Während der Rektummobilisation ist die Arbeitsrichtung kraniokaudal (Abb. 2), jetzt wechselt die Arbeitsrichtung nach kranial (Abb. 3). Der Blick der Operateure wird nun auf einen kranial positionierten Monitor gerichtet.

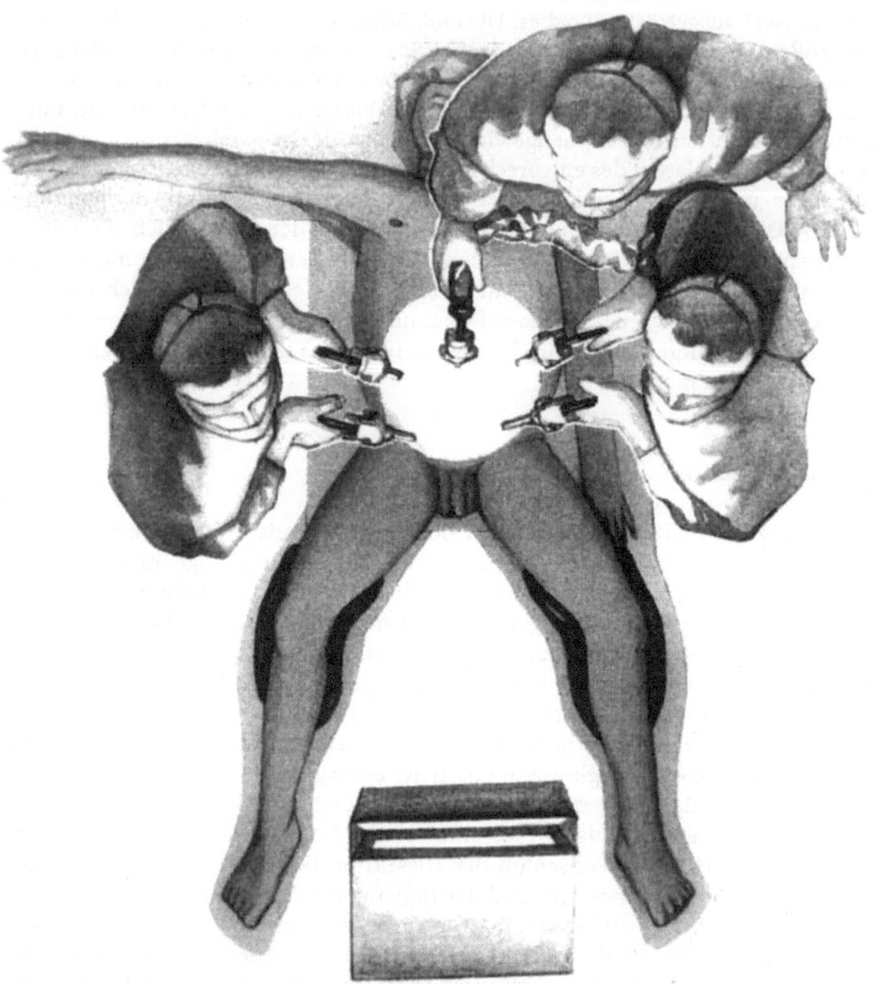

Abb. 2. Positionierung des Operatinsteams zur Rektummobilisation

Der rechte oder linke untere Arbeitstrokar wird zum Optiktrokar umfunktioniert, dadurch wird der direkte Blick auf die Beckenachse und den lumbosakralen Übergang frei. Die Iliacalvenen werden mit dem Präparierstiel nach kranial abgeschoben und mit entsprechenden Gefäßretraktoren aus dem Operationsgebiet gehalten. Ein suprasymphysär eingebrachter 33-mm-Trokar wird nun als Instrumentiertrokar genutzt. Es beginnt somit die eigentliche minimal-invasive Operation an der Wirbelsäule. Das vordere Längsband wird in Höhe des entsprechenden Wirbelsegmentes L5/S1 dargestellt.

Mit dem Elektromesser oder schonender mit dem Harmonic-Skalpell wird das vordere Längsband eröffnet. Nun erfolgt die Plazierung von 2 Kirschner-Drähten und die Kontrolle der Plazierung mittels des Bildwandlers. Die eingebrachten Kirschner-

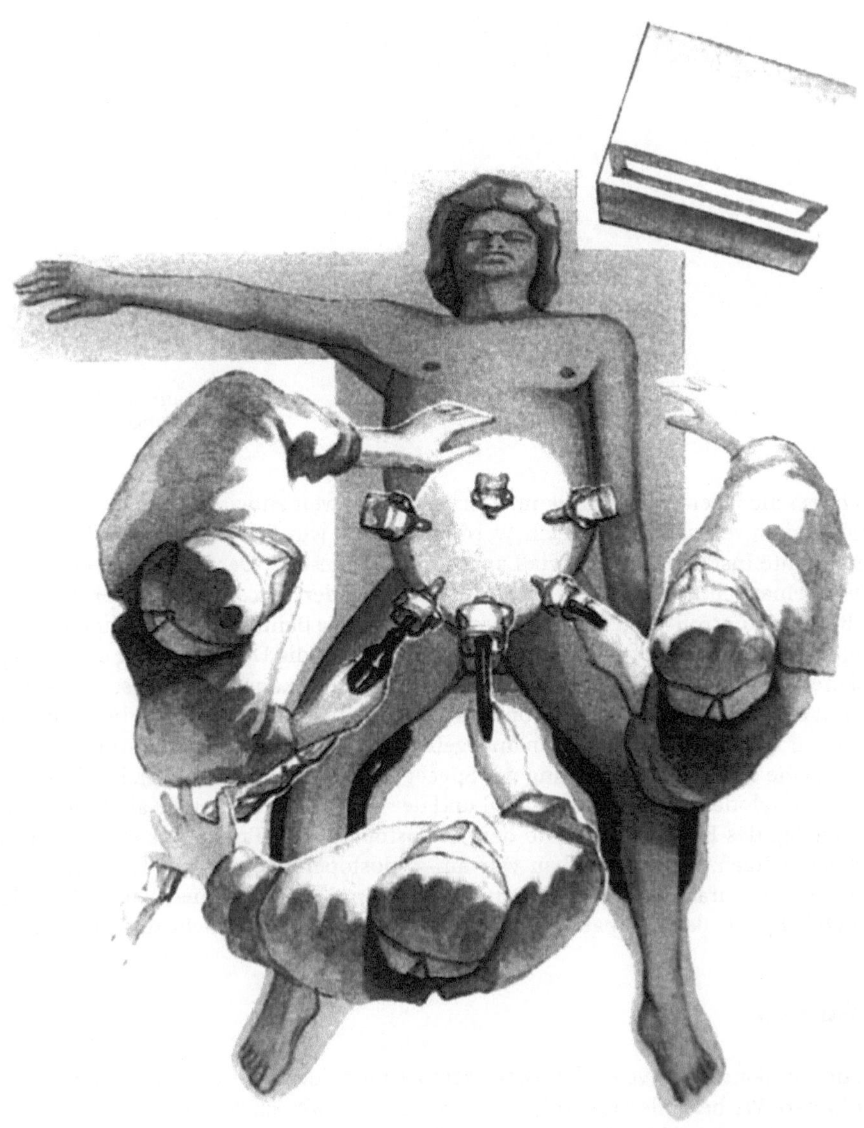

Abb. 3. Geändertes operatives Set-up bei der Spondylodese

Drähte dienen als Führung für den Kronenbohrer, mit dem 2 Kanäle zur Spacer-Aufnahme gefräst werden. Die Kanäle werden gereinigt und die 2 Spacer eingeschlagen. Es ist wichtig, die Reihenfolge – zunächst Auffräsen beider Kanäle und dann Plazierung der Spacer – einzuhalten (Abb. 4), da bei einer Reihenfolge Kanal fräsen Spacer einsetzen, nächsten Kanal fräsen Spacer einsetzen Asymmetrien entstehen könnten! Alle Schritte erfolgen unter laparoskopischer Sicht und BV-Röntgenkontrolle in 2 Ebenen.

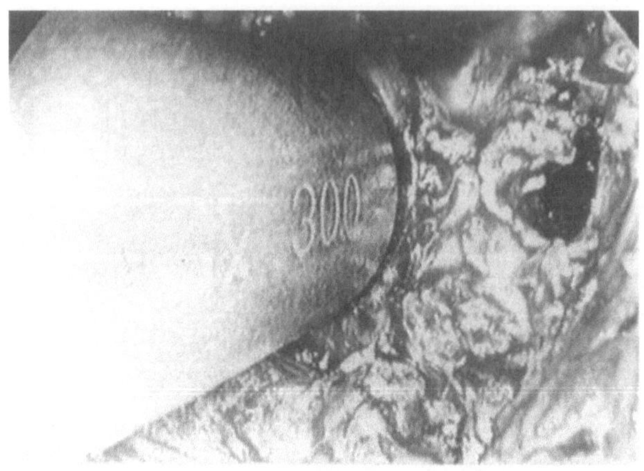

Abb. 4. Auffräsen der Kanäle zur Spaceraufnahme

Nachdem die Operationstechnik im Tierversuch so weit entwickelt wurde, daß Operationszeiten von unter 2 h erreicht werden konnten, wurde bei dem ersten Patienten das gesamte Instrumentarium via Laparotomie eingesetzt. Der Einsatz verlief völlig unproblematisch, es war eine exakte Positionierung der Spacer unter entsprechender Bildwandlerkontrolle und in den selben Schritten wie beim laparskopischen Einsatz möglich, so daß nun der laparoskopische Einsatz und die Durchführung einer laparoskopischen ventralen Spondylodese geplant werden konnte. Die Gesamtoperationszeit des ersten laparoskopisch operierten Patienten betrug 228 min., beim dritten Patienten 132 min. Mit der in oben angegebener Weise gewählten Operationstechnik konnte eine exakte Positionierung der Spacer erreicht werden (Abb. 5). Die Distraktionsspondylodese ist belastungsstabil und der Patient konnte bereits am 1. postoperativen Tag das Bett verlassen. Ab dem 2. postoperativen Tag konnte er laufen und Treppen steigen. Der Kostaufbau war am 3. postoperativen Tag vollständig abgeschlossen. Anzuraten ist die Versorgung mit einem Kreuzstützmieder für 4 Monate, jedoch lediglich als Mahnbandage gegen Extrembewegungen, nicht zur Entlastung.

Diskussion

Bei der Indikation zur ventralen Distraktionsspondylodese ist darauf zu achten, daß der hintere Wirbelsäulenabschnitt (hintere Säule) intakt ist. Als Benefit für die Patienten werden die fehlende Notwendigkeit einer Intensivtheraphie, der minimale Blutverlust und ein geringer Wundschmerz sowie die frühe Mobilisation, Kostaufbau und ein kurzer stationärer Aufenthalt verbunden mit einem guten kosmetischen Ergebnis angegeben. Diese Angaben müssen u. E. nach relativiert werden, da die ventrale transabdominale und auch retroperitoneale Spondylodese postoperativ im Normalfall ebenfalls weder intensiv- noch beatmungspflichtig sind. Der Wundschmerz ist gering und bei einer exakten Instrumentation ist eine Sofortmobilisierung am 1. postoperativen Tag ebenfalls möglich. Der stationäre Aufenthalt ist dementsprechend kurz. Als Nachteil der endoskopischen Methode wird die lange Operationszeit angegeben [5]. Bei enger interdisziplinärer Kooperation zwischen erfahrenen Wir-

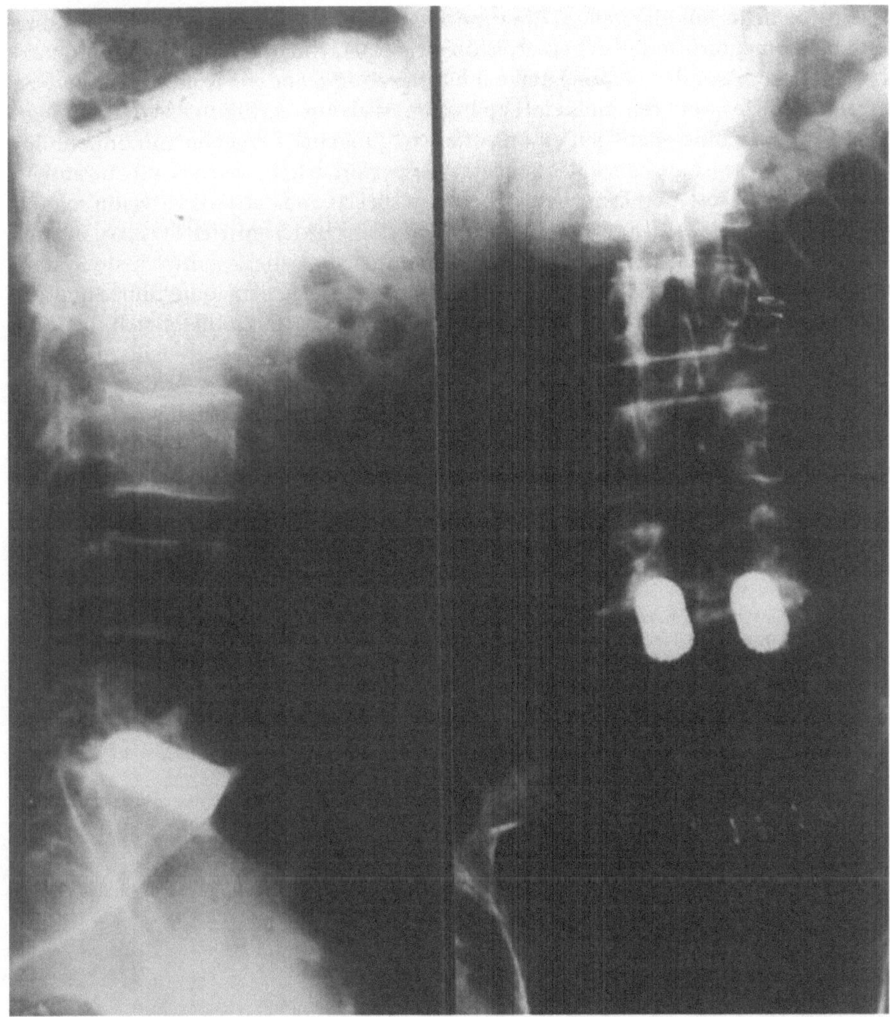

Abb. 5. Postoperative Röntgenkontrolle zeigt exakte Positionierung der Spacer

belsäurenchirurgen mit langjähriger indikationsgerechter Operationserfahrung und einem in der laparoskopisch kolorektalen Chirurgie erfahrenen allgemeinchirurgischen Team ist es u. E. auch in Zukunft möglich, die Operationszeit noch weiter zu senken. Das Operationsteam fand sich während der tierexperimentellen Untersuchung in kurzer Zeit so harmonisch zusammen, daß eine verblüffende Senkung der Operationszeiten möglich wurde. Nach dem Operationstraining am Tiermodell gelten für die Operation am Menschen die Anforderungen im Hinblick auf klinische Diagnose, Indikationsstellung mit entsprechender bildgebender Diagnostik, Aufklärunggespräch, Operation unter Bildwandlerkontrolle und der Gabe von Methylprednison zur Protektion des Myelons. Die Verwendung evozierter Potentiale kann eine zusätzliche Sicherung darstellen. Eine weitere wichtige Voraussetzung ist das komplette Instrumentarium für die laparoskopische Darmchirurgie, um nicht nur exakt zu präparieren, sondern um jegliche Blutungen und andere Komplikationen zu beherrschen. Des weiteren muß ein Laparotomiesieb zur Verfügung stehen, um ggf. sofort vom „geschlossenen" auf einen „offenen" Eingriff übergehen zu können. Für die Spondylodese ist ein spezielles Spacersystem erforderlich, welches gut zu zentrieren ist, fest verankert, den Zwischenwirbelraum spreizt und dabei das Myelon schont. Ein solches System wurde u. a. von Bagby und Kuslich (BAK) entwickelt [4, 6]. Bei uns hat sich das gemeinsam mit der Firma ESKA-Implants, Lübeck, entwickelte System und Instrumentarium bewährt. Vor dem Einsatz am Menschen sollte unbedingt ein Training an einem geeigneten Versuchstier erfolgen [1]. Hierzu bietet sich in Übereinstimmung mit anderen Autoren das Schwein an [5]. Kadaverversuche [7] halten wir aufgrund der Gewebebeschaffenheit und des nicht möglichen Auftretens einer akuten Blutung bei Präparationsfehlern für nicht geeignet. Die Vorteile der endoskopischen lumbalen Wirbelsäulenfusion sind die interne Fixation, der minimal-invasive Zugang und die Schonung der dorsalen Muskulatur [6].

Literatur

1. Arnold W, Gastinger I, Krause W, Schilling H.-W, Koch A (1996) Endoskopisch lumbale Wirbelsäulenfusion. Logistik im Tierversuch. Minim Invas Chir 5: 119–124
2. Hildebrandt U, Pistorius G, Ohlinger A, Menger MD (1996) First experience with laparoscopic spine fusion in an experimental model in pig. Surg Endosc 10: 143–146
3. Köckerling F, Gastinger I (1995) In: Kremer K et al. (Hrsg) Chirurgische Operationslehre, Bd 7, Teil 2. Thieme, Stuttgart New York, S 258, 267, 282
4. Kuslich SD, McAfee PC, Regan JJ (1995) Spinal instrumentation. In: Regan JJ, McAfee PC, Mack MJ (eds) Atlas of endoscopic spine surgery. Quality Medical Publishing, St. Louis, pp 293–331
5. Ohlinger A, Hildebrandt U, Pistorius G, Lindemann W, Menger MD (1996) Laparoskopische 2-Etagenfusion mit Bagby- und Kuslich (BAK)-Implantaten. Chirurg 67: 348–350
6. Regan JJ, McAfee PC, Mack MJ (eds) (1995) Atlas of endoscopic spine surgery. Quality Medical Publishing, St. Louis
7. Wittenberg RH (1996) Fortbildungsveranstaltung und Workshop „Endoskopische lumbale Wirbelsäulenfusion", Orthopädie-Informationen BVD-Mitteilungen DGOT 4: 140

Laserdiskotomie/Chemonukleolyse in der Therapie lumbaler Bandscheibenvorfälle – prospektiv randomisierter Vergleich

R. Steffen

Orthopädische Klinik, Marienkrankenhaus Kaiserswerth, An St. Swidbert 17, D-40489 Düsseldorf

Einleitung

Die operative Behandlung des lumbalen Bandscheibenvorfalls ist begleitet von enttäuschenden Ergebnissen, die zum großen Teil auf die postoperative Narbenbildung zurückzuführen sind. Dies hat bereits Anfang der 50er Jahre zu Überlegungen geführt, den Spinalkanal bei der operativen Entfernung von prolabiertem Bandscheibengewebe zu umgehen.

Hult (1951) führte eine anteriore Anulusfensterung durch und entfernte den Nucleus pulposus. Hierdurch erzielte er Beschwerdefreiheit bezüglich Ischialgie und Rückenschmerzen. Später zeigte Spangfort (1972) in einer umfangreichen Analyse von Operationspatienten, daß die Form des Bandscheibenvorfalls signifikanten Einfluß auf das Behandlungsergebnis hatte; Protrusionen zeigten im Vergleich zu sequestrierten Vorfällen deutlich schlechtere Ergebnisse. In der Folgezeit stellten Bandscheibenprotrusionen und kleine, subligamentäre Prolapse die Hauptindikationen für minimal-invasive Verfahren, wie Chemonukleolyse, perkutane Diskotomie und Laserdiskotomie dar. Diese Behandlungsverfahren werden unter dem Begriff der intradiskalen Therapie zusammengefaßt. Ihre Wirksamkeit basiert im wesentlichen auf Nukleusauflösung, Nukleusentfernung oder Nukleusvaporisation.

Durch die Reduzierung des Nukleusvolumens will man die Nukleusvorwölbung entlasten und so den Druck auf die betroffene Nervenwurzel reduzieren. In biomechanischen Studien konnte an normalen Bandscheiben die intradiskale Druckreduzierung bestätigt werden. Andererseits wurden auch kontraproduktive Effekte wie eine Zunahme der Bandscheibenauswölbung und der Bandscheibenhöhenverlustes beschrieben.

Der klinische Erfolg der Chemonukleolyse ist in zahlreichen prospektiven placebokontrollierten Studien belegt, wobei allerdings auch Komplikationen wie allergische Reaktion und Anaphylaxie auftreten können (Agre et al. 1984; Bouillet 1987; Fraser 1984; Javid et al. 1983).

Das Interesse an der automatisierten perkutanen Nukleotomie ist seit dem Vorliegen von 2 prospektiven Studien (Revell et al. 1993; Chatterjee et al. 1995) mit enttäuschenden Behandlungsergebnisse deutlich zurückgegangen. Neben der technisch aufwendigen perkutanen Nukleotomie bietet die Laserdekompression des Nucleus pulposus verschiedene Vorteile:

- Plazierung der Lasersonde durch eine Punktionskanüle unmittelbar im Anschluß an die Diskographie,

Hefte zu „Der Unfallchirurg", Heft 271
H. J. Wilke, L. E. Claes (Hrsg.)
Die traumatische und degenerative Bandscheibe

- einfacher Zugang zum Segment L5/S1,
- Nukleusvaporisation unabhängig von der Gewebekonsistenz,
- kurze Behandlungszeit.

Die Auswirkungen von Laserenergieapplikation auf Bandscheibengewebe wurde von Gropper et al. (1984) sowie von Yunezawa et al. (1990) in Tierversuchen analysiert. An Bandscheiben von Ziegen und Kaninchen konnten sie eine komplette fibröse Umwandlung des Nucleus pulposus, begleitet von einem intradiskalen Druckabfall und einer Schrumpfung des Anulus, nachweisen. Die erste klinische Anwendung geht auf Ascher und Choy in den Jahren 1986/87 zurück. Das am häufigsten angewandte Konzept der Laserbandscheibendekompression beinhaltet eine Applikation der Laserenergie durch eine Nadel in den hinteren Anteil des Nukleus. Die am häufigsten eingesetzten Lasertypen sind:

- ND: YAG (1,064 µm),
- Holmium YAG (2,1 µm) und
- der KTP/532.

Die bisherigen Behandlungsergebnisse schwanken zwischen einer Erfolgsrate von 55–88%. Choy et al. (1992) berichteten über eine Erfolgsrate von 78% sowie eine sekundär notwendige Operationsrate von 22%. Sherk et al. (1993) verglichen in einer nicht randomisierten, prospektiven Studie den Effekt der Laserdekompression mit einer Fortsetzung der konservativen Therapie mit gleichen Erfolgsraten. Die vorliegende Studie soll den Erfolg der Laserdekompression in der Behandlung von geschlossenen, nicht ausgewanderten lumbalen Bandscheibenvorfällen in der Standardtechnik (Nukleusvaporisation) mit dem Holmium-YAG-Laser untersuchen. Die Kontrollgruppe wurde mit der Chemonukleolyse behandelt, die nach wie vor in Europa die am besten untersuchte Alternative zur offenen Therapie des Bandscheibenvorfalles darstellt.

Material und Methode

Die Studie basiert auf 69 Patienten mit einem monosegmentalen, lumbalen Bandscheibenvorfall. Sie wurden von niedergelassenen Kollegen zur operativen/invasiven Therapie stationär eingewiesen.

Alle Patienten hatten klinische Zeichen einer Nervenwurzelkompression mit einer segmentalen Schmerzausstrahlung, begleitet oder nicht begleitet von Kreuzschmerzen. Das Lasègue-Zeichen war spätestens bei 60° positiv, zusätzlich fand sich eine segmentale Sensibilitätsstörung. Eine vorausgegangene konservative Therapie von mindestens 8 Wochen mit Nervenwurzelblockaden und epiduraler Corticoidapplikation war erfolglos geblieben.

Die Diagnose eines monosegmentalen, lumbalen Bandscheibenvorfalls wurde durch CT oder MRT bestätigt, Höhe des Bandscheibenvorfalls und segmentales Schmerzband stimmten überein. Es wurden ausschließlich Bandscheibenprotrusionen oder schmale, geschlossene Bandscheibenvorfälle, die nicht mehr als 1/3 des Spinalkanals ausfüllten, ohne Migration nach kranial oder kaudal, ausgewählt. Die Indikation wurde somit auf „ideale Patienten“ für die Laserdiskusdekompression begrenzt. Die betroffenen Bandscheiben wiesen keine schwere Bandscheibendegeneration auf. Patienten mit einem Rezidivprolaps, einer vorausgegangenen Rückenoperation sowie ausschließliche Kreuzschmerzpatienten wurden ausgeschlossen. Ein weiteres Ausschlußkriterium war eine signifikante laterale Rezessusstenose.

Nach Selektion der Patienten für den Eintritt in die Studie, wurden sie für eines der beiden Behandlungsverfahren randomisiert. Beide Verfahren wurden im Operationssaal in Lokalanästhesie bzw. Lokalanästhesie mit Stand by (Chemonukleolyse) durchgeführt.

Die für die Chemonukleolyse übliche Prämedikation mit 4 mg Dimetindenmaleat, 200 mg Timetidin und 250 mg Prädnisolon wurde zur Vermeidung von Gruppenunterschieden bei den Verfahren angewandt. Beide Behandlungen wurden in Linksseitenlage mit einem Kissen in der Taille zur Erleichterung des Zuganges durchgeführt. Die Nadel wurde im hinteren Anteil des Nucleus pulposus plaziert und mit dem Bildverstärker in 2 Ebenen kontrolliert. Anschließend wurde eine Diskographie mit 1–2 ml nicht ionischem Kontrastmittel (Solotrast 250 M) zur Bestätigung eines geschlossenen Bandscheibenvorfalles durchgeführt. Patienten mit einem minimalen epiduralen Abfluß fanden sich in beiden Gruppen, wogegen ein ausgeprägter Kontrastmittelübertritt zum Behandlungsausschluß führte.

Die Chemonukleolyse wurde anschließend über die „Diskographienadel" mit 4000 Einheiten (2 ml Chymodiactin) durchgeführt. Abschließend wurden die Patienten im Aufwachraum über 2 h kontrolliert.

Zur Laserdekompression wurde die Diskographienadel durch eine spezielle Lasernadel (Aesculap AG) ersetzt. Es wurde darauf geachtet, daß die Nadelspitze zentral zwischen Grund- und Deckplatte lag. Die Nadellage wurde erneut in 2 Ebenen röntgenologisch kontrolliert. Ein 400-µm-Laserfaser wurde so markiert, daß sie 1 cm über die Lasernadelspitze hinaus vorgeschoben werden konnte. Es wurde eine Gesamtenergie von 1200 J mit dem Holmium-YAG-Laser (Versapuls 2.1, Modell 2000, Coherent) appliziert. Während der Energieapplikation wurde die Faser leicht vorwärts und rückwärts bewegt. Zur Verringerung einer Temperaturerhöhung wurde die Laserenergie in 300-J-Schritten oder weniger, in Abhängigkeit von den auftretenden Schmerzen, appliziert. Die Patienten wurden bereits am Operationstag mobilisiert und nahmen ab dem 1. postoperativen Tag an einem Physiotherapieprogramm teil.

Die Nachuntersuchungen nach 3 und 6 Monaten sowie 1 Jahr wurden durch eine unbeteiligte Untersucherin durchgeführt. Im Rahmen der klinischen Nachuntersuchung bewerteten die Patienten ihre Rücken- und Beinschmerzen auf einer separaten visuellen Analogskala. Die Behandlungsergebnisse wurden entsprechend den MacNab-Kriterien (1971) ausgewertet.

Ergebnisse

Insgesamt wurden 69 Patienten im Rahmen dieser Studie behandelt, 36 mit Laserdekompression und 33 mit Chemonukleolyse. Bezüglich der demographischen Daten der Kreuz- und Ischiasschmerzanamnese fanden sich keine Gruppenunterschiede. Das Auftreten der Ischialgie wurde in 46/38% (LDD/Chymo) auf arbeitsplatzbezogene Belastungen, 20/24% Freizeitaktivitäten, 17/19% Sportaktivitäten zurückge-

	Laser	Chymo
Beinschmerz	17%	19%
Bein > Rücken	43%	33%
Bein = Rücken	11%	19%
Rücken > Bein	29%	29%

Tabelle 1. Differenzierung zwischen ausschließlichem Beinschmerz und überwiegendem Rückenschmerz vor der Therapie

führt. 2 Patienten der Lasergruppe machten ein Unfallereignis für das Auftreten des Bandscheibenvorfalles verantwortlich.

Die Selbsteinstufung des Aktivitätsstatus präoperativ ergab eine mittelschwere Belastung in beiden Behandlungsgruppen. Die durchschnittliche präoperative Beschwerdedauer betrug 8,9 Monate in der Lasergruppe und 12,1 Monate in der Chymopapaingruppe. Die Patienten erhielten durchschnittlich im ambulanten Versorgungsbereich 33 (LDD), 34 (Chymo) lokale Injektionen, Nervenwurzelblockaden und epidurale Steroide. Die Verteilung von Kreuzschmerz und Beinschmerz ist in Tabelle 1 dargestellt. Die folgenden Bandscheibenetagen wurden behandelt:

- L4/L5 63% (LDD), 48% (CH),
- L5/S1 34% (LDD), 52% (CH),
- L4/L5 und L5/S1 3% (LDD), 0% (CH).

Die Diskogramme zeigten weder ein signifikanten epiduralen Kontrastmittelübertritt, noch eine schwere Bandscheibendegeneration (s. Ausschlußkriterien).

Intra- und postoperative Komplikationen wurden nicht verzeichnet. Allergische Reaktionen nach Chemonukleolyse waren nicht aufgetreten.

Innerhalb der ersten 6 Monate nach der Behandlungsmaßnahme wurde 31% (LDD) bzw. 14% (CH) der Patienten wegen persistierender oder wiederkehrender Symptome einer offenen Bandscheibenoperation unterzogen. Die histologische Aufarbeitung des entnommenen Bandscheibenmaterials zeigte weder nach Laseranwendung, noch nach Chemonukleolyse signifikante therapieinduzierte Gewebereaktionen. Der histologisch nachweisbare Bandscheibendegenerationsgrad zeigte keinen Unterschied in beiden Gruppen und entsprach den degenerativen Veränderungen bei primärer Bandscheibenoperation.

Selbst in den Fällen, wo nach Laserapplikation makroskopisch Zeichen einer thermischen Gewebenekrose nachweisbar waren, fand sich keine fibrokartilaginäre Gewebetransformation der angrenzenden Gewebeareale, wie sie in Tierversuchen beschrieben sind. Das Endergebnis dieser Studie wurde nach 1 Jahr durch eine klinische und ggf. radiologische Untersuchung bestimmt.

Nach durchschnittlich 3,7 (LDD)/3,6 (CH) Monaten waren 68% der laserbehandelten, und 62% der chymopapainbehandelten Patienten wieder arbeitsfähig. 23% der Laserpatienten und 19% der Chymopatienten waren nicht in der Lage, ihre frühere Tätigkeit wieder aufzunehmen und mußten zu einer leichteren Beschäftigung wechseln. 17% der Laserpatienten und 10% der Chymopatienten waren nach 1 Jahr der Behandlung arbeitsunfähig, die meisten hatten einen Antrag zur Erlangung einer Beruf-/Erwerbsunfähigkeitsrente gestellt.

Das klinische Ergebnis wurde nach den Kriterien von MacNab bewertet und war gut und sehr gut in 31% (LDD), 53% (CH), zufriedenstellend in 25% (LDD) und 14% (CH). In 44% (LDD) bzw. 33% (CH) wurde das Ergebnis als schlecht bewertet. Hierin eingeschlossen sind die Fälle, die einer offenen Bandscheibenoperation unterzogen werden mußten. In der Lasergruppe fanden wir eine wesentlich höhere Rate an Kreuzschmerzzunahme, verglichen mit der Chymopapaingruppe. Der Beinschmerz zeigte in beiden Gruppen einen konstanten Rückgang. Patienten mit einer Beschwerdedauer von wenigen als 6 Monaten zeigten einen wesentlich günstigeres Behandlungsergebnis (46 % LDD/67 % CH), verglichen mit einer Beschwerdedauer länger als 12 Monate (0 % LDD/20 % CH).

In beiden Gruppen hatten 3 Parameter einen statistisch signifikanten Einfluß auf das klinische Endergebnis (segmentale Sensibilitätsstörung, Anzahl der vorausgegangenen Injektionen und Schmerzverteilung). Insgesamt zeigten 63 % (LDD)/57 % (CH) der Patienten ein segmentales, sensibles Defizit vor der Behandlung. Aus der Patientengruppe mit Sensibilitätsdefizit zeigten 82 % (LDD) bzw. 83 % (CH) ein nur zufriedenstellendes bzw. schlechtes Behandlungsendergebnis $P < 0{,}001$ (Chymo), $P = 0{,}029$ (LDD).

Patienten die mehr als 20 lokale Infiltrationen, Nervenwurzelblockaden oder epidurale Injektionen erhielten, zeigten ein zufriedenstellendes bzw. schlechtes Endergebnis in 93 % (LDD) bzw. 67 % (CH) $P = 0{,}007$ (LDD), N.S. (CH). Patienten mit dominantem Rückenschmerz oder Rückenschmerz gleich stark wie Beinschmerz, erfuhren in 79 % (LDD) bzw. 60 % (CH) ein nur zufriedenstellendes oder schlechtes Behandlungsergebnis ($P < 0{,}05$).

Diskussion

Diese Studie zeigte sowohl für die Laserdekompression als auch für die Chemonukleolyse insgesamt eine enttäuschende Rate an guten und sehr guten Behandlungsergebnissen. Besonders für die Chemonukleolyse waren die Ergebnisse deutlich schlechter, als in vorausgegangenen prospektiv randomisierten Studien beschrieben (Fraser 1984; Javid et. al. 1983).

Wenn wir unsere Behandlungsergebnisse mit denen der „REVELL-Studie" Chemonukleolyse vs. automatisierte, perkutane Nukleotomie vergleichen, ist die Erfolgsrate für die Chemonukleolyse nahezu identisch. Eine mögliche Erklärung für dieses Phänomen könnte die Tatsache sein, daß in beiden Studien die Indikation zur Chemonukleolyse jeweils der Indikation für die automatisierte perkutane Nukleotomie bzw. für die Laserdekompression angepaßt wurde. Bei der Betrachtung der klinischen Subgruppen, die eine ideale Indikation für die Chemonukleolyse darstellen, d.h. der Patientengruppen mit dominantem Beinschmerz, verbessert sich das Chemonukleolyseergebnis auf 64 % bei nur unwesentlicher Verbesserung des klinischen Ergebnisses in der Lasergruppe (38 %).

Basierend auf der vorliegenden Studie und zahlreichen anderen Studien müssen wir konstatieren, daß die Indikation zur intradiskalen Therapie nicht erfolgreich auf Patientengruppen mit dominierendem Kreuzschmerz bei gleichzeitigem Vorhandensein eines lumbalen Bandscheibenvorfalls ausgedehnt werden kann.

Das Ergebnis der Laserbehandlung in der vorliegenden Studie weicht signifikant von dem der meisten vorausgegangenen unkontrollierten Studien ab. Mayer et al. (1993) führten eine prospektiv-randomisierte Studie zum Vergleich einer Kombination perkutane Nukleusausräumung Laserdekompression und konventioneller Bandscheibenchirurgie bei Bandscheibenprotrusionen im Segment L4/L5 durch. Die

Erfolgsrate in der Laser-perkutaner Diskotomiegruppe betrug 70% im Vergleich zu 65% bei konventioneller Bandscheibenoperation. Hauptverantwortlich für Mayers hohe Erfolgsrate ist wahrscheinlich die große Menge an Bandscheibenmaterial (8 g), das er vor Laseranwendung im Rahmen der perkutanen Nukleotomie entfernte. Die Bandscheibenmenge, die mit der Lasertechnik vaporisiert, das heißt entfernt wird, beträgt für den Nd:YAG-1064-nm-Laser, ca. 90 mg pro 600 J. Vergleichbare Abtragraten werden auch für den Holmium-YAG-Laser beschrieben (Choy et al. 1991).

Eine weitere Frage ist die Übertragbarkeit des Lasereffektes in Tierversuchen auf menschliche Bandscheiben. Yunezawa et al. (1990) beschrieben einen Ersatz des Nucleus pulposus durch fibröses Bindegewebe nach Laseranwendung, was sie im wesentlichen für die anhaltende Reduzierung des intradiskalen Drucks verantwortlich machten. In unserer Studie zeigte die histologische Untersuchung von sekundär operativ entnommenem Bandscheibenmaterial nach Laseranwendung keine Anzeichen einer Nucleus-pulposus-Umwandlung.

Die Analyse der klinischen Parameter, bezogen auf das Behandlungsergebnis der Laserdekompression, zeigte eine negative Korrelation zur Länge und Intensität der konservativen Vorbehandlung. Kein Patient mit vorbestehenden Bein-/Rückenbeschwerden länger als 12 Monate konnte erfolgreich mit der Laserdekompression behandelt werden und nur 28% der Patienten mit einer Beschwerdedauer zwischen 6 und 12 Monaten. Dies scheint in Übereinstimmung zur stehen mit einer vorausgegangenen Studie von Sherk et al. (1993), die gleiche Behandlungsergebnisse für die Laserdekompression und fortgeführte konservative Behandlung nach 6–8 Wochen Anamnesedauer zeigte. Dies scheint die Schlußfolgerung zuzulassen, daß die Laserdekompression den gleichen therapeutischen Wert wie z. B. eine epidurale Steroidinjektion hat.

Überrascht waren wir durch den negativen Einfluß des neurologischen Defizits, sowohl in der Laser- als auch in der Chemonukleolysegruppe. Fraser (1984) hat hierauf bereits hingewiesen. Dies steht in deutlichem Gegensatz zu den Einflußfaktoren auf das klinische Ergebnis einer konventionellen Bandscheibenoperation, wo ein neurologisches Defizit neben anderen Faktoren prädiktiv für ein gutes Behandlungsergebnis ist (Abramovitz et al. 1991; Junge et al. 1995; Spengler et al. 1990). Auch McCulloch u. MacNab wiesen darauf hin, daß ihre erfolgreich behandelten Chymopapainpatienten in der Mehrzahl der Fälle kein Sensibilitätsdefizit aufgewiesen haben (1983).

Die folgenden Schlußfolgerungen können aus der Studie und der aktuellen Literatur gezogen werden. Die gefundenen Ergebnisse gelten nur für den eingesetzten Holmium-YAG-Laser und die gewählten technischen Einstellungen. Die Laserdekompression ist im Vergleich zur Chemonukleolyse weniger effektiv in der Behandlung lumbaler Bandscheibenvorfälle. Die eingesetzt Holmium-YAG-Energie von 1200 J ist zu gering für eine suffiziente Volumenreduktion des Nucleus pulposus. Patienten mit Sensibilitätsdefizit zeigten sowohl nach Laser- als auch nach Chymopapainbehandlung ein signifikant schlechteres Behandlungsergebnis als solche ohne Defizit. Aufgrund der schlechten Behandlungsergebnisse in Abhängigkeit von der Dauer der konservativen Therapie ist ein Zeitrahmen zu entwickeln, der bei gegebener Indikation zur invasiven Therapie ein Überziehen der konservativen Behandlungsstrategie verhindert.

Literatur

Abramovitz JN, Neff SR (1991) Lumbar disc surgery: Results of the prospective lumbar discectomy study of the joint section on disorders of the spine and periphered nerves of the American Association of Neurological Surgeons and the Congress of Neurological Surgeons. Neurol Surg 29: 301–308

Agre K, Wilson R, Brim M, McDermott DJ (1984) Chymodiactin postmarketing surveillance. Spine 9: 479–485.

Ascher PW (1986) Application of laser in neurosurgery. Lasers Surg Med 2: 91–97

Bouillet R (1987) Complications de la nucleolyse discale par la chymopapaine. Acta Orthop Belg 53: 250–261

Chatterjee S, Foy PM Findley GF (1995) Report of a controlled clinical trial comparing automated percutaneous lumbar disectomy and microdiscectomy in the treatment of contained lumbar disc herniation. Spine 20: 734–738

Choy DSJ, Ascher PW, Case RW, Kaplan M, Eron L (1986) Percutaneous laser nucleolysis of lumbar disc. In: Oguro Y, Atsumi K, Joffe S (Eds) Nd: YAG Laser in medicine and surgery. Fundamental and clinical aspects. Professional Postgradiate Services, pp 363–369

Choy DSJ, Case RW, Fielding W, Hughes J, Ascher PW (1987) Percutaneous laser nucleolysis of lumbar disc. N Engl J Med 314: 771–772

Choy DSJ, Altman PA, Case RB, Trokel SL (1991) Laser radiation at various wavelengths for decompression of intervertebral disc. Experimental observations on human autopsy specimens. Clin Orthop 267: 245–250.

Choy DSJ, Ascher PW, Saddekni S et al. (1992) Percutaneous laser disc decompression. A new therapeutic modality. Spine 17: 949–956

Fraser RD (1984) Chymopapain for the treatment of intervertebral disc herniation: The final report of a double blind study. Spine 9: 815–817

Gropper GR, Robertson JH, McClellan G (1984) Comparative histological and radiographic defects of CO_2 laser versus standard surgical anterior cervical discectomy in the dog. Neurosurgery 1: 42–47

Hult L (1951) Retroperitoneal disc fenestration in low back pain and sciatica. Acta Orthop Scand 20: 342–349

Javid MJ, Nordby EJ, Ford LT et al. (1983) Safety and efficacy of chymopapain (chymodiactin) in herniated nucleus pulposus with sciatica. JAMA 249: 2489–2494

Junge A, Dvorak J, Ahrens St (1995) Predictors for bad and good outcomes of lumbar disc surgery. A prospective clinical study with recommendations for screening to avoid bad outcomes. Spine 20: 460–468

Macnab I (1971) Negative disc exploration. J Bone Joint Surg Am 53: 891–903

Mayer HM, Brock M (1993) Percutaneous endoscopic laser discectomy. Surgical technique and preliminary results compared to microsurgical discectomy. J Neurosurg 78: 216–221

McCulloch JA, Macnab I (1983) Sciatica and Chymopapain. Williams & Wilkins, Baltimore

Revell M, Payan C, Vallee C et al. (1993) Automated percutaneous lumba discectomy versus chemonucleolysis in the treatment of sciatica. A radomized multicenter trial. Spine 18: 1–7

Sherk HH, Rhodes A, Black J, Prodoehl JA (1993) Results of percutaneous lumbar discectomy with lasers. State of the Art Rev (Spine) 7: 141–150

Spangfort EV (1972) The lumbar discarniation. A computer aided analysis of 2504 operations. Acta Orthop Scand Suppl 142

Spengler DM, Quellette EA, Battié M, Zeh J (1990) Elective discectomy for herniation of the lumbar disc. J Bone Joint Surg Am 72: 230–237

Yunezawa T, Onomura T, Kosaka R et al. (1990) The system and procedures of percutaneous intradiscal laser nucleotomy. Spine 15: 1175–1185

Unilateraler Zugang zur bilateralen mikrochirurgischen Dekompression bei lumbaler Spinalkanalstenose

U. Spetzger[1], H. Bertalanffy[2], D.G. v. Keyserlingk[3], M.T. Reinges[1], J.M. Gilsbach[1]

[1]Neurochirurgische Universitätsklinik, Medizinische Fakultät der Rheinisch-Westfälischen Technischen Hochschule Aachen, Pauwelsstraße 30, D-52057 Aachen
[2]Neurochirurgische Universitätsklinik, Klinikum der Universität Marburg, Baldingerstraße 1, D-35043 Marburg
[3]Institut für Anatomie, Lehrstuhl für Anatomie I der RWTH Aachen, Wendlingweg, D-52057 Aachen

Einleitung

Das Ziel der Behandlung der symptomatischen lumbalen Spinalkanalstenose ist es, durch Dekompression neuraler Strukturen eine Rückbildung des beklagten Beschwerdebildes zu erreichen. Hierfür stehen konservative sowie unterschiedliche operative Maßnahmen zur Verfügung [6, 11, 17, 23, 28, 30, 41, 42, 52-54]. Das primäre Ziel der chirurgischen Therapie ist die Dekompression des Spinalkanals und der Spinalnerven ohne wesentliche Störung der funktionellen Integrität der Wirbelsäule [43, 44]. In der Regel erfolgt eine Laminektomie zur operativen Dekompression [14, 21, 26]. Dieses Verfahren beinhaltet jedoch das Risiko einer postoperativen Instabilität. Dies gilt insbesondere dann, wenn die Laminektomie multisegmental erfolgt und wenn die Facettengelenke mitreseziert werden. Dann ist ggf. eine Instrumentation zur weiteren Stabilisierung erforderlich [1, 8, 9, 11, 20-22, 26, 36]. In jüngster Zeit werden daher weniger extensive Operationstechniken zur operativen Dekompression favorisiert [3, 27, 31-34, 56]. Diese vorwiegend mikrochirurgisch durchgeführten interlaminären Fensterungen oder Teilhemilaminektomien, kombiniert mit Forami-

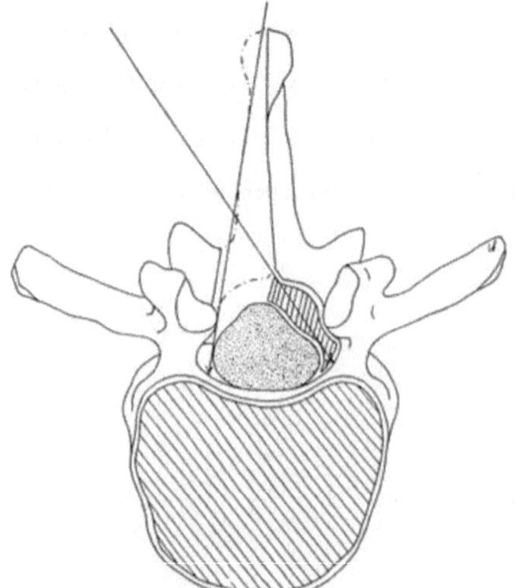

Abb. 1. Schematische Darstellung des unilateralen Zugangs zur bilateralen mikrochirurgischen Dekompression. Nach Unterminierung des Processus spinosus und nach Resektion des ipsilateralen sowie des kontralateralen Lig. flavum ist die Exposition der kontralateralen Seite möglich

Hefte zu „Der Unfallchirurg", Heft 271
H. J. Wilke, L. E. Claes (Hrsg.)
Die traumatische und degenerative Bandscheibe

notomien, sind weniger invasiv und der Erhalt von spinalen Strukturen wie der medialen Bandstrukturen und des Processus spinosus (Abb. 1), der Facettengelenke oder Teile der Wirbelbögen verringern des Risiko einer chirurgisch induzierten, postoperativen Instabilität [43, 44]. Der unilaterale Zugange an der Wirbelsäule wurde häufiger zur Behandlung von intraspinalen Läsionen beschrieben [7, 38, 45, 55]. Klinische Erfahrungen mit einem einseitigen minimal invasiven, unilateralen Zugang zur bilateralen mikrochirurgischen Dekompression bei Patienten mit lumbaler Stenose gibt es bisher nur sehr begrenzt [33, 34, 44].

Mikrochirurgische Technik und operationsspezifische Anatomie

Die symptomatische lumbale Stenose ist definiert als eine knöcherne, ligamentäre oder durch Bandscheibengewebe, oder durch eine Kombination dieser Ursachen bedingte Einengung des Spinalkanals mit neuraler Kompression [2, 32, 50, 51]. Durch die klinische Symptomatik sowie anhand der Bildgebung kann hiervon die Stenose des Recessus lateralis abgegrenzt werden. Zur weiteren Differenzierung zwischen relativer und absoluter Spinalkanalstenose wird meist der im Computertomogramm gemessene a.-p.-Durchmesser verwandt [5, 25, 35, 39, 48, 50, 51]. Aufgrund der bekannten Problematik, daß Menschen mit einer radiologisch diagnostizierten, hochgradigen Spinalkanalstenose komplett asymptomatisch sein können, ist diese

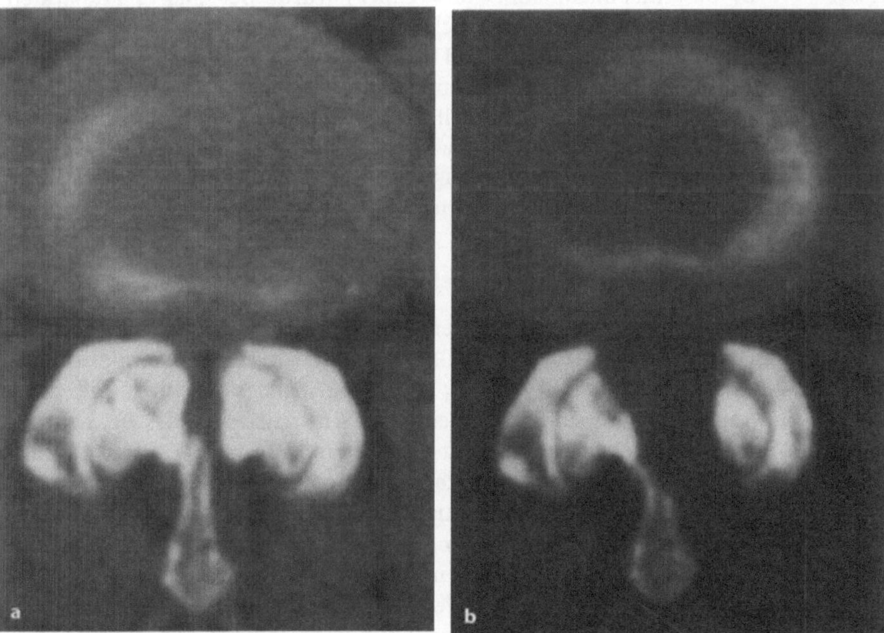

Abb. 2 a, b. Axiales Computertomogramm. **a** Präoperatives Bild eines Patienten mit schwerer Claudicatio spinalis und einer Gehstrecke von 50 m. **b** Postoperatives Bild nach unilateralem Zugang und bilateraler mikrochirurgischer Dekompression. Die Gehstrecke war nach 1 Woche am Entlassungstag auf über 1000 m gesteigert

Meßgröße allein jedoch nicht aussagekräftig [10, 13, 16]. Des weiteren ist bei Patienten mit einer massiven Hypertrophie der Facettengelenke sowie hypertrophierten Lig. flava der a.-p.-Durchmesser kein hinreichend zuverlässiger Parameter, da die Einengung und Kompression lateral lokalisiert sind (Abb. 2). Wir verwandten daher in unserer Studie eine kombinierte Klassifikation für die weitere Definition der lumbalen Spinalkanalstenose: Einerseits wurde eine morphometrisch-radiologische Klassifikation mit standardisierter planimetrischer Vermessung der Weite des Spinalkanals benutzt, andererseits eine funktionell-klinische Klassifikation, basierend auf der vom Patienten geäußerten subjektiven Symptomatik und des objektiven neurologischen Status.

Experimentelle Methodik

Um die Praktikabiliät sowie eventuelle Nachteile dieses Zuganges zu evaluieren, sollte das Verfahren mit unilateraler Teilhemilaminektomie und bilateraler Dekompression vorab im Rahmen einer anatomischen Studie erprobt werden. 4 formalinfixierte menschliche Präparate der LWS mit umgebender autochthoner Rückenmuskulatur wurden für die Studie verwandt. Alle Präparate wurden präoperativ radiologisch mittels Röntgenaufnahmen (a.-p. und seitlicher Strahlengang) sowie mittels spinaler Computertomographie (LWK 3 bis SWK 1 mit 4 mm Schichtdicke) untersucht (Abb. 3). Morphometrische Messungen der Weite des Spinalkanals durch Planimetrie der präoperativen CT-Schnitte (Interfacett-Durchmesser = IFD, a.-p.-Durchmesser = APD, Gesamtspinalkanalfläche = GSKF) wurde bei allen 4 Präparaten durchgeführt. Danach erfolgte die mikrochirurgische Präparation (monosegmentale, unilaterale Teilhemilaminektomie und bilaterale Dekompression). Das Ergebnis wurde mit Röntgenaufnahmen und Computertomographien dokumentiert und die morphometrischen Messungen des Spinalkanals wiederholt. Nachfolgend wurden die Wirbelsäulenpräparate zur weiteren makroanatomischen Evaluierung transversal geschnitten (Abb. 4). Abschließend erfolgte die Auswertung und der Vergleich der prä- und postoperativ planimetrisch ermittelten Werte der Spinalkanalweite.

Operationstechnik

Bei Operationen in einem Segment, Anlegen eines etwa 4 cm messenden horizontalen Hautschnittes über dem anzugehenden Bewegungssegment. Unilaterales Durchtrennen der Fascia lumbodorsalis auf etwa 4 cm. Subperiostales Abschieben der autochthonen Rückenmuskulatur und Darstellen der Wirbelhalbbögen des Bewegungssegmentes. Einsetzen eines Spekulums mit aufgesetztem Gegensperrer zur Retraktion der abgeschobenen Muskulatur. Ipsilaterale Teilhemilaminektomie durch Unterminieren des Wirbelhalbbogens nach kranial sowie nach kaudal mittels Kugel- und Diamantfräse sowie Stanze. Danach Kippen des Operationsmikroskops nach medial und Unterminieren des Processus spinosus mittels Stanze. Kontralaterales Durchführen einer Teilhemilaminektomie durch Unterminieren des gegenüberliegenden Wirbelhalbbogens nach kranial sowie nach kaudal mittels Kugelfräse und Stanze. Belassen des Lig. flavum bis zu diesem Stadium als Schutz der spinalen Dura beim Schleifen der Wirbelhalbbögen. Danach erst Resektion des Lig. flavum und Dekomprimieren des ipsilateralen Recessus lateralis und der Nervenwurzel durch Unterminieren

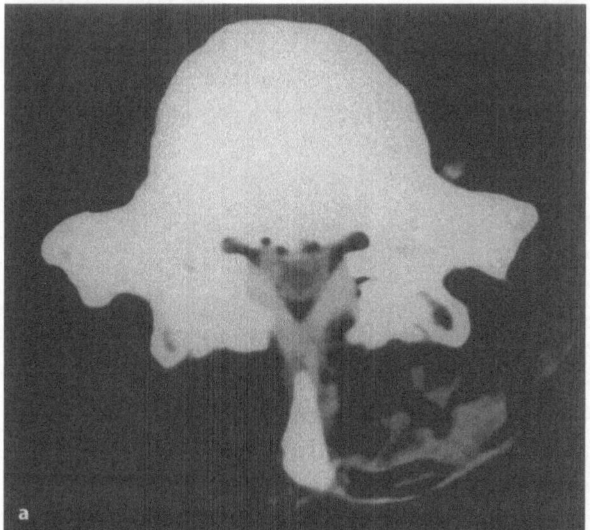

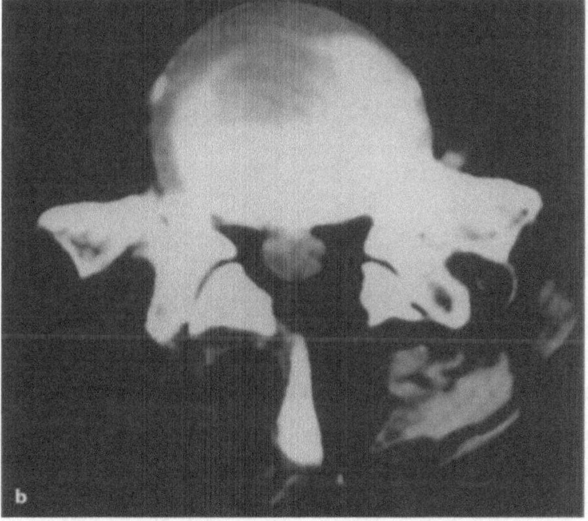

Abb. 3 a, b. Computertomographie eines LWS-Präparates für die experimentelle und morphometrische Beurteilung. **a** Präoperatives CT. **b** Postoperatives CT nach unilateralem Zugang und bilateraler mikrochirurgischer Dekompression mit kompletter Resektion des Lig. flavum und bilateraler medialer Reduktion der Facettengelenke

des Facettengelenkes und Entfernen der medialen Gelenkanteile mittels Fräse und Stanze. Darstellen der kontralateralen Seite durch erneutes Kippen des Operationsmikroskops nach medial und Resezieren der gegenüberliegenden Anteile des Lig. flavum. Der so gewonnene Raum ermöglicht einen freien Blick und einen ausreichenden Zugang zur mikrochirurgischen Dekompression des kontralateralen Recessus lateralis (Abb. 5). Durch die Unterminierung des Processus spinosus sowie durch die Resektion des Lig. flavum können die medialen Anteile des kontralateralen Facettengelenkes problemlos mittels Fräse und Stanze entfernt werden. Die Dekompression der kontralateralen Nervenwurzel ist auf diese Weise unter uneingeschränkter visueller mikroskopischer Kontrolle möglich.

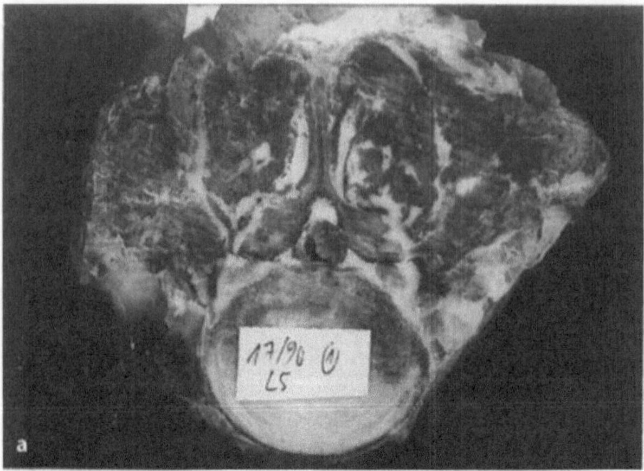

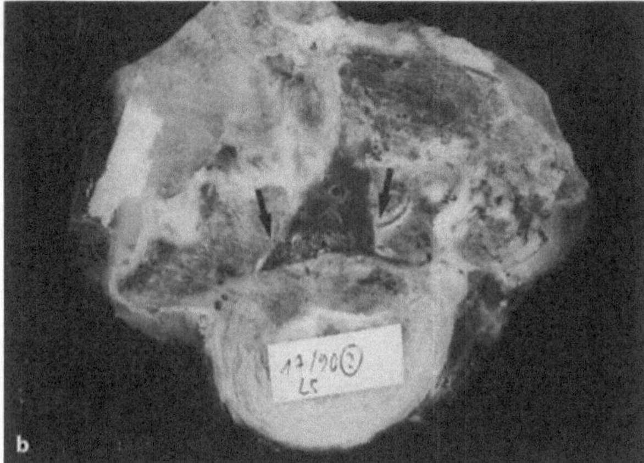

Abb. 4 a, b. Makroanatomischer Tranversalschnitt eines LWS-Präparates. **a** Schnittführung durch ein nicht operiertes Segment. **b** Schnittführung durch ein Segment, welches über den unilateralen Zugang bilateral dekomprimiert wurde. Die medialen Gelenkanteile wurden beidseits reseziert (*Pfeile*)

Ergebnisse der experimentellen mikrochirurgisch-anatomischen Untersuchung

Der unilaterale Zugang erlaubte bei den 4 Wirbelsäulenpräparaten die komplette, beidseitige Entfernung des Lig. flavum und die ossäre mikrochirurgische Dekompression beider Nervenwurzeln durch mediale Teilresektion beider Facettengelenke. Durch das schrittweise Vorgehen und die jeweilige Anpassung der Blickrichtung durch das Operationsmikroskop war bei uneingeschränkter Sicht jederzeit ausreichend Raum für alle mikrochirurgischen Manöver vorhanden. Eine Verletzung der spinalen Dura oder Läsionen der Nervenwurzeln traten nicht auf.

Die Auswertung der morphometrischen Daten ergab postoperativ eine Zunahme des Interfacettendurchmessers (IFD 21,6 mm) um durchschnittlich 5,6 mm (26 %). Der a.-p.-Durchmesser (APD 16,9 mm) nahm postoperativ nur geringfügig zu, durchschnittlich um 2,1 mm (12 %). Die gesamte Spinalkanalfläche (GSKF 179 mm^2) vergrößerte sich postoperativ erheblich um durchschnittlich 84 mm^2 (47 %). Die geringe Zunahme des APD resultiert aus der Tatsache, daß der Processus spinosus intakt bleibt und nur unterminiert wird. Im Gegensatz dazu würde eine Laminektomie mit Resektion des Processus spinosus eine erhebliche Zunahme des APD bewir-

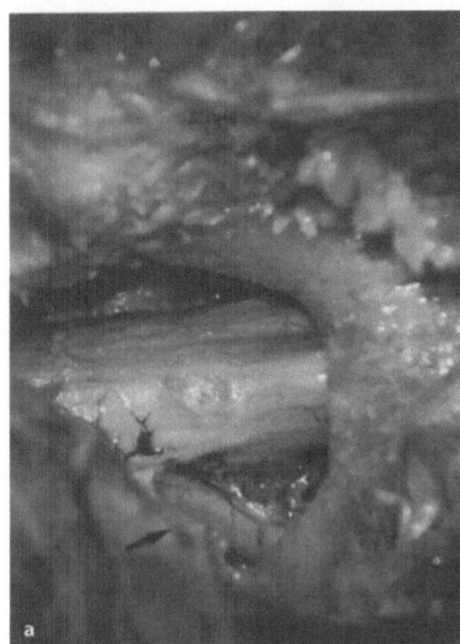

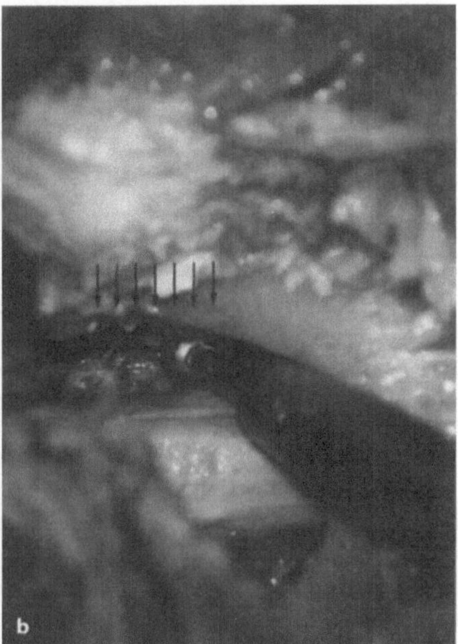

Abb. 5 a, b. Intraoperative Bilder nach unilateralem linksseitigem Zugang und bilateraler Dekompression in Höhe LW 3/4 bei einem Wirbelsäulenpräparat. **a** Der Blick durch das nach medial gekippte Operationsmikroskop läßt das kontralaterale Facettengelenk erkennen. Ipsilateraler Wurzelabgang (*Pfeil*). **b** Nach Unterminieren des Processus spinosus (*Pfeile*) und nach Resektion des gesamten Lig. flavum wird der kontralaterale Recessus lateralis mittels Kugelfräse dekomprimiert

ken. Die Vergrößerung der GSKF um 47% ist vorwiegend durch die komplette Resektion der Lig. flava sowie durch die mediale ossäre Facettengelenkreduktion – erkennbar an der Zunahme des IFD – zu erklären.

Klinische Evaluierung

Nach den guten Erfahrungen der anatomischen Studie an den Wirbelsäulenpräparaten wurde die Methode zur operativen Therapie bei 29 Patienten mit symptomatischer lumbaler Spinalkanalstenose angewandt [44]. Mittlerweile ist die bilaterale mikrochirurgische Dekompression über den unilateralen Zugang in unserer Abteilung zur Methode der Wahl bei der operativen Behandlung von Patienten mit lumbaler Spinalkanalstenose geworden.

Patienten und Methoden

Zwischen Oktober 1993 und September 1995 wurden insgesamt 29 Patienten (14 Männer/15 Frauen) mit einem Alter von 62 Jahren (34–83 Jahre) nach dem zuvor beschriebenen Verfahren operiert. Die Patienten hatten unterschiedliche Beschwerden mit lokalen und radikulären Symptomen (Tabelle 1). Die durchschnittliche präoperative Beschwerdedauer betrug 3,5 Jahre (3 Monate bis 15 Jahre). Falls ein Patient bei der

Befunde	Patienten
Claudicatio spinalis	27
Rückenschmerzen	26
Sensibilitätsstörungen	15
Pseudoradikuläre Schmerzen	11
Radikuläre Schmerzen	10
Lähmungen	6
Blasen-Mastdarm-Störungen	2

Tabelle 1. Präoperative klinische Befunde der 29 Patienten mit lumbaler Spinalkanalstenose, die über einen unilateralen Zugang bilateral mikrochirurgisch dekomprimiert wurden

Lokalisation	n
L1-L2	1
L2-L3	6
L3-L4	11
L4-L5	17
L5-L6	1
L5-S1	1

Tabelle 2. Lokalisation der operativ dekomprimierten stenotischen Bewegungssegmente (n = 37) bei 29 Patienten

Schilderung seiner Beschwerden eine Seitenbetonung angab, wurde der unilaterale Zugang für die bilaterale Dekompression auf der stärker betroffenen Seite gewählt. Ansonsten wurde auf der Seite der morphologisch am deutlichsten Enge vorgegangen. Insgesamt wurden bei 29 Patienten 37 Bewegungssegmente operiert (27 linksseitige Zugänge, 10 rechtsseitige Zugänge). Bei 22 Patienten wurde eine monosegmentale Dekompression durchgeführt, bisegmental wurden 6 Patienten operiert und trisegmental 1 Patient. In der Mehrzahl der Fälle war das Bewegungssegment L 4/5 betroffen (Tabelle 2).

Radiologische Diagnostik

Präoperativ wurde bei allen 29 Patienten eine konventionelle Röntgenübersichtsaufnahme in 2 Ebenen angefertigt. Bei 28 der 29 Patienten (93 %) erfolgte präoperativ ein Computertomogramm der LWS, bei 23 Patienten (79 %) eine lumbale Myelographie und bei 15 Patienten (52 %) eine spinale Kernspintomographie. Entsprechend der Klassifikation nach Meyerding [29] fand sich bei 6 Patienten (21 %) eine Spondylolisthesis Grad I im stenotischen Segment. Funktionsaufnahmen der LWS dieser 6 Patienten zeigten jedoch radiologisch keine Anzeichen einer segmentalen Instabilität. Bei 2 Patienten (7 %) fanden sich intraoperativ Bandscheibenvorfälle (ein gedeckter subligamentärer Sequester und ein frei perforierter lateraler Sequester), die beide in den präoperativen radiologischen Untersuchungen nicht diagnostiziert wurden. Es erfolgte bei beiden Patienten die Entfernung des Bandscheibenvorfalls sowie eine mikroskopische Diskektomie. In allen anderen Fällen wurde die Bandscheibe – auch im Falle einer intraoperativ nachgewiesenen Protrusion – belassen. Routinemäßig wurden die Patienten am 1. postoperativen Tag mobilisiert und physiotherapeutisch behandelt. Bei allen Patienten wurde postoperativ eine Röntgenaufnahme der LWS in 2 Ebenen durchgeführt. Zusätzlich erfolgten bei den 6 Patienten mit präoperativ diagnostizierter Pseudospondylolisthesis, Röntgenfunktionsaufnahmen in Re- und Inklination zur Beurteilung einer evtl. operativ induzierten Instabilität.

Bei 23 Patienten (79 %) wurde präoperativ in der CT-Schicht der maximalen Stenose der APD, IFD und GSKF vermessen, um das Ausmaß der lumbalen Stenose zu dokumentieren (Tabelle 3). Bei 5 Patienten (17 %) wurden Spiral-CT-Untersuchungen

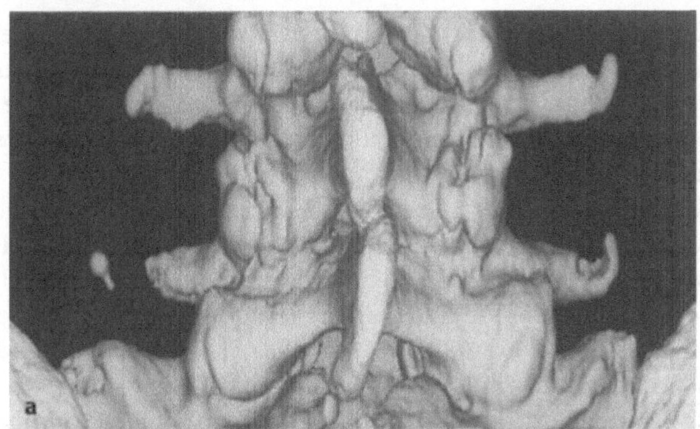

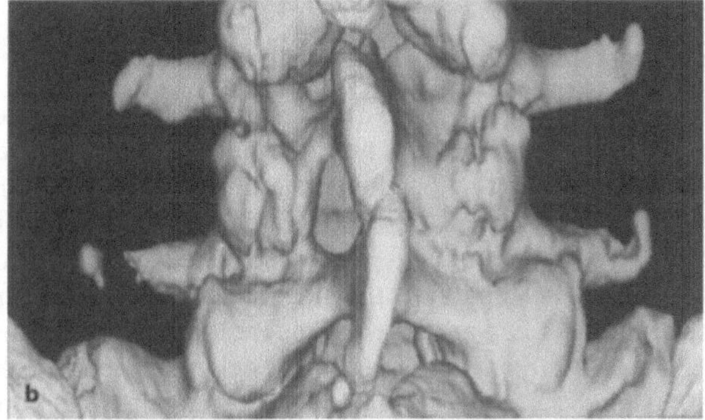

Abb. 6 a, b. 3-D Spiral-CT. **a** Präoperatives Bild. **b** Postoperative Bild: Ossärer Zugang nach unilateraler Teilhemilaminektomie und bilateraler mikrochirurgischer Dekompression

Tabelle 3. Abmessungen des maximal stenosierten Bewegungssegmentes im präoperativen LWS-Computertomogramm bei insgesamt 23 Patienten (*IFD* Interfacettdurchmesser, *APD* a.-p.-Durchmesser, *GSKF* gesamte Spinalkanalfläche)

Messung	Durchschnitt	Eckwerte
IFD	14,4 mm	11 – 22 mm
APD	11,6 mm	8 – 16 mm
GSKF	138,5 mm^2	94 – 269 mm^2

mit 3-D-Rekonstruktionen durchgeführt (Abb. 6), und es erfolgte die prä- und postoperative planimetrische Vermessung des Spinalkanals in der betroffenen Höhe. Die prä- und postoperative Bestimmung des IFD und des APD sowie die Planimetrie mit Vermessung der GSKF erlaubte die exakte Beurteilung des Ausmaßes der durch das Operationsverfahren erzielten Dekompression (s. Tabelle 5).

Klinische Beurteilungskriterien
Zum Zeitpunkt der Entlassung aus der stationären Behandlung und erneut im Rahmen der ambulanten Untersuchung nach durchschnittlich 9 Wochen (6 – 14 Wochen) erfolgte eine Befunderhebung. Für die langfristige Nachuntersuchung wurden 25 der 29 Patienten (86 %) anhand eines standardisierten Fragebogens per Telefon befragt und im Falle einer anhaltenden oder neuen Beschwerdesymptomatik klinisch-neurologisch nachuntersucht. Einem Patienten wurde aufgrund dieser Befragung und der klinischen Nachuntersuchung eine erneute Operation empfohlen. Dieser Patient wurde 3 Monate nach der 1. Operation aufgrund persistierender Beschwerden und

der radiologisch nachgewiesenen Einengung im darüberliegenden Bewegungssegment nach der gleichen Methode dekomprimiert. Der durchschnittliche Nachbeobachtungszeitraum betrug 18 Monate (6–26 Monate). Die postoperative Auswertung erfolgte anhand folgender Bewertungskriterien: *Exzellent:* Keine Schmerzen, normale Arbeitsfähigkeit oder normaler Aktivitätsgrad und komplett rückläufige Claudicatio spinalis. *Gut:* Geringgradige residuale Schmerzen, jedoch normale Arbeitsfähigkeit oder normaler Aktivitätsgrad und komplett rückläufige Claudicatio spinalis. *Mäßig:* Deutliche residuale Schmerzen, jedoch im Vergleich zu präoperativ gebessert, eingeschränkte Arbeitsfähigkeit oder eingeschränkter Aktivitätsgrad und partiell rückläufige Claudicatio spinalis. *Schlecht:* Unveränderte oder verschlimmerte Schmerzen, unveränderte Arbeitsunfähigkeit oder im Vergleich zu präoperativ unveränderter Aktivitätsgrad und unveränderte Claudicatio spinalis.

Ergebnisse der klinischen Untersuchung

Die beschriebene bilaterale mikrochirurgische Dekompression über einen unilateralen Zugang wurde bei 29 Patienten mit symptomatischer lumbaler Spinalkanalstenose in insgesamt 37 Segmenten durchgeführt. Die durchschnittliche Operationsdauer betrug 114 min (81–192 min), und der durchschnittliche Blutverlust betrug 160 ml (50–550 ml). Die durchschnittliche stationäre Aufenthaltsdauer war 8,5 Tage (5–21 Tage). Postoperativ fand sich weder radiologisch noch klinisch eine segmentale Instabilität somit war keine sekundäre lumbale Instrumentierung notwendig. Selbst bei den 6 Patienten mit bereits vorbestehender Spondylolisthesis zeigte sich postoperativ keine Zunahme derselben. An intraoperativen Komplikationen kam in einem Fall eine Duraläsion vor, welche jedoch kein neurologisches Defizit bewirkte und mittels primärer Naht verschlossen wurde. Ferner fand sich eine oberflächliche Wundinfektion, die ohne weitere Maßnahmen abheilte. Ein Patient erlitt eine Unterschenkelvenenthrombose. Bei einem Patienten mit multisegmentaler lumbaler Stenose bestanden nach initialer Dekompression unveränderte Beschwerden, so daß er nach erneuter Myelographie im darüberliegenden Segment operiert wurde. Er war danach beschwerdefrei. Bei der langfristigen Nachuntersuchung ergab sich bei allen Patienten eine Besserung der Claudicatio spinalis. Insgesamt 22 Patienten (88 %) bewerteten das postoperative Ergebnis als exzellent oder gut (Tabelle 4). Ein gravierendes Problem waren jedoch die postoperativ verbliebenen Rückenschmerzen, denn nur 7 Patienten (28 %) waren postoperativ vollkommen schmerzfrei (Tabelle 4).

Subjektive Bewertung des Operationsergebnis durch die Patienten		
Bewertung	**Patienten**	**%**
Exzellent	7	28
Gut	15	60
Mäßig	3	12
Schlecht	0	0
Angabe postoperativer residualer Rückenschmerzen		
Rückenschmerzen	**Patienten**	**%**
Keine Rückenschmerzen	7	28
Leichte bis mäßige Rückenschmerzen	13	52
Starke Rückenschmerzen	5	20

Tabelle 4. Postoperative klinische Beurteilung der 25 nachuntersuchten Patienten mit symptomatischer lumbaler Spinalkanalstenose nach bilateraler mikrochirurgischer Dekompression über den unilateralen Zugang. Die durchschnittliche Nachbeobachtungszeit betrug 18 Monate

Tabelle 5. Vergleich der Abmessungen in prä- und postoperativen 3-D-Spiral-CT von 5 Patienten mit symptomatischer lumbaler Spinalkanalstenose, die über den unilateralen Zugang bilateral mikrochirurgisch dekomprimiert wurden. (*IFD* Interfacettdurchmesser, *APD* a.-p.-Durchmesser, *GSKF* gesamte Spinalkanalfläche)

Patient	IFD (mm) präoperativ/ postoperativ	APD (mm) präoperativ/ postoperativ	GSKF (mm²) präoperativ/ postoperativ	Postoperative Vergrößerung der GSKF (%)
E.S.	12/17	12/13	212/266	20,3 %
K.R.	14/19	11/12	99/136	27,2 %
H.G.	14/24	15/18	181/342	47,1 %
H.S.	12/17	14/15	105/159	34,0 %
I.O.	13/19	16/16	112/153	26,8 %

Die präoperative Auswertung der CT-Schnittbilder bei 23 Patienten mit klinischer Kompressionssymptomatik bestätigte die lumbale Spinalkanalstenose auch radiologisch-morphometrisch (Tabelle 3). Der ermittelte IFD lag in unserem Patientengut mit 11 - 22 mm unter den in der Literatur angegebenen Normwerten von 15 - 25 mm, ebenso der ermittelte APD mit 8 - 16 mm (Normwerte: 15 - 27 mm) und die GSKF mit 94 - 269 mm^2 (Normwerte: 180 - 350 mm^2) [34, 48, 53]. Die prä- und postoperative Auswertung der bei insgesamt 5 Patienten durchgeführten 3-D-Computertomographien bestätigte die experimentell gewonnenen Erkenntnisse, daß die bilaterale mikrochirurgische Dekompression via unilateralem Zugang eine ausreichende Erweiterung des Spinalkanals ermöglicht. Durch die bilaterale mediale Facettengelenkreduktion und die komplette Flavektomie wurde bei diesen 5 Patienten postoperativ eine Vergrößerung des eingeengten Spinalkanals um durchschnittlich 31 % (20,3 - 47,1 %) erzielt (Tabelle 5).

Diskussion

Das Krankheitsbild der lumbale Stenose ist ein langsam progredientes Geschehen wobei sich in der Regel primär angelegte und sekundär erworbene Faktoren addieren. Der angeborene enge Spinalkanal wird durch fortschreitende degenerative Veränderungen weiter eingeengt, bis letztendlich kompressionsbedingte Symptome auftreten. Hauptlokalisation ist hierbei das Segment L 4/5 mit z. T. erheblicher Reduktion der Weite des Spinalkanals durch die typische Facettengelenkhypertrophie und die massiv verdickten Lig. flava [4, 18, 24, 32, 48, 51, 53].

Experimentelle Befunde

Die Idee, durch einen unilateralen Zugang zur beidseitigen Dekompression der lumbalen Spinalkanalstenose das chirurgische Trauma möglichst minimal zu halten, ließ sich operativ-technisch realisieren [43, 44]. Die Untersuchungen an den 4 Wirbelsäulenpräparaten Verstorbener ergaben, daß die medialen Facettengelenkanteile beidseitig gut unterminierbar sind und somit der Recessus lateralis beidseitig gut überblickt und dekomprimiert werden kann [43]. Die Blickrichtung ist nach Kippen des Operationsmikroskops uneingeschränkt, so daß kontralateral mit den üblichen Mikroinstrumenten (Bajonettdissektoren, Stanzen, Bipolarpinzetten, Fräsen etc.) gearbeitet werden kann. Für den operativen Zugang wurden Caspar-Spekula mit

Gegensperrer (Aesculap, Tuttlingen) verwendet, die eine gute Retraktion der paravertebralen Muskulatur sowie durch Kippen nach medial eine optimale Blickrichtung zur Gegenseite erlauben. Ein besonders hervorzuhebender Punkt ist das Unterminieren des Processus spinosus, da durch dieses Manöver der Blick nach kontralateral wesentlich erleichtert wird (Abb. 1). Entscheidend hierbei ist jedoch, den Processus spinosus nicht vom Wirbelbogen abzutrennen. Als hilfreich hat sich erwiesen, primär die Teilhemilaminektomie ipsilateral sowie das Unterminieren der kontralateralen Wirbelhalbbögen und der kontralateralen Gelenkfacette mittels Kugel- bzw. Diamantschleifer durchzuführen. Erst danach wird das Lig. flavum reseziert, da dieses für den Vorgang des Schleifens eine optimale Protektion des Durasackes und der Wurzeln ermöglicht. Der unilaterale Zugang erlaubt den Erhalt der kontralateralen Fascia lumbodorsalis und läßt kontralateral den Ansatz der autochthonen Rückenmuskulatur unangetastet sowie des Lig. interspinosum intakt [34, 43, 44, 55]. Dies stellt biomechanisch insbesondere bei multisegmentalen Zugängen einen nicht unerheblichen Gewinn für die muskuläre und ligamentäre Stabilität der Wirbelsäule dar. Des weiteren trägt hierzu entscheidend der Erhalt des Processus spinosus als Ansatz der autochthonen Rückenmuskulatur bei. Ein weiterer Faktor ist die partielle Erhaltung der Wirbelhalbbögen, so daß die Exposition der dorsalen spinalen Dura gegenüber der autochthonen Rückenmuskulatur gering ist. Die Minimierung dieser Kontaktfläche könnte sich vorteilhaft auf die postoperative epidurale Narbenbildung auswirken, da hierfür nach bisherigen Erkenntnissen insbesondere aus der paravertebralen Muskulatur einwandernde Fibroblasten und freigesetzte Prostaglandine verantwortlich sind [38].

Die morphometrische Auswertung zeigte, daß durch die mikrochirurgische ossäre Dekompression der medialen Facettengelenkanteile und durch die bilaterale Flavektomie insbesondere der Interfacettdurchmesser und die Gesamtfläche des Spinalkanals zunahmen. Der a.-p.-Durchmesser änderte sich nur geringfügig, was durch den Erhalt und das Unterminieren des Processus spinosus erklärbar ist. Bei einer konventionellen Laminektomie ohne mediales Unterminieren der Facettengelenke hingegen wäre die Zunahme der Spinalkanalgesamtfläche hauptsächlich durch die Vergrößerung des APD hervorgerufen. All diese theoretischen Überlegungen ließen sich an den 4 LWS-Präparaten überprüfen und operativ realisieren. Die initialen Befürchtungen, der operative Zugang würde keine ausreichende Darstellung der kontralateralen Strukturen erlauben, oder einzelne Operationsschritte würden durch das kontralaterale Zugehen nicht oder nur limitiert durchführbar sein, erwiesen sich als unbegründet.

Weder in der durchgeführten radiologischen Diagnostik, noch in den morphometrischen Messungen waren die für die experimentellen Untersuchungen verwandten Wirbelsäulenpräparate pathologisch im Sinne einer lumbalen Spinalkanalstenose. Somit war die technische Durchführung der mikrochirurgischen Dekompression hier selbstverständlich einfacher als bei Patienten mit degenerativ eingeengtem Spinalkanal. Jedoch sind das grundsätzliche Prinzip und die beschriebene chirurgische Strategie adäquat auf solche Patienten übertragbar [43, 44].

Klinische Befunde

Aufgrund der erwähnten Vorteile und der nachgewiesenen Durchführbarkeit wurde der unilaterale Zugang schließlich bei Patienten mit lumbaler Spinalkanalstenose angewandt und erwies sich als geeignetes Operationsverfahren in der klinischen Routine [44]. Durch den unilateralen Zugang können die gesamten kontralateralen muskulären und ligamentären Strukturen geschont und der Processus spinosus und das Lig. interspinosum erhalten werden. Die Wirbelbögen müssen nur partiell entfernt und die Facettengelenke unterminiert werden, so daß medial die hypertrophen Gelenkanteile reseziert werden können. Somit behalten die Facettengelenke ihre wichtige Funktion der dorsalen Stabilisierung der Wirbelsäule bei Rotations-, Reklinations- und Inklinationsbewegungen [15, 22, 32, 33, 40, 46, 47]. Dies bestätigte sich im weiteren Verlauf, denn es ergaben sich weder bei den klinischen, noch bei den radiologischen Nachuntersuchungen Hinweise auf eine Instabilität. Da der Nachbeobachtungszeitraum von durchschnittlich 18 Monaten hierfür relativ kurz ist, sind Langzeitbeobachtungen nach mehreren Jahren erforderlich.

Die mikrochirurgische Dekompression stellt eine symptomatische Therapie der lumbalen Spinalkanalstenose dar, denn die Resektion der degenerativ verbreiterten Facettengelenke und des hypertrophierten Ligamentum flavum behandelt bekanntlich nicht die eigentlichen Pathomechanismen. Hingegen behandeln operative Verfahren mit Dekompression und zusätzlicher Stabilisierung die lokale, segmentale Instabilität, die eine wichtige Rolle für die Progredienz der degenerativen Einengung des Spinalkanals spielt [28]. Jedoch sind auch solche stabilisierende Operationsverfahren nur als symptomatische Therapie zu sehen, da die Fixierung des Bewegungssegmentes mittels Spondylodese nachweislich zur übermäßigen Belastung der angrenzenden Segmente führt, resultierend in einer Akzentuierung der degenerativen Prozesse dort [15, 32]. Verglichen mit stabilisierenden Operationsmethoden ist die mikrochirurgische Dekompression weniger invasiv, verursacht einen geringeren Blutverlust und in der Regel eine kürzere Operations- und Nachbehandlungsdauer.

Die Komplikationsrate der beschriebenen Operationsmethode ist niedrig und somit vergleichbar mit anderen mikrochirurgischer Dekompressionsverfahren [28, 32, 33, 51]. Die anfänglichen Befürchtungen, daß durch das unilaterale Zugehen vermehrt Läsionen der Dura oder der Spinalnerven resultieren könnten, wurden widerlegt. Die Nachbeobachtung erbrachte, daß alle direkt durch eine neurale Kompression bedingten Symptome wie Lähmungen, radikuläre Schmerzen und Sensibilitätsstörungen erfolgreich mittels Dekompression therapierbar waren. Lokale Rückenschmerzen dagegen waren die am häufigsten beklagten postoperativen Beschwerden, und nur 28 % der von uns operierten Patienten waren hinsichtlich der Rückenschmerzen komplett beschwerdefrei. Jedoch sind postoperativ verbleibende Rückenschmerzen – unabhängig vom angewandten Operationsverfahren – ein häufiges und nur schwer beeinflußbares Symptom. Zudem wäre es verwunderlich, wenn dieses meist multifaktorielle und multikausale, durch einen degenerativen Prozeß ausgelöste Schmerzsyndrom ohne weiteres mittels operativer Dekompression langfristig behandelbar wäre [12, 16, 19, 30, 33].

Bezüglich dieser Erfahrungen ist eine gezielte Indikationsstellung zur Therapieplanung bei Patienten mit lumbaler Spinalkanalstenose entscheidend. Während Patienten mit kompressionsbedingter Claudicatio spinalis und/oder radikulären, neurologischen Defiziten durch die mikrochirurgische Dekompression optimal therapierbar sind, profitieren Patienten mit vorwiegend lokaler und/oder pseudoradikulärer Schmerzsymptomatik nicht oder nur gering durch die operative Dekompression.

Zusammenfassung und Schlußfolgerung

Sowohl die Inspektion als auch die knöcherne und ligamentäre Dekompression des kontralateralen Recessus lateralis sowie der kontralateralen Nervenwurzel war bei allen 4 Wirbelsäulenpräparaten problemlos möglich. Bei keinem wurde der Durasack oder eine Nervenwurzel beschädigt. Die postoperativen radiologischen sowie makropathologischen Untersuchungen bestätigten die komplette Resektion des ipsilateralen und kontralateralen Lig. flavum. Die morphometrischen Messungen der 4 Wirbelsäulen Verstorbener ergaben postoperativ eine durchschnittliche Zunahme des Interfacettdurchmessers um 26%, des anterior-posterioren Durchmessers um 12% und der gesamten Spinalkanalfläche um 47%.

Im klinischen Einsatz bei Patienten mit symptomatischer lumbaler Spinalkanalstenose ermöglichte der unilaterale Zugang die bilaterale Flavektomie, die Inspektion und die mikrochirurgische Dekompression des ipsi- und auch des kontralateralen Recessus lateralis sowie beider Nervenwurzeln bei allen 29 Patienten. Die Komplikationsrate war gering und die postoperativen Ergebnisse wurden zu 88% als gut bewertet. Alle Patienten hatten eine deutliche Besserung der initialen Claudicatio spinalis. Persistierende Rückenschmerzen waren die am häufigsten beklagten postoperativen Beschwerden. Die bilaterale mikrochirurgische Dekompression über einen unilateralen Zugang stellt ein minimal-invasives, sicheres und effektives Operationsverfahren zur Behandlung der symptomatischen lumbalen Spinalkanalstenose dar. Die Vorteile gegenüber der konventionellen Laminektomie sind die geringere Invasivität und der weitgehende Erhalt der spinalen Integrität mit reduziertem Risiko einer chirurgisch induzierten Instabilität, bei vergleichbarem Ausmaß an operativer Dekompression und zumindest gleich gutem postoperativem Ergebnis.

Danksagung. Die Autoren danken Herrn Professor Dr. med. A. Thron, Herrn O. Geisler und Herrn A. Papousek für die Neuroradiologische Diagnostik sowie Frau L. Ahn für die Zeichnung.

Literatur

1. Abumi K, Panjabi M, Kramer K, Duranceau J, Oxland T, Crisco J (1990) Biomechanical evaluation of lumbar spinal stability after graded facetectomies. Spine 15: 1142–1147
2. Arnoldi CC (1976) Lumbar spinal stenosis and nerve root entrapment syndroms. Definition and classification. Clin Orthop Relat Res 115: 4–5
3. Aryanpur J, Ducker T (1988) Multilevel lumbar laminotomies for focal spinal stenosis: case report. Neurosurgery 23: 111–115
4. Beamer YB, Garner JT, Sheldon CH (1973) Hypertrophoid ligamentum flavum. Arch Surg 106: 289–292
5. Bolender NF, Schonstrom NSR, Spengler DM (1985) Role of computed tomography and myelography in the diagnosis of central spinal stenosis. J Bone Joint Surg Am 67: 240–246
6. Caputy AJ, Luessenhop AJ (1992) Long-term evaluation of decompressive surgery for degenerative lumbar stenosis. J Neurosurg 77: 669–676
7. Chiou M, Eggert HR, Laborde G, Seeger W (1989) Microsurgical unilateral approaches for spinal

tumor surgery: eight years experiences in 256 primary operated patients. Acta Neurochir (Wien) 100: 127–133

8. Conley FK, Cady CT, Lieberson RE (1990) Decompression of lumbar spinal stenosis and stabilization with knodt rods in the elderly patient. Neurosurgery 26: 758–763
9. Connolly ES, Ratcliff J (1997) Management of lumbar instability. Neurosurg Q 7: 1–10
10. Esses SI, Huler RH (1992) Indications for lumbar spine fusion in the adult. Clin Orthop 279: 87–100
11. Fox MW, Onofrio BM, Hanssen AD (1996) Clinical outcome and radiological instability following decompressive lumbar laminectomy for degenerative spinal stenosis: a comparison of patients undergoing concomitant arthrodesis versus decompression alone. J Neurosurg 85: 793–802
12. Ganz JC (1990) Lumbar spinal stenosis: postoperative results in terms of preoperative posture-related pain. J Neurosurg 72: 71–74
13. Getty CJM (1980) Lumbar spinal stenosis. The clinical spectrum and the results of operation. J Bone Joint Surg Br 62: 481–485
14. Grabias S (1980) The treatment of spinal stenosis. J Bone Joint Surg Br 62: 308–313
15. Haher TR, O'Brien M, Dryer JW, Nucci R, Zipnick R, Leone DJ (1994) The role of the lumbar facet joints in spinal stability. Identification of alternative paths of loading. Spine 19: 2667–2671
16. Hall S, Bartleson JD, Onofrio BM et al. (1985) Lumbar spinal stenosis. Clinical features, diagnostic procedures, and results of surgical treatment in 68 patients. Ann Intern Med 103: 271–275
17. Herno A, Airaksinen O, Saari T (1993) Long-trem results of surgical treatment of lumbar stenosis. Spine 18: 1471–1474
18. Herron LD, Trippi AC (1989) L4-5 degenerative spondylolisthesis. The results of treatment by decompressive laminectomy without fusion. Spine 14: 534–538
19. Herron LD, Mangelsdorf C (1991) Lumbar spinal stenosis: results of surgical treatment. J Spinal Disord 4: 26–33
20. Hopp E, Tsou PM (1988) Postdecompression lumbar instability. Clin Orthop 227: 143–151
21. Johnsson KE, Redlund-Johnell I, Uden A, Willner S (1989) Preoperative and postoperative instability in lumbar spinal stenosis. Spine 14: 591–593
22. Kaneda K, Kazama H, Satoh S, Fuiya M (1986) Follow-up study of medial facetectomies and posterolateral fusions with instrumentation in unstable degenerative spondylolisthesis. Clin Orthop Relat Res 203: 159–167
23. Katz JN, Lipson SJ, Larson MG et al. (1991) The outcome of decompressive laminectomy for degenerative lumbar stenosis. J Bone Joint Surg Am 73: 809–816
24. Kirkaldy-Willis WH, Wedge IH, Yong-Hing K, Reilly J (1978) Pathology and pathogenesis of lumbar spondylosis and stenosis. Spine 3: 319–328
25. Lange M, Hamburger C, Waidhauser E, Beck O (1993) Surgical treatment and results in patients suffering from lumbar spinal stenosis. Neurosurg Rev 16: 27–33
26. Lee CK (1983) Lumbar spinal instability (olisthesis) after extensive posterior spinal decompression. Spine 8: 429–433
27. Lin PM (1982) Internal decompression for multiple levels of lumbar spinal stenosis: a technical note. Neurosurgery 11: 546–549
28. Markwalder TM (1993) Surgical management of neurogenic claudication in 100 patients with lumbar spinal stenosis due to degenerative spondylolisthesis. Acta Neurochir (Wien) 120: 136–142
29. Meyerding HW (1932) Spondylolisthesis: surgical treatment and results. Surg Gynecol Obstet 54: 371–377
30. Nachemson AL (1991) Instability of the lumbar spine. Pathology, treatment, and clinical evaluation. Neurosurg Clin N Am 2: 785–790
31. Nakai O, Ookawa A, Yamaura I (1991) Long-term roentgenographic and functional changes in patients who were treated with wide fenestration for central lumbar stenosis. J Bone Joint Surg Am 73: 1184–1191
32. Pappas CTE, Sonntag VKH (1994) Lumbar stenosis in the elderly. Neurosurg Quart 4: 102–112
33. diPiero CG, Helm GA, Shaffrey CI et al. (1996) Treatment of lumbar spinal stenosis by extensive unilateral decompression and contralateral autologous bone fusion: operative technique and results. J Neurosurg 84: 166–173
34. Poletti CE (1995) Central lumbar stenosis caused by ligamentum flavum: unilateral laminotomy for bilateral ligamentectomy: preliminary report of two cases. Neurosurgery 37: 343–347
35. Postacchini F, Cinotti G (1992) Classification and pathomorphology of lumbar stenosis. Chir Organi Mov 77: 7–14
36. Ray CD (1988) Transfacet decompression with dowel fixation: a new technique for lumbar lateral spinal stenosis. Acta Neurochir (Wien) Suppl 43: 48–54
37. LaRocca H, Macnab I (1974) The laminectomy membrane. Studies in its evaluation, characteristics, effects and prophylaxis in dogs. J Bone Joint Surg (Br) 56: 545–550
38. Sarioglu AC, Hanci M, Bozkus H, Kaynar MY, Kafadar A (1997) Unilateral hemilaminectomy for the removal of spinal space-occuping lesions. Min Invas Neurosurg 40: 74–77

39. Schonstrom NSR, Bolender NF, Spengler DM (1985) The pathomorphology of spinal stenosis as seen on CT scans of the lumbar spine. Spine 10: 806–811
40. Shenkin HA, Hash CJ (1979) Spondylolisthesis after multiple bilateral laminectomies and facetectomies for lumbar spondylosis. Follow-up review. J Neurosurg 50: 45–47
41. Silvers HR, Lewis PJ, Asch HL (1993) Decompressive lumbar laminectomy for spinal stenosis. J Neurosurg 78: 695–701
42. Spanu G, Messina AL, Assetti R et al. (1988) Lumbar canal stenosis: results in 40 patients surgically treated. Acta Neurochir (Wien) 94: 144–149
43. Spetzger U, Bertalanffy H, Naujokat C, Keyserlingk DGv, Gilsbach JM (1997) Unilateral laminotomy for bilateral decompression of lumbar spinal stenosis. Part I: anatomical and surgical considerations. Acta Neurochir (Wien) 139: 392–396
44. Spetzger U, Bertalanffy H, Reinges MHT, Gilsbach JM (1997) Unilateral laminotomy for bilateral decompression of lumbar spinal stenosis. Part II: clinical experiences. Acta Neurochir (Wien) 139: 397–403
45. Spetzger U, Gilsbach JM, Bertalanffy H (1995) Cavernous angiomas of the spinal cord. Clinical presentation, surgical strategy and postoperative results. Acta Neurochir (Wien) 134: 200–206
46. Stromquist B (1993) Postlaminectomy problems with reference to spinal fusion. Acta Orthop Scand Suppl 251: 87–89
47. Suzuki K, Ishida Y, Ohmori K (1993) Spondylolysis after posterior decompression of the lumbar spine. 35 patients followed for 3–9 years. Acta Orthop. Scand 64: 17–20
48. Ullrich CG, Binet EF, Sanecki MG, Kieffer SA (1980) Quantitative assessment of the spinal canal by computed tomorgaphy. Radiology 134: 137–143
49. Turner JA, Ersek M, Herron L, et al (1992) Surgery for lumbar spinal stenosis. Attempted meta-analysis of the literature. Spine 17: 1–8
50. Verbiest H (1954) A radicular syndrome from developmental narrowing of the lumbar vertebral canal. J Bone Joint Surg Br 36: 230–237
51. Verbiest H (1977) Results of surgical treatment of idiopathic developmental stenosis of the lumbar vertebral canal. A review of twenty-seven years' experience. J Bone Joint Surg Br 59: 181–188
52. Verbiest H (1990) Lumbar spine stenosis. In: Youmans JR (ed) Neurological surgery. Saunders, Philadelphia, pp 2805–2855
53. Weinstein PR, Ciricillo SF (1994) Lumbar spinal stenosis and lateral recess syndrome. In: Rengachary SS, Wilkins RH (eds) Principles of neurosurgery. Wolfe, London St. Louis Baltimore, pp 46.1–46.18
54. Weisz GM, Lee P (1983) Spinal canal stenosis. Clin Orthop 179: 134–140
55. Yasargil MG, Tranmer BI, Adamson TE, Roth P (1991) Unilateral partial hemilaminectomy for the removal of extra- and intramedullary tumors and AVMs. In: Symon L (ed) Advances and technical standards in neurosurgery, vol 18. Springer, Wien, pp 113–132
56. Young S, Veerapen R, O'Laoire SA (1988) Relief of lumbar canal stenosis using multilevel subarticular fenestration as an alternative to wide laminectomy: preliminary report. Neurosurgery 23: 628–633

Minimal-invasive Verfahren bei Stabilisierung und Fusion thorakolumbaler Frakturen

M. Singewald, W. Janzen, B. Schlangmann, M. Raible

Klinik für Unfall-, Hand- und Wiederherstellungschirurgie, Städtische Kliniken Kassel, Mönchebergstr. 41–43, D-34125 Kassel

Einleitung

Ziel bei der operativen Behandlung thorakolumbaler Wirbelsäuleninstabilitäten aufgrund von Verletzungen oder pathologischen Frakturen ist – neben ggf. erforderlicher Dekompression neuraler Strukturen – die belastungsstabile, möglichst kurzstreckige Stabilisierung durch dorsale oder ventrale Implantate, als Voraussetzung für eine rasche und adäquate Rehabilitation mit Frühmobilisation.

Bei irreversiblen Bandscheibenrupturen sollte nach unserer Überzeugung die operative Behandlung in Verbindung mit einer definitiven Versorgung durch ventrale Fusion erfolgen [3], wobei wir bei der Indikationsstellung die intraoperative Diskographie zur Entscheidungshilfe heranziehen [vgl. S. 101: Indikation zur Fusion von thorakolumbalen Wirbelsäulenverletzungen – Die Intraoperative Diskographie als Entscheidungshilfe]. Bei der Fusion legen wir besonderen Wert auf eine gute Abstützung der vorderen Säule; nach Möglichkeit durch Einbolzung eines tragfähigen, kortikospongiösen Knochenspans, um sekundäre Korrekturverluste zu vermeiden.

Unser Ziel ist – insbesondere bei der anterioren Fusion – eine weitere Verringerung der Operationsmorbidität durch Minimierung der Zugänge. Minimal-invasive, offene Zugänge erfüllen dieses Ziel mit geringem apparativem und personellem Aufwand und ohne Verlängerung der Operationszeiten.

Dorsale und ventrale Methoden

Für die dorsale Stabilisierung wird – unter weitestmöglichem Verzicht auf destabilisierende dorsale Dekompressionen – bereits seit Jahren ein muskelschonender Zugang nach Wiltse [14] verwendet. Es wird nach medianer Längsinzision der Haut die thorakolumbale Faszie beidseits paraspinal eröffnet und die Muskulatur – möglichst in einem Septum – im Faserverlauf stumpf auseinander gedrängt. Dadurch werden die Innervation (Rr. posteriores N. spinalis) und Durchblutung der Muskulatur mehr geschont als beim herkömmlichen Zugang mit subperiostaler Ablösung der Muskulatur [1]. Unter palpatorischer Orientierung an den Wirbelgelenken und unter Bildwandlerröntgenkontrolle werden die Pedikel angebohrt. Für die meist kurzstreckige dorsale Stabilisierung hat sich ein Plattenfixateursystem (DYNA-LOK, Fa. SOFAMOR DANEK) als vorteilhaft erwiesen; die Plazierung der Pedikelschrauben über Führungspins erlaubt auch beim gewebeschonenden Zugang eine sichere Plazierung der Implantate.

Hefte zu „Der Unfallchirurg", Heft 271
H. J. Wilke, L. E. Claes (Hrsg.)
Die traumatische und degenerative Bandscheibe

Anteriore Fusionseingriffe an der unteren BWS und der LWS, mit Bandscheibenausräumung, partieller Vertebrektomie und kortikospongiöser Knochenplastik (ggf. auch mit Dekompression und Stabilisierung) werden seit 6/1996 unter Verwendung des MIASPAS-Instrumentariums (Fa. AESCULAP) in zunehmendem Maße *minimalinvasiv offen* durchgeführt [13]. Für die monosegmentale Fusion ist die Länge der Hautinzision mit 4 cm, für die bisegmentale mit 6 cm meistens ausreichend.

Im *lumbalen* Bereich (L 2–5) kam zunächst das von H.M. Mayer [7] beschriebene, standardisierte Mini-ALIF-Verfahren mit dem MIASPAS-Rahmensperrer zur Anwendung.

Aufgrund der Verletzungshäufigkeit des *thorakolumbalen Überganges* erfolgte für diesen Bereich analog dazu die eigene Weiterentwicklung eines mini-offenen transthorakalen Verfahrens, genannt **„Mini-ATIF"** (**Mini**mal-invasive **a**nteriore **t**rans-thorakale **i**nterkorporelle **F**usion) [12].

Nach unbefriedigenden eigenen Erfahrungen mit material-, personal- und insbesondere zeitaufwendigen thorakoskopischen Zugängen [10] konnten wir zuvor bereits den thorakolumbalen Zugang zur ventralen Wirbelsäule durch Anwendung einer gestielten Rippenosteotomie erheblich verkleinern.

Die **Operationstechnik der transthorakalen Fusion (Mini-ATIF)** entspricht im wesentlichen gängigen offenen Verfahren. Sie wird über eine *Minithorakotomie* vorgenommen, die streng lateral auf der Höhe der geplanten Fusion angelegt wird. Am kranialen Ende eines kurzen, interkostalen Thorakotomiezuganges wird (unter Schonung des Nerven-Gefäß-Bündels) eine einfache, quere *Rippenosteotomie* durchgeführt (Abb. 1). Die osteotomierte Rippe verbleibt an ihrem Unterrand im Weichteilverbund und wird beiseite geschoben. Eine Rippenresektion ist nicht erforderlich. Beim Verschluß werden die Rippenenden durch einfache transossäre Nähte readaptiert. Dieses Vorgehen ermöglicht in aller Regel (zumindest am unteren Thorax mit den frei endenden Rippen) einen ausreichend großen Zugang. Bei Bedarf (z. B. starrer Thoraxwand) kann durch eine zweite Rippenosteotomie am kaudalen Ende des Zuganges die Exposition noch verbessert werden. Im mittleren und oberen Thorax kann in Abhängigkeit vom Rippenverlauf (Steigung) auch ein Zugang mit Doppelosteotomie der kaudal und kranial angrenzenden Rippe erforderlich sein (limitierte Thorakotomie; Limi-ATIF, s. u.). Die damit verbundene Opferung eines Interkostalnervs wiegt bei weitem die Nachteile der in diesem Bereich herkömmlicherweise ausgedehnten Thorakotomie auf.

Eine seitengetrennte Intubation ist nicht erforderlich, was den Zeit- und Materialaufwand reduziert und zur Sicherheit beiträgt. Das Lungengewebe wird durch Retraktoren beiseite gehalten.

Die *Ausleuchtung* der Brusthöhle erfolgt durch den Operateur mittels Stirnlampe (Abb. 3), ggf. in Verbindung mit einer Lupenbrille. Die zusätzliche Verwendung einer Endoskopieoptik mit Videoeinheit erleichtert die Sicht für die Assistenten. Es kann auch ein Operationsmikroskop verwendet werden.

Die gesamte Präparation des Zuganges zur Wirbelsäule, die Bandscheibenausräumung, die Präparation des knöchernen Lagers und die Interposition des Knochenspans (ggf. auch die Spinalkanalrevision) geschehen mit langen Spezialinstrumenten (MIASPAS) unter direkter Sicht des Operateurs, was das Vorgehen durch die gewohnte Einschätzung der räumlichen Tiefe wesentlich erleichtert. Für die Präparation und Unterbindung der Segmentalgefäße sowie die Schonung von Nervenwurzeln, Splanchnikusnerven und Ductus thoracicus gelten die bekannten Prinzipien.

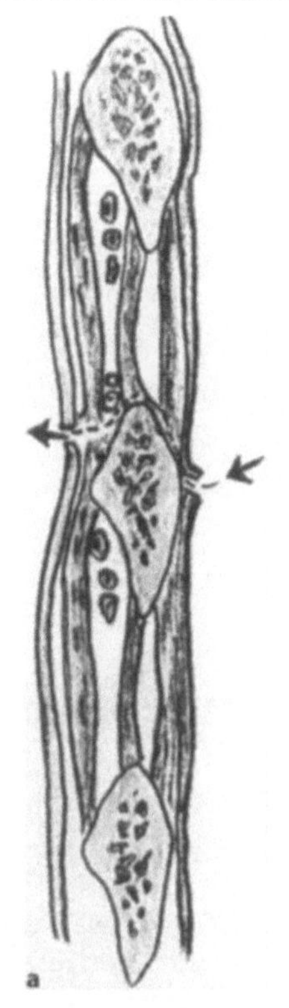

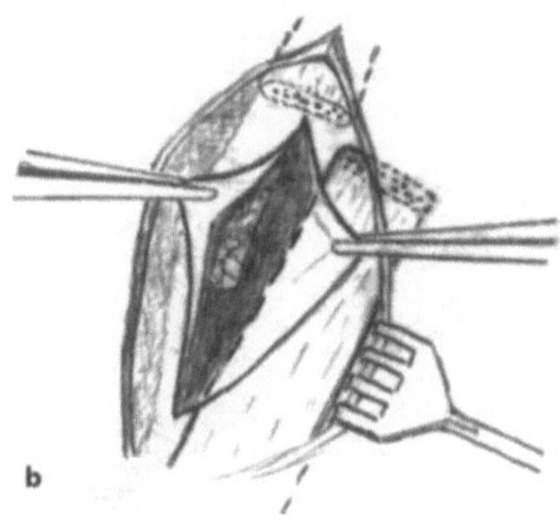

Abb. 1 a, b. Transthorakaler mini-offener Zugang (Mini-ATIF): **a** Minithorakotomie. **b** Proximale (einfache) Rippenosteotomie

Die *Affektion des Zwerchfelles* ist erforderlichenfalls minimal. Seine Innervation wird nicht tangiert; es wird nur im muskulären Faserverlauf unmittelbar über den zu exponierenden Wirbelkörpern gespalten (Zwerchfell-Splitting). Dadurch entfällt die bisher übliche semizirkuläre Ablösung des Zwerchfelles von der Thoraxwand [1], die oft Ursache einer postoperativen respiratorischen Insuffizienz ist. Kaudal des 12. Brustwirbels wird die Spaltung bzw. umschriebene Ablösung des Psoasmuskels und ggf. des Zwerchfellschenkels von der Insertion an der seitlichen Wirbelkörperwand vorgenommen (Abb. 2). In Abhängigkeit von der Ausdehnung des Pleuraraumes gelangt man transthorakal nach kaudal zumindest bis an den Bandscheibenraum L1/2. Wird beim oben beschriebenen interkostalen Zugang der Pleuraraum nicht mehr (oder nur partiell) erreicht, wird infradiaphragmal retroperitoneal zwischen Zwerchfellschenkel und Psoasmuskel auf die Wirbelsäule präpariert (Abb. 3).

Für das transthorakale Vorgehen wurde ein gekoppeltes Retraktorsystem für Brustwand, Lunge und Zwerchfell entwickelt (MIASPAS TTA), für das Elemente des Transperitonealen Sperrersystems (MIASPAS Mini-ALIF) gemeinsam verwendet werden. Nach der Zugangspräparation, ggf. mit Spaltung bzw. Ablösung von Zwerchfell(-schenkel) und Psoasmuskel, wird das Zwerchfellretraktorblatt mit Pins temporär am kaudal benachbarten Wirbelkörper fixiert und mit dem Thoraxwandsperrer gekoppelt. Ein spezielles Lungenblatt ermöglicht das Beiseitehalten der (beatmeten)

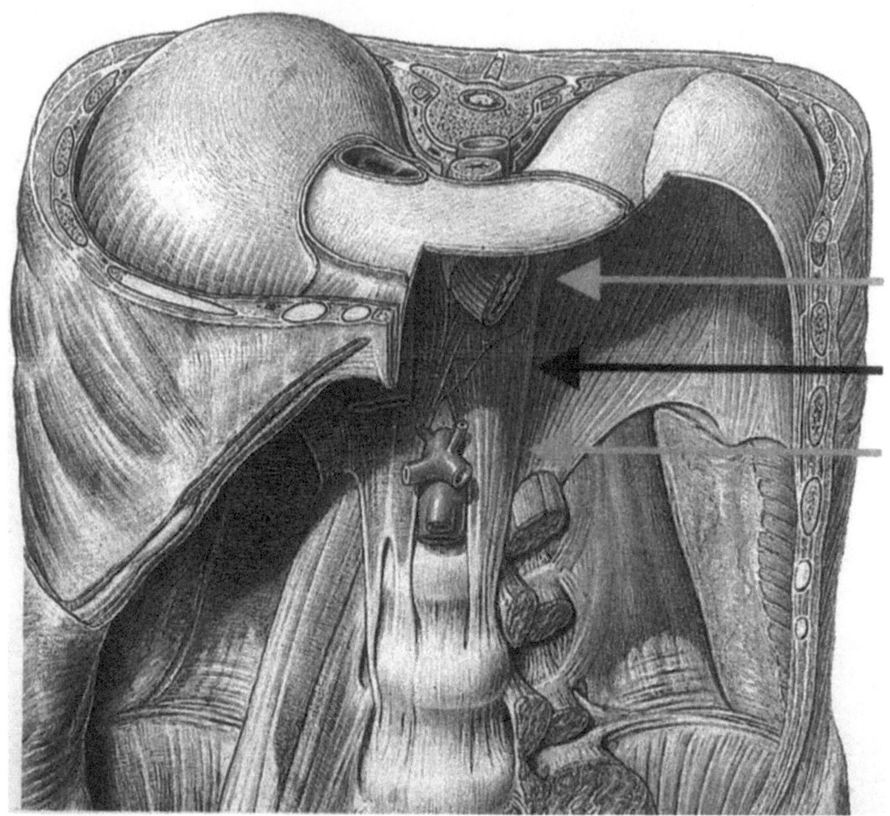

Abb. 2. Ventraler Zugang zum thorakolumbalen Übergang durch den laterlaen Recessus in Zwerchfellhöhe

Lunge und wird ebenfalls mit dem Sperrersystem verbunden. Für die Retraktion der Mediastinalorgane nach anterior wird ein (bzw. mehrere) modifizierter Hohmann-Hebel verwendet, der mit seiner Spitze zwischen Wirbelkörper und dem vorderen Längsband verankert wird (Abb. 4).

Die *ventrale Fusion* erfolgt nach Bandscheiben- und Fragmentausräumung mit einer tragfähigen bi- oder trikortikalen Knochenspanplastik (autogen vom Beckenkamm), ggf. auch durch Titankörbchen. Bei palliativer Versorgung pathologischer Frakturen wird meist eine Verbundspondylodese durchgeführt.

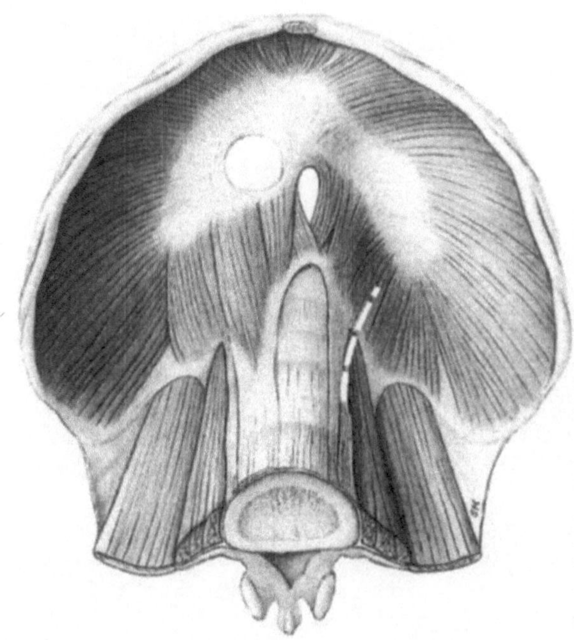

Abb. 3. Ventraler Zugang zum thorakolumbalen Übergang, von infradiaphragmal aus gesehen (Zwerchfell-Splitting)

Patientengut und Ergebnisse

Zwischen 6/96 und 9/97 kamen bei 61 Patienten minimiert-invasive anteriore Verfahren zur Anwendung (s.Tabelle 1). Unser Patientengut umfaßt 47 frische Frakturen, 6 posttraumatische Fehlstellungen bzw. Pseudarthrosen und 8 pathologische Frakturen bzw. Tumoren. Die Dekompression bzw. Revision des Spinalkanals wurde in 21 Fällen über den anterioren Zugang durchgeführt.

In 35 Fällen erfolgte *primär* die *dorsale Stabilisierung* (über durchschnittlich 2,0 Segmente) mit einem winkelstabilen internen Plattenfixateur (DYNA-LOK, wahlweise als Titanimplantat), der *sekundäre ventrale Eingriff* – nach initialer Erholung – im Mittel nach 6,8 Tagen, in einem Fall einzeitig. Durchschnittlich wurden 1,3 Segmente fusioniert.

In 26 Fällen erfolgte die *primär anteriore Fusion* über durchschnittlich 1,5 Segmente, zusammen mit der *ventralen Stabilisierung*. Sie wird grundsätzlich immer in Verbindung mit einer anterioren Abstützung, z.B. durch eine Spanplastik (Fusion) bzw. als Verbundspondylodese durchgeführt. Wir verwendeten winkelstabile Titanimplantate (Z-Plate, Fa. SOFAMOR DANEK; HMA System, Fa. AESCULAP), 14mal mono-, 10mal bi-, 2mal trisegmental.

Der ventrale *lumbale* Eingriff, Mini-ALIF, (L 2-5) wurde in 15 Fällen mit Fusion über durchschnittlich 1,6 Segmente durchgeführt. Die durchschnittliche Länge der Hautinzision betrug 6,4 cm (4–10 cm), wobei z.T. die Spanentnahme am Beckenkamm über dieselbe Inzision erfolgte.

Im gleichen Zeitraum wurden in 46 Fällen anteriore Fusionen (Mini-ATIF) im *thorakolumbalen* Bereich (Th 3 – L 2) über durchschnittlich 1,4 Segmente durchgeführt.

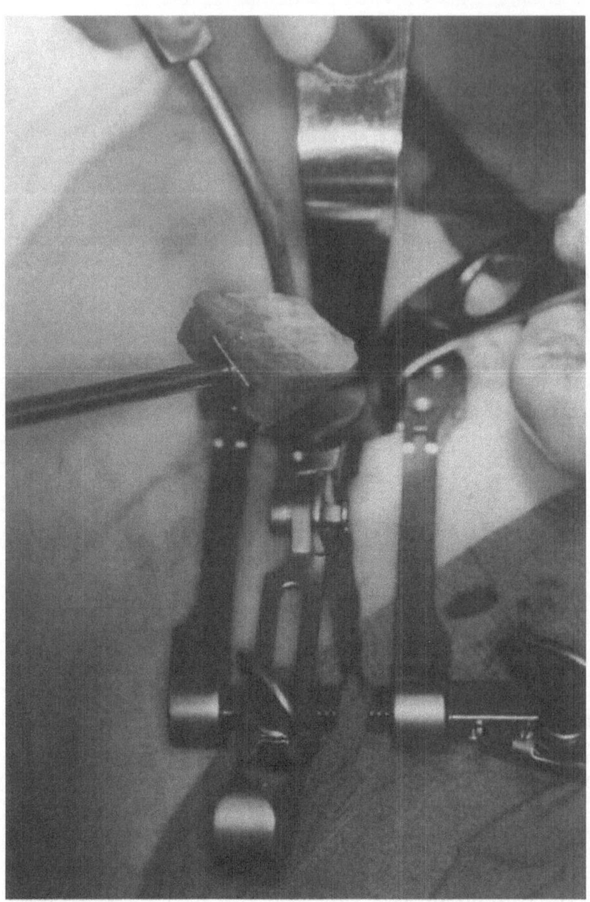

Abb. 4. Operationssitus: Thoraxwandretraktor mit Lungenblatt und modifiziertem Hohmann-Hebel, Stößel für Knochenspan

Die mittlere Hautinzision betrug hier 6,3 cm (4–12 cm). In Fällen mit posttraumatischen Korrekturen und pathologischen Frakturen bzw. Tumoren in der mittleren und oberen BWS wurde nach den gleichen Prinzipien eine limitierte Thorakotomie (Limi-ATIF) durchgeführt; aufgrund der Lokalisation und des Rippenverlaufes waren hier längere Inzisionen von durchschnittlich 9,6 cm erforderlich.

Die *Operationszeiten* beinhalten die Lernkurven von 5 Operateuren. Die mittlere *Operationsdauer* betrug bei den lumbalen Eingriffen (Mini-ALIF) 130 min. Die transthorakalen Frakturversorgungen (Mini-ATIF, incl. ventrale Stabilisierungen) erforderten im Mittel nur 118 min. Während für die alleinige monosegmentale, thorakale Spanplastik (Mini-ATIF) die Operationsdauer inzwischen sogar bis auf 70 min verkürzt werden konnte, dauerten die Eingriffe bei thorakalen posttraumatischen Korrekturen und Tumoren deutlich länger (Limi-ATIF 166 min).

Eine postoperative Nachbeatmung bzw. Intensivüberwachung war nach dem ventralen Eingriff lediglich bei 3 Patienten erforderlich, wobei es sich hier ausschließlich um ältere Patienten mit pathologischen Frakturen bzw. Tumoren handelte, mit präoperativ schon erheblich reduzierter respiratorischer Funktion.

Tabelle 1. Mini-offene anteriore Fusionen (6/96–9/97: 46xATIF, 15xALIF)

Höhe	Nach dorsaler Stabilisierung n=35		Primär ventrale Stabilisierung n=26		
	Segmente 1	2	Segmente 1	2	3
D 3				•	
4					
5				•	
6					
7					
8	#		Δ	#, 2 •	•
9	#				•
10				#	
11			#		
12	#	3 #		#, Δ	
L 1	19 #	2 #	5 #	Δ	
2	#	3 #	#	#	
3	2 #	2 Δ	#, •		
4		#, Δ, •	#		
5					
Σ	25	10	14	10	2
# Frakturen	31		16		
Δ Posttrauma	3		3		
• Path./Tumor	1		7		
Anteriore Dekompression Spinalkanal n = 21					

Es traten – bezogen auf die mini-offenen Verfahren – keine operationsspezifischen *Komplikationen* auf. Jeweils in einem Fall war eine verzögerte Fusion bei Lockerung der Z-Platte zu verzeichnen, eine letale Lungenembolie am 5. postoperativen Tag (bei Fraktur BWK 11 und autoptisch gesicherter, vorbestehender Beckenvenenthrombose) zu beklagen, und in einem Fall mit einer veralteten LWK-2-Fraktur eine unzureichende ventrale Dekompression zu erweitern. Postoperative Schmerzen wurden an der Spanentnahmestelle am Beckenkamm weit stärker empfunden als an den ventralen Minithorakotomiezugängen.

Diskussion

Die deutliche Verringerung der Operationsmorbidität der dargestellten dorsalen und ventralen Einzeleingriffe relativiert insbesondere die herkömmlichen Vorbehalte gegen den ventralen Eingriff und erlaubt ein *differenziertes Vorgehen:*

Zur Erzielung einer Lagerungs- bzw. Mobilisationsstabilität erfolgt (z.B. beim Mehrfachverletzten) zunächst nur die *primäre dorsale Stabilisierung.* Soweit ein neurologisches Defizit eine sofortige Dekompression des Spinalkanals nicht zwingend erfordert, minimiert eine schonende Zugangstechnik für die dorsale Stabilisierung unter Längsspaltung der Muskulatur – ohne ihre Ablösung – den Blutverlust und das Operationstrauma bereits erheblich.

Nach initialer Erholung (insbesondere der respiratorischen Funktionen beim begleitenden Thorax- und/oder Abdominaltrauma) und angestrebter Frühmobilisation erfolgt die ventrale *Fusion* meistens *sekundär.* Durch die beträchtliche Minimierung der Operationsmorbidität des ventralen Eingriffes kann die definitive Versorgung frühzeitig erfolgen, im günstigsten Fall sogar *einzeitig*, zusammen mit der dorsalen Stabilisierung.

Die schonende anteriore Methode erlaubt bei geeigneten Fällen auch eine *einzeitige, rein ventrale Versorgung* unter Einschluß der Stabilisierung. Diese streben wir bei isolierten (z. B. Berstungs-) Brüchen vom Typ A und bei guter Knochenqualität an. Durch Verwendung von Titanimplantaten entfällt die Implantatentfernung, und die Rehabilitation kann erheblich beschleunigt werden. Eines der wenigen Implantate, welches bei inkompletten Berstungsbrüchen auch eine *mono*segmentale Stabilisierung über minimal-invasive Zugänge ermöglicht, ist die Z-Plate (Fa. SOFAMOR DANEK), wenn die Platte invers montiert wird (Abb. 5).

Bei stärkerer traumatischer Deformierung der Wirbelsäule kann jedoch die alleinige ventrale Stabilisierung vorerst nur mit Einschränkungen empfohlen werden, da die derzeit verfügbaren anterioren Instrumentarien bzw. Implantate die erforderliche Reposition nicht immer im erwünschten Maße ermöglichen oder aufrecht erhalten können [5]. Entsprechend der bewährten Distraktionsreposition in Bauchlage, mit der bei kyphotischer Deformierung bei dorsalen Stabilisierungen am thorakolumbalen Übergang meist eine gute Aufrichtung zu erzielen ist, sollte auch bei den in Seitenlage durchgeführten ventralen Stabilisierungen eine indirekte Reposition ange-

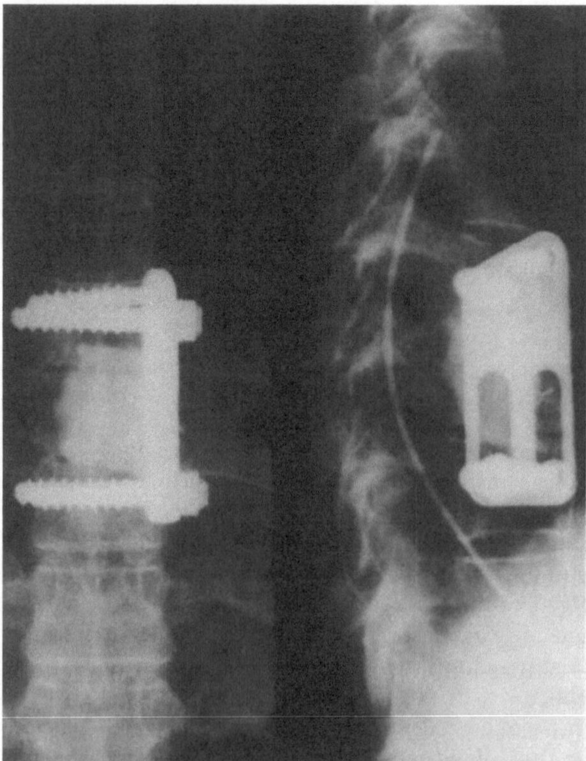

Abb. 5. Röntgenbild: Ventrale Verbundspondylodese mit Z-Plate bei Metastase BWK 8, mit Spinalkanalrevision

strebt werden, um die Implantatverankerung im Wirbelkörper nicht zu überfordern bzw. nicht primär bereits auszulockern. Im Zweifelsfall ist deshalb der dorsalen Stabilisierung mit der bewährten Pedikelfixation (in Kombination mit einem abstützenden ventralen Eingriff) der Vorzug zu geben [4].

Bei temporärer Stabilisierung mit einem winkelstabilen dorsalen Implantat wird von uns eine schonende Montage mit definiertem Abstand von den Wirbelgelenken angestrebt. Bei mehrsegmentaler dorsaler Montage kann (wenn möglich) durch Einbeziehung des frakturierten Wirbelkörpers in die Instrumentierung und durch Druck auf den Scheitel der kyphotischen Deformierung (Abb. 6) eine zusätzliche aufrichtende Wirkung erzielt werden.

Unsere positiven Erfahrungen mit der mini-offenen ventralen Fusion und Beobachtungen über unsichere Fusionen [6] haben uns veranlaßt, die von DANIAUX [2] propagierte transpedikuläre Technik der *Fusion* (Bandscheibenausräumung und interkorporelle Knochenplastik von dorsal durch die Pedikel hindurch) nicht mehr anzuwenden. Bei dieser indirekten Methode ist nach eigener Erfahrung die Ausräumung der Deckplattenfragmente und der rupturierten Bandscheibe (insbesondere bei einer Verlagerung des Nucleus pulposus in den geborstenen Wirbelkörper) – auch bei endoskopischer Unterstützung durch den anderen Pedikel hindurch – ebenso unzureichend und unsicher wie die Anfrischung der angrenzenden Grundplatte [vgl. 6]. Unsere Vorbehalte gelten auch gegenüber der Tragfähigkeit der knöchernen Auffüllung, so daß wir die transpedikuläre Fusionsmethode zugunsten der Einbolzung eines soliden anterioren Knochenspans verlassen haben. Die mit der transpedikulären Methode verbundene Affektion der Pedikel (Aufbohrung) erfor-

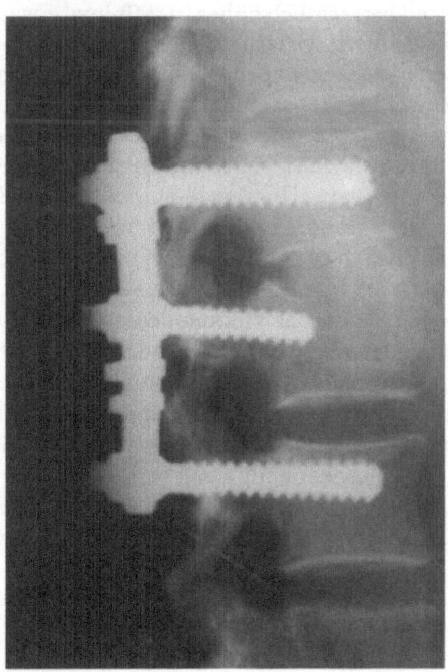

Abb. 6. Röntgenbild: Spanplastik L2/L3, DYNA-LOK Plattenfixateur L1-L3

dert zudem immer die Ausdehnung der Instrumentierung auf ein zusätzliches Bewegungssegment. Dagegen bietet die stabilere ventrale Abstützung bei der mini-offenen anterioren Fusionstechnik (z.B. bei inkompletten oberen Berstungsbrüchen) häufig den Vorteil einer Beschränkung auf eine monosegmentale Instrumentierung, die dann ggf. auch von anterior her erfolgen kann. Lediglich bei ausgedehnter diskoligamentärer Zerreißung oder an der unteren LWS kommt für uns noch eine interkorporelle Fusion von dorsal her – dann aber im Sinne einer PLIF-Technik – in Betracht.

Schlußfolgerungen

Minimal-invasive Verfahren bei der Stabilisierung und Fusion thorakolumbaler Frakturen sind nicht an die Verwendung endoskopischer Methoden gebunden, die als indirekte Verfahren derzeit leider noch ungenügende räumliche Darstellung ermöglichen [8,10,11]. Vielmehr ist mit geeigneten Instrumentarien eine Minimierung herkömmlicher, offener Operationstechniken zu mini-offenen Methoden zu erzielen. Durch diese relativ leicht erlernbaren Verfahren mit geringem apparativem Aufwand verlängert sich die Operationsdauer nicht. Aufgrund direkter, dreidimensionaler Sicht in den Operationssitus ist die räumliche Orientierung gut, die Gewöhnung an längere Instrumente und kleinere Bewegungsausschläge erfolgt schnell. Selbst wenn für eine gleichzeitige ventrale Instrumentierung ggf. 1–2 cm längere Inzisionen erforderlich sind, übersteigt dies nicht die Summe der erforderlichen Inzisionen bei vergleichbaren endoskopischen Verfahren [10, 11], bei denen neben dem erhöhten Materialaufwand für mehrere Zugänge der personelle und zeitliche Aufwand beträchtlich höher ist. Minimal-invasive offene ventrale Verfahren sind deshalb nicht zuletzt wirtschaftlicher als endoskopische Methoden. Die minimal-invasiv offenen Methoden haben keine höheren Risiken als andere anteriore Verfahren [8, 9]. Die für die Minithorakotomie mit Rippenosteotomie erforderliche präparatorische Darstellung (und Schonung) in der Regel nur eines Interkostalnervs bietet im Vergleich zu endoskopischen Techniken [10], welche mit multiplen thorakalen Portalen mehrere Interkostalnerven gefährden, die größere Sicherheit.

Der mini-offene Zugang hat besondere Vorteile für die transthorakalen Wirbelsäuleneingriffe. Eine seitengetrennte Intubation ist nicht erforderlich und die postoperative Intensivtherapie bzw. Nachbeatmung kann auf ein Minimum reduziert werden. Von der schonenden ventralen Operationsmethode profitieren besonders Patienten mit drohender oder manifester respiratorischer Insuffizienz (Thoraxtrauma, pathologische Frakturen, Tumoren). Die auch heute noch als Standardzugang propagierte Thorakolumbophrenotomie sollte für Routineversorgungen nicht mehr angewendet werden und Ausnahmeindikationen vorbehalten bleiben.

Infolge der deutlichen Verringerung der Operationsmorbidität der Einzeleingriffe relativieren sich die Vorbehalte gegen ventrale Eingriffe – mit der Folge einer interessanten Erweiterung des Indikationsspektrums zugunsten anteriorer Verfahren.

Zusammenfassung

Dorsale und ventrale Stabilisierungs- und Fusionseingriffe an der Rumpfwirbelsäule können standardisiert als offene Eingriffe mit minimierter Invasivität durchgeführt werden. Infolge der deutlichen Verringerung der Operationsmorbidität relativieren sich die Vorbehalte gegen ventrale Eingriffe, mit der Folge der Erweiterung des Indikationsspektrums.

Für die dorsale Stabilisierung wird unter weitest möglichem Verzicht auf destabilisierende dorsale Dekompressionen der muskelschonende Zugang nach Wiltse verwandt.

Einhergehend mit den Erkenntnissen über irreversible Bandscheibenschäden bei Verletzungen der Rumpfwirbelsäule haben wir in den letzten Jahren zunehmend ventrale Fusionseingriffe durchgeführt. Aufgrund der Verletzungshäufigkeit des thorakolumbalen Überganges erfolgte – analog dem offenen Mini-ALIF-Verfahren nach H.M. Mayer für den lumbalen Bereich (L 2-5) – die eigene Entwicklung eines minimal-invasiven offenen transthorakalen Verfahrens: **„Mini-ATIF“** (**Mini**mal-invasive **a**nteriore **t**horakale **i**nterkorporelle **F**usion), welches von Th3 bis L2 Anwendung findet. Die transthorakale Fusion wird über eine Minithorakotomie mit Rippenosteotomie vorgenommen. Eine 4 cm lange Inzision genügt für eine monosegmentale Bandscheibenausräumung und Fusion. Kernstück für den transthorakalen Zugang ist ein gekoppeltes Retraktorsystem für Brustwand, Lunge und Zwerchfell, das den Operationssitus an der Wirbelsäule exponiert. Die gesamte Präparation des Zuganges zur Wirbelsäule, die Bandscheibenausräumung mit Präparation des knöchernen Lagers und die Interposition eines tragfähigen Knochenspans geschehen mit langen Spezialinstrumenten unter direkter, dreidimensionaler Sicht des Operateurs. Das Zwerchfell wird weitestgehend geschont und nur umschrieben im Muskelfaserverlauf gespalten; seine Ablösung von der Thoraxwand ist nicht erforderlich.

Bei geeigneten Fällen erlauben die schonenden anterioren Methoden eine einzeitige, rein ventrale Versorgung unter Einschluß der Stabilisierung. Bei Verwendung von Titanimplantaten entfällt die Implantatentfernung und die Rückenmuskulatur wird geschont.

Von 6/96 bis 9/97 kamen bei 61 unfallchirurgischen Patienten minimiert-invasive anteriore Verfahren zur Anwendung.

Die minimal-invasiv offenen Methoden beinhalten keine höheren Risiken als herkömmliche anteriore Verfahren. Eine seitengetrennte Intubation ist in der Regel ebensowenig erforderlich wie eine postoperative Intensivtherapie mit Nachbeatmung. Insbesondere Mehrfachverletzte profitieren von der Vermeidung operationsbedingter respiratorischer Funktionsstörungen. Der besondere Vorteil der mini-offenen transthorakalen Methode liegt bei Eingriffen in Zwerchfellhöhe und ersetzt die Thorakolumbophrenotomie, die aufgrund ihrer hohen Invasivität nicht mehr angewendet werden sollte.

Die beschriebenen mini-offenen Methoden sind nicht zuletzt wirtschaftlicher als vergleichbare endoskopische Verfahren mit hohem Material-, Personal- und Zeitaufwand.

Literatur

1. Bauer R, Kerschbaumer F, Poisel S (1993) Atlas of spinal operations. Thieme, Stuttgart NewYork
2. Daniaux H (1986) Transpedikuläre Reposition und Spongiosaplastik bei Wirbelkörperbrüchen der unteren Brust- und Lendenwirbelsäule. Unfallchirurg 89: 197–213
3. Eysel P, Rompe JD, Hopf C, Meinig G (1994) Die Bedeutung der Bandscheibe für den Repositionsverlust operativ stabilisierter Frakturen der Rumpfwirbelsäule. Unfallchirurg 97: 451–457
4. Feil J, Wörsdörfer O (1992) Ventrale Stabilisierung im Bereich der Brust- und Lendenwirbelsäule. Chirurg 63: 856–865
5. Kaneda K et al. (1997) Anterior decompression and stabilization with the Kaneda device for thoracolumbar burst fractures associated with neurological deficits.J Bone Joint Surg Am 79: 69–83
6. Knop C et al. (1997) Frakturen der thorakolumbalen Wirbelsäule – Spätergebnisse nach dorsaler Instrumentierung und ihre Konsequenzen. Unfallchirurg 100: 630–639
7. Mayer HM (1997) A new microsurgical technique for minimally invasive anterior lumbar interbody fusion. Spine 22: 691–700
8. McAfee PC, Regan JR, Zdeblik T et al. (1995) The incidence of complications in endoscopic anterior thoracolumbar spinal reconstructive surgery. Spine 20: 1624–1632
9. McDonnell MF, Glassman S, Dimar II JR, Puno RM, Johnson JR (1996) Perioperative complications of anterior procedures on the spine. J Bone Joint Surg Am 78: 839–847
10. Regan JJ, Mack MJ, Picetti GD (1995) A technical report on video-assisted thoracoscopy in thoracic spinal surgery. Spine 20: 831–837
11. Rosenthal D et al. (1994) Removal of a protruded thoracic disc using microsurgical endoscopy. A new technique. Spine 19: 1087–1091
12. Singewald M (1997) Mini-ATIF in treatment of thoracolumbar fractures. International Forum on New Technologies in Advanced Spine Surgery, Bad Füssing, 23.5.1997 (Vortrag)
13. Singewald M, Janzen W, Raible M (1997) Minimal-invasive anteriore Fusion der Thorakolumbalen Wirbelsäule. Hefte Unfallchir 268: 685–688
14. Wiltse LL, Spencer CW (1988) New uses and refinements of the paraspinal approach to the lumbar spine. Spine 13(6): 696–706

TEIL VI

Die Fusion mit Cages

Multidirektionale Stabilität der Wirbelsäule nach anteriorer lumbaler interkorporeller Fusion (ALIF) – biomechanische Untersuchung eines neuen Kohlefaserimplantats

M. Vahldiek[1], M.M. Panjabi[2], F. Gossé[1], K. Westermann[3]

[1]Orthopädische Klinik der Medizinischen Hochschule Hannover, Klinik 2 im Annastift, Heimchenstraße 1–7, D-30625 Hannover
[2]Yale University, School of Medicine, Department of Orthopaedics, New Haven, CT, USA
[3]Klinik für Unfall- und Wiederherstellungschirurgie, Nordstadtkrankenhaus, Haltenhoffstr. 41, D-30167 Hannover

Einleitung

Eine Indikation zu stabilisierenden Wirbelsäuleneingriffen besteht bei nachgewiesener segmentaler Instabilität der Wirbelsäule durch degenerative, entzündliche und posttraumatische Wirbelsäulenveränderungen.

Neben rein dorsalen Operationsverfahren (posterolaterale Fusion: PLF, und posteriore lumbale interkorporelle Fusion: PLIF) wurden in den letzten Jahren, besonders im Rahmen der minimal-invasiven Operationstechniken, verschiedene anteriore Implantatsysteme zur anterioren lumbalen interkorporellen Fusion (ALIF) entwikkelt. Unter Berücksichtigung des ständig steigenden Kostendrucks im Gesundheitswesen sowie der hohen Anforderungen an eine möglichst geringe peri- und postoperative Morbidität der Patienten werden diese Implantate zunehmend auch als sog. „Stand alone-Implantate" ohne zusätzliche dorsale Stabilisierung eingesetzt. Während mit den interkorporellen Implantaten klinisch offensichtlich eine gute Stabilität der Spondylodese erreicht werden kann, liegen bis heute nur sehr wenige aussagekräftige biomechanische Daten über die tatsächlich erreichte Stabilität der Spondylodese vor (Nibu 1997). Für die Entscheidung, bei welchen Instabilitätsformen ein interkorporelles „Stand alone"-Implantat" für das Erreichen einer soliden Fusion ausreichend ist, sind Kenntnisse über die biomechanische Qualität einer Spondylodesetechnik äußerst wichtig.

Der multidirektionale Flexibilitätstest nach Panjabi (1988, 1991) hat sich bei zahlreichen biomechanischen Untersuchungen am menschlichen Wirbelsäulenmodell bewährt. Mit diesem standardisierten Test konnten umfangreiche Informationen über die Stabilität von Wirbelsäulenverletzungen und -erkrankungen sowie deren Stabilisierungsoperationen gewonnen werden (Kifune 1995; Panjabi 1991, 1994; Goel 1993; Kothe 1996; Vahldiek 1998).

Methoden

Untersuchungsmaterial

Untersucht wurden 6 nicht konservierte, frisch-gefrorene menschliche Leichenwirbelsäulen (L4/L5).

Hefte zu „Der Unfallchirurg", Heft 271
H. J. Wilke, L. E. Claes (Hrsg.)
Die traumatische und degenerative Bandscheibe

Präparation und Einbettung

Um Verletzungen der Präparate sowie degenerative Veränderungen zu dokumentieren, erfolgte zunächst eine Röntgendiagnostik. Präparate mit Frakturen oder Anomalien im zu untersuchenden Wirbelsäulenbereich wurden von dieser Untersuchung ausgeschlossen. Bei der Präparation wurden Fett- und Muskelgewebe entfernt. Knochen, Bandscheiben und ligamentäre Strukturen blieben erhalten. Nachdem der obere und der untere Wirbelkörper in ein schnell härtendes Epoxidharz (Bondo/Dynatron; Corp., Atlanta, GA) eingebettet wurde, erfolgte die Ausrichtung der Präparate. Die Grundplatte des 5. Lendenwirbelkörpers wurde exakt horizontal orientiert. Je 3 non-colineare, infrarotes Licht emittierende Dioden (LED) für das OPTOTRAK-Bewegungsmeßsystem (Northern Digital Inc., Waterloo, Canada) wurden rigide an den einzelnen Wirbelkörper befestigt.

Stabilitätstestung

Die Stabilitätstestung der Präparate erfolgte in einer Flexibilitätsmaschine. Bei diesem Testaufbau ist die Wirbelsäulenbeweglichkeit nicht eingeschränkt. Reine Drehmomente in Flexion/Extension, Rechts-Links-Rotation sowie Rechts-Links-Neigung wurden auf die Wirbelsäulenpräparate aufgetragen (Panjabi 1994). Die Verwendung von reinen Momenten bietet den Vorteil, daß die Belastung, die auf jedes Wirbelsäulensegment wirkt, gleich groß ist. Die Wirbelsäulentestung erfolgte in drei Zyklen mit je 3 Belastungs- und Entlastungsschritten. Das maximale Moment von 7,5 Nm wird in 3 Belastungsschritten erreicht: 2.5, 5 und 7.5 Nm. Die ersten 2 Zyklen dienten als Präkonditionierung. Der 3. Zyklus war der Meßzyklus. Um das viskoelastische Verhalten der Wirbelsäulen zu minimieren, wirkt jedes Drehmoment 30 s auf die Wirbelsäule ein. Frühere Untersuchungen (Panjabi 1989; Vahldiek 1997) haben belegt, daß unter den oben genannten Voraussetzungen und unter Verwendung von 7,5 Nm als maximales Drehmoment der gesamte physiologische Bewegungsumfang der Wirbelsäule voll erreicht wird und keine Verletzungen der Präparate oder der Testbedingungen entstehen. Als Simulation des Körpergewichts wirkte eine Vorlast von 100 N als reine Kompressionskraft auf das geometrische Zentrum der Bandscheibe von L4/L5 ein. Die relativen Bewegungen des Wirbelsäulensegments L4-L5 wurden mit dem OPTOTRAK-Bewegungsmeßsystem aufgezeichnet. Die Auswertung erfolgte anhand von Kraft-Weg-Diagrammen (Moment-Rotations-Diagramme). Neutrale Zone (NZ), elastische Zone (EZ) und Bewegungsumfang (ROM) wurden bestimmt.

Statistik

Die statistische Auswertung erfolgt mittels ANOVA für wiederholte Messungen sowie dem Fisher'PSLD-posthoc-Test. Als signifikant wurde $p<0{,}05$ definiert.

Implantate

Als Implantat verwandten wir ALIF-Kohlefaserimplantate (ALIF/Caproman, MAN Ceramics GmbH, Deggendorf, Deutschland) mit 2 unterschiedlichen Implantathöhen von 10 mm und 12 mm. Es handelte sich um Kohlefaserrahmen mit einer Kanten-

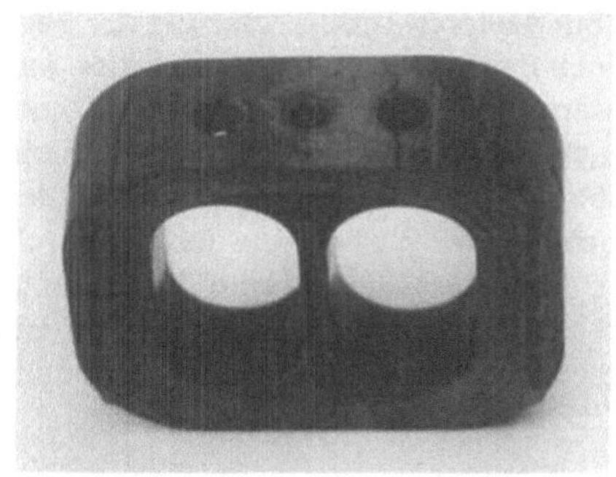

Abb. 1. Kohlefaserimplantat ALIF/Caproman (Mit Genehmigung durch MAN Ceramics GmbH, Deggendorf, Deutschland)

länge von 24 mm und einer definierten hinteren Kantenhöhe (hier 10 mm und 12 mm), die nach ventral in einem Winkel von 7° ansteigt (Abb. 1).

Operation und Testprotokoll

Der Stabilitätstest wurde zunächst mit dem intakten Wirbelsäulensegment durchgeführt und dann nach jedem Präparationsschritt des Testprotokolls (s. unten) wiederholt.

Testprotokoll

1. Intaktes Bewegungssegment L4/L5
2. Bewegungssegment L4/L5 nach anteriorer interkorporeller Fusion mit einem 10 mm hohen ALIF-Implantat
3. Bewegungssegment nach anteriorer interkorporeller Fusion L4/L5 mit einem 12 mm hohen ALIF-Implantat

Die anteriore lumbale interkorporelle Fusion erfolgte mit dem vom Implantathersteller zur Verfügung gestellten Instrumentarium. Nach Transsektion des vorderen Längsbands wurde der ventrale Anteil der Bandscheibe mit einem Kastenmeißel gefenstert. Das Bandscheibengewebe wurde entfernt und das Kohlefaserimplantat eingebolzt.

Ergebnisse

Das Stabilitätsverhalten der Wirbelsäule kann durch unterschiedliche Parameter definiert werden. Im Rahmen des Stabilitätstests wurden Bewegungsumfang (ROM), elastische Zone (EZ) und neutrale Zone (NZ) ausgewertet.

Hierbei zeigte sich, daß der Bewegungsumfang (ROM) des intakten Wirbelsäulensegments in den Bewegungsebenen Rotation (4,9°) und Seitneigung (8,8°) durch beide ALIF-Implantate signifikant reduziert wurde (Rotation: auf 2,7° mit Implantat 1 bzw. 2,4° mit Implantat 2; Seitneigung: auf 6,5° mit Implantat 1 bzw. 6,1° mit Implantat 2 ($p<0.05$)) (Tabelle 1, Abb. 2). Keine signifikanten Unterschiede bestanden in der Bewegungsebene Flexion/Extension (8,6° intakt, 7,3° Implantat 1, 6,9° Implantat 2) (Tabelle 1, Abb. 2).

Zur weiteren Differenzierung der Bewegungsebene Flexion/Extension in die einzelnen Bewegungsrichtungen Flexion und Extension wurde die elastische Zone ausgewertet. Es zeigte sich eine erhöhte Stabilität in Flexion (3,6° intakt, 2,8° Implantat 1, 2,5° Implantat 2) und keine signifikanten Unterschiede in Extension (Tabelle 2, Abb. 3). Es bestanden keine signifikanten Unterschiede in der neutralen Zone zwischen intakter Wirbelsäule und der durch die 2 unterschiedlichen Implantate stabilisierten Wirbelsäule (Flexion/Extension 2,3° intakt zu 1,9° bzw. 1,8°, axiale Rotation: 0,5° zu 0,6° bzw. 0,5°, Seitneigung 1,7° zu 1,1° bzw. 1.4°) (Tabelle 3, Abb. 4). Die unterschiedlichen Implantathöhen von 10 und 12 mm ergaben ebenfalls keine signifikanten Unterschiede (Abb. 2–4).

Tabelle 1. Bewegungsumfang (ROM) L4/5 des intakten Wirbelsäulensegments, nach ALIF mit Implantat 1 (10 mm) und nach ALIF mit Implantat 2 (12 mm)

ROM L4/5	Intakt	Implantat 1	Implantat 2
Flex./Ext.	8,6°	7,3°	6,9°
Rotation	4,9°	2,7°	2,4°
Neigung	8,8°	6,5°	6,1°

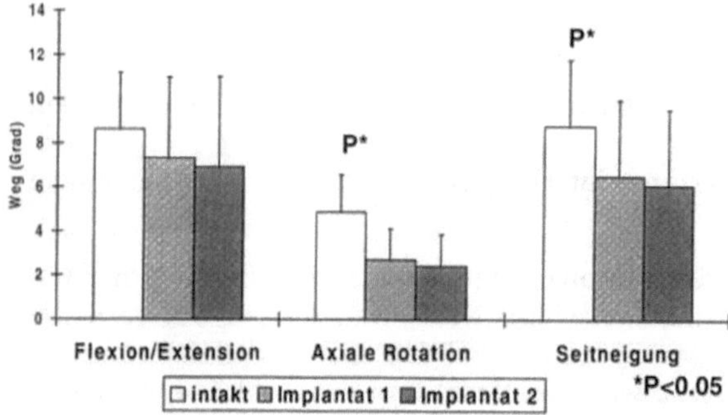

Abb. 2. Bewegungsumfang (*ROM*) und Standardabweichung. Der Bewegungsumfang des intakten Wirbelsäulensegments ist in Rotation und in Seitneigung durch beide ALIF Implantate signifikant reduziert. Keine signifikanten Unterschiede bestanden in der Bewegungsebene Flexion/Extension

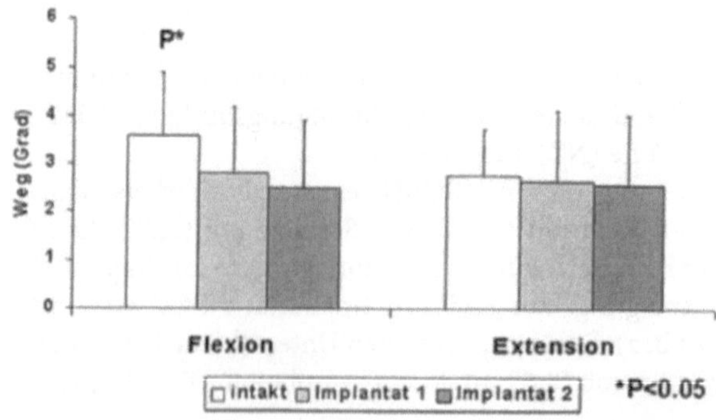

Abb. 3. Elastische Zone (*EZ*) und Standardabweichung. Erhöhte Stabilität in Flexion, keine signifikanten Unterschiede in Extension

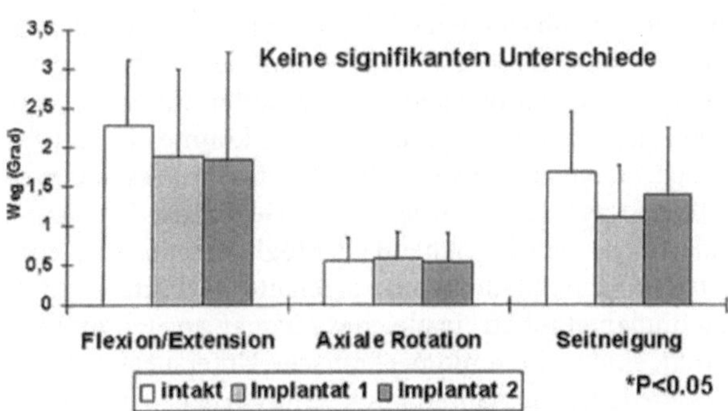

Abb. 4. Neutrale Zone (*NZ*) und Standardabweichung. Keine signifikanten Unterschiede zwischen intaktem und stabilisiertem Wirbelsäulensegment L4/5

Tabelle 2. Elastische Zone (EZ) des intakten Wirbelsäulensegments L4/5, nach ALIF mit Implantat 1 (10 mm) und nach ALIF mit Implantat 2 (12 mm)

EZ L4/5	Intakt	Implantat 1	Implantat 2
Flexion	3,6°	2,8°	2,5°
Extension	2,8°	2,6°	2,6°

Tabelle 3. Neutrale Zone (NZ) des intakten Wirbelsäulensegments L4/5, nach ALIF mit Implantat 1 (10 mm) und nach ALIF mit Implantat 2 (12 mm)

NZ L4/5	Intakt	Implantat 1	Implantat 2
Flex/Ext	2,3°	1,9°	1,8°
Rotation	0,5°	0,6°	0,5°
Neigung	1,7°	1,1°	1,4°

Diskussion

Die anteriore lumbale interkorporelle Fusion führt „in vitro" zu einer Stabilisierung des Wirbelsäulensegments in Flexion, in Rotation und in Seitneigung. In Extension entsteht durch die ALIF-Operation eine relative Instabilität. Dieses Ergebnis wurde auch in den biomechanischen Stabilitätsuntersuchungen anderer ALIF-Implantatsysteme beobachtet (Nibu 1997, Oxland 1997) und als Folge der iatrogenen, operationsbedingten Verletzung des vorderen Längsbandes diskutiert. Dabei untersuchten Nibu et al. (1997) das Stabilitätspotential von BAK-Implantaten an 4 menschlichen Wirbelsäulenpräparaten. Sie dokumentierten einen reduzierten Bewegungsumfang in Flexion, Rotation und Seitneigung, nicht aber in Extension. Im Gegensatz zu unserer Untersuchung war eine signifikante Vergrößerung der neutralen Zone in Extension und Rotation und eine Verminderung der NZ in Seitneigung nachweisbar. Oxland et al. untersuchten 1997 vergleichend das Stabilitätsverhalten von BAK-Implantaten und SynCages mit und ohne zusätzliche translaminäre Verschraubung. Unabhängig vom Implantatdesign wurde ein stabilisierender Effekt in Flexion, in Rotation und in Seitneigung, nicht aber in Extension nachgewiesen. Die zusätzliche translaminäre Verschraubung führte zur Stabilität auch in Extension. Veränderungen der NZ wurden nicht ausgewertet. Im Widerspruch zu biomechanischen Untersuchungen anderer Implantatsysteme zur interkorporellen Fusion (Nibu 1997; Hoschijima 1997), beobachteten wir keine signifikanten Unterschiede der NZ. Die NZ gilt nach Panjabi (1992) als sehr sensitives Maß der Wirbelsäulenstabilität. In der vorliegenden Untersuchung wurden keine signifikanten Unterschiede zwischen den 2 unterschiedlichen Implantathöhen gefunden. Dies könnte ein Hinweis darauf sein, daß das bisher gültige Stabilisierungsmodell (Distraktion des intervertebralen Raumes durch das Implantat auf der einen Seite und Gegenzug der distrahierten Anulusfasern auf der anderen Seite) unzureichend ist. Möglicherweise besteht kein linearer Zusammenhang zwischen Implantathöhe und erreichter Stabilität, so daß über ein breiteres Spektrum von Implantathöhen ein gleiches Ausmaß an Stabilität erreicht wird. Um diese Frage zu klären, sind weitere biomechanische Untersuchungen mit einem größeren Spektrum verschiedener Implantathöhen erforderlich. Biomechanische In-vitro-Untersuchungen können genaue Aussagen über eine erreichte Primärstabilität treffen. Unbeantwortet bleibt die Frage, wieviel Stabilität angestrebt werden sollte, oder wie wenig Beweglichkeit zugelassen werden darf, um eine knöcherne „biologische" Fusion zu ermöglichen. Auch fehlen in diesem Testmodell muskuläre Strukturen. So wiesen Wilke et al. (1995) den wichtigen Einfluß bestimmter Muskelguppen bei der Stabilitätstestung der lumbosakralen Wirbelsäule nach. Es ist vorstellbar, daß „in vivo" die hier nachgewiesene relative Instabilität in Extension durch eine Zuggurtungswirkung des M. psoas major kompensiert werden kann. Trotz dieser bekannten Unzulänglichkeiten eines Testmodells sind biomechanische Untersuchungen unbedingt erforderlich, um Zusammenhänge der Interaktion von Implantaten und Heilungsvorgängen des Körpers zu verstehen. So haben biomechanische Erkenntnisse in den vergangenen Jahren in vielen Anwendungsbereichen zu einer Verbesserung der operativen Behandlung geführt. Nach den Ergebnissen dieser Untersuchung und unter Berücksichtigung der hier eingesetzten Implantate erscheint eine zusätzliche dorsale Stabilisierung oder eine additive postoperative Miederversorgung erforderlich.

Bezogen auf ALIF-Operationen bleibt zu untersuchen, für welche der unterschiedlichen Wirbelsäulenveränderungen (posttraumatische Instabilität, Spondylolisthesis, Osteochondrose, Postdiskotomiesyndrom) die alleinige anteriore lumbale interkorporelle Fusion eine adäquate operative Versorgung darstellt, und bei welcher der Veränderungen eine posteriore interkorporelle oder eine posterolaterale Fusion einen besseren Operationserfolg gewährleistet. Zur Simulation dieser Wirbelsäulenveränderungen ist eine Entwicklung von Instabilitätsmodellen sowie eine vergleichende biomechanische Untersuchung verschiedener Operationsverfahren und Implantatsysteme erforderlich.

Zusammenfassung

Unter dem Druck der Kostenentwicklung im Gesundheitswesen und mit zunehmend besserem Verständnis der Wirbelsäulenbiomechanik haben minimal-invasive Verfahren auch bei anterioren lumbalen interkorporellen Fusionen (ALIF) an Bedeutung gewonnen.

Eine Vielzahl verschiedener Verfahren und Implantate ist zu diesem Zweck entwickelt worden. Bis heute liegen allerdings wenig aussagekräftige Untersuchungen vor, ob und in welchem Umfang eine ausreichende Stabilisierung der Wirbelsäule durch die alleinige ALIF-Operation erreicht werden kann.

Untersucht wurden 6 nicht konservierte, frisch-gefrorene menschliche Leichenwirbelsäulen (L4-L5). Fett- und Muskelgewebe wurde entfernt, Knochen, Bandscheiben und ligamentäre Strukturen blieben erhalten. Nachdem der obere und untere Wirbelkörper in ein schnell härtendes Epoxidharz eingebettet wurde, erfolgte eine multidirektionale Stabilitätstestung in einer Flexibilitätsmaschine. Auf das Wirbelsäulensegment wurden reine Momente (2.5, 5, 7.5 Nm) in Flexion/Extension, Rotation und Seitneigung, die über ein speziell entwickeltes Kopfstück auf das freie Ende des Präparats einwirkten, aufgetragen und die Relativbewegungen (L4-L5) durch ein optoelektronisches Bewegungsmeßsystem nach Präkonditionierung aufgezeichnet. Zunächst erfolgte die Testung des intakten Wirbelsäulensegments L4/L5. Dann wurde der Intervertebralraum L4/L5 für die ALIF-Operation präpariert und nacheinander 2 verschiedene Kohlefaserimplantate (10 und 12 mm Höhe) getestet. Die Auswertung erfolgte anhand von Kraft-Weg-Diagrammen, neutraler Zone, elastischer Zone und Bewegungsumfang.

Die anteriore lumbale interkorporelle Fusion mit dem Kohlefaserimplantat führte zu einer erhöhten Stabilität in Flexion, Rotation und Seitneigung. In Extension zeigte sich eine geringe Primärstabilität des Wirbelsäulensegments. Der Bewegungsumfang wurde in Rotation auf 2,7° (Implantat 1) bzw. 2,4° (Implantat 2) (intakt 4,9°) und in Seitneigung auf 6,5° bzw. 6,1° (intakt 8,8°) reduziert. Die elastische Zone betrug für Flexion 2,8° bzw. 2,5° (intakt 3,6°) und für Extension 2,6° bzw. 2,6° (intakt 2,8°).

Die Verwendung von intervertebralen Implantaten bei der anterioren lumbalen interkorporellen Fusion soll bis zum Eintritt einer knöchernen Konsolidierung des Wirbelsäulensegments eine ausreichende Primärstabilität gewährleisten. Die Ergebnisse dieser Untersuchung zeigten, daß bei den verwendeten Implantaten eine zusätzliche operative Stabilisierung oder eine additive Miederversorgung erforderlich ist.

Diese Studie wurde von der AIOD Deutschland unterstützt.

Literatur

1. Kifune M, Panjabi MM, Arand M, Liu W (1995) Fracture pattern and instability of thoracolumbar injuruies.Eur Spine J 4: 98–103
2. Kothe R, Panjabi MM, Cholewicki J, Liu W (1997) Multidirectional instability of the thoracic spine due to iatrogenic pedicle injuries during transpedicular fixation. A biomechanical investigation. Spine 22(16): 1836–1842
3. Nibu K, Panjabi MM, Oxland T, Cholewicki J (1997) Multidirectional stabilizing potential of BAK interbody spinal fusion system for anterior surgery.J Spinal Disord 10(4): 357–362
4. Oxland TR, Hoffer Z, Nydegger T, Rathonyi G, Nolte LP (1997) Coperative biomechanical investigation of anterior lumbar interbody cages: central and bilateral insertion. 8th Annual Meeting European Spine Society, 10–13 Sept. 1997, Kos, Greece
5. Panjabi MM (1991) Dreidimensionale Testung der Stabilität von Wirbelsäulenimplantaten. Orthopäde 20: 106–111
6. Panjabi MM (1992) The stabilizing system of the spine. Part 2. Neutral zone and instability hypothesis. J Spinal Disord 5(4): 390–397
7. Panjabi MM, Oxland TR, Lin RM, McGowen TW (1994) Thoracolumbar burst fracture. Spine 19(5): 578–585
8. Panjabi MM (1988) Biomechanical evaluation of spinal fixation devices: A conceptual framework. Spine 13: 1129–1134
9. Vahldiek M, Panjabi MM (1998) Stability potential of spinal instrumantations in tumor vertebral body replacement. Spine 23(5): 543–550
10. Hoshijima K, Nightingale RW, Yu JR, Richardson WJ, Harper KD, Yamamoto H, Myers BS '(1997) Strength and Stability of posterior lumbar interbody fusion. Spine 22(11): 1181–1188
11. Wilke H-J, Wolf S, Claes LE, Arand M, Wiesend A (1995) Stability increase of the lumbar spine with different muscle groups. Spine 20(2): 192–198

Operative Behandlung der degenerativen lumbalen Wirbelsäuleninstabilität durch eine kurzstreckige interne Fixation und eine posteriore lumbale interkorporelle Fusion (PLIF)

H.-J. Meisel, J. Ramsbacher, M. Brock

Neurochirurgische Klinik und Poliklinik, Universitätsklinikum Benjamin Franklin, Hindenburgdamm 30, D-12203 Berlin

Einleitung

Die Posterior Lumbar Interbody Fusion (PLIF), wie sie seit der Beschreibung von Cloward 1953 praktiziert wird, vergrößert den Zwischenwirbelraum, schützt die Nervenwurzeln, immobilisiert das instabile Wirbelsäulensegment und setzt keine Läsionen an den anterioren Strukturen. Die Probleme, die bei der PLIF auftreten, sind in erster Linie ein möglicher großer Blutverlust aus den epiduralen Venen, der jedoch durch den Einsatz des Cellsavers kompensiert werden kann und die Gabe von Blut weitgehend überflüssig macht, sowie die Gefahr der Verletzung von nervalen Strukturen und der Dura [2–5, 14, 16, 29]. Die früheren Risiken durch das Einbringen von autologem Beckenkamm und die damit verbundene Gefahr der Fraktur oder Dislokation des Interponats wurde durch das Implantieren von Titancages gebannt, die mit autologem kortikospongiösem Knochen gefüllt sind.

Der große Vorteil dieser Methode resultiert aus dem kurzstreckigen rein dorsalen Zugang und dem damit verbundenen einzeitigen Vorgehen, dem Erhalt des vorderen Längsbandes, wodurch eine gute Rekonstruktion der Lordose erleichtert wird, der Möglichkeit der guten Dekompression bei degenerativen Veränderungungen sowie dem geringeren Trauma im Vergleich zum kombinierten a.-p.-Zugang. Die Nachteile des kombinierten Vorgehens bestehen, abgesehen vom größeren Operationstrauma, in den zugangsbedingten Komplikationen, die bis zu 20% betragen [1, 8, 9, 12, 13, 20–22, 28] und in der Zweizeitigkeit des Eingriffs.

Aus diesem Grund wurde seit 1993 am UKBF beim Krankheitsbild der Spondylolisthesis und der Pseudospondylolisthesis bei progredienter Spinalkanalstenose die reine dorsale Fusion und Stabilisierung mittels Fixateur interne durchgeführt. Seit 1995 werden für die PLIF-Titancages, die mit autologem kortikospongiösem Knochen aus der Laminektomie oder Hemilaminektomie gefüllt sind, verwendet. In dieser Arbeit stellen wir die Ergebnisse dieser Methode an 34 Patienten vor.

Patienten und Methode

Von Januar 1995 bis November 1996 wurden 34 Patienten wegen einer Spondylolisthesis oder Pseudospondylolisthesis im Bereich der LWS operativ versorgt. Hierbei handelte es sich um 28 Patienten (82%) mit einer degenerativen und um 6 Patienten (18%) mit einer lytischen Spondylolisthesis, wobei eine Dekompression des Spinalkanals, eine Stabilisierung durch einen mono- oder bisegmentalen Fixateur interne

Hefte zu „Der Unfallchirurg“, Heft 271
H. J. Wilke, L. E. Claes (Hrsg.)
Die traumatische und degenerative Bandscheibe

Tabelle 1. Prä- und postoperatives Ergebnis erhoben mit dem Waddel Score und dem Beaujon Score

	Idealwert	Präoperativ	Postoperativ
Waddel-Score	0	4.2	1.1
Beaujon-Score	20	6.5	14.9

und eine PLIF durchgeführt wurde. 25 Patienten (74%) hatten präoperativ ein neurologisches Defizit und 9 Patienten (26%) hatten belastungsabhängige Schmerzen. 32 Patienten (94%) hatten eine deutlich eingeschränke Gehstrecke. Bei 6 Patienten (18%) konnten nur sensible Defizite und bei einem nur ein motorisches Defizit gefunden werden. Bei 18 Patienten (53%) wurde ein sensomotorisches Defizit festgestellt. 25 Patienten (74%) hatten die Beschwerden länger als 5 Jahre.

Die Funktionseinschränkungen durch neurologische Symptome wurden mit dem Beaujon-Score gemessen, wobei ein Mittel von 6,5 von 20 Punkten erreicht wurde. Zusätzlich wurde der Waddell-Score, ein „Disability-Score", benutzt, der ein präoperatives Ergebnis von im Mittel 4.2 von 9 Negativpunkten ergab (Tabelle 1).

Vor einer möglichen Operation wurde jeder Patient für 4 Wochen mit einer Orthese (BOB-Orthese) versorgt. Diese Versorgung wurde durchgeführt, um präoperativ die bewegungsabhängigen Beschwerden zu eruieren. Diese Maßnahme wurde durch eine krankengymnastische Therapie unterstützt.

In der präoperativen Diagnostik wurden routinemäßig Röntgenfunktionsaufnahmen der LWS, CT oder MRT und Funktionsmyelographien angefertigt. Hierbei fanden sich 6 (18%) komplette, 26 (76%) bilaterale und 2 (6%) unilaterale Spinalkanalstenosen. Die Höhe des Zwischenwirbelraums betrug im Mittel 4,6 mm.

Als operative Dekompression erfolgte in 30 (88%) Fällen eine Laminektomie und in 4 (12%) Fällen eine bilaterale Laminofacettektomie. Alle Patienten erhielten eine PLIF, wobei als Interponat 2 mit autologer Kortikospongiosa gefüllte Titancages verwendet wurden. Als Füllmaterial der Titancages wurden die bei der Laminektomie gewonnenen Knochenteile benutzt.

Bei ausgeprägter Osteoporose (4 Patienten, 12%) wurden hydroxylapatitbeschichtete Pedikelschrauben benutzt. Bei einer starken Stufenbildung (8 Patienten, 24%), die durch Lagerung des Patienten nicht genügend korrigiert werden konnte, wurden Repositionspedikelschrauben benutzt, mit deren Hilfe eine Stufenkorrektur möglich war.

Am 3. postoperativen Tag wurden die Patienten in der BOB-Orthese mobilisiert und nach 12 Tagen (± 4) in eine Rehaklinik verlegt, wo sie im Durchschnitt noch 3 Wochen betreut wurden. Die BOB-Orthese konnte nach einer erneuten Röntgenkontrolle nach 4 Wochen abgelegt werden. Das erste postoperative Follow-up wurde nach 3 und das zweite nach 9 Monaten durchgeführt.

Ergebnisse

9 Monate postoperativ hatten 18 (72%) von präoperativ 25 Patienten kein neurologisches Defizit und 5 (56%) von präoperativ 9 Patienten keine belastungsabhängigen Schmerzen mehr. 3 Patienten hatten noch sensible Defizite, 2 hatten nur motorische und 2 wiesen noch ein sensomotorisches Defizit auf. 20 (63%) von präoperativ 32 Patienten hatten keine Einschränkung der Gehstrecke (Gehstrecke >2000 m) mehr, wobei sich bei 31 (97%) Patienten die Gehstrecke verlängert hatte (Tabelle 2).

	Präoperativ	Postoperativ
Nur motorische Defizite	1	2
Sensible Defizite	6	3
Sensomotorische Defizite	18	2
Belastungsabhängige Schmerzen	9	4
Gehstreckeneinschränkung	32	12

Tabelle 2. Prä- und postoperative neuologische Defizite

Der Beaujon-Score hat sich im Mittel von 6,5 auf 14,9 von 20 Punkten erhöht, der Waddell-Score senkte sich im Mittel von 4,2 auf 1,1 von 9 Negativpunkten. Bei der statistischen Auswertung mittels eines Wilcoxon-matched-pairs-signed-ranks-Tests ist die klinische Verbesserung in beiden Scores hoch signifikant. Der P-Wert für den Beaujon Score beträgt 0,0006, der P-Wert für den Waddell Score beträgt 0,0015.

Die postoperative Bandscheibenhöhe lag im Mittel bei 9,8 mm (Abb. 1). Die durchschnittliche Operationszeit betrug 3,6 h, der mittlere Blutverlust betrug 0,51 l pro Operation.

Als perioperative Komplikationen traten in 3 voroperierten Fällen (9 %) eine Verletzung der Dura und in einem Fall eine fehlpositionierte Pedikelschraube auf. 2 Patienten benötigten trotz der Benutzung des Cellsavers je 2 Erythrozytenkonzentrate. In einem Fall trat als frühe Komplikation (3 %) eine einseitige Wurzelkompressionssym-

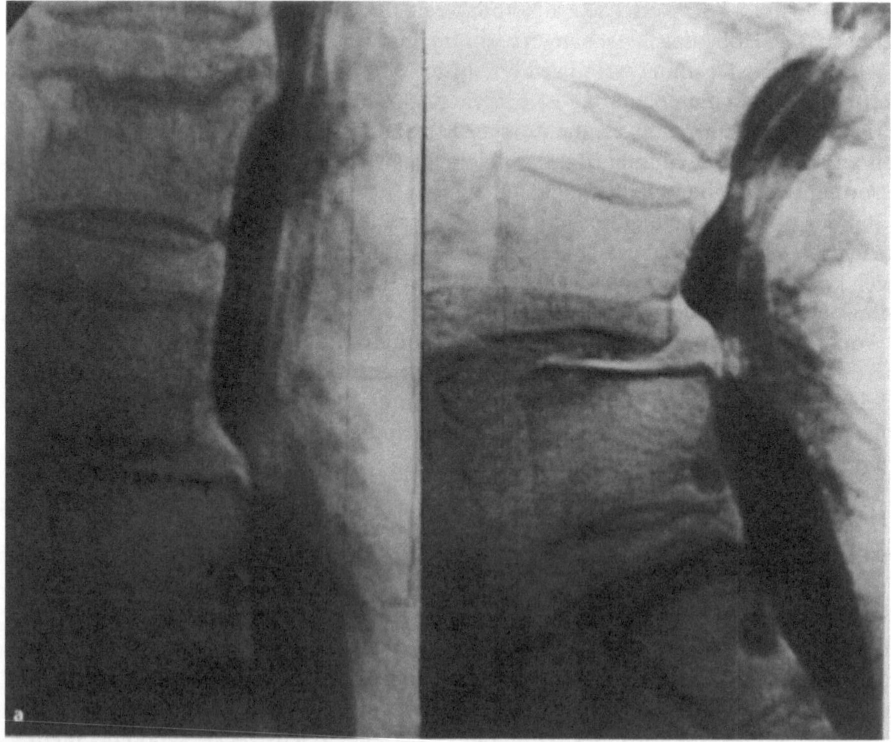

Abb. 1. a Präoperative Röntgenaufnahme einer Spondylolisthesis mit ausgeprägter Stufenbildung

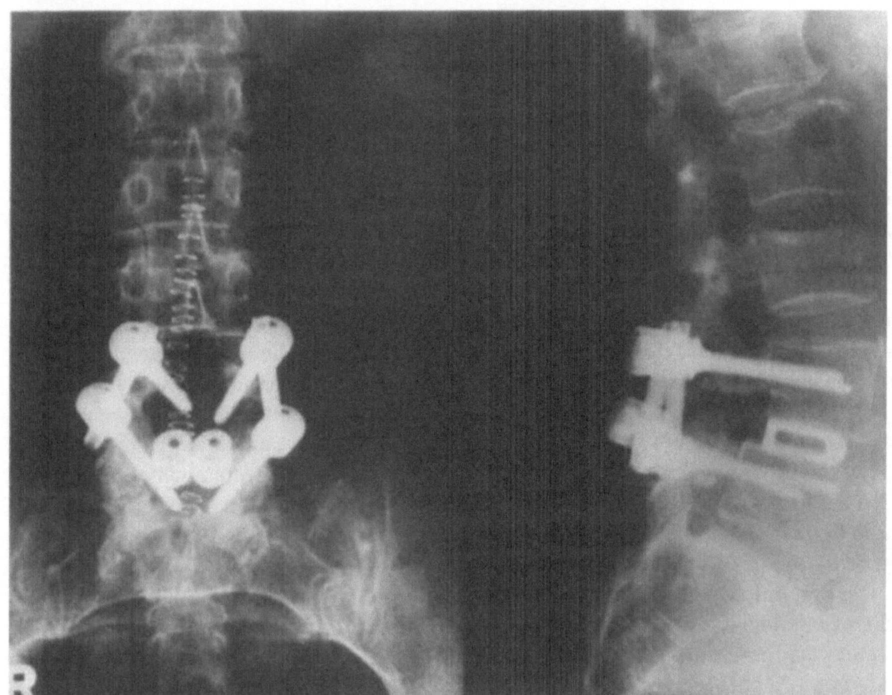

Abb. 1. b Postoperative Röntgenaufnahme nach Stufenkorrektur und Wiederherstellung der Lendenlordose

ptomatik auf, weshalb eine operative Revision mit Dekompression der Nervenwurzel erfolgte.

Das mittlere Follow-up liegt bei 9 Monaten. In dieser Zeit wurde bei einem Patienten als späte Komplikation ein lokalisierter Rückenschmerz beobachtet, dem ein singulärer einseitiger Schraubenbruch zugrunde lag.

Bei den 9 (26%) lumbosakralen Fusionen und bei den 25 (74%) lumbalen Fusionen konnte bislang zusammen nach 9 Monaten in 13 Fällen (38%) eine knöcherne Fusion radiologisch beobachtet werden.

Diskussion

In der Geschichte der spinalen Fusion sind viele verschiedene Techniken, wie z. B. die unilaterale Fusion nach Hambly [10] oder die Stabilisation über Facettenschrauben nach Stonecipher [25] beschrieben. Als erfolgreich und praktikabel hat sich jedoch nur die dorsale (PLIF) oder ventrale (ALIF) Fusion in Verbindung mit einem Fixateur interne herauskristallisiert.

Der rein dorsale Zugang und die Versorgung mit Titancages und einem Fixateur interne bietet eine Reihe von Vorteilen. Zum einen kann bei degenerativen Veränderungen eine ausreichende Dekompression des Spinalkanals und der Nervenwurzeln erfolgen [2, 14, 16], was mit einer Verlängerung der Gehstrecke und einer Reduktion der neurologischen Defizite einhergeht. Durch das Einbringen von vorher berechneten, individuell gewinkelten Cages und anschließender dorsaler Kompression mittels Fixateur interne kann eine Rekonstruktion der Lendenlordose erreicht werden. Voraussetzung für eine gute Rekonstruktion und der damit verbundenen Schmerzminderung, ist die Unversehrtheit der vorderen Längsbander. Ein weiterer Vorteil liegt im einzeitigen Vorgehen und dem daraus resultierenden relativ kurzen Krankenhausaufenthalt. Die Fusionsrate der PLIF ist mit der des kombinierten Zugangs vergleichbar und wird in der Literatur mit 56–95% angegeben [7, 17].

Beim kombinierten a.-p.-Vorgehen wird als ventraler Zugang zur unteren LWS und zum lumbosakralen Übergang in der Regel der transperitoneale Zugang oder der extraperitoneale Zugang gewählt [15, 18, 19, 23, 26, 29]. Diese Zugänge sind in bis zu 20% jedoch mit viszeralen, vaskulären und nervalen Komplikationen verbunden [1, 8, 9, 12, 13, 16, 20, 24, 28]. Diese nicht unerheblichen Komplikationen, wie z.B. die Verletzung des Ureters [12, 13], Verletzung von Gefäßen [1, 9, 24, 28] und Impotenz [12, 13, 28] müssen gelegentlich bei der Versorgung von stark destruierten Wirbelkörpern bei Frakturen noch immer in Kauf genommen werden. Bei der operativen Therapie der segmentalen Instabilität der Wirbelsäule sind diese Risiken jedoch durch ein rein dorsales Vorgehen zu vermeiden.

Die Ergebnisse zeigen, daß sich einerseits mit dieser Technik sowohl die neurologischen Defizite bessern und die Gehstrecke deutlich zunimmt, und daß es andererseits zu einer Schmerzreduktion kommt, was für den Patienten eine höhere Lebensqualität bedeutet. Gleichzeitig wird eine rasche und hohe Fusionsrate erreicht [6, 11, 27].

Durch eine PLIF und ihre kurzstreckige posteriore Fixierung durch einen Fixateur interne zusammen mit der operativen Dekompression bei bi- und monosegmentaler Instabilität im Bereich der LWS und des lumbosakralen Übergangs erscheint uns die rein dorsale Vorgehensweise als die optimale Therapie.

Zusammenfassung

Durch die Posterior Lumbar Interbody Fusion (PLIF) kann beim Krankheitsbild der Spondylolisthesis und der Pseudospondylolisthesis bei progredienter Spinalkanalstenose eine suffiziente Stabilität sowie eine gute Dekompression des Spinalkanals bei gleichzeitiger Schonung der nervalen Strukturen erreicht werden. Durch das rein dorsale Vorgehen werden das Trauma und die damit verbundenen Komplikationen gering gehalten.

Wir haben 34 Patienten, die mit einer PLIF (kortikospongiosagefüllte Titancages und Fixateur interne) versorgt wurden, nach 9 Monaten nachuntersucht. Bei dieser Untersuchung hatten sich bei 72% das neurologische Defizit, bei 56% die belastungsabhängigen Schmerzen gebessert. Bei 97% der Patienten verlängerte sich die Gehstrecke. Der Beaujon Score hat, eingesetzt zur Messung der Funktionseinschränkung der neurologischen Symptome, sich im Mittel von 6,5 auf 14,9 von 20 Punkten erhöht, der Waddell-Score, als Einschränkungsscore benutzt, senkte sich im Mittel von 4,2 auf 1,1 von 9 Negativpunkten. Gleichzeitig konnte bereits nach 9 Monaten eine hohe Fusionsrate (38%) radiologisch gesichert werden.

Literatur

1. Baker JK, Reardon PR, Reardon MJ, Heggenes MH (1993) Vascular injury in anterior lumbar surgery. Spine 18(15): 2227–2230
2. Brantigan JW, McAfee PC, Cunningham BW, Wang H, Orbegoso CM (1994) Interbody lumbar fusion using a carbon fiber cage implant versus allograft bone. An investigational study in the Spanish goat. Spine 19(13): 1436–1444
3. Castro WH, Halm H, Jerosch J, Malms J, Steinbeck J, Blasius S (1996) Accuracy of pedicle screw placement in lumbar vertebrae. Spine 21(11): 1320–1324
4. Dick JC, Jones MP, Zdeblick TA, Kunz DN, Horton WC (1994) A biomechanical comparison evaluating the use of intermediate screws and cross-linkage in lumbar pedicle fixation. J Spinal Disord 7(5): 402–407
5. Esses SI, Doherty BJ, Crawford MJ, Dreyzin V (1996) Kinematic evaluation of lumbar fusion techniques. Spine 21(6): 676–684
6. Franklin GM, Haug J, Heyer NJ, McKeefrey SP, Picciano JF (1994) Outcome of lumbar fusion in Washington State workers' compensation. Spine 19(17): 1897–1903
7. Gill K, O'Brien JP (1993) Observations of resorption of the posterior lateral bone graft in combined anterior and posterior lumbar fusion. Spine 18(13): 1885–1889
8. Glassman SD, Dimar JR, Puno RM, Johnson JR (1996) Salvage of instrumental lumbar fusions complicated by surgical wound infection. Spine 21(18): 2163–2169
9. Graham JM, Kozak JA, Reardon MJ (1991) Rectus sheath hematoma after anterior lumbar fusion. Spine 16(12): 1377
10. Hambly MF, Wiltse LL, Peek RD, DiMartino PP, Darakjian HE (1991) Unilateral lumbar fusion. Spine 16(6 Suppl): 295–297
11. Hirsch G, Beach G, Cooke C, Menard M, Locke S (1991) Relationship between performance on lumbar dynamometry and Waddell score in a population with low-back pain. Spine 16(9): 1039–1043
12. Isiklar ZU, Lindsey RW, Coburn M (1996) Ureteral injury after anterior lumbar interbody fusion. A case report. Spine 21(20): 2379–2382
13. Johnson RM, McGuire EJ (1981) Urogenital complications of anterior approaches to the lumbar spine. Clin Orthop 154: 114–118
14. Jorgenson SS, Lowe TG, France J, Sabin J (1994) A prospective analysis of autograft versus allograft in posterolateral lumbar fusion in the same patient. A minimum of 1-year follow-up in 144 patients. Spine 19(18): 2048–2053
15. Kozak JA, Heilman AE, O'Brien JP (1994) Anterior lumbar fusion options. Technique and graft materials. Clin Orthop 300: 45–51
16. Laasonen EM, Soini J (1989) Low-back pain after lumbar fusion. Surgical and computed tomographic analysis. Spine 14(2): 210–213
17. Lang P, Genant HK, Steiger P, Chafetz N, Morris JM (1988) 3-dimensional computed tomography and multiplanar CT-reformations in lumbar spondylodesis. ROFO Fortschr Geb Rontgenstr Nuklearmed 148(5): 524–529
18. Linson MA, Williams H (1991) Anterior and combined anteroposterior fusion for lumbar disc pain. A preliminary study. Spine 16(2): 143–145
19. Onimus M, Papin P, Gangloff S (1996) Extraperitoneal approach to the lumbar spine with video assistance. Spine 21(21): 2491–2494
20. Parker LM, Murrell SE, Boden SD, Horton WC (1996) The outcome of posterolateral fusion in highly selected patients with discogenic low back pain. Spine 21(16): 1909–1916
21. Quint U, Adelt D (1995) Experiences with combined interventions on the lumbar spine. Unfallchirurgie 21(4): 167–174
22. Robertson PA, Grobler LJ (1993) Stress fracture of the pedicle. A late complication of posterolateral lumbar fusion. Spine 18(7): 930–932
23. Snider RK (1994) A prospective, randomized study of lumbar fusion: preliminary results. Spine 19(1): 109
24. Stauffer RN, Coventry MB (1972) Posterolateral lumbar-spine fusion. Analysis of Mayo Clinic series. J Bone Joint Surg Am 54(6): 1195–1204
25. Stonecipher T, Sanford W (1989) Posterior lumbar interbody fusion with facet-screw fixation. Spine 14(4): 468–471
26. Tiusanen H, Seitsalo S, Osterman K, Soini J (1996) Anterior interbody lumbar fusion in severe low back pain. Clin Orthop 324: 153–163
27. Waddell G, Main CJ, Morris EW, Di Paola M, Gray ICM (1984) Chronic low-back pain, Psychologic distress, and illness behavior. Spine 9(2): 209–213
28. Watkins R (1992) Anterior lumbar interbody fusion surgical complications. Clin Orthop 284: 47–53
29. Whitecloud TS, Davis JM, Olive PM (1994) Operative treatment of the degenerated segment adjacent to a lumbar fusion. Spine 19(5): 531–536

TEIL VII

Bandscheibenprothesen

Biomechanische Untersuchungen zum Bandscheibenersatz

R. Steffen[1] und E. Schopphoff[2]

[1]Orthopädische Klinik Marienkrankenhaus, An St. Swidbert 17, D-40489 Düsseldorf
[2]Biomechanisches Labor am Institut für allgemeine Mechanik, Ruhr-Universität Bochum, Universitätsstr. 150, D-44795 Bochum

Einleitung

Die Idee des Bandscheibenersatzes geht auf van Steenbrugghe zurück, der bereits 1956 die erste Patentschrift einer künstlichen Bandscheibe vorlegte. Das globale Ziel ist, die durch Degeneration oder Operation funktionsbeeinträchtigte Bandscheibe zu ersetzen (Büttner-Janz et al. 1987).

Material und Methode

Die Bandscheibenendoprothese SB Charite (Firma Link, Hamburg) besteht aus 2 Prothesenabschlußplatten zur Verankerung in den Wirbelkörpergrundplatten sowie aus einem elliptisch geformten Bandscheibenkern aus Polyäthylen. Die Abschlußplatten bestehen aus einer Kobalt-Chrom-Stahllegierung. Sie besitzen einen konkav gewölbten Mittelteil mit einem sich daran anschließenden Führungsrand zur Aufnahme und Führung des Bandscheibenkerns. Der zum Wirbelkörper hin gekrümmte Außenrand der Abschlußplatten ist vorn höher als hinten – eine Adaptation an die lumbale Form der Bandscheiben, die ebenfalls ventral höher sind als dorsal und so die Lordoseform mitbedingen. Die zum Wirbelkörper hinzeigenden Abschlußplattenränder sind mit einer Verzahnung ausgestattet, die zur Verankerung in den kortikalen Grund- und Deckplatten dient. Die Prothesenabschlußplatten standen zum Zeitpunkt der Untersuchung in 3 verschiedenen Durchmessern zur Verfügung und ermöglichen so eine Anpassung an unterschiedlich große Wirbelkörperformen. Der Polyäthylenkern besitzt außen einen Randwulst, wodurch Luxationen verhindert werden sollen. Der Kern steht ebenfalls in 3 Durchmessern entsprechend den Grund- und Deckplatten sowie zusätzlich in 3 Höhen zur Verfügung. Durch die verschiedenen Höhen soll der Bandscheibenraum ausreichend in seiner Höhe erweitert werden.

Die Bandscheibenprothese wurde zur biomechanischen Testung in 9 lumbale Bewegungssegmente der Etagen L2/L3 und L4/L5, deren biomechanische Eigenschaften intakt, mit und ohne Vorlast bestimmt waren, eingesetzt. Analog dem klinischen Vorgehen wurde der ventrale Anulus fibrosus über die gesamte Breite des Wirbelkörpers türflügelartig eröffnet. Danach wurde der gesamte Nukleus entfernt, zusätzlich wurden Anteile des seitlichen Anulus fibrosus mitentfernt. Ebenfalls wurde bis auf die äußeren ventralen Anulusschichten, die sich zur Fensterung eigneten, sämtliche inneren ventralen Anulusanteile entfernt. Die Grund- und Deckplatten wurden sorg-

Hefte zu „Der Unfallchirurg", Heft 271
H.J. Wilke, L.E. Claes (Hrsg.)
Die traumatische und degenerative Bandscheibe

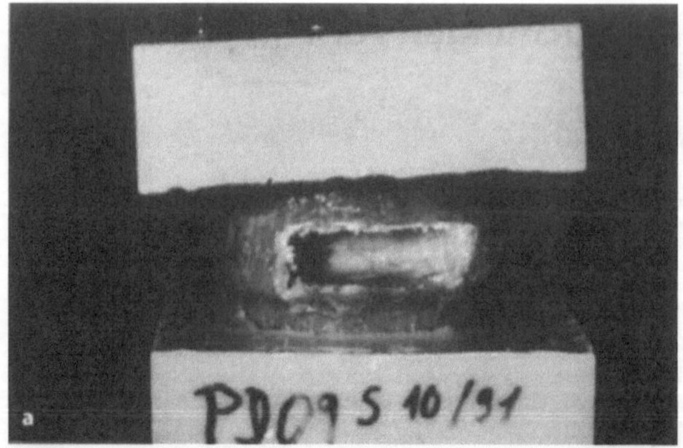

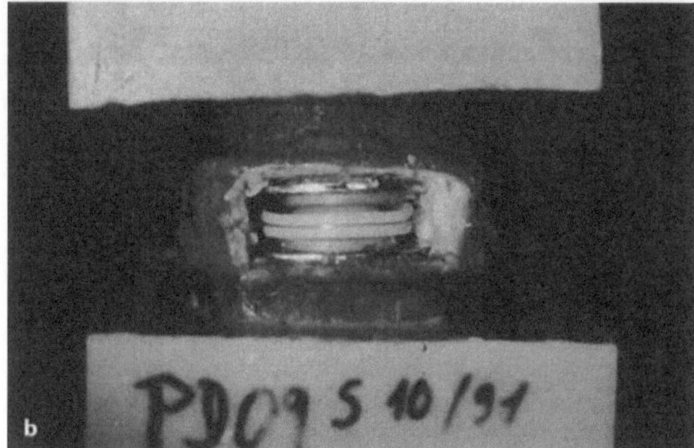

Abb. 1 a, b. Eingebettetes Bewegungssegment nach Anulusfensterung und Nukleusausräumung (**a**) und mit eingesetzter Bandscheibenprothese SB Charité (**b**)

hältig entknorpelt unter Vermeidung von Verletzungen der kortikalen Endplatten. Zur Verbesserung der Distraktion des Bandscheibenraumes wurde der dorsale Anulus durch Querinzisionen mit dem Messer geschwächt. Danach wurden entsprechend den äußeren Abmessungen des Wirbelkörpers die jeweiligen Grund- und Deckplatten plaziert. Die Plazierung erfolgte möglichst weit dorsal entsprechend der physiologischen Lage des Drehpunktes des Segmentes. Danach wurde der Bandscheibenkern zwischen den metallenen Abschlußplatten plaziert (Abb. 1). Zur Erzielung einer optimalen Stabilität des Segmentes wurde der Bandscheibenkern so dick wie möglich gewählt. Danach erfolgte der Verschluß der ventralen Anulusfensterung, und das Präparat konnte nach röntgenologischer Kontrolle der Plazierung der künstlichen Bandscheibe der Testung unterzogen werden. Es erfolgte zunächst die Untersuchung ohne Vorlast, dann mit einer Vorlast von 200 N entsprechend der Untersuchung intakt. Einige Präparate wurden mit einer weiteren Vorlast von 600 N getestet. Als Untersuchungsparameter dienten die Beweglichkeit, d.h. die Flexibilität sowie die neutrale Zone (Abb. 2).

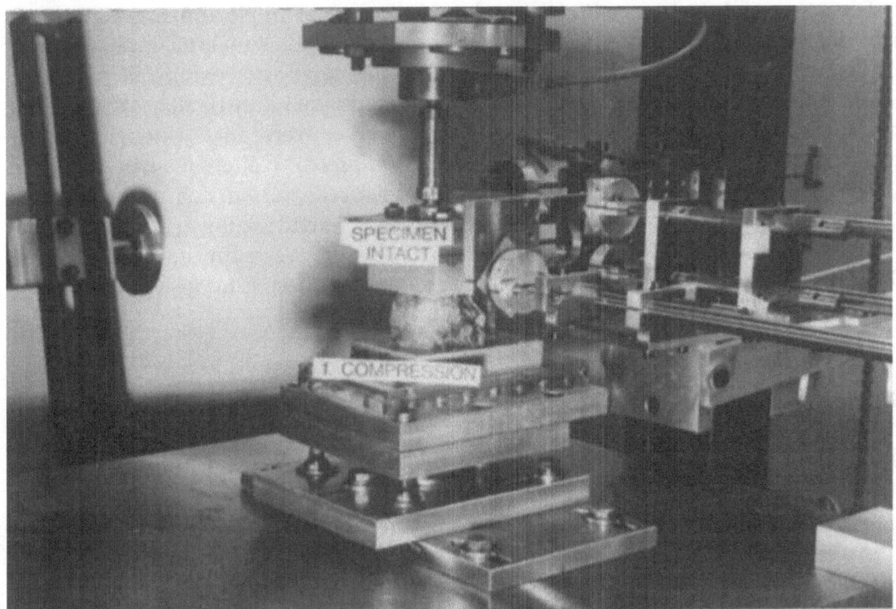

Abb. 2. Versuchsstand mit justiertem Präparat

Ergebnisse

Als Parameter der Flexibilität wurden Flexion/Extension, Seitneigung, Seitdrehung und anteriorer-posteriorer Schub bestimmt. Korrespondierend wurde für die Bewegungsparameter die neutrale Zone ermittelt. Bei einem Präparat kam es während des Testlaufes mit erhöhter Vorlast (200 N) zu einem Versagen der knöchernen Deckplatte mit Einbruch des Implantates. Dieses Präparat wurde aus der Bewertung ausgeschlossen. Somit stützt sich die Auswertung auf 8 Versuche. Die mittlere Flexibilität der Präparate intakt und ohne erhöhte Vorlast betrug 9° für Flexion/Extension, 11° für Seitneigung und 6° für Rotation. Der anteriore-posteriore Schub betrug 4 mm. Unter erhöhter Vorlast (200 N) zeigte sich eine geringfügige Zunahme für alle Flexibilitätsparameter (Flexion/Extension 11°, Rotation 6,8°, Seitneigung 12°) und eine Abnahme des anterioren-posterioren Schubs. Nach Implantation der künstlichen Bandscheibe trat eine deutliche Zunahme in den Bewegungsparametern ein mit geringfügigem Anstieg des Schubes, mittlerem Anstieg für Flexion/Extension und Seitneigung, sowie deutlichem Anstieg für die Rotationsbewegung. Die Werte betrugen 11° Flexion/Extension, 13° Rotation und 18° Seitneigung. Unter Erhöhung der Vorlast auf 200 N kam es zu einer Abnahme der Flexibilitätsparameter mit Ausnahme der Seitneigung (Schub 4 mm, Flexion/Extension 9°, Rotation 12° und Seitneigung 13°). Unter maximaler Vorlast von 600 N gingen die Flexibilitätsparameter deutlich unter die Werte des intakten Segments zurück, mit Ausnahme der Seitneigung (Schub 2 mm, Flexion/Extension 5°, Rotation 7°, Seitneigung 30°). Es fällt auf, daß entgegen der physiologischen Situation das Rotationsvermögen größer ist als das Flexion-/Extensionsausmaß.

Die neutrale Zone betrug für die intakten Präparate 2° in Flexion/Extension, 1,8° in Seitdrehung, 3,8° in Seitneigung. Sie zeigte eine deutliche Zunahme unter erhöhter Vorlast insbesondere für Flexion/Extension und Seitneigung (Flexion/Extension 4°, Seitdrehung 2,2°, Seitneigung 6,2°). Nach Implantation der künstlichen Bandscheibe kam es ohne Vorlast zu einer leichten Rücknahme der Werte für Flexion/Extension und Seitneigung (Flexion/Extension 3,2°, Seitneigung 6,0°), aber zu einer Zunahme für die Seitdrehung (Seitdrehung 4,6°). Die Werte reduzierten sich unter weiterer Zunahme der Vorlast (200 N Flexion/Extension 2,8°, Seitdrehung 4,3° und Seitneigung 5,8°). Bei maximaler Vorlast von 600 N gingen die Werte für die neutrale Zone ebenfalls unter die Werte des intakten Segmentes zurück. Eine gravierende Ausnahme stellte die neutrale Zone für Seitneigung dar.

Diskussion

Die Grundeigenschaften der Präparate für Flexibilität und neutrale Zone zeigten vergleichbare Werte mit den Präparaten, die in anderen eigenen Untersuchungsprojekten eingesetzt wurden. Es ist somit davon auszugehen, daß es sich um alterstypische Präparate handelte, die auch somit einen ausschließlich altersbedingten Degenerationsgrad aufwiesen, wie die Charakteristika in Material und Methoden aufzeigten, und somit als repräsentativ angesehen werden dürfen. Die Untersuchung der intakten Präparate mit einer erhöhten Vorlast von 200 N zeigte eine geringfügige Zunahme der Flexibiliität sowie der neutralen Zone. Hier ist als Ursache zunächst auf die Besonderheiten des Versuchsaufbaus hinzuweisen. Die Vorlast wird primär im Zentrum des Bewegungssegmentes, d.h. im Rahmen eines Justierungsprozesses wird der Lastaufnahmepunkt so bestimmt, daß keine Bewegung bei zunehmender axialer Belastung resultiert. Bei Aufbringung von Biegemomenten bewegt sich dieser Lastaufnahmepunkt jedoch zwangsläufig aus dem Mittelpunkt des Präparates hinaus und somit kann die Vorlast als zusätzliches Moment wirken und so das ursprüngliche Moment verstärken. Diese Phänomen wirkte sich insbesondere bei Flexion/Extension und Seitneigung aus. Im Gegensatz fand sich jedoch auch eine Zunahme bei Rotation bzw. Seitdrehung, bei der es nur zu unwesentlichen Veränderungen des Lastaufnahmepunktes kommt, da die Bewegung um die y-Achse stattfindet, d.h. die Achse, in der die Vorlast wirkt. Somit ist zumindest hier anzumerken, daß es durch die erhöhte Vorlast zu einer Höhenminderung der Bandscheibe kommt mit einem Verlust der Vorspannung der Anulusfasern und somit zu einer Zunahme der Flexiblität. Die Zunahme der Bewegungsparameter nach Einsetzen der künstlichen Bandscheibe ist verständlich vor dem Hintergrund der Implantationstechnik, die zu einer deutlichen Schwächung des Anulus fibrosus führt, v.a. im ventralen und im seitlichen Abschnitt. Hierdurch erklärt sich insbesondere die überproportionale Zunahme der Rotationsbewegung gegenüber der Flexion/Extension. Die Zunahme der Seitbewegung erscheint durch das Design des Implantats begünstigt, das in seiner runden Form gegenüber der überwiegend querovalen Form der Wirbelkörper der Seitneigungsbewegung relativ wenig Führung gibt. Ausgeglichen wird die relative Instabilität nach Einsetzen der künstlichen Bandscheibe mit zunehmender Vorlast, die im Versuchsaufbau bis 600 N entsprechend der zu erwartenden Vorlast in vivo gesteigert wurde. Die physiologischen Belastungen im Segment L3/L4 wurden von Nachemson

(1981) aufgrund seiner In-vivo-Untersuchungen für eine 70 kg schwere Person wie folgt angegeben: Zurückliegend erwachend 250 N, aufrechte Sitzposition ohne Stütze 700 N, Sitzposition mit Lendenstütze, Rückenlage mit Neigungswinkel 110° 400 N, bequemer aufrechter Stand 500 N, Husten 600 N, Vorwärtsbeugen um 20° 600 N, Vorwärtsbeugen um 40° 1000 N. Im physiologischen Lastbereich zeigte sich eine deutliche Abnahme der Flexibilitätsparameter unter die Werte des intakten Segmentes. Es blieb jedoch bei der bereits beschriebenen Relation Flexion/Extension zu Seitdrehung und weiterhin fiel eine deutliche Schwäche bei der Seitneigung auf. Unter Berücksichtigung dieser Phänomene ist die Stabilisierungsfähigkeit der künstlichen Bandscheibe auf die belastungsabhängig zunehmende Reibung der Implantatpartner (Metall, Polyäthylen) zurückzuführen. Zur besseren Stabilisierung in Seitneigung wäre eine Designänderung des Implantates diskussionswürdig.

Vergleicht man die Restbeweglichkeit der künstlichen Bandscheibe unter physiologischer Belastung im Stehen, wobei die untersuchten 600 N nur unwesentlich von den von Nachemson festgehaltenen 500 N abweichen, mit den von Pearcy et al. (1984) anhand von dreidimensionalen Röntgenuntersuchungen in vivo ermittelten semgentalen Beweglichkeiten im LWS-Bereich, so zeigt sich eine deutliche Reduzierung der Flexion/Extension-Bewegung gegenüber der Norm (4° gegenüber 13°; L3/L4 bzw. 16° L4/L5). Das verbliebene Rotationsvermögen liegt dagegen unter Zugrundelegung der Daten von Pearcy im Normbereich (L3/L4 7°, L4/L5 5°); im Gegensatz dazu beschreiben Gunzburg et al. (1991) bei ihren In-vivo-Messungen mit Hilfe von Kirschner-Drähten, die in den Dornfortsätzen der LWS fixiert waren, eine durchschnittliche Drehbewegung von 2,2° im Stehen und 1,7° im Sitzen. Die Seitneigung bleibt jedoch deutlich über dem physiologischen Level von ca. 8° für die mittleren lumbalen Bewegungssegmente. Im Gegensatz zu diesen Untersuchungen steht ein Bericht von Tie-Sheng et al. (1991), die ein Silikongummi als Nucleus-pulgosus-Ersatz untersuchten. Bedingt durch die günstigen Abmessungen mit einem a.-p.-Durchmesser von 15 mm und einem transversalen Durchmesser von 20 mm sowie einer Dicke von 10 mm schlagen die Autoren eine Implantation von dorsal vor. Hierdurch kommen sie den mittleren Nucleus-pulposus-Abmessungen, die einen a.-p.-Durchmesser von 16,9 mm und einen transversalen Durchmesser von 25,5 mm für die Bandscheibe L3/L4 und von 14,4 mm und 23,5 mm für die Bandscheibe L4/L5 annehmen, sehr nahe (Farfan 1979). In einem biomechanischen Versuchsauflauf wurden von den Autoren die Wirbelsäulenpräparate einer axialen Belastung bis 300 kg unterzogen und die Höhenminderung bestimmt. Als Vergleichswert kann die axiale Belastung mit 90 kg herangezogen werden. Hier zeigt sich eine durchschnittliche Höhenminderung von ca. 3,9 mm. Dies entspricht im Vergleich zu unseren Untersuchungen zur perkutanen Nukleotomie der Situation der Nukleusentnahmemenge 3,5 g und geht deutlich über die Situation der intakten Bandscheibe hinaus, die unter 1000 N Belastung eine Verformung von weniger als 1 mm erfährt. Flexibilitätsuntersuchungen wurden nicht durchgeführt. Jedoch ist zu unterstellen, daß die Flexibilität vergleichbar mit der Situation nach 3,5 g Bandscheibenentnahme ist. Zumindest ist somit durch das Implantat aus Silikongummi eine Stabilitätsverbesserung des Segmentes, das einer Diskotomie unterzogen wurde, im wesentlichen nicht erreicht worden. Verständlicherweise ist das Hauptproblem des Bandscheibenersatzes geprägt durch die Materialfrage einerseits und die Verankerungsproblematik andererseits. Die vollständige Simulierung der natürlichen Bandscheibeneigenschaften erscheint mit den z.Z. zur

Verfügung stehenden Materialien nicht möglich. Daher stellt jedes Implantat einen Kompromiß dar. Durch die Auswahl eines unverbundenen Implantates wurden viele Verschleißphänomene reduziert und andererseits eine akzeptable Restbeweglichkeit im Segment unter Belastung erhalten. Hierdurch können zumindest z. T. die nachteiligen Effekte des alternativ zur Verfügung stehenden Verfahrens der knöchernen Versteifung vermieden werden. Als Nachteil könnte sich die zu große Seitneigungsfähigkeit klinisch ungünstig auswirken. Langfristig stellt auch der aus der Hüftendoprothetik bekannte Polyäthylenabrieb ein Problem dar, da die Funktionstüchtigkeit der Prothese im wesentlichen auf der Reibung der Gelenkpartner zueinander unter physiologischer axialer Belastung beruht.

Literatur

Büttner-Janz K, Schellnack K, Zippel H (1987) Eine alternative Behandlungsstrategie beim lumbalen Bandscheibenschaden mit der Bandscheibenprothese Modulartyp SB Charité.Z Ortop 125: 1–6

Farfan HF (1979) Biomechanik der Lendenwirbelsäule. In: Junghans H (Hrsg) Die Wirbelsäule in Forschung und Praxis, Bd 80. Hippokrates, Stuttgart

Gunzburg R, Hutton W, Frazer R (1991) Axial rotation of the lumbar spine and the effect of flexion. An in vitro and in vivo biomechanical study. Spine 16: 22–28

Nachemson AL (1981) Disc pressure measurements. Spine 6: 93–97

Pearcy MJ, Vortek I, Sheppard J (1984) Three dimensional x-ray analysis of normal movement in the lumbar spine. Spine 9: 294–297

Tie-Sheng H, Kai-Yuang T, Yin-Kan X, Zuo-Bang L, Ai-Hua C, Hui-Kong W (1991) Lumbar intervertebral disc prothesis. An experimental study. Chin Med J 104: 381–386

van Steenbrugghe MH (1956) Perfectionnements aux protheses articulaires. FR-PS 1.122.634, 28.5.56

Eine neue Nucleus-pulposus-Prothese aus Hydrogel – erste klinische Erfahrungen mit 11 Patienten

R. Schönmayr[1], C. Lotz[1], C. Busch[1], C.D. Ray[2]

[1]Neurochirurgische Klinik der Dr.-Horst-Schmidt-Kliniken, Ludwig-Erhard-Straße 100, D-65199 Wiesbaden
[2]Spine Institute, Norfolk, Virginia 13502/USA, 880 Kempsville Road, Suite 1100

Bei der degenerativen Erkrankung der Lendenbandscheiben spielt die damit einhergehende Höhenminderung des Bandscheibenfaches für den weiteren Krankheitsverlauf eine entscheidende Rolle. Zusammen mit dem Funktionsverlust der Bandscheibe führt diese Höhenminderung zu einer zunehmenden Segmentinstabilität, die ihrerseits eine vermehrte und unphysiologische Belastung der Wirbelgelenke zur Folge hat. Beides zusammen ruft nicht nur zunehmende reaktive Veränderungen an den Wirbelkörperendplatten, sondern auch an den Wirbelgelenken hervor [1, 6, 7, 10, 12, 16,18, 32, 33].

Operative Verfahren, die im Rahmen der degenerativen Bandscheibenerkrankung eingesetzt werden, verursachen in der Regel einen weiteren Substanz- und damit Funktionsverlust der Bandscheibe. Dies trifft sowohl für die offene mikrochirurgische und endoskopische Diskektomie zu, gilt aber auch für Verfahren wie die perkutane oder die Laserdiskektomie. Diese Operationsverfahren erreichen zwar in der Regel eine gute Entlastung komprimierter neuraler Strukturen, können aber die Höhenminderung des Bandscheibenfaches noch verstärken und damit letzten Endes die Gefügestörung im betroffenen Segment verschlimmern.

Es ist daher immer wieder der Versuch gemacht worden, bei Eingriffen, die mit einer Entnahme von Bandscheibengewebe einhergehen, Ersatzmaterialien in den Zwischenwirbelraum einzubringen, um der befürchteten Höhenminderung entgegenzuwirken [2–5, 8, 9, 11, 13–15, 19–31]. Beim klinischen Einsatz derartiger Bandscheibenprothesen ergaben sich unterschiedliche Schwierigkeiten. Größere Prothesen konnten nur über einen ventralen Zugangsweg implantiert werden, die verwendeten Materialien hielten einer Dauerbelastung entweder nicht stand oder sie führten zu vorzeitigem Verschleiß der Wirbelkörperendplatten. Zudem sollte im Idealfall nicht nur die Beweglichkeit des Segments erhalten bleiben, sondern es sollten auch nach Möglichkeit die Eigenschaften des Nucleus pulposus unter Be- und Entlastung nachvollzogen werden.

Material und Methode

Eine Nukleusprothese aus Hydrogel besitzt Eigenschaften, die diesen Forderungen sehr nahe kommen: Sie kann durch Wasseraufnahme an Volumen zunehmen, unter Belastung kann sie durch Wasserabgabe wieder an Volumen verlieren und damit dem Druck nachgeben. Die im Rahmen der vorliegenden Studie eingesetzte Nukleuspro-

Hefte zu „Der Unfallchirurg", Heft 271
H. J. Wilke, L. E. Claes (Hrsg.)
Die traumatische und degenerative Bandscheibe

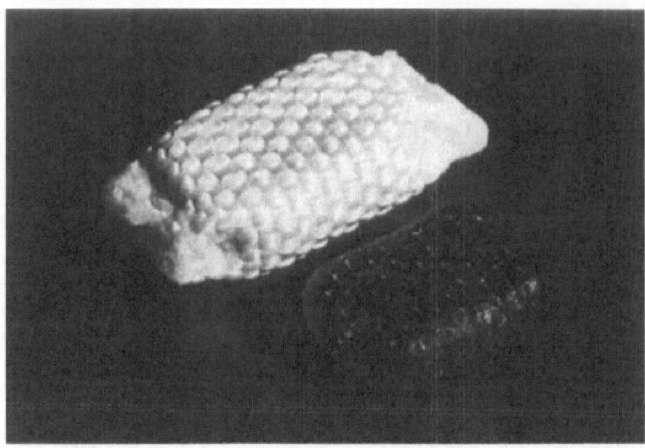

Abb. 1. Die Bandscheiben-Nukleus-Prothese nach Ray, davor der Hydrogelkern. Maße: L 20 mm, B 10 mm, H 5–7 mm

these (Prosthetic Disc Nucleus = PDN) wurde von Charles Ray entwickelt und über mehrere Jahre hinweg zahlreichen physikalischen, chemischen, biomechanischen und tierexperimentellen Untersuchungen unterzogen (Abb. 1).

Sie besteht aus einem Hydrogel, das von einer Polyäthylenhülle umgeben ist. Diese Hülle ist flexibel, aber nicht dehnbar und begrenzt daher die Volumenzunahme des Hydrogels auf eine vorher bestimmte Größe. Sie ist außerdem extrem widerstandsfähig und hat auch in den Langzeitversuchen unter zyklischer mechanischer Belastung keinen meßbaren Abrieb geboten. Das Hydrogel selbst ist biologisch inert und hat bei den Versuchen mit Gewebekulturen und bei den Tierversuchen keine mutagenen oder entzündungsauslösenden Eigenschaften erkennen lassen.

Für die Implantation in einem Segment werden 2 Implantate benötigt, die über einen unilateralen Zugangsweg in den Zwischenwirbelraum eingebracht werden. Dazu bedarf es einer Hemilaminotomie, wie sie üblicherweise im Rahmen einer Mikrodiskektomie durchgeführt wird. Nach der Entfernung des gelben Bandes wird nur so viel Knochen vom angrenzenden Wirbelbogen abgetragen, wie für das Einführen der Implantate notwendig ist. Nachdem das sequestrierte Bandscheibengewebe entfernt ist, wird der Nucleus pulposus ausgeräumt. Dazu muß der Anulus fibrosus im Bereich des Zugangsweges eröffnet werden. Diese Öffnung soll so klein wie möglich gehalten werden, damit der verbleibende Anulus eine Verlagerung der Implantate in den Wirbelkanal verhindert.

Die Implantate werden in dehydriertem Zustand in den Zwischenwirbelraum eingeführt, da sie so das geringste Volumen besitzen. Zunächst wird ein Implantat mit dem hierfür vorgesehenen speziellen Instrumentarium in das Bandscheibenfach eingebracht und um 90° gedreht, so daß es im vorderen Abschnitt des Zwischenwirbelraums quer zu liegen kommt. Danach wird das zweite Implantat eingeführt und in gleicher Weise um 90 Grad gedreht parallel zum ersten Implantat positioniert (Abb. 2). Unsere bisherigen Erfahrungen sprechen dafür, daß diese Position ein Zurückrutschen der Implantate in den Wirbelkanal verhindert. Eine Versiegelung der Öffnung im Anulus fibrosus wäre wünschenswert, ist aber technisch noch nicht befriedigend gelöst. Der operative Eingriff verlängert sich durch die Implantation der PDN um etwa 20–30 min gegenüber einer konventionellen Mikrodiskektomie. Postoperativ haben wir unsere Patienten genauso wie alle anderen Patienten nach Mikrodiskekto-

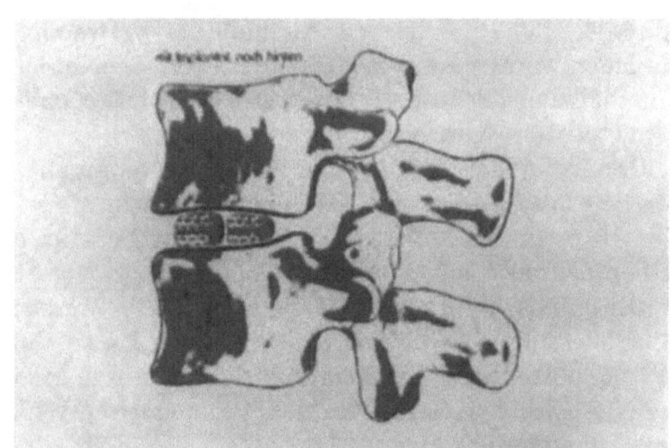

Abb. 2. Schema zur Positionierung der Implantate

mie behandelt: Mobilisation 12–24 h nach dem Eingriff, Beginn der Physiotherapie am 1. postoperativen Tag. Keine äußere Ruhigstellung durch Orthesen. Die Patienten wurden am 6. oder 7. postoperativen Tag entlassen und einer ambulanten oder stationären Rehabilitation zugeführt. Je nach physischer und sozialer Ausgangssituation haben die Patienten nach 6–12 Wochen ihre berufliche Tätigkeit wieder aufgenommen. Patienten mit multisegmentaler Diskopathie, Spondylolisthese oder Osteoporose wurden für eine Implantation nicht ausgewählt.

Ergebnisse

Von Januar 1996 bis Dezember 1996 haben 11 Patienten Implantate erhalten. Ihr Alter lag zwischen 29 und 52 Jahren, es waren 8 Männer und 3 Frauen. Alle hatten einen monosegmentalen Bandscheibenvorfall mit Kompression einer Nervenwurzel. Bei allen bestand aufgrund der radikulären Kompression eine klare Operationsindikation. Zusätzlich zu der akuten Wurzelkompression hatten alle Patienten eine Vorgeschichte mit chronischen belastungsabhängigen Kreuzschmerzen. Bei den präoperativ durchgeführten bildgebenden Untersuchungen fand sich bei allen eine eindeutige Höhenminderung des Zwischenwirbelraumes. Bei 4 Patienten zeigten sich radiologisch zusätzlich beginnende Spondylophyten im Bereich des betroffenen Segmentes.

Bei 6 Patienten war das Segment L5/S1 betroffen, bei 3 Patienten L5/L6 und bei 2 Patienten L4/L5. Bei allen konnte der Verlauf über 1 Jahr beobachtet werden, bei den ersten sind es mittlerweile 2 Jahre.

Die Operationsdauer lag zwischen 1 und 2 h. Bei 2 Patienten wurde das Segment L4/L5 operiert, bei 3 Patienten das Segment L5/L6 und bei 6 Patienten das Segment L5/S1.

Neurologische und radiologische Verlaufsuntersuchungen erfolgten bei Entlassung, 6 Wochen, 3, 6, 12 und 24 Monate postoperativ. Neben dem klinisch-neurologischen Befund wurde die LWS-Beweglichkeit erfaßt. Anhand von Röntgenbildern wurde die Höhe des Zwischenwirbelraumes gemessen und mit dem präoperativen Wert verglichen. Um reproduzierbare Werte zu erhalten, die von den unterschiedlichen Vergrößerungsfaktoren der Röntgenbilder unabhängig sind, wurde hierbei die von MOCHIDA beschriebene Methode [17] verwendet. Der allgemeine Zustand der Patienten wurde jeweils mit Hilfe des Prolo-Scores (Tabelle 1) erfaßt. Die subjektive Einschätzung der Patienten zu ihren Beschwerden und ihrer Belastbarkeit wurde mit dem Oswestry-Score abgefragt.

Der Prolo-Score, der bei den Patienten präoperativ durchschnittlich bei 4,4 gelegen hatte, verbesserte sich auf einem Durchschnittswert von 9,3 nach 1 Jahr (Abb. 3). Der Oswestry-Score, der präoperativ durchschnittlich bei 46,4 gelegen hatte, sank im selben Zeitraum auf 5,1 (Abb. 4).

Die durchschnittliche Höhe des Bandscheibenraumes lag präoperativ bei 9,9 mm. Bei Entlassung aus stationärer Behandlung lag sie durchschnittlich bei 14,9 mm. 6 Monate postoperativ hatte sie sich auf 13,6 und 12 Monate postoperativ auf 12,9 mm reduziert (Abb. 5). Gegenüber dem präoperativen Wert bedeutet dies eine Zunahme um 3 mm oder um etwa 30%.

Tabelle 1. Prolo-Score

- E1 Invalidität	- F1 schwer beeinträchtigt
- E2 erwerbsunfähig	- F2 Schmerzen, aber tägliche Verrichtungen möglich
- E3 erwerbsfähig nach Umschulung	- F3 alle täglichen Verrichtungen, aber kein Sport
- E4 im alten Beruf mit Einschränkung tätig	- F4 bis auf vereinzelte Attacken schmerzfrei
- E5 im alten Beruf uneingeschränkt tätig	- F5 schmerzfrei, Sportausübung wie präoperativ

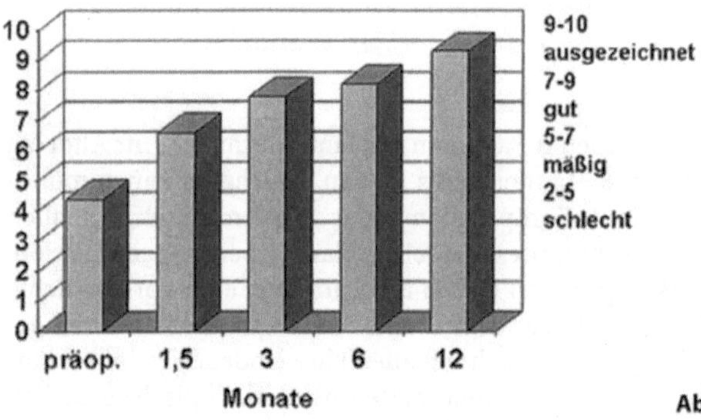

Abb. 3. Prolo-Score

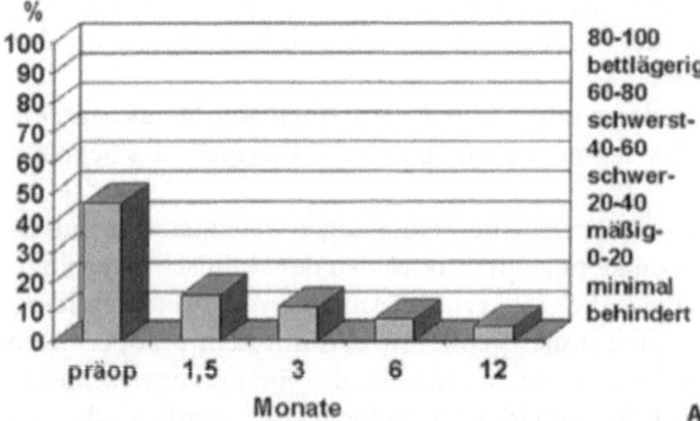

Abb. 4. Oswestry-Score

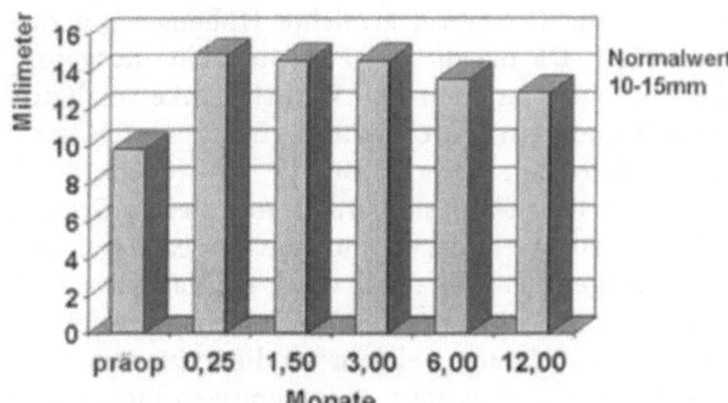

Abb. 5. Höhe des Bandscheibenraumes

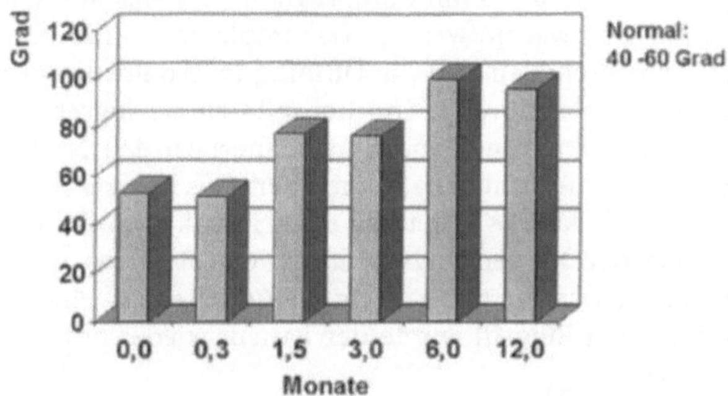

Abb. 6. Rumpfbeugen

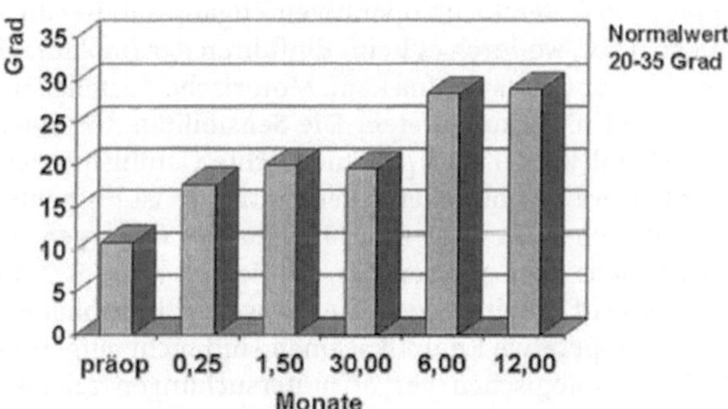

Abb. 7. Rumpfextension

Die Fähigkeit, den Rumpf zu beugen, verbesserte sich von durchschnittlich 53,2° präoperativ auf 96,0° nach 1 Jahr (Abb. 6). Das Beugen rückwärts, das präoperativ mit durchschnittlich 10,9° ermittelt worden war, verbesserte sich im Verlauf 1 Jahres auf 29,0° (Abb. 7).

Komplikationen

Bei einem Patienten, einem Berufssportler, kam es nach 4–5 Monaten erneut zu Lumbalgien. Diese waren belastungsabhängig und behinderten ihn erheblich an der Ausübung seines Berufes (Golfprofi). Eine Dislokation der Implantate lag nicht vor, der durch die Operation erreichte Höhengewinn des Zwischenwirbelraums war unverändert. Da bei diesem Patienten eine ausgeprägte Spondylarthrose vorlag, haben wir Infiltrationen der Wirbelgelenke im betroffenen Segment mit einem Lokalanästhetikum durchgeführt. Die dadurch zu erzielende vorübergehende Beschwerdefreiheit sprach für die arthrotisch veränderten Wirbelgelenke als Ursprungsort für die Beschwerden. Aus diesem Grund haben wir uns entschlossen, die Implantate zu entfernen und statt dessen eine interkorporelle Spondylodese mit Fusionskäfigen aus Titan durchzuführen. Nach diesem Eingriff wurde er beschwerdefrei und ist mittlerweile wieder voll in seinem Beruf tätig.

Bei einem Patienten, bei dem wir die Implantate noch nicht um 90° gedreht positioniert hatten, kam es am 3. postoperativen Tag zu einer Dislokation des zuletzt eingeführten Implantats mit Kompression der benachbarten Nervenwurzel. Eine operative Revision war notwendig. Das Implantat wurde wieder in den Zwischenwirbelraum vorgeschoben und die Öffnung im Anulus fibrosus dadurch verkleinert, daß durch Einschlagen von 2 Knochensplinten die angrenzenden Abschnitte der Wirbelkörperendplatten aneinander angenähert wurden. Nach dem Eingriff wurde der Patient beschwerdefrei und hat seinen Beruf als Lagerarbeiter wieder ausgeübt. 6 Monate postoperativ kam es erneut zu einer Dislokation des Implantats mit erneuter Kompression der Nervenwurzel. Eine zweite Revision wurde erforderlich, bei der die Implantate nun um 90° gedreht im Zwischenwirbelraum positioniert wurden. Auch nach diesem Eingriff wurde der Patient wieder beschwerdefrei und ist wieder voll berufstätig.

Bei einer Patientin traten postoperativ Sensibilitätsstörungen in den Segmenten S2 bis S5 ipsilateral zum operativen Zugang auf. Bei ihr lag ein kongenital enger Spinalkanal vor, wodurch es beim Einführen der Implantate zu einer kurzzeitigen Kompression der Cauda equina kam. Motorische Ausfälle, Blasen- oder Mastdarmstörungen waren nicht aufgetreten. Die Sensibilitätsstörungen bildeten sich postoperativ weitgehend wieder zurück, eine leichte Gefühlsminderung im Dermatom S2 blieb über längere Zeit bestehen. Diese Patientin ist bis heute nicht völlig beschwerdefrei, sie ist jedoch in der Lage, ihren Haushalt zu versorgen und allen Aktivitäten des täglichen Lebens nachzugehen. Sie übt derzeit ihren Beruf nicht aus, da sie bereits vor dem Eingriff arbeitslos war und es weiterhin geblieben ist. Anderweitige operative oder postoperative Komplikationen sind nicht aufgetreten.

Die radiologischen Verlaufsuntersuchungen zeigen auf den Röntgenübersichtsaufnahmen bei 4 Patienten zunehmende Unschärfen der Grund- und Deckplattenkonturen. Die Implantate haben bei diesen Patienten zu einer Anmodellierung der angrenzenden Deckplatten an die Implantatkontur geführt. Diese Veränderungen mit vermehrter Röntgendichte des subchondralen Knochens ähneln entzündlichen Veränderungen, wie sie etwa bei Spondylodiszitiden zu sehen sind. Trotz dieser Veränderungen waren die Patienten völlig beschwerdefrei. Alle waren in der Lage, nicht nur ihrem Beruf nachzugehen, sondern auch ihre gewohnten körperlichen und sportlichen Aktivitäten auszuüben. Mit diesem "Einsinken" der Implantate in die angrenzende Grund- und Deckplatte ging eine Höhenminderung des Bandscheibenraumes einher. Bei 2 dieser Patienten war auch eine Zunahme von präoperativ bereits vorhandenen ventralen Osteophyten zu beobachten. Obgleich auch bei diesen Patienten die Höhenzunahme des Zwischenwirbelraumes gegenüber dem präoperativen Zustand noch deutlich ist, kann nicht ausgeschlossen werden, daß sich längerfristig

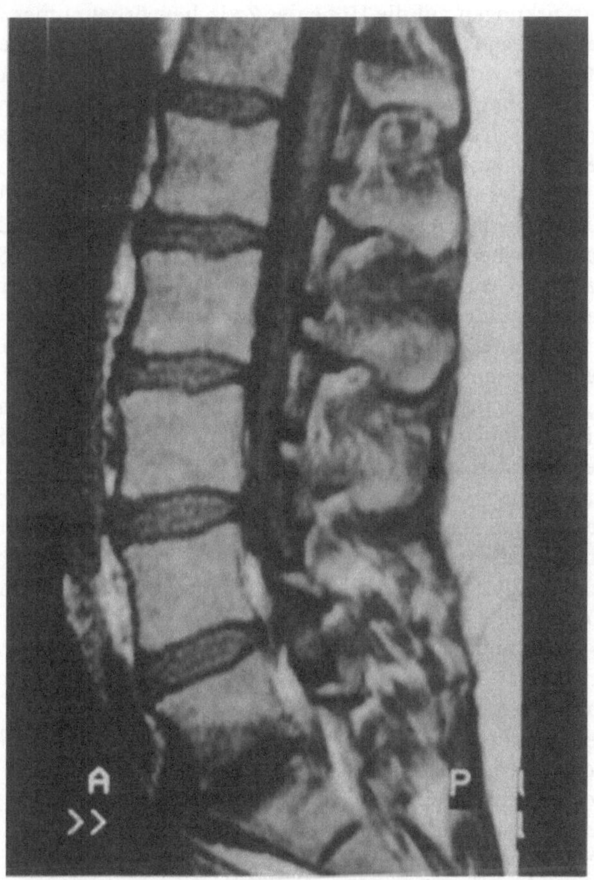

Abb. 8. MRT-Darstellung von Grund- und Deckplattenveränderungen LW5/SW1 bei einem völlig beschwerdefreien Patienten, 1 Jahr nach Implantation

eine knöcherne Fusion entwickeln könnte. Wir haben bei diesen Patienten MRT-Untersuchungen durchgeführt (Abb. 8), die den knöchernen Umbau in der Nachbarschaft der Implantate bestätigen. Der weitere Verlauf wird bei diesen Patienten sowohl klinisch wie radiologisch verfolgt werden.

Diskussion

Die Besonderheit der in der vorliegenden Studie eingesetzten Bandscheiben-Nukleus-Prothesen besteht darin, daß sie aufgrund ihrer Materialeigenschaften in der Lage sind, Belastungen nachzugeben und bei Entlastung durch Wasseraufnahme die ursprüngliche Höhe des Zwischenwirbelraumes wiederherzustellen. Zielrichtung bei der Implantation dieser Prothesen ist, durch die Wiederherstellung der Funktion des geschädigten Bewegungssegmentes sekundären Schädigungen, etwa im Bereich der Wirbelgelenke, entgegenzuwirken.

Ziel unserer Studie war, geeignete Implantationstechniken zu erproben und die

Auswirkungen auf die Höhe des Zwischenwirbelraumes zu ermitteln. Die klinische Verlaufsbeobachtung dient in erster Linie dazu, mögliche Komplikationen und Störungen zu erfassen und alle Veränderungen zu beobachten, die im Zusammenhang mit dem Implantat stehen könnten. Ein Vergleich der klinischen Ergebnisse mit den Ergebnissen bei anderen Patienten, etwa solchen mit Mikrodiskektomie, ist aufgrund der geringen Patientenzahl nicht möglich und sinnvoll.

Was die Indikation zur Implantation von Bandscheiben-Nukleus-Prothesen betrifft, so haben wir für diese Studie Patienten ausgewählt, die ohnehin wegen eines Bandscheibenvorfalles einer Operation bedurft hätten. Sollten sich die Implantate bewähren, wäre künftig nicht nur der akute Bandscheibenvorfall eine geeignete Indikation, sondern v.a. auch der chronische belastungs- und bewegungsabhängige Kreuzschmerz als Folge einer chronischen Diskopathie mit Verminderung der Höhe des Zwischenwirbelraums.

Besonders aufschlußreich waren unsere Erfahrungen mit dem Patienten, bei dem wir die Implantate wieder entfernt haben. Nach anfänglich guter Besserung seiner Beschwerden kam es bei ihm unter Belastung wieder zu Kreuzschmerzen. Das gute Ansprechen dieser Schmerzen auf interartikuläre Injektionen der Wirbelgelenke im betroffenen Segment wies auf die Gelenke als Ursprungsort der Schmerzen hin. Nach unserer Auffassung hat dieser Patient nicht von der durch die Implantate verbesserten Mobilität profitieren können, möglicherweise, weil eine fortgeschrittene Spondylarthrose bei vermehrter Mobilität zu vermehrten Schmerzen geführt hat.

Dies könnte darauf hinweisen, daß diese Methode bei Patienten mit zu weit fortgeschrittener Spondylarthrose möglicherweise nicht geeignet ist, und diese Patienten eher von einer Spondylodese profitieren könnten. Auch wenn die Verschmälerung des Zwischenwirbelraumes zu stark ist, kann aus technischen Gründen die Implantation von Nukleusprothesen unmöglich sein. Eine weitere Kontraindikation stellt das Vorhandensein eines engen Spinalkanals dar. Die Größe der Implantate führt dann bei der Implantation zwangsläufig zu einer vermehrten Kompression des Kaudasakkes mit der Gefahr einer Schädigung. Patienten mit Bandscheibendegeneration in mehr als einem Segment mit Wirbelgleiten oder Osteoporose wurden nicht in die Studie aufgenommen.

Wie erwartet, ergab sich eine wesentliche Komplikationsmöglichkeit aus der Gefahr einer Implantatdislokation. Durch die unilaterale Implantation mit Drehung der Implantate um 90° hat sich eine Verlagerung der Implantate in den Wirbelkanal vermeiden lassen. Die ursprüngliche Idee von Ray, den Anulus fibrosus wieder zu verschließen, um damit insgesamt im Zwischenwirbelraum wieder ein geschlossenes Drucksystem herzustellen, hat sich bisher nicht ausreichend verwirklichen lassen.

Die radiologischen Veränderungen der Wirbelkörperendplatten sind m.E. Ausdruck einer unregelmäßigen Verteilung des Druckes im Zwischenwirbelraum. Dadurch kommt es dort, wo die Implantate den Endplatten aufliegen, zu einer höheren Belastung. Die Deckplatten reagieren entsprechend mit knöchernem Umbau, der radiologisch – besonders deutlich im MRT – nachzuweisen ist. Bei den Patienten, bei denen schon vor der Operation ventrale Osteophyten vorhanden waren, haben sich diese im postoperativen Verlauf weiter verstärkt. Letztlich ist nicht auszuschließen, daß sich hier im weiteren Verlauf eine Spondylodese entwickeln könnte. Aus diesem Grund sind bei diesen Patienten auch langfristig weitere Kontrolluntersuchungen vorgesehen.

Schlußfolgerungen

Bei der erstmaligen Implantation von Bandscheiben-Nukleus-Prothesen (PDN) im Rahmen der vorliegenden Studie hat die Verlaufsbeobachtung über einen 1- bis 2-jährigen Zeitraum hinweg ein sehr gutes funktionelle Ergebnis gezeigt. Patienten mit fortgeschrittener Spondylarthrose profitieren möglicherweise nicht von der mit Hilfe der Implantate verbesserten Segmentmobilität. Bei einigen Patienten waren radiologisch Grund- und Deckplattenveränderungen festzustellen, die weiterer Beobachtung bedürfen. Die Implantationstechnik wurde abgewandelt, um die Möglichkeit einer Verlagerung der Implantate in den Wirbelkanal zu verhindern. Eine weitere Erprobung der Implantate in Form einer multizentrischen Studie ist vorgesehen.

Literatur

1. Adams MA, Hutton WC (1985) Gradual disc prolapse. Spine 10: 524–531
2. Bao Q-B, Higham PA (1991) Hydrogel intervertebral disc nucleus. US Pat 5.047.055
3. Bao Q-B, Higham PA (1993) Hydrogel bead intervertebral disc nucleus US Pat 5.192.326
4. Enker P, Steffee A, McMillin C, Keppler L, Biscup R, Miller S (1993) Artificial disc replacement, preliminary report with 3-year minimum follow-up. Spine 18: 1061–1070
5. Fernström U (1966) Arthroplasty with intercorporal endoprosthesis in herniated disc and in painful disc. Acta Chir Scand Suppl 355: 154–159
6. Fung YC (1981) Biomechanics: Mechanical properties of living tissues, Springer, New York
7. Ghosh P (1988) The biology of the intervertebral disc, vols I and II. CRC Press, Boca Raton
8. Griffith SL, Shelokov AP, Büttner-Janz K, LeMaire J-P, Zeegers WS (1994) A multicenter retrospective study of the clinical results of the link® SB Charité intervertebral prosthesis. The initial European experience. Spine 19: 1842–1849
9. Hedman TP, Kostuik JP, Pernie GR, Hellier WG (1991) Design of an intervertebral disc prosthesis. Spine 16: 5256–5260
10. Kostuik JP (1992) The Kostuik artificial disc. In: Weinstein JN (ed) Clinical efficacy and outcome in the diagnosis and treatment of low back pain. Raven, New York, pp 259–270
11. Langrana NA, Parsons JR, Lee CK, Vuono-Hawkins M, Yang SW, Alexander H (1994) Materials and design concepts for an intervertebral disc spacer. I. Fiber-reinforced vomposite design. J Appl Biomater 5: 125–132
12. Lee CK (1987) Clinical biomecanics of lumbar spine surgery. In: White AH, Rothman RH, Ray CD (eds) Lumbar spine surgery: Techniques and complications. Mosby, St. Louis
13. Lee CK (1989) Functional disc prothesis. Trans 35th Annu Mtg Orthop Res Soc (ORS), Las Vegas, p 353
14. McKenzie AH (1995) Fernström intervertebral disc arthroplasty: a long term evaluation. Orthop Int Ed 3: 313–324
15. McMillin CR, Steffee AD (1994) Artificial spinal discs with up to five years follow up. 20th Annu Mtg Soc Biomater, Boston, p 89
16. Miller JAA, Schmatz C, Schultz AB (1988) Lumbar disc degeneration: Correlation with age, sex and spine level in 600 autopsy specimens. Spine 13: 173–178
17. Mochida J, Nishimura K, Nomura T, Toh E, Chiba M (1996) The importance of preserving disc structure in surgical approaches to lumbar disc herniation. Spine 21: 1556–1564
18. Nachemson A (1962) Some mechanical properties of the lumbar intervertebral discs. Bull Hosp Joint Dis (NY) 12: 130–132
19. Nachemson AL (1992) Challenge of the artificial disc. In: Weinstein JN (ed) Clinical efficacy and outcome in the diagnosis and treatment of low back pain. Ravens, New York, pp 271–278
20. Ordway NR, Han ZH, Bao QB et al. (1994) Biomechanical evaluation of the intervertebral disc with a hydrogel disc nucleus. 9th Annu Mtg NA Spine Soc (NASS), Minneapolis, MN, pp 90–91
21. Parsons JR, Lee CK, Langrana NA, Clemow AJ, Chen EH (1992) Functional and biocompatible intervertebral disc spacer containing elastomeric material of varying hardness. US Pat 5.171.281
22. Ray CD (1991) Lumbar interbody threaded prosthesis. In: Brock M, Mayer HM, Weigel K (eds) The artificial disc, Springer, Berlin Heidelberg New York Tokio, pp 53–59
23. Ray CD (1992) The artificial disc: introduction, history, and socioeconomics. In: Weinstein JN (ed) Clinical efficacy and outcome in the diagnosis and treatment of low back pain. Raven, New York, pp 205–225
24. Ray CD, Corbin TP (1988) Prosthetic disc and method of implanting. US Pat 4.772.287

25. Ray CD, Corbin TP (1990) Prosthetic disc containing therapeutical material US Pat 4.904.260
26. Solini A, Orsini G, Broggi S (1989) Metal cementless prosthesis for vertebral body replacement of metastatic malignant disease of the cervical spine. J Spinal Disord 2: 254–262
27. Steffee AD (1991) Artificial disc. US Pat 5.071.437
28. Steffee AD (1992) The Steffee artificial disc. In: Weinstein JN (ed) Clinical efficacy and outcome in the diagnosis and treatment of low back pain. Raven, New York, pp 245–257
29. Urbaniak JR, Bright DS, Hopkins JE (1973) Replacement of intervertebral discs in chimpanzees by silicone-Dacron implants: a preliminary report. J Biomed Mater Res Symp 165–186
30. Vuono-Hawkins M (1991) The design and evaluation of a thermoplastic elastomeric (tpe) lumbar intervertebral disc spacer. Rutgers University, PhD Thesis
31. Vuono-Hawkins M, Langrana NA, Parsons JR, Lee CK, Zimmerman M (1995) Materials and design concepts for an intervertebral disc spacer. II. Multidurometer composite design. J Appl Biomater 6: 117–123
32. White AA,Panjabi MM (1978) The basic kinematics of the human spine. Spine 3: 12–20
33. White AAI, Panjabi MM (1990) Clinical Biomechanics of the spine, Lippincott, Philadelphia, PA, pp 9–36

TEIL VIII

Navigationssysteme

Spinale Neuronavigation

N. Haberland, K. Ebmeier, R. Kalff

Neurochirurgische Klinik, Friedrich-Schiller-Universität Jena, Bachstr. 18, D-07740 Jena

Einleitung

Die computerassistierte Chirurgie (CAS) gehört heute bereits zum Standard bei ausgewählten neurochirurgischen intrakraniellen Eingriffen, wobei die Quantität dieser Operationen weiter zunimmt [5, 6, 8, 10, 18]. Weitaus mehr Probleme bestehen im Bereich der spinalen Navigation, bedingt durch die Flexibilität der Wirbelsegmente untereinander und der Schwierigkeit, ein festes Bezugssystem, wie den Schädel an der Wirbelsäule, zu nutzen, um eine präoperative computertomographische (CT) oder magnetresonanztomographische (MRT) Datenakquisition durchzuführen. Um das Problem des präoperativen festen Bezugssystems zu umgehen, bedienen sich die derzeitigen spinalen Navigationssysteme des sog. intraoperativen Anatomical matchings [1, 4, 13] . Das bedeutet: Intraoperativ gibt das Navigationsprogramm knöcherne anatomische Landmarken eines Wirbelsegmentes, wie z.B. Spitze des Dornfortsatzes, Spitze des Querfortsatzes und Wirbelgelenk, vor, die der Operateur dreidimensional an der Wirbelsäule exakt finden und bestätigen muß. Damit wird der präoperative CT-Datensatz mit der Ist-Situation des Patienten in Übereinstimmung gebracht (Registrierung). Hierbei entstehen naturgemäß subjektive Abweichungen, die die intraoperative Genauigkeit negativ beeinflussen. Diese Abweichung wird in der sog. Registrierungsgenauigkeit erfaßt. Zum anderen ist das intraoperative Handling erschwert, und es wird von Fall zu Fall auch eine Röntgenbildwandlerkontrolle notwendig, um das präoperativ gescannte Wirbelsegment intraoperativ eindeutig zu finden.

Daher entwickelten wir ein neues spinales Navigationssystem basierend auf den Prinzipien der stereotaktisch geführten Neuronavigation (Tabelle 1). Mit den derzeitigen Stereotaxiesystemen erreichen wir eine hohe intraoperative Genauigkeit von 1 mm [2]. Diese intraoperative Genauigkeit fordern wir gerade auch in der spinalen Navigation, da im Wirbelsäulenbereich eine Abweichung über 1 mm keinen sinnvollen Nutzen mehr beinhaltet. Neben der intraoperativen Genauigkeit legten wir besonderen Wert auf eine schnelle und einfache intraoperative Navigation.

Tabelle 1. Stereotaktisch geführte Neuronavigation

- Fixierung des Stereotaxierahmens im Bereich der Tabula externa
  - CT/MRT-Datenakquisition
  - Operationsplanung am Computer
  - Stereotaktisch geführte Operation
- Intraoperative Genauigkeit des Systems 1 mm

Hefte zu „Der Unfallchirurg", Heft 271
H.J. Wilke, L.E. Claes (Hrsg.)
Die traumatische und degenerative Bandscheibe

In der Pedikelschraubenimplantation thorakolumbal wird derzeit die Hauptindikation für die spinale Navigation gesehen. Grund dafür sind die computertomographisch dokumentierten Pedikelschraubenfehllagen bei Stabilisierungsoperationen ohne Zuhilfenahme der Navigation. In der Literatur schwanken diese Angaben von 8,5% – 40% [3, 7, 9, 11]. Durch eine Schraubenfehllage können Instabilitäten, neurologische Ausfallerscheinungen und selten auch Gefäßverletzungen auftreten. Damit steigt die Morbidität und die Rate der Revisionsoperationen.

Material und Methode

Als Navigationssystem kam ein Ultraschallsensorsystem (Fa. Zebris) zur Anwendung basierend auf dem Prinzip der Laufzeitmessung von Ultraschallimpulsen. Zunächst wurden 2 Kirschner-Drähte in den Dornfortsatz des interessierenden Wirbelsegmentes unter CT-Kontrolle oder Röntgenbildwandlerkontrolle implantiert, um für die präoperative CT-Datenakquisition ein Markermodul rotationsstabil zu fixieren (Abb. 1). Für die Datenakquisition waren am Markermodul 3 röntgendichte Marker befestigt. Die CT-Datenakquisition erfolgte in Bauchlage mit einem Spiral-CT, wobei die CT-Schichtdicke und der Tischvorschub jeweils 1 mm betrugen. Der CT-Datentransfer zum Navigationscomputer erfolgte via Optical disc und optional über ein Netzwerk. Daran schloß sich die Trajektorieplanung mit einer spinalen 2D-/3D-Navigationssoftware (Fa. IVS) an, welche ein 200 MHz Pentium PC benötigte. Für die intraoperative Navigation wurden die röntgendichten Marker auf dem Markermodul gegen 3 Ultraschallsender ausgetauscht. An dem zu navigierenden Instrument waren gleichfalls 4 Ultraschallsender angebracht und über dem Operationsfeld befand sich ein Mikrophonring mit 8 Mikrophonen zum Empfang der Ultraschallsignale. Die Ultraschallsignale wurden in einem separaten Computer verarbeitet. Intraoperativ steckten wir das Markermodul nur auf die implantierten Kirschner-Drähte, und nach der automatischen Markererkennung, die der Registrierung entsprach, begann die spinale Navigation mit einer Real time-Visualisierung (Tabelle 2 und 3). Mit der automatischen Markererkennung konnte eine durchschnittliche Registriergenauigkeit von 0,13 mm +/- 0,05 mm erreicht werden. Nach den Navigationsexperimenten am

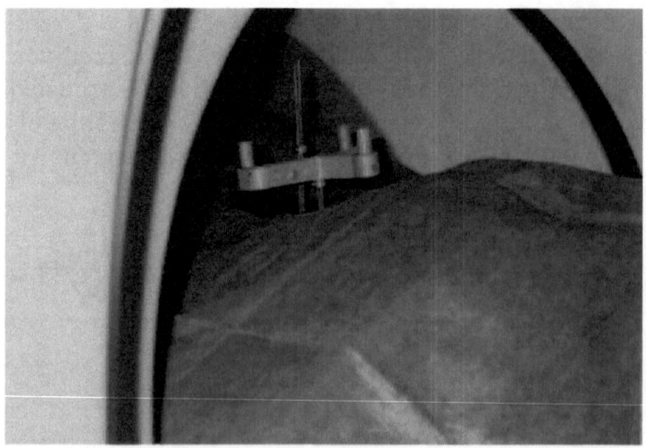

Abb. 1. Patient in Bauchlage auf dem CT-Tisch liegend zur Datenakquisition (Spiral-CT). Zuvor wurden unter Lokalanästhesie in die Dornfortsätze L4 und L5 jeweils 2 Titan-Kirschner-Drähte implantiert, um das Markermodul rotationsstabil und reproduzierbar zu fixieren

Tabelle 2. Spinale Neuronavigation – Procedere

- Fixierung von Markermodulen an den Dornfortsätzen
- CT-Datenakquisition
- Datentransfer
- Operationsplanung am PC
- Intraoperative Navigation mit Real-time-Visualisierung

Tabelle 3. Ultraschallnavigationssystem

Meßprinzip
- Laufzeitmessung von Ultraschallimpulsen

Technische Meßgenauigkeit des Ultraschallsystems
- 0,3 mm

Intraoperative Leistung des Ultraschallnagigationssystems
- 10 Navigationsbilder/s

Hardware
- Pentium PC (200 MHz)
- Ultraschallrechner
- Mikrofonring

Wirbelsäulenmodell zur Pedikelschraubenimplantation und perkutanen Diskektomie folgten die Studien am humanen Kadaver sowie an den ersten 9 Patienten. Dabei handelte es sich um 4 Patienten mit degenerativen Wirbelsäulenerkrankungen, 3 Patienten mit Wirbelfrakturen, 1 Patient mit einer extraduralen Metastase und 1 Patient mit einer Spondylitis zur dorsalen Stabilisierung im lumbothorakalen Bereich. Das Durchschnittsalter der Patienten betrug 44 Jahre mit einer annähernd gleichen Geschlechtsverteilung. Für die klinische Studie wurden jeweils 2 Titan-Kirschner-Drähte mit einem Durchmesser von 1,8 mm perkutan unter Lokalanästhesie in die Dornfortsätze implantiert.

Ergebnisse

Transpedikuläre Kirschner-Draht-Implantation unter Navigation

Durch eine navigierte Führungshülse wurden mit einer normalen druckluftbetriebenen Bohrpistole die Kirschner-Drähte (Durchmesser von 3 mm) implantiert (Abb. 2). Intraoperativ sah man auf dem Navigationsmonitor CT-Schnittbilder in der interessierenden Region koronar, sagittal, axial und zusätzlich 6 Schnittbilder senkrecht zur Navigationsrichtung, um den Pedikelquerschnitt darzustellen (Abb. 3). Die visualisierten Trajektorien der interessierenden Region hatten eine unterschiedliche Farbmarkierung. Die grüne Strecke entsprach der Planungstrajektorie, die blaue Strecke der Real-time-Trajektorie (Ist-Situation) der Navigationshülse und die weiße Strecke der virtuellen Verlängerung der Real-time-Trajektorie. Die Kreise im quergeschnittenen Pedikel stellten die Planungstrajektorie und die Kreuze die Real-time-Trajektorie dar. Anhand dieser 2 D-Darstellung in mehreren Ebenen war eine genaue Raumorientierung möglich.

Postoperativ wurde jeweils eine CT-Kontrolle zur Überprüfung der Kirschner-Draht-Lage im Vergleich zur intraoperativen Navigation durchgeführt.

Am Wirbelsäulenmodell erzielten wir in den Höhen L1 – S1 in 24 Versuchen jeweils eine korrekte Kirschner-Draht-Lage mit einer maximalen Abweichung von +/- 1 mm (Tabelle 4). Ein gleich gutes Ergebnis erreichten wir an der humanen Kadaverwirbelsäule von Th 1 bis S1 mit Ausnahme in Höhe Th 3 links (Tabelle 4). Hier zeigte sich

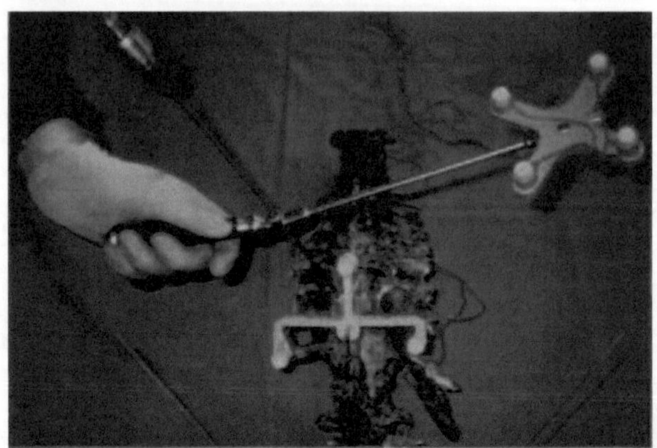

Abb. 2. Transpedikuläre Kirschner-Draht-Implantation unter Navigation am humanen Kadaver

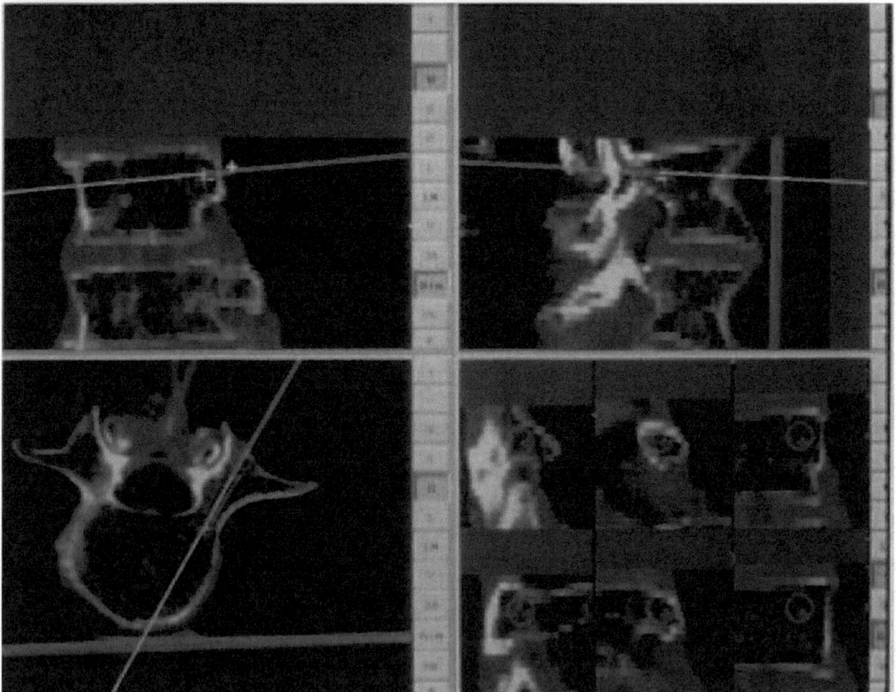

Abb. 3. Intraoperatives Navigationsbild zur Kirschner-Draht-Implantation am Kadaver. Dargestellt ist die interessierende Region L3 mit der Planungstrajektorie, der Real-time-Trajektorie und der virtuellen Verlängerung der Real-time-Trajektorien in koronarer, sagittaler, axialer Ebene und mit 6 Schnittbildern (Fenster unten rechts) senkrecht zur Navigationsrichtung

eine laterale Fehllage, wobei der Pedikeldurchmesser in Höhe Th 3 links nur 2,2 mm betrug bei einem insgesamt geringen Pedikeldurchmesser aller Pedikel von durchschnittlich 5,5 mm (Tabelle 5).

Tabelle 4. Spinale Neuronavigation: Pedikelschrauben

Wirbelsäulenmodell		
Höhe	Anzahl der Versuche (n)	Korrekte Kirschner-Draht-Lage +/– 1mm
L1 - S1	24	24
Kadaver		
Höhe	Anzahl der Versuche (n)	Korrekte Kirschner-Draht-Lage +/– 1 mm
Th1 - S1	36	35 = 97,2 %

Tabelle 5. Spinale Neuronavigation: Kadaver, Pedikeldurchmesser

Höhe	Rechts in mm	Links in mm
Th1	7,58	7,58
Th2	4,98	4,61
Th3	3,24	2,16
Th4	3,23	3,30
Th5	3,24	3,28
Th6	3,78	3,24
Th7	4,35	4,35
Th8	3,24	3,28
Th9	4,32	4,32
Th10	3,78	4,32
Th11	4,32	3,82
Th12	4,86	4,86
L1	3,92	3,72
L2	3,72	4,34
L3	5,58	3,47
L4	8,88	8,88
L5	15,48	15,62
Mittelwert	x = 5,21 mm ± 2,97	x = 5,00 mm ± 3,01

Perkutane Diskektomie unter Navigation

Das vorgestellte Navigationssystem eignet sich neben offenen Operationstechniken auch für die perkutanen Verfahren. Bei der navigatorischen perkutanen Diskektomie kommt das eingangs erwähnte Problem der hohen Flexibilität der Wirbelsegmente untereinander zum Tragen, dadurch bedingt, daß man das markierte Wirbelsegment während der Navigation verläßt und in einem Bereich arbeitet, der sich nach der Datenakquisition durchaus ändern kann, beispielsweise durch die Lagerung im Operationssaal. Daher wurde zur Klärung der Bewegungsfehler eine Bewegungsstudie am Wirbelsäulenmodell im CT und an 2 Probanden im MRT durchgeführt.

Bewegungsstudie am Wirbelsäulenmodell

Mit einem Stabfixateur interne (AO-Fixateur nach Dick) wurden an einem lumbalen Wirbelsäulenmodell Extrembewegungen simuliert (Rotation nach links, Seitwärtsneigung nach rechts und Flexion). Dabei war ein röntgendichtes Objekt im Bandscheibenraum L4/5 dorsal lokalisiert (virtueller Bandscheibenvorfall) und am Dornfortsatz L5 das Navigationsmarkermodul befestigt.

In allen 4 Studien (Tabelle 6) wurde der Mittelpunkt des Objektes (O) und der 3 röntgendichten Marker des Markermoduls (M1, M2 , M3) im CT- Datensatz ermittelt.

Studie	Navigationsfehler im 3D-Datensatz
Studie 1: Normallage	–
Studie 2: Rotation nach links	0,9 mm
Studie 3: Biegung nach rechts	0,4 mm
Studie 4: Flexion	1,1 mm

Tabelle 6. CT-Bewegungsstudie am Wirbelsäulenmodell

Berechnet und verglichen wurden alle Strecken, die durch die Punkte O, M1, M2 , M3 definiert waren. Mit Hilfe der 3 Punkte des Markermoduls wurde ein Koordinatensystem aufgespannt. Die X-Richtung war M2-M3, die Y-Richtung das Lot von M1 zu M2-M3. Die Z-Richtung ergab sich aus dem Kreuzprodukt. Der Koordinatenursprung war der Fußpunkt des Lotes von M1 auf M2-M3. Der daraus errechnete räumliche Fehler im 3 D-Datensatz variierte je nach Bewegungsmuster von 0,37 – 1,1 mm, wobei der größte Fehler bei der Wirbelsäulenflexion auftrat (Tabelle 6).

Bewegungsstudie am Probanden

Die MRT-Studie am Probanden wurde ähnlich gestaltet jedoch ohne Markermodul und Fixateur interne. Die interessierende Region (Objekt) war der mediodorsale Bandscheibenraum und das Markermodul wurde durch anatomische Landmarken ersetzt. Die Probanden wurden in normaler Bauchlage und auf einem Operationskissen liegend, welches für die perkutane Diskektomie verwandt wird, untersucht. Dabei ergab sich unter „Operationslagerung" ein räumlicher Fehler von 0,2 – 0,8 mm in Abhängigkeit von der jeweils untersuchten Bandscheibenetage. Bei dem Probanden Nr. 2 fanden wir in Höhe L5/S1 einen höheren Fehler von 1,8 mm aufgrund einer Spondylolisthesis (Tabelle 7).

Studie	Navigationsfehler im 3D-Datensatz
Proband I	
Studie 1: Normallage	–
Studie 2: mit OP-Kissen	
L3/L4	0,8 mm
L4/L5	0,2 mm
L5/S1	0,3 mm
Proband II	
Studie 3: Normallage	–
Studie 4: mit OP-Kissen	
L3/L4	0,2 mm
L4/L5	0,3 mm
L5/S1	1,8 mm

Tabelle 7. MRT-Bewegungsstudie am Probanden

Perkutane Diskektomie

Die navigatorische perkutane Diskektomie wurde analog der Pedikal-Kirschner-Draht-Implantation durchgeführt, jedoch mit einem speziellen Instrumentarium. Navigiert wurde eine Nadel zur Punktion des Bandscheibenraumes über den bekannten dorsolateralen Zugang, eine Arbeitshülse und diverse Faßzangen. Da sich die Faßzangen während der Operation in der navigierten Arbeitshülse befanden, wurden

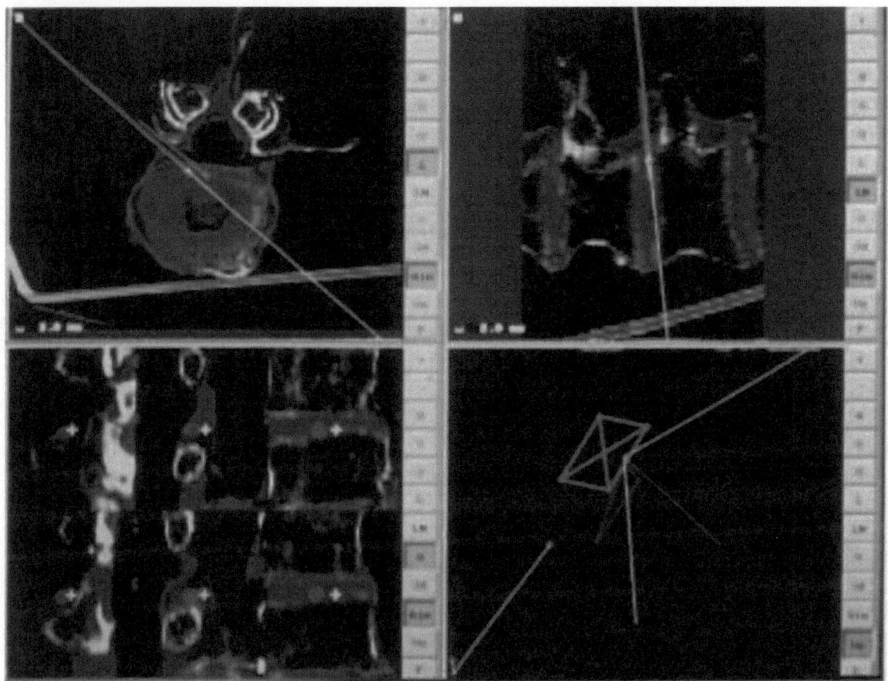

Abb. 4. Perkutane Diskektomie unter Navigation in Höhe L3/4 am Kadaver

die Faßzangen nur über einen Ultraschallsender in Translationsrichtung navigiert. Während der Navigation wurden die Trajektorien wie bei der Pedikel-Kirschner-Draht-Implantation auf dem Monitor sichtbar (Abb. 4). Die durch die Navigation erreichte Instrumentenlage (Real-time-Trajektorie) wurde computertomographisch überprüft. Sowohl am Wirbelsäulenmodell als auch am humanen Kadaver konnten wir bei allen Versuchen eine exakte Instrumentenlage erzielen mit einer maximalen Abweichung von +/− 1 mm (Tabelle 8)

Tabelle 8. Spinale Neuronavigation. Perkutane Diskektomie

Wirbelsäulenmodell		
Höhe	Anzahl der Versuche (n)	Korrekte Instrumentenlage +/- 1 mm
L1/2 - L5/S1	20	20
Kadaver		
Höhe	Anzahl der Versuche (n)	Korrekte Instrumentenlage +/- 1 mm
L1/2 - L5/S1	10	10

Intraoperative spinale Navigation bei 9 Patienten

Entsprechend dem oben beschriebenen Procedere konnten 9 Patienten unter spinaler Navigation operiert werden. Es wurden 36 Pedikelschrauben mit einer Genauigkeit von +/- 1 mm implantiert (Tabelle 9). Implantationsbedingte Komplikationen traten nicht auf (Abb. 5, 6).

Tabelle 9. Spinale Neuronavigation. Klinische Studie: Implantation von Pedikelschrauben

Höhe	Korreke Implantation +/− 1 mm	Perforation der Kortikalis
Th10	2	–
Th12	2	–
L2	2	–
L3	4	–
L4	12	–
L5	8	–
S1	6	–
Summe	36	–
4 degenerative Fälle, 3 Frakturen, 1 Tumor, 1 Spondylitis		

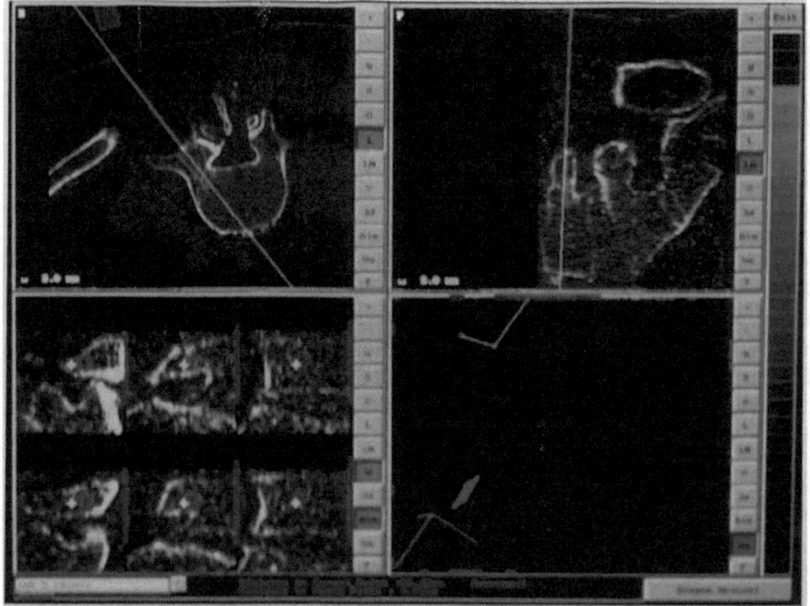

Abb. 5. Navigationsbild für die Pedikelschraubenimplantation in Höhe L5 rechts bei einem 55jährigen Patienten im Rahmen einer posterolateralen Interbody fusion. Bei diesem Patienten wurden die Kirschner-Drähte perkutan navigatorisch implantiert in die Pedikel von L5 und S1 beidseits

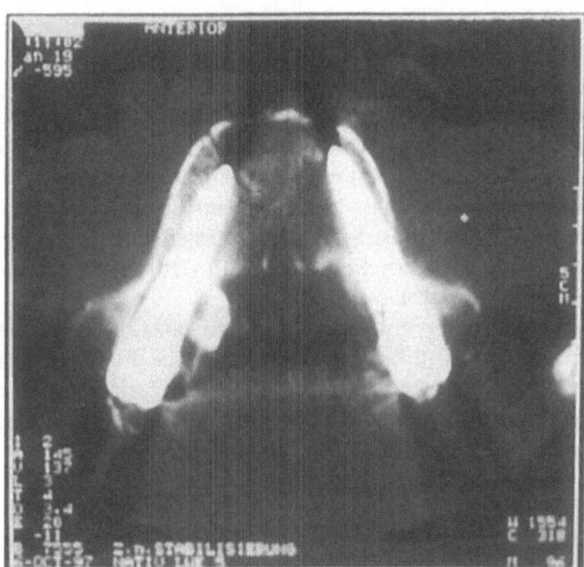

Abb. 6. Die postoperative CT-Kontrolle des Patienten dokumentiert eine regelrechte Lage der Pedikelschrauben in Höhe L5 entsprechend der intraoperativen Real-time-Trajektorie

Diskussion

Die experimentellen Resultate sowie die erste klinische Studie des vorgestellten Systems zeigten die Möglichkeit auf, bei der spinalen Navigation eine intraoperative Genauigkeit von +/- 1 mm zu erreichen. Die bisher erzielte Genauigkeit führen wir hauptsächlich auf die reproduzierbare Fixierung des Markermoduls für die Datenakquisition/ Operation und die damit verbundene automatische Registrierung zurück. Zum anderen erreichen wir mit dem Ultraschallsensorsystem in Kombination mit der Navigationssoftware eine Navigationsbildrate von 10 Navigationsbildern/s. Das heißt, bei einem Positionswechsel des Navigationsinstrumentes sieht der Operateur faktisch ohne Verzögerung seine neue Ist-Position auf dem Navigationsmonitor.

In der Literatur finden sich unterschiedlichste Angaben zur Registrierungsgenauigkeit und zur Gesamtgenauigkeit (intraoperative Genauigkeit) der derzeitigen spinalen Navigationssysteme. Roessler et al. [15] berichteten in Anwendung des Easy Guide Neuro über eine Registriergenauigkeit von 14,4 mm und eine intraoperative Genauigkeit von 11,3 mm, wobei hier die Registrierung über Hautmarker realisiert wurde. Bessere Ergebnisse werden durchaus mit dem Anatomical matching erzielt. Amiot et al. geben hierbei eine Gesamtgenauigkeit von 4,5 mm an mit einem magnetischen Navigationssystem [1]. Bezüglich der Stealth Station verweisen Foley et al. auf eine technische Genauigkeit von 0,3 mm und eine Registrierungsgenauigkeit von 1 mm [4]. Nolte et al. beschreiben eine technische Genauigkeit des Infrarotsensorsystems von 0,15 mm und eine In-vitro-Gesamtgenauigkeit von 0,71 mm und 1,74 mm in Abhängigkeit von der CT-Schichtdicke (1 mm und 2 mm Schichtdicke) und hatten in den klinischen Studien trotzdem eine Pedikelfehllagenquote von 2,7–4,3 % [11, 14, 17].

Das Problem besteht wie eingangs erwähnt im Registrierungsmodus des Anatomical matchings. Damit verbunden besteht ein erschwertes intraoperatives Handling und eine sog. Learning curve ist bei diesen heute üblichen Systemen erforderlich. Die Registrierung bei dem vorgestellten Ultraschallsystem erfolgt automatisch durch eine Software-gesteuerte Markererkennung mit einer Registrierungsgenauigkeit von durchschnittlich 0,13 mm +/- 0,05 mm. Wird diese Registrierung manuell vorgenommen, haben auch wir einen Registrierungsfehler von durchschnittlich 0,8 mm +/- 0,1 mm. Nachteilig bei diesem System ist die präoperative notwendige Implantation von Kirschner-Drähten in den Dornfortsatz, ähnlich wie bei der Stereotaxie die scharfe Fixierung des Stereotaxierahmens am Schädel unter Lokalanästhesie. Der Vorteil jedoch liegt neben der hohen Genauigkeit in dem einfachen und schnellen intraoperativen Ablauf.

Aufgrund der aufgezeigten positiven Ergebnisse bezüglich der navigatorisch implantierten Pedikelschrauben bleibt die Frage zu diskutieren, ob zukünftig die Pedikelschraubenimplantation ohne Navigation noch als Lege artis anzusehen ist. Exemplarisch besteht diese Situation bereits im Bereich der intrakraniellen Neuronavigation bei bestimmten intrakraniellen Prozessen [8].

Über die perkutane Diskektomie unter Navigation gibt es bis dato keine klinischen Erfahrungen. Eine Voraussetzung dafür ist natürlich ein spinales Navigationssystem, welches sich auch für perkutane Operationstechniken eignet. Wir konnten experimentell perkutane Diskektomien unter Navigation durchführen, gleichfalls mit einer intraoperativen Genauigkeit von +/- 1 mm. In Auswertung unserer Bewegungsstudie am Wirbelsäulenmodell und am Probanden muß jedoch die Lagerung des Patienten zur Datenakquisition der intraoperative Lagerung entsprechen. Andernfalls muß über ein zweites Markermodul am Dornfortsatz des angrenzenden Wirbelsegments der Bewegungsfehler registriert und verrechnet werden.

Gerade die spinalen perkutanen Techniken, wie beispielsweise die perkutane Diskektomie, die perkutane posterolaterale Foraminoskopie oder die perkutane posterolaterale endoskopische Interbody fusion [12, 16, 19], stellen minimal-invasive Verfahren dar und sind ideal geeignet für die CAS, um die intraoperative Präzision zu erhöhen.

Literatur

1. Amiot L Ph, Labelle H, De Guise JA, Sali M, Brodeur P, Rivard Ch H (1995) Computer-assisted pedicle screw fixation a feasibility study. Spine 20: 1208–1212
2. Birg W, Mundinger F (1982) Direct target point determination for stereotactic brain operations from CT data and the calculation of setting parameters for polar-coordinate stereotactic devices. Appl Neurolophysiol 45: 387–395
3. Castro WH, Halm H, Jerosch J, Malms J, Steinbeck J, Blasius S (1996) Accuracy of pedicle screw placement in lumbar vertebrae. Spine 21: 1320–1324
4. Foley KT, Smith MM (1996) Image-guided spine surgery. Neurosurg Clin N Am 7: 171–186
5. Golfinos JG, Fritzpatrick BL, Smith LR, Spetzler RF (1995) Clinical use of a frameless stereotactic arm: result of 325 cases. J Neurosurg 83: 197–205
6. Gomez H, Barnett GH, Estes ML, Palmer J, Magdinec M (1993) Stereotactic and computer-assisted neurosurgery at the Cleveland Clinic: review of 501 consecutive cases. Cleve Clin J Ned 60: 399–410
7. Haaker RG, Eickhoff U, Schopphoff E, Steffen R, Jergas M, Kramer J (1997) Verification of the position of pedicle screws in lumbar spinal fusion. Eur Spine J 6: 125–128
8. Haberland N, Kalff R, Holz C, Ebmeier K (1997) Neuronavigation in der Tumorchirurgie des zentralen Nervensystems. Onkologe 3: 143–147
9. Halm H, Lilieqvist U, Link T, Jerosch J, Winkelmann W (1996) Computerized tomography monitoring of the position of pedicle screws in scoliosis surgery. Z Orthop Ihre Grenzgeb 134: 492–497

10. Kiya N, Dureza T, Fukushima T, Maroon C (1997) Computer navigational microscope for minimally invasive neurosurgery. Minim Invas Neurosurg 40: 110–115
11. Laine T, Schlenzka D, Makital OK, Tallroth K, Nolte LP, Visarius H (1997) Improved accuracy of pedicle screw insertion with computer-assisted surgery. A prospective clinical trial of 30 patients. Spine 22: 1254–1258
12. Leu H, Hauser R, Schreiber A (1993) Percutaneous lumbar spine fusion. Acta Orthop Scand Suppl 251: 116–119
13. Nolte LP, Zamorano LJ, Jiang Z, Wang Q, Langlotz F, Berlemann U (1995) Image-guided insertion of transpedicular screws. Spine 20: 497–500
14. Nolte LP, Zamorano J, Visarius H, Berlemann U, Langlotz F, Arm E, Schwarzenbach O (1995) Clinical evaluation of a system for precision enhancement in spine surgery. Clin Biomech 10: 293–303
15. Roessler K, Ungersboeck K, Dietrich W et al. (1997) Frameless stereotactic guided neurosurgery: Clinical experience with an infared based pointer device navigation system. Acta Neurochir 139: 551–559
16. Schreiber A, Leu H (1990) Biportal percutaneous lumbar nucleotomy: develoment, technique and evolution. In: Kambin P (ed): Arthroscopic microdiscectomy. Urban & Schwarzenberg, München
17. Schwarzenbach O, Berlemann U, Jost B et al. (1997) Accuracy of computer assisted pedicle screw placement – an in vitro CT analysis. Spine 22: 452–458
18. Spetzger U, Laborde G, Gilsbach JM (1995) Frameless neuronavigation in modern neurosurgery. Minimal Invas Neurosurg 38: 163–166
19. Stücker R, Krug Ch, Reichelt A (1997) Der perkutane transforaminale Zugang zum Epiduralraum. Orthopäde 26: 280–287

Danksagung. Die Autoren bedanken sich bei Frau Dr. med. R. Fröber und Herrn Prof. Dr. med. W. Linß (Institut für Anatomie der FSU Jena) für die zur Verfügung gestellten anatomischen Präparate, und bei Frau Dr. med. R. Neumann für die Durchführung der CT-Untersuchungen (Institut für Röntgendiagnostik der FSU Jena).

Computerassistierte Wirbelsäulenchirurgie

H. Visarius[1], U. Berlemann[2], L. Dürselen[3]

[1]medivision, Eimattstr. 6, CH-4436 Oberdorf
[2]Inselspital Bern, Dept. für Orthopädie, CH-3010 Bern
[3]Institut für Unfallchirurgische Forschung und Biomechanik, Helmholtzstraße 14, D-89081 Ulm

Einleitung

Ausgehend von bestehenden Prinzipien der Stereotaxis und Erfahrungen in der Neurochirurgie wurden am M.E. Müller-Institut für Biomechanik in Bern, Schweiz, Wege gefunden, die den Einsatz derartiger Verfahren auch im Bereich der Orthopädie ermöglichen. Die 3 wesentlichen Komponenten, welche berücksichtigt und kombiniert werden müssen, sind: 1. das chirurgische Objekt (z.B. ein intraossärer Tumor), 2. das zugehörige virtuelle Objekt (z.B. 2- oder 3-dimensionale Bilddatensätze) und 3. die chirurgischen Instrumente (z.B. ein optoelektronisch verfolgtes Resektionsinstrument). Das Etablieren der Transformationen zwischen den Koordinatensystemen der 3 Komponenten ist wesentlicher Bestandteil fast aller Systeme für computerassistierte Chirurgie und bildet die Voraussetzung für intraoperative Navigation. Weiter kann nun auch eine präoperative Planung im Bilddatensatz (z.B. ein eingezeichneter Resektionspfad) in intraoperative Führung umgesetzt werden, d.h. der Chirurg erhält ein Echtzeitfeedback der aktuellen Position des Instruments im Vergleich zur präoperativen Planung.

Die sog. computerassistierte orthopädische Chirurgie (CAOS) wurde in einer ersten Anwendung 1994 klinisch eingesetzt, um Chirurgen das Einbringen transpedikulärer Schrauben zu erleichtern (Abb. 1). Weitere Anwendungen im Bereich der Wirbelsäulenchirurgie sowie in anderen anatomischen Gebieten wurden seitdem entwickelt und befinden sich z.T. bereits in der klinischen Routine.

Vorgehensweise

Datentransfer

Basis der bildgestützen Chirurgie bildet die medizinische Bildinformation (z.B. ein axiales CT) des Patienten, welches in den Computer geladen wird. Dieser Transfer ist für fast jeden Typ CT-Scanner neu zu entwickeln, da bislang kein einheitliches Bildformat der entsprechenden Hersteller vorliegt. Grundsätzlich kann jedoch jedes CT (axial oder spiral) oder MRI-Gerät eingebunden werden. Der eigentliche Datentrasfer wird via magneto-optischer Platte (MO), Datentape (DAT) oder Spitalnetzwerk realisiert. Typische Parameter für ein CAS-Wirbelsäulen-CT betragen 2 mm Schichtabstand bei 3 mm Schichtdicke. Der Schichtabstand beim CT hat einen wesentlichen Einfluß auf die Genauigkeit des Systems (Nolte et al. 1995a).

Hefte zu „Der Unfallchirurg“, Heft 271
H.J. Wilke, L.E. Claes (Hrsg.)
Die traumatische und degenerative Bandscheibe

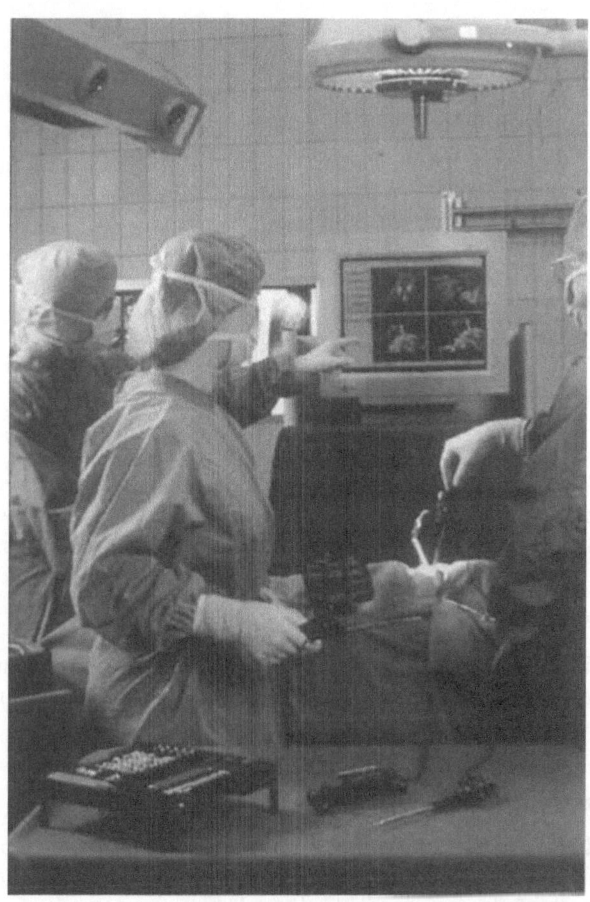

Abb. 1. Chirurgische Navigation mit dem SurgiGATE-System (medivision/STRATEC, Oberdorf, CH). Der Chirurg operiert wie gewohnt, sieht zusätzlich jedoch die aktuelle Position des Instrumentes im Bild

Planung und Simulation

Der Chirurg kann nun präoperativ am Bildschirm auf komfortable 2D- und 3D-Graphikmöglichkeiten zurückgreifen, welche die Diagnose sowie die Planung und Simulation eines Eingriffes unterstützen. Insertions- oder Resektionspfade bzw. Osteotomien können in die Bilddaten eingezeichnet werden. Der Operationsverlauf kann sodann am Bildschirm simuliert werden. Zusätzlich werden einige anatomische Landmarks (z.B. Dornfortsatz, Facetten) im Bild markiert, um sie intraoperativ zur Registrierung verwenden zu können. Die Planungsdaten werden mit dem Patienten gespeichert.

Setup für Chirurgie an der Wirbelsäule

Das System wird im Operationssaal so aufgestellt, daß die optoelektronische Kamera, welche die Lage des Patienten und die Position der chirurgischen Instrumente verfolgt, von kaudal über die Tabletts der Schwester hinweg in den Situs schaut. Der Monitor auf dem Computerwagen wird dem Chirurgen gegenüber plaziert, um opti-

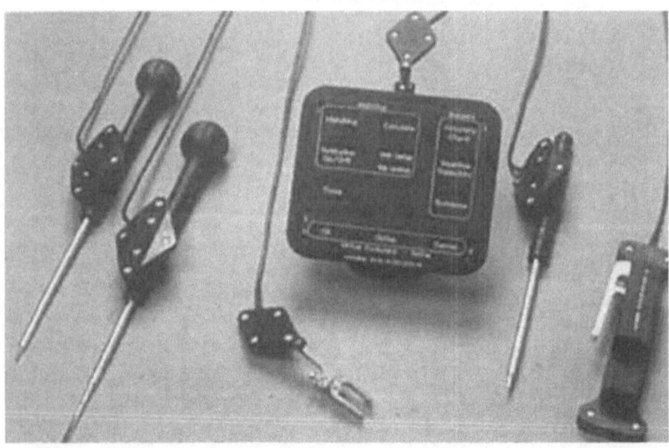

Abb. 2. Instrumentensatz für die computerassistierte Wirbelsäulenchirurgie. Von *links* nach *rechts*: Pedikeleröffnungsahle, Pedikelvertiefungsahle, Referenzbasis, virtuelle Tastatur, Pointer, Kalibriereinheit

male Sicht zu gewährleisten. Der Computer wird mit der Kamera und der Verteilerbox für die Instrumente verbunden. Der aktuelle Patient wird eingeladen und die sterilisierten Instrumente werden in die Verteilerbox eingesteckt.

Kalibrierung

Die Instrumentenschwester überprüft die einwandfreie Funktion der Infrarotdioden, welche auf den Instrumenten angebracht sind (Abb. 2) und verifiziert die Kalibrierung (Instrumentengeometrie).

Referenzierung

Als Alternative zur Immobilisation des chirurgischen Objekts (wie z. B. bei der rahmenbasierten Neurochirurgie) hat sich für orthopädische Anwendungen eine dynamische Referenzierung als sinnvoll erwiesen. Das Verfolgen des Knochens mit der Referenzbasis (Abb. 2) kompensiert die Bewegung von Patient oder Kamera während des Eingriffs ohne Verlust der Systemgenauigkeit. Üblicherweise wird die Referenzbasis am Dornfortsatz angebracht.

Registrierung (Matching)

Intraoperativ wird nun das Bild mit dem Patienten in Übereinstimmung gebracht. Dies geschieht durch Anfahren (Digitalisieren) einiger prä-operativ gewählter anatomischer Landmarks mit dem Pointer (Paired-point-Matching). Die durch Einsatz speziell entwickelter Algorithmen gefundene mathematische Transformation wird genutzt, um die chirurgischen Instrumente ins Bild einzublenden. Falls nicht genügend anatomische Landmarks zur Verfügung stehen (z. B. bei Revisionen), kann alternativ eine beliebige Punktewolke (ca. 12 Punkte) am Knochen digitalisiert werden. Der Computer kann diese Punkteformation dann mit dem rekonstruierten 3D-Bild registrieren (Surface Matching).

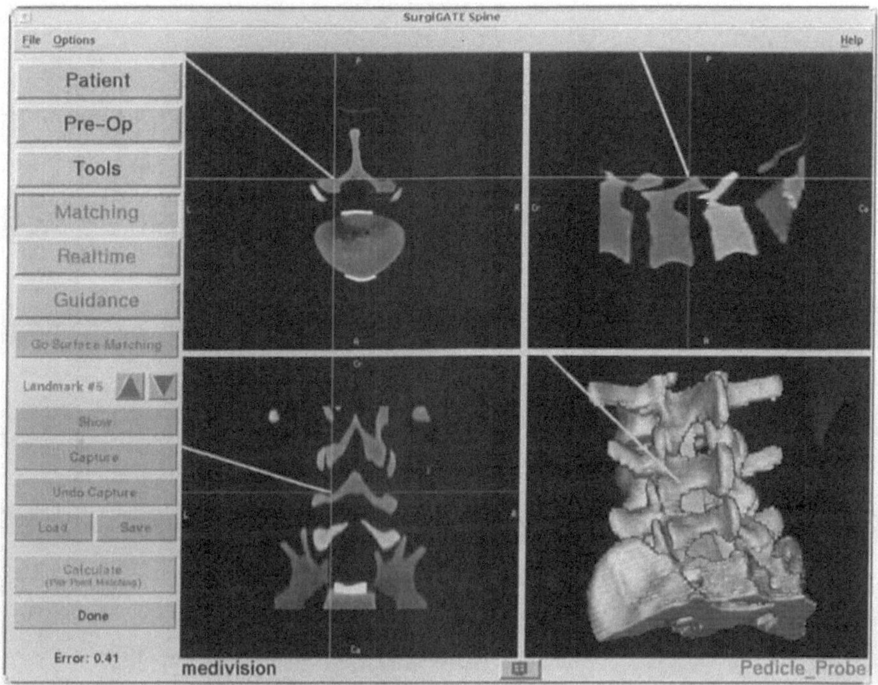

Abb. 3. Verifizierungsmodus. Die tatsächliche Position des Instruments (z.B. am Dornfortsatz) kann zur Überprüfung der Systemgenauigkeit mit der virtuellen Position verglichen werden

Verifizierung

Das System ist nun einsatzbereit und die Systemgenauigkeit kann durch den Chirurgen verifiziert werden. Dazu kann eine bekannte Knochenstruktur mit einem Instrument angefahren und die am Bildschirm angezeigte Position entsprechend beurteilt werden (Abb. 3). Die Genauigkeit entspricht der Abweichung von angefahrener und angezeigter Position und sollte (bei einem 2-mm-Schicht-CT) weniger als 1,5 mm (idealerweise um 1 mm) betragen.

Chirurgische Navigation

Neben der Anzeige der aktuellen Position eines Instruments im Bild kann auch ein Soll/Ist-Vergleich zwischen präoperativer Planung und intraoperativer Situation angezeigt werden (Abb. 4). So kann beispielsweise ein Tumor exakt entlang eines geplanten Resektionspfades entfernt werden.

Weiter ist die Möglichkeit zur integrierten Planung gegeben, bei der die aktuelle Instrumentenachse nach vorwärts extrapoliert wird und so eine Art „Was-wäre-wenn"-Darstellung ergibt, in welcher der Chirurg die *zukünftige* Penetration bei derzeitiger Instrumentenhaltung ersehen kann (Abb. 5).

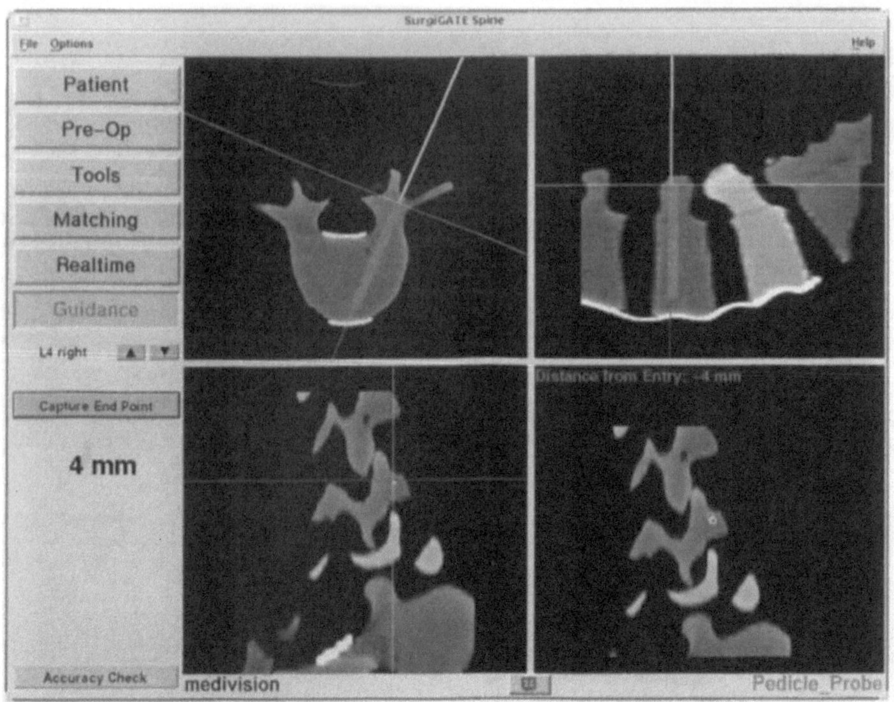

Abb. 4. Guidance-(Führungs-)Modus. Die geplante, optimale Lage ist in *rot* in den Bilddatensatz eingezeichnet. In *grün* ist die aktuelle Position des chirurgischen Instruments dargestellt

Klinische Erfahrung mit der computerassistierten Schraubeninsertion

Nach umfangreichen Genauigkeits- und In-vitro Studien (Nolte et al. 1995b, c) wurde das System zuerst im Juni 1994 in vivo eingesetzt. Seit Januar 1996 besteht ein professioneller Vertrieb des Systems durch die Firma medivision (STRATEC Medical Gruppe, Oberdorf, CH). In Trial-Kliniken wurde das System zunächst unter fest definierten Bedingungen eingesetzt und die Ergebnisse wurden postoperativ CT-kontrolliert. Nach Durchschreiten der Lernkurve (die ersten 5–10 Fälle) beträgt der zusätzliche intraoperative Zeitaufwand etwa 10 min. Nach intensiver Testung verschiedener Möglichkeiten zur Steuerung des nicht-sterilen Computers durch den sterilen Chirurgen, hat sich die sterilisierbare virtuelle Tastatur (Abb. 2) als am besten geeignet erwiesen. Der Chirurg kann mit einem beliebigen navigierten Instrument auf ein Steuerfeld zeigen und der gewünschte Befehl wird ausgeführt (Visarius et al. 1997). Heute, nach 3 Jahren klinischer Erfahrung und über 20 Installationen kann man von einer Bewährung in der Praxis sprechen (Schlenzka et al. 1995; Schwarzenbach et al. 1997). Dies wird durch drastisch verminderte Fehlplazierungsraten von Pedikelschrauben (auf unter 2 %) in den Trial-Kliniken bestätigt. Als wesentliche Vorteile treten von klinischer Seite her die folgenden Punkte in den Vordergrund:

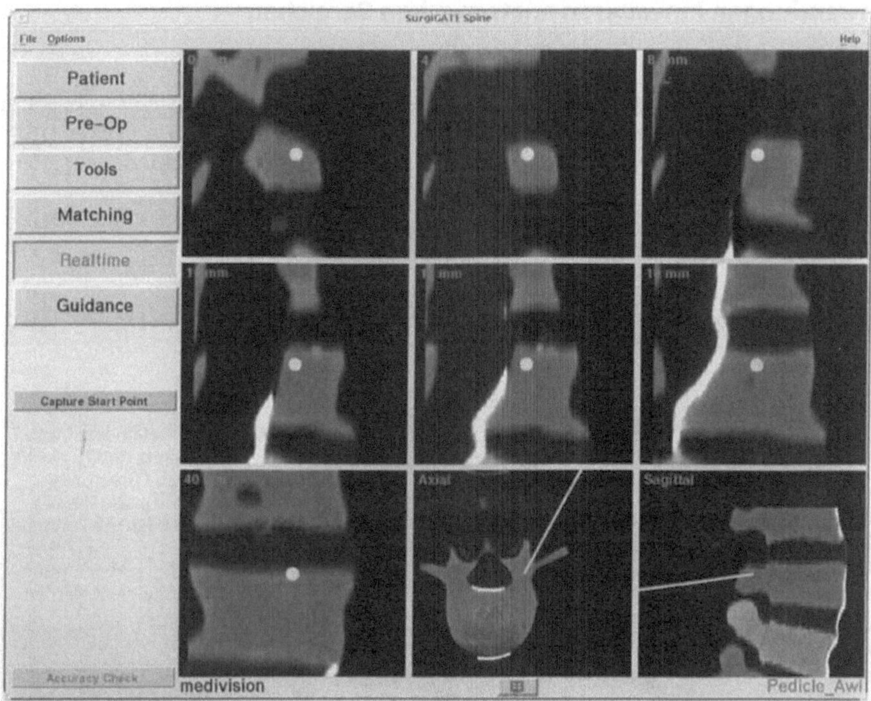

Abb. 5. Die Real-time-Trajektorie. *1–7* Verlauf der Schraube im Knochen, falls mit der momentanen Stellung des Bohrers gearbeitet würde; *8, 9* zugehöriger Achsial- bzw. Sagittalschnitt

- Riskante Operationen werden sicherer und genauer.
- Keine intraoperative Strahlenbelastung durch Bildverstärker.
- Der Chirurg kann das System selbst bedienen, d.h. keine zusätzliche Person (z.B. Ingenieur) im Operationssaal notwendig.

Weitere Anwendungen im Bereich der Wirbelsäule

Nach den positiven Erfahrungen in der lumbalen Wirbelsäule wurde das System bereits erfolgreich im sakralen und thorakalen Bereich eingesetzt. Auch das Einbringen translaminärer Schrauben wurde mit dieser Technologie bereits erfolgreich durchgeführt. Anwendungen im Bereich der HWS bieten ebenfalls geeignete Indikationen für die computerassistierte Chirurgie. Sehr vielversprechend erscheint ebenfalls die Kombination von chirurgischer Navigation und minimal-invasiven Operationstechniken. Insbesondere die Entwicklung des Surface Matching kann helfen, die Registrierung auch bei limitiertem Zugang zuverlässig durchführen zu können. Weiter werden intraoperativ gewonnene Bilder (Fluoroskopie, Sonographie) zukünftig zur Registrierung herangezogen. Die Verwendung alternativer Bilddaten, wie z.B. MRI oder Fluoroskopie, befindet sich derzeit in der Evaluation.

Anwendungen in weiteren anatomischen Bereichen

Hüfte

Sowohl auf den Gebiet der Endoprothetik als auch bei Umstellungsosteotomien kann die Navigation einen wichtigen Beitrag leisten. Für die Osteotomien am Becken (Abb. 6) liegt bereits klinische Erfahrung vor. Neben der Verfolgung verschiedener Osteo-

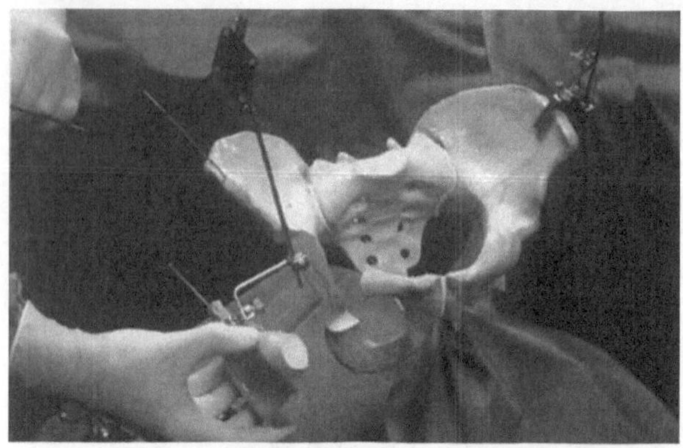

Abb. 6. Periazetabuläre Umstellungsosteotomie (PAO). Neben verschiedenen Osteotomen wird gleichzeitig das Becken sowie das bewegliche Fragment verfolgt. So kann die präoperativ geplante Korrektur intraoperativ exakt umgesetzt werden

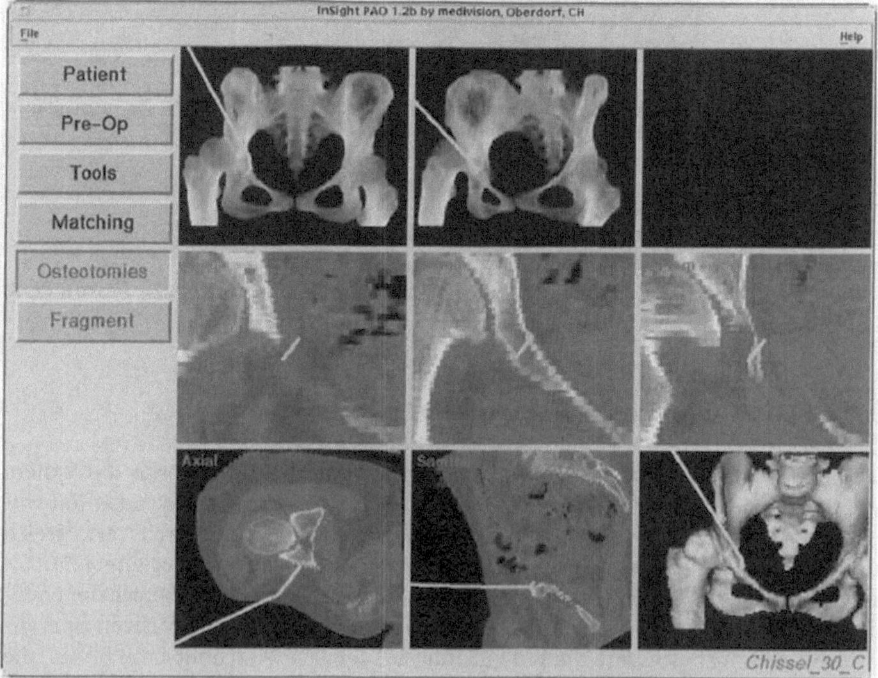

Abb. 7. Während der Osteotomie des beckens kann die Position des Osteotoms am Bildschirm verfolgt werden. *Oberen Reihe* Darstellung in simulierten Röntgenbildern, *mittlere Reihe* Position der Schneide zum aktuellen sowie zu zukünftigen Zeitpunkten (vgl. Abb. 5), *untere Reihe* Position in weiteren Schnitten sowie in der 3D-Rekonstruktion

tome (Abb. 7) ist es möglich, das befreite azetabuläre Fragment intraoperativ in seiner Bewegung darzustellen (Langlotz et al. 1998). So kann eine exakte Ausführung der präoperativen Planung gewährleistet werden. Natürlich bedingt dies eine kombinierte Referenzierung von Becken *und* Fragment um die relative Position darstellen zu können.

Knie

Neben der Unterstützung von Prothetikeingriffen stellt insbesondere die rekonstruktive Kniechirurgie ein wichtiges Einsatzgebiet der chirurgischen Navigation dar. Erste Ergebnisse liegen seit kurzem vor.

Trauma

Die Einbindung des Bildverstärkers in das Konzept der computerassistierten Chirurgie hat u. a. zum Ziel, bei Eingriffen ohne dreidimensionale Bilddaten (d. h. ohne CT oder MRI) die Strahlendosis für Patient, Arzt und OP-Personal auf ein Minimum zu reduzieren. Weiter kann die Präzision der chirurgischen Eingriffe erhöht werden. Ein verbesserter Nutzen der intraoperativen Bilddaten ist die direkte Folge dieser Technologie. Erste Versuche im Bereich der Schulter-, Wirbelsäulen- und Traumachirurgie haben vielversprechende Ergebnisse gezeigt. Insbesondere das Einbringen von Führungsdrähten, die Reposition von Frakturfragmenten und Anwendungen wie die distale Verriegelung intra-medullärer Nägel haben die zu erwartenden klinischen Vorteile verdeutlicht.

Schlußfolgerung

Die Bedeutung der chirurgischen Navigation wird mit der Einführung weiterer Anwendungen in die klinische Routine weiter zunehmen. Die Umsetzung präoperativer Planung in intraoperative Führung hat bereits eine Erhöhung der Präzision in verschiedenen Anwendungsbereichen gezeigt. In gezielten Bereichen kann bereits in Kürze ein routinemäßiger Einsatz der computerassistierten Chirurgie erwartet werden.

Dank. Die Autoren danken der Forschungsgruppe CAS im M.E. Müller-Institut für Biomechanik unter Leitung von Prof. Lutz-Peter Nolte.

Zusammenfassung

Bildgebende Verfahren, wie z. B. die Computertomographie (CT), sind wesentliche Grundlage moderner Diagnose und Planung chirurgischer Eingriffe. Bisher war es jedoch nicht möglich, die auf diese Weise gewonnenen Informationen direkt auf die reale Situation der Operation zu übertragen. Moderne Technologie erlaubt nun die Kombination von chirurgischer Aktion mit medizinischer Bildinformation, d. h. die chirurgischen Instrumente werden im Raum verfolgt und in Echtzeit in den medizinischen Bilddatensatz eingeblendet. Diese neuartige Entwicklung hat ein großes Potential zur Erhöhung der operativen Sicherheit und Präzision, da der Chirurg jederzeit sieht, wo im Patienten sich sein Instrument befindet - und das ohne intraoperative Aufnahmen mit dem Bildverstärker.

Literatur

1. Langlotz F, Stucki M, Nolte LP, Ganz R (1998) CT-based tool visualization and application of planning parameters during pelvic osteotomy, In: Nolte LP, Ganz R (eds) Computer assisted orthopaedic surgery. Hoggrefe & Huber, Seattle (in press)
2. Nolte LP, Zamorano L, Visarius H, Berlemann U, Langlotz F, Arm E, Schwarzenbach O (1995a) Clinical evaluation of a system for precision enhancement in spine surgery. Clin Biomech 10(6): 293-303
3. Nolte LP, Zamorano L, Jiang Z, Wang Q, Langlotz F, Berlemann U (1995b) Image-guided insertion of transpedicular screws - a laboratory set-up. Spine 20(4): 497-500
4. Nolte LP, Visarius H, Arm E, Langlotz F, Schwarzenbach O, Zamorano L (1995c) Computer aided fixation of spinal implants. J Image Guid Surg 1 (2): 88-93
5. Schlenzka D, Laine T, Lohikoski J, Visarius H, Nolte LP (1995) Computer assisted insertion of pedicle screws - First experience with a future technique. J Orthop Traumat 18(4): 242-245 (finnish edn)
6. Schwarzenbach O, Berlemann U, Jost B et al. (1997) Accuracy of computer assisted pedicle screw placement - An in vivo CT analysis. Spine 22(4): 452-458
7. Visarius H, Gong J, Scheer C, Haralamb S, Nolte LP (1997) Man-machine interfaces in computer assisted surgery. J Comput Aid Surg 2: 102-107

TEIL IX

Abschlußplädoyers

Muß eine geschädigte Bandscheibe fusioniert werden? – Pro

C. Ulrich

Unfallchirurgische Klinik, Klinik am Eichert, Postfach 660, D-73006 Göppingen

Einleitung

Entsprechend den unfallchirurgischen Erfolgskriterien (Wiederherstellung der Funktion und Vermeidung von Spätschäden) kann als Therapieziel einer thorakolumbalen Wirbelsäulenverletzung eine belastungsfähige vordere Säule gelten. Während die Implantatstabilisation einer instabilen Wirbelsäulenverletzung durch ein dorsales transpedikulär verankertes Verfahren außer Frage steht [1, 5, 6], ist zu klären,

- ob die indirekte Reposition einer Fraktur mit exakter Wiederherstellung von Grund- oder Deckplatte bzw. kartilaginärer Endplatte ausreicht, um die Voraussetzung für eine Funktionsfähigkeit der primär verletzten Bandscheibe zu schaffen oder
- ob ein knöchern sicher fusioniertes Bewegungssegment geschaffen werden muß.

Diskurs

Da die kartilaginäre Endplatte ein anatomisch relevanter Teil des Diskus ist, sollte für die Wiederherstellung der normalen Diskusintegrität u. E. die beschädigte Grund- bzw. Deckplatte fugenlos reponiert werden.

Diese Deckplattenreposition muß

1. sicher gehalten werden können
2. sicher knöchern ausheilen
3. die für die Funktion der Bandscheibe erforderlichen Stoffwechselvorgänge ermöglichen.

Dabei ist insbesondere Punkt 3 nach gegenwärtigem Kenntnisstand noch nicht so weit erforscht, daß eindeutige Aussagen möglich sind.

Zahlreiche und langjährige klinische Erfahrungen sowohl nach rein dorsalen Stabilisationen [6] als auch nach transpedikulärer Spongiosaplastik [3–5] zeigen als typische posttraumatische Spätfolge einer thorakolumbalen Wirbelsäulenverletzung den Diskuskollaps mit konstant meßbarem Korrekturverlust bei ca. 10° im Bereich des primär verletzten Bewegungssegmentes, interessanterweise identisch bei inter- und intrakorporeller transpedikulärer Spongiosaplastik. Gleichfalls zeigen CT – Bilder von intrakorporell aufgefüllten Wirbelkörpern häufig nach wenigen Monaten

Hefte zu „Der Unfallchirurg", Heft 271
H. J. Wilke, L. E. Claes (Hrsg.)
Die traumatische und degenerative Bandscheibe

große Resorptionshöhlen mit sklerosierten Wänden, was darauf hinweist, daß dieses Transplantat nicht zuverlässig überlebt und damit seine mechanische Funktion nur sehr begrenzt wahrnehmen kann.

Sichere, allgemein anerkannte Kriterien dafür, ob ein Diskus als Teil des traumatisch betroffenen Bewegungssegmentes primär zerstört oder so geschädigt ist, daß er in der posttraumatischen Phase seine normale Funktion nicht wieder aufnehmen kann und allmählich dem Kollaps anheimfällt, existieren noch nicht.

Um mit der operativen Stabilisierung nicht lediglich ein „blutiges internes Korsett" zu applizieren, sondern um für die eingangs formulierten unfallchirurgischen Ziele auch die u.E. notwendigen Voraussetzungen zu schaffen, liegt es nahe, primär ventral einen „übergroßen Wirbelkörper" durch Implantation eines trikorticalen Spanes oder eines ebenbürtigen Platzhalters zu schaffen, der zumindest so lange wirksam ist, bis der transplantierte Knochen selber die ihm zugedachte Funktion innerhalb der vorderen Säule erfüllen kann. Dadurch wird auch das dorsale Implantat teilweise entlastet, das sonst entweder bricht oder bei niedriger Knochenqualität im Wirbelkörper disloziert; zusätzlich wird das unfallchirurgische Kriterium „Stabilität" erfüllt.

Daß ein Bedarf an Stabilität besteht, zeigt die Beobachtung des „natural course" nach konservativ-funktioneller Therapie, wo die ventrale Spangenbildung als Therapieerfolg gewertet werden kann.

Nachteilig ist sicherlich der separate anteriore Zugang, dessen Invasivität aber mit zunehmender Erfahrung geringer wird. Überraschenderweise zeigen aber die ventralen Eingriffe über den Durchschnitt gesehen bei uns einen geringeren Blutverlust als die Operation von dorsal, was u.E. damit zusammenhängt, daß man innerhalb der vorgegebenen Gewebeschichten verbleibt und keine scharfen Muskelablösungen vom Knochen vornimmt.

Zumindest die mechanische Funktion – und mehr kann man von einem trikorticalen Span zunächst nicht erwarten – kann mit einer direkten vorderen Fusion zuverlässig reproduziert werden – vorausgesetzt, man schafft ein druckfestes Widerlager und sorgt für die Transplantation zusätzlicher vitaler Spongiosa um den Span herum.

Unsere klinikinternen Untersuchungen von 128 operativen Stabilisationen an der thorakolumbalen Wirbelsäule über 5 Jahre zeigen 6 Monate nach Implantatentfernung für die transpedikuläre Knochentransplantation ebenso wie für die rein dorsale Fixation einen durchschnittlichen Korrekturverlust von ca. 12° mit einem Maximum von 19° gegenüber ca. 6° bei den kombiniert operierten, also ventral mit einem druckfesten Implantat unterstützten Wirbelsäulen. Als problematisch sehen wir die Tatsache an, daß auch die Transplantation von mechanisch kompetentem Knochen in Einzelfällen Korrekturverluste nicht sicher verhindern kann, was in unserer Wahrnehmung auch damit zusammenhängt, daß sich die Belastungen in den Nachbarsegmenten nach Fusion unter biomechanischen Gesichtspunkten signifikant ändern [2].

Zweifellos kann auch die Natur selber ohne operative Behandlung mit spezieller konservativer Therapie dieses Ziel erreichen – allerdings mit schlecht vorhersagbaren Ergebnissen bezüglich einer Fehlstellung. Vergleichbarkeit meint aber in unseren Zusammenhang Standardisierung, die nach allgemeinem Konsens nicht therapiebezogen, sondern nur fallbezogen sein kann – gleiche Verletzungen müssen bei gleicher Therapie zu gleichen oder vergleichbaren Ergebnissen führen.

Von herausragender Wichtigkeit erscheint uns, daß in der vergleichenden Auswertung nur tatsächlich Vergleichbares verglichen wird.

Solange als internationaler Vergleichsmaßstab die radiologische Messung der Korrekturverlustes Gültigkeit hat, sollten auch diese Werte verglichen werden und nicht die bildliche Erscheinung eines vitalen Diskus in einer dafür noch nicht vollständig validierten Diagnostik (NMR) mit der klinischen Diagnose eines vitalen Diskus gleichgesetzt werden.

Tatsächlich ist bisher *keine* klinische Untersuchung in der Lage, eine fallbezogene oder klassifikationsbezogene Therapierichtlinie zu entwickeln, die beispielsweise für bestimmte Läsionen lediglich die dorsale Fixation empfiehlt, während die kombinierten Verfahren lediglich bei solchen Verletzungen angewandt werden sollten, die bestimmte andere Kriterien erfüllen.

Fazit

Es erscheint notwendig, in einer Großuntersuchung zu klären, welche Verletzungstypen den ventralen Aufbau brauchen und welche Verfahren hierfür die zuverlässigste Prognose bei minimalstem operativem Einsatz bieten.

Bis zum Vorliegen solcher Kriterien aufgrund präoperativ reproduzierbarer Parameter gehen wir vom „worst case" aus, der bei stabilitätskompromittierenden Verletzungen des Bewegungssegmentes nach kurzstreckiger dorsaler Fixateur-interne-Stabilisation die additive Applikation eines ventralen axial belastbaren und sicher knöchern fusionierbaren Implantats erforderlich macht.

Literatur

1. Carl AL, Tromanhauser SG, Roger DJ (1992): Pedicle screw instrumentation for thoracolumbar burst fractures and fracture-dislocations. Spine 17: 317–334
2. Chow DHK, Luk KDK, Evans JH, Leong JCY (1996): Effects of short anterior lumbar interbody fusion on biomechanics of neighboring unfused segments. Spine 21: 549–555
3. Daniaux H, Seykora P, Genelin A, Lang T, Kathrein A (1991): Application of posterior plating and modifications in thoracolumbar spine injuries – indications, techniques and results. Spine 16: S 125–133
4. Knop C, Blauth M, Bastian L, Lange U, Kesting J, Tscherne H (1997): Frakturen der thoraco-lumbalen Wirbelsäule. Spätergebnisse nach dorsaler Instrumentierung und ihre Konsequenzen. Unfallchirurg 100: 630–639
5. Lindsey RW, Dick W (1991): The fixateur interne in the reduction and stabilization of thoracolumbar spine fractures in patients with neurologic deficit. Spine 16: S 140–145
6. Zangger P, Pache T (1993): Reduction and stabilization of lumbar und thoracolumbar spine fractures with Louis' plates and internal fixator: a comparative study. Eur Spine J 2: 159–164

Muß eine geschädigte Bandscheibe fusioniert werden? – Contra

K. Wenda

Klinik für Unfall-, Hand- und Wiederherstellungschirurgie, Dr. Horst-Schmidt-Kliniken, Ludwig-Erhard-Straße 100, D-65199 Wiesbaden

Grundlage einer differenzierten Indikationsstellung für eine zusätzliche ventrale Fusion nach dorsaler Reposition und Instrumentation von thorakolumbalen Frakturen muß eine genaue Analyse des tatsächlich vorhandenen Bandscheibenschadens sein. Bisher wird die Entscheidung in der Regel aufgrund der präoperativen Situation gestellt. Die Ansicht, daß bei operationswürdigen thorakolumbalen Frakturen außer dem Wirbelkörper immer auch die Bandscheibe zerstört sei, ist weit verbreitet. Für Frakturen mit Dislokation im Bandscheibenbereich insbesondere auch mit Rotationskomponente ist dies unstrittig, so daß hier nach dorsaler Instrumentation eine zusätzliche ventrale Fusion durchgeführt werden sollte. Ebenfalls unstrittig ist die ventrale Fusion bei verbleibender intolerabler Stenosierung des Spinalkanals. Die häufigste Indikation sind jedoch Berstungsbrüche ohne Dislokation und Rotation im Bandscheibensegment. Bei subtiler Nutzung der Repositionsmöglichkeiten von dorsal kann insbesondere im Bereich des thorakolumbalen Überganges das physiologische Wirbelsäulenprofil und eine ausreichende Weite des Spinalkanals in der Regel wiederhergestellt werden. Die Aufrichtung des Wirbelkörpers durch das indirekte Repositionsmanöver macht deutlich, daß die Strukturen der Bandscheibe mechanisch so weit erhalten sind, daß der Zug auf den frakturierten Wirbelkörper übertragen und dieser in seiner Form wiederhergestellt werden kann. Die häufigen dorsokranialen Hinterkantenfragmente reponieren sich nur deshalb so gut, weil der Anulus fibrosus intakt ist. Neuere postoperative kernspintomographische Untersuchungen nach Instrumentation mit Titanimplantaten zeigen ebenfalls, daß das vordere und das hintere Längsband und der anulus fibrosus im Bereich des thorakolumbalen Überganges in den allermeisten Fällen intakt bleiben. Intraoperative Untersuchungen der Stabilität aus Mainz (s. Beitrag Rudig et al., S. 43–51) direkt nach der Entfernung der dorsalen Instrumentation zeigen zumindest zu diesem Zeitpunkt keine Instabilität. Sekundäre Fusionen wegen Instabilität waren im thorakolumbalen Bereich im eigenen Krankengut in keinem Fall erforderlich. Ein Bandscheibenprolaps auch aufgrund degenerativer Veränderungen ist im thorakolumbalen Bereich extrem selten. Offensichtlich sind die Ligamente und der Anulus fibrosus im thorakolumbalen Bereich in Relation zur Festigkeit des Wirbelkörpers kräftig ausgebildet. Bei biomechanischen In-vitro-Versuchen bricht zuerst der Wirbelkörper, die Bandscheibe weist hohe Festigkeit auf. Mit kernspintomographischen Untersuchungen konnte die Reposition von impaktierten Bandscheibenanteilen und eine erstaunliche Wiederherstellung der Deckplatte nachgewiesen werden. Insgesamt gibt es bei der häufigsten Operationsindikation, dem Berstungsbruch Typ A, keine Hinweise für

Hefte zu „Der Unfallchirurg", Heft 271
H.J. Wilke, L.E. Claes (Hrsg.)
Die traumatische und degenerative Bandscheibe

eine mechanische Zerreißung des diskoligamentären Segmentes. Somit verbleiben als Argumente für die zusätzliche ventrale Fusion die Läsion des Nucleus pulposus, die angenommene Degeneration der Bandscheibe im weiteren Verlauf und der Korrekturverlust. Wenn die alleinige Läsion des Nucleus pulposus eine Indikation für eine ventrale Fusion wäre, müßte nach jeder Nukleotomie fusioniert werden. Eine Nukleotomie wird aber nur dann durchgeführt, wenn es zu einem Prolaps gekommen ist und zusätzlich eine Läsion des Anulus fibrosus vorliegt. Diese liegt aber bei den thorakolumbalen Frakturen, um die es hier geht, nachweislich nicht vor. Somit erscheint die ventrale Fusion aufgrund einer angenommenen Läsion des Nucleus pulposus nicht gerechtfertigt. Die in diesem Buch dargestellten kernspintomographischen Untersuchungen (nach Primärversorgung aus Wiesbaden- nach Metallentfernung aus Mainz und Ulm) zeigen in 1/3 der Fälle unaufällige Bandscheibenverhältnisse. Die Ulmer Untersuchung zeigt darüber hinaus bei 20 % der Fälle eine spontane Fusion. Aus dieser Sicht ist bereits bei der Hälfte der Fälle keine ventrale Fusion erforderlich. Bedeutet die kernspintomographisch nachgewiesene Degeneration der Bandscheibe bei der verbleibenden Hälfte eine Indikation für eine ventrale Fusion bei allen Patienten? Sicher nicht. Ohne klinische Symptomatik stellt auch die spontan degenerativ veränderte Bandscheibe keine Indikation dar, nicht einmal bei einem Prolaps, der nach thorakolumbalen Frakturen nachweislich nicht vorliegt. Somit verbleibt als Argument der Korrekturverlust, bei dessen Betrachtung die klinische Relevanz Berücksichtigung finden muß. Wir operieren Patienten und nicht Röntgenbilder.

Rechtfertigt ein mäßiggradiger Korrekturverlust einen ventralen Eingriff mit erheblicher Komplikationsrate? Die klinischen Beschwerden korrelieren in keiner Studie mit den Korrekturverlusten. Unstrittig ist jedoch die Gefahr der Degeneration der Nachbarsegmente nach ventraler Fusion. Auch nach ventraler Fusion kommt es zu Korrekturverlusten, im eigenen Krankengut von 5,9°. Die propriozeptive Steuerung der Haltung der Wirbelsäule wird durch einen ventralen Eingriff fraglos beeinträchtigt. Vor der generellen Empfehlung für einen zusätzlichen ventralen Eingriff stellt sich auch die Frage nach der Ursache des Korrekturverlustes. Auch nach optimaler Reposition der äußeren Form des Wirbelkörpers verbleibt vielfach eine Impression der Deckplatte. Nach Metallentfernung kommt es zwangsläufig zu einem gewissen Korrekturverlust dadurch, daß sich die Bandscheibe in diese „Delle“ des Wirbelkörpers vorwölbt. In allen Studien bleibt der Wirbelkörperwinkel nach der Metallentfernung weitgehend konstant. Der Korrekturverlust entsteht vorwiegend auf Kosten der Höhe der Bandscheibe, kann aber durch Vorwölbung der Bandscheibe in die „Deckplattendelle“ erklärt werden; er bedeutet nicht zwangsläufig den Verlust der Funktion der Bandscheibe und stellt keine Indikation zur zusätzlichen ventralen Fusion dar, wenn man die klinische Relevanz des Korrekturverlustes und die Komplikationsrate des Eingriffes in herkömmlicher Technik berücksichtigt.

Es muß erwähnt werden, daß in der gegenwärtigen Diskussion im Bestreben nach Perfektion häufig die Forderung nach zusätzlicher ventraler Fusion formuliert wird. In der bisherigen Praxis führen jedoch viele Chirurgen die zusätzliche ventrale Fusion mit guten Ergebnissen nicht in dem geforderten Ausmaß durch, Aebi, als besonders erfahrener Wirbelsäulenchirurg, z.B. nur in 8 %. Die herausragende Idee der dorsalen Spongiosaplastik ist in Kritik geraten und wird mehr und mehr verlassen. Offensichtlich schädigt die chirurgische Manipulation zur Schaffung des Lagers für die Spongiosaplastik die Vaskularität. Wie wird aber die Bandscheibe ernährt? Die Bandscheibe wird physiologischerweise per diffusionem und durch Druckgradienten infolge unterschiedlicher Belastung von den Gefäßgeflechten unter der Deck- und über der Grundplatte ernährt. Im Bereich der langen Röhrenknochen wurde lange die mediale Abstützung propagiert, inzwischen hat sich die Stabilisierung unter bestmöglicher Schonung der Vaskularität und Nutzung aller biologischen Heilungsmöglichkeiten durchgesetzt. Auch unter Berücksichtigung der prinzipiellen Unterschiede zwischen langen Röhrenknochen und der Wirbelsäule (periostale Heilung des Röhrenknochens- endostale Heilung des Wirbelkörpers; Vorhandensein von Bandscheiben, die jedoch nicht so schwerverletzt sind wie allgemein angenommen) erscheint es gerechtfertigt, den Gedanken einer „biologischen Instrumentation" der Wirbelsäule zu formulieren. Eine Schädigung der Bandscheibe durch Überlastung infolge von fehlendem reflektorischem Schutz durch die direkte Beeinträchtigung der langen Rückenstrecker und deren Innervation beim herkömmlichen dorsalen Zugang ist denkbar. Eine Zukunftsperspektive sind schonendere dorsale Montagen über Stichinzisionen. Titaninstrumentationen sind deutlich flexibler als herkömmliche Stahlimplantate und ermöglichen einen physiologischen Wechsel zwischen Kompression und Entlastung der Bandscheibe in Abhängigkeit von der Haltung des Patienten. Die Auswirkungen der größeren Flexibilität von Titanimplantaten auf die Knochenheilung des Wirbelkörpers und die Bandscheibe sind bisher nicht erforscht. Die Zukunft der Stabilisierung von thorakolumbalen Frakturen wird im Wettstreit zwischen schonenderen rein dorsalen Techniken (Montage über Stichinzisionen) und zusätzlichen minimal invasiven ventralen Techniken entschieden werden.

Muß eine geschädigte Bandscheibe bei Degeneration fusioniert werden? – Pro

P. Knöringer

Fachbereich Neurochirurgie (Leitender Arzt: Dr. P. Knöringer), Privatklinik Althofen, Moorweg 30, A-9330 Althofen

Einleitung – Exposition der Problematik

In der operativen Behandlung eines degenerativen Bandscheibenschadens muß man sich vor Augen halten, daß es im Prinzip um zwei Dinge geht:

1. Um ein *Kompressionssyndrom neuraler Strukturen*, d. h. um radikuläre Schmerzen und Ausfälle bei Nervenwurzelkompression, um eine akute, subakute oder chronische Myelopathie bei Rückenmarkkompression oder um ein Kaudakompressionssyndrom. Im HWS - Bereich ist in diesem Zusammenhang zusätzlich die Kompression der A. vertebralis durch einen lateralen Diskusprolaps oder raumfordernden Processus uncinatus als Folge eines chronischen Bandscheibenschadens mit den entsprechenden klinischen Symptomen zu nennen.
2. Um eine *Belastungsminderung des erkrankten Bewegungssegments* und damit der Wirbelsäule, verbunden mit mehr oder minder starken, meist belastungsabhängigen Rückenschmerzen.

Ein operatives Behandlungsverfahren muß darauf abzielen, die Beschwerden zu bessern, an denen der Patient leidet und dies soll durch einen möglichst kleinen, wenig belastenden, aber dennoch sicher zum Ziel führenden Eingriff geschehen. Somit ist sicherlich eine unterschiedliche Situation gegeben, wenn ein reines Kompressionssyndrom von Nervengewebe ohne wesentliche Rückenprobleme, Rückenschmerzen ohne Kompressionssyndrom von Nervengewebe oder aber ein Kompressionssyndrom von Nervengewebe mit Rückenschmerzsymptomatik vorliegt. Schließlich spielen in der Beurteilung auch die Dauer der Beschwerden, akut oder chronisch, der Zustand des Gewebes und damit das Alter des Patienten eine Rolle. Nicht zuletzt sollte der physiologische Alterungsprozeß, die Diskose [3], in das Behandlungskonzept mit einbezogen werden.

Im Prinzip lassen sich die Verfahren zur operativen Behandlung der degenerativen Bandscheibenerkrankung in 2 Gruppen unterteilen. Die eine besteht in den *rein dekompressiven Methoden* und die andere in der *Stabilisierung, der Fusion des erkrankten Bewegungssegments*, erforderlichenfalls ergänzt durch zusätzliche dekompressive Maßnahmen.

Sicherlich bleibt es das Fernziel, durch einen *Bandscheibenersatz* – eine *Bandscheibenprothese* – den ursprünglichen Zustand wiederherzustellen, womit das erkrankte Bewegungssegment beweglich bliebe, wieder voll belastbar wäre und auch eine Kompression von Nervengewebe beseitigt werden könnte. Eine derartige Band-

Hefte zu „Der Unfallchirurg", Heft 271
H. J. Wilke, L. E. Claes (Hrsg.)
Die traumatische und degenerative Bandscheibe

scheibenprothese müßte nicht nur extrem verschleißarm sein, sondern auch die vollständige Kongruenz im Bewegungssegment zwischen Bandscheibe und kleinen Wirbelgelenken wiederherstellen. Wird dies nicht erreicht, treten über kurz oder lang wieder Rückenschmerzen auf, die von den Wirbelgelenken des entsprechenden Segments ausgehen. Durch die sich zwangsläufig einstellende Gelenkarthrose mit den sich bildenden raumfordernden Knochenappositionen kann es schließlich wieder zur Kompression von Nervengewebe kommen. Da die zu Verfügung stehenden Bandscheibenprothesen noch nicht die soeben geschilderten Vorgaben erfüllen, bleibt z. Z. weiterhin nur die Alternative der reinen Dekompression oder der Fusion mit eventueller Dekompression.

Aus diesen Erwägungen geht hervor, daß in der operativen Behandlung eines degenerativen Bandscheibenschadens differenzierte Überlegungen angezeigt sind und es keineswegs die Absicht sein kann, ein generelles Pro für eine Fusionsoperation in allen Fällen auszusprechen. Vielmehr muß die Aufgabe dieses Beitrags darin gesehen werden, eine Pro-Stellungsnahme zur Fusion bei den weitgehend anerkannten Indikationen zu erarbeiten und ein Credo zu sinnvoll erscheinenden Indikationen, die bisher abgelehnt wurden und bislang kein Kongreßthema darstellten, abzugeben und damit zur Diskussion zu stellen.

Fusion im Bereich der HWS

Seit den Publikationen von Cloward 1958 [2] und Robinson und Smith 1955/1958 [4,5] ist die primäre interkorporelle Fusion mit autologem Knochengewebe nach der Entfernung der geschädigten Bandscheibe und des Vorfalls bzw. einer osteophytären Protrusion eine allgemein anerkannte Indikation.

Weitere Verfahren, wie die Verblockung mit Palacos, zielen letztendlich ebenso auf eine Fusion, indem sich durch Reizwirkung um die Palacosplombe eine die angrenzenden Wirbelkörper verbindende Knochenbrücke bilden soll.

Auch die ventrale Diskektomie ohne Interponat führt in der Regel zur Fusion und gehört daher meiner Ansicht nach in die Rubrik der Versteifungsoperationen.

Die Vorteile der klassischen Fusion mit autologem Knochenspan müssen v. a. darin gesehen werden, daß die Versteifung in einer physiologischen Stellung der HWS geschieht, womit für die angrenzenden Bewegungssegmente auf lange Sicht günstigere Voraussetzungen geschaffen werden, als wenn dies nicht berücksichtigt wird (Fusion in Kyphose oder Steilstellung). Die Korrektur von Fehlstellungen ist hiermit möglich. Das Foramen intervertebrale kann in der ursprünglichen Höhe wiederhergestellt und gehalten werden. Eine dorsale Raumforderung durch ein eingefaltetes Lig. flavum (Abb. 1a), kann durch Wiederherstellung der Höhe des IVR bei der Fusion behoben werden, indem das Band wieder ausgespannt wird. Es ist eine sofortige und bleibende Stabilität erreichbar, womit nicht nur die Irritation von Nervengewebe beendet ist, sondern auch die vertebragenen Beschwerden günstig beeinflußt werden. Durch die Instrumentation der interkorporellen Fusion (Abb. 1b, c) ist eine orthesenfreie Mobilisation möglich, wodurch die Krankheitsdauer verkürzt werden kann. Bei Verwendung von autologem Knochengewebe gibt es in der Regel keine Langzeitprobleme, das versteifte Segment heilt in der gegebenen Position aus und ein Rezidivdiskusprolaps oder das erneute Auftreten einer osteophytären Protrusion mit

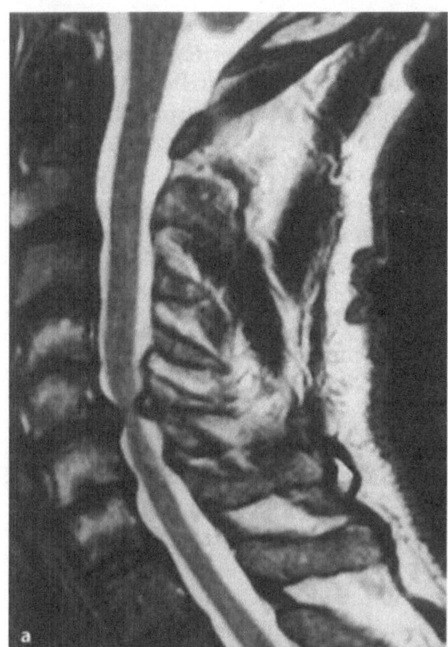

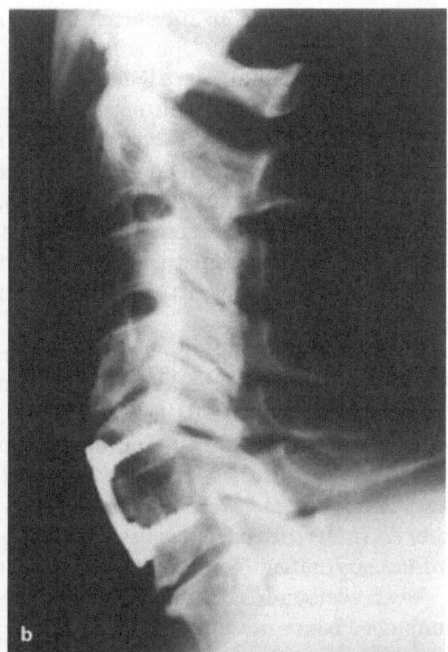

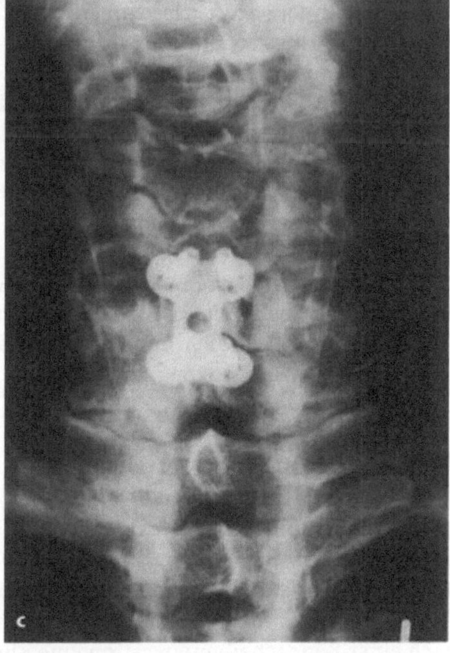

Abb. 1.a T2-gewichtetes MRT der HWS. Kneifzangenartiger Kompressionsmechanismus bei C 5/6, ventral: durch einen medialen subligamentär sequestrierten Diskusprolaps; dorsal: durch ein eingefaltetes, nicht mehr elastisches Lig. flavum bei Sinterung des IVR infolge Degeneration des Gesamtdiskus. Durch mikrochirurgische Entfernung des Diskusprolaps kann das Zervikalmark schonend dekomprimiert werden. Durch die Wiederherstellung der Höhe des IVR durch Distraktion und Einfügen eines interkorporellen Knochenspans wird das eingefaltete Lig. flavum wieder ausgespannt und damit die dorsale Raumforderung beseitigt. Hierdurch wird eine ventrodorsale Entlastung des Zervikalmarks erreicht, ohne daß zusätzlich von dorsal zugegangen werden muß. **b, c** Röntgen HWS seitlich und a.-p. Nach der mikrochirurgischen Entfernung des Diskusprolaps wurde durch Distraktion die ursprüngliche Höhe des IVR wiederhergestellt. Dadurch wurde das eingefaltete Lig. flavum wieder ausgespannt und so die dorsale Raumforderung beseitigt, ohne daß zusätzlich von dorsal zugegangen werden mußte. Die Foramina intervertebralia wurden auf diese Weise erweitert und damit die Wurzeldekompression verbessert. Durch einen autologen trikortikalen interkorporellen Beckenkammspan wird die Höhe des IVR gehalten. Durch die Instrumentation mit einem winkelstabilen Titanimplantat ist nicht nur die orthesenfreie Mobilisation, sondern auch die baldige Wiederaufnahme der beruflichen Tätigkeit ermöglicht

Wirbelkanalstenose in operierten Segment sind ausgeschlossen. Weitere Vorteile bestehen darin, daß die Operation in einer günstigen Lagerung erfolgen kann, nämlich in Neutralstellung der HWS und in Rückenlage. Die Neutralstellung trägt dazu bei, lagerungsbedingte neurologische Verschlechterungen zu vermeiden. Die Rükkenlage ist eine schonende Position, v. a. für ältere Patienten und Risikofälle. Da beim Zugang nur ein 4–5 cm langer Hautschnitt angelegt weden muß und dann die Gewebspalträume benutzt werden können, ist das Operationstrauma gering. Besonders, wenn median gelegene raumfordernde Prozesse zu entfernen sind, kann das ohne wesentliche Traumatisierung des Nervengewebes erfolgen, indem der Prozeß, etwa ein Ostseophyt, mit wassergekühlten Fräsen in mikrochirurgischer Technik weggeschliffen wird.

Nachteilig kann sich die Versteifung auswirken, indem sie durch Mehrbelastung der angrenzenden Segmente zu deren schnellerem Verschleiß führen kann. Um dies zu vermeiden, kann es daher sinvoll sein, ein angrenzendes stark vorgeschädigtes Segment, das zwar zum Operationszeitpunkt noch keine neurologischen Störungen verursacht, mitzufusionieren. Sicherlich ist es so, daß anfangs oft an der Spanentnahmestelle mehr Beschwerden angegeben werden als an der Operationsstelle am Hals. Aber diese Beschwerden klingen nach einigen Tagen ab und mit Spätschäden muß bei ordnungsgemäßer Technik nicht gerechnet werden.

Wenn bleibende Schäden an der Spanentnahmestelle als Grund für eine Ablehnung der Fusion mit autologem Knochenspan ins Feld geführt werden, erscheint es sinnvoller, die Spanentnahmetechnik zu verbessern, als heterogene oder allogene Interponate oder gar keines zu verwenden.

Sicherlich ist es so, daß der Großteil der Operationen an der HWS bei degenerativen diskogenen Prozessen von ventral mit Fusion erfolgt, dennoch soll nicht der Eindruck erweckt werden, daß dies generell der Fall sein muß. Sicherlich ist eine gute Indikation zu einem dorsalen Vorgehen ohne Fusion gegeben, wenn ein lateraler Bandscheibenvorfall besteht, nur eine Wurzelkompression ohne Nacken-Hinterkopf-Schmerzen vorliegt und eine Sequestrotomie über eine Foraminotomie nach Frykholm erfolgen soll. Das gleiche ist der Fall, wenn eine Nervwurzelkompression besteht und sie durch eine dorsale Kompression, etwa durch Veränderungen des Wirbelgelenks, hervorgerufen wird und keine wesentlichen Nacken-Hinterkopf-Schmerzen bestehen. Schließlich ist hierbei anzumerken, daß erforderlichenfalls nach der Dekompression natürlich auch eine dorsale Fusion ausgeführt werden kann, die dann jedoch generell instrumentiert werden sollte.

Fusion im Bereich der LWS

Unbestrittene Indikationen für eine primäre Fusion sind, natürlich eine entsprechende Klinik vorausgesetzt, die *Spondylolisthesis vera* (Abb. 2), generell auch die *degenerative Spondylolisthesis* ohne Spaltbildung in der Interartikularportion und die *diskoligamentäre Instabilität*. Eine sekundäre Fusion ist sicher indiziert, wenn nach einer Bandscheibenoperation eine klinisch relevante *segmentale diskoligamentäre Insuffizienz* (Abb. 3) resultiert, die therapieresistent ist, oder wenn es zu einem *Rezidivdiskusprolaps mit erneuten radikulären Symptomen und Rückenschmerzen* gekommen ist.

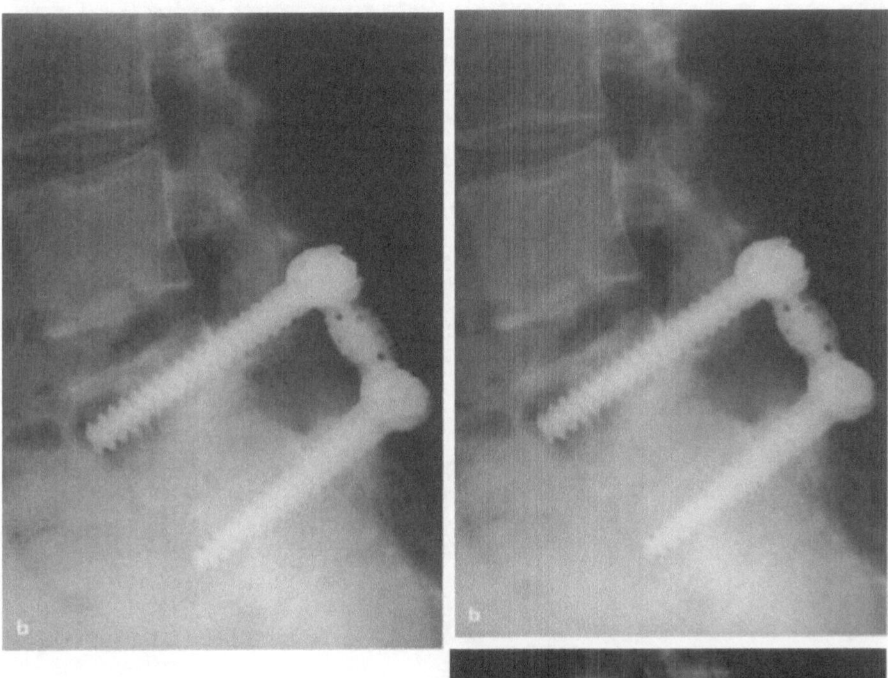

Abb. 2.a Seitliche Röntgenaufnahme der LWS in Normalhaltung eines 16jährigen mit Spondylolisthesis L5/S1 Meyerding Grad 4. Deutliche Lysezone in der Interartikularportion L5, erhebliche Verschiebung der Wirbelkörper L5/S1 mit Resorption der hinteren unteren Wirbelkante L5 und der vorderen oberen Wirbelkante S1. **b** Seitliche Röntgenaufnahme des 16jährigen 2 Monate postoperativ. Über den alleinigen dorsalen Zugang erfolgte nach der mikrochirurgischen Dekompression des Duraschlauchs und der Wurzeln L5 u. S1 beidseits die vollständige Reposition, die Wiederherstellung der ursprünglichen Höhe des IVR mit der Erweiterung des Foramen intervertebrale L5/S1 und die instrumentierte interkorporelle Fusion (3 trikortikale autologe Beckenkammspäne und transpedikuläres Titanimplantat). Es wurde monosegmental, d.h. segmentsparend, stabilisiert und die physiologische Wirbelsäulenform wiederhergestellt. Dabei wurde streng darauf geachtet, die dorsalen Ligamentstrukturen zu erhalten (bei einer Laminektomie L5 würde die dorsale Zuggurtung für das Segment L4/5 zerstört und damit die Überlastung dieses Segments vorprogrammiert werden). Die Mobilisierung wurde korsettfrei ab 1. postoperativen Tag durchgeführt. **c** Röntgenaufnahme mit Darstellung der 3 interkorporellen Späne (*Sternchen*)

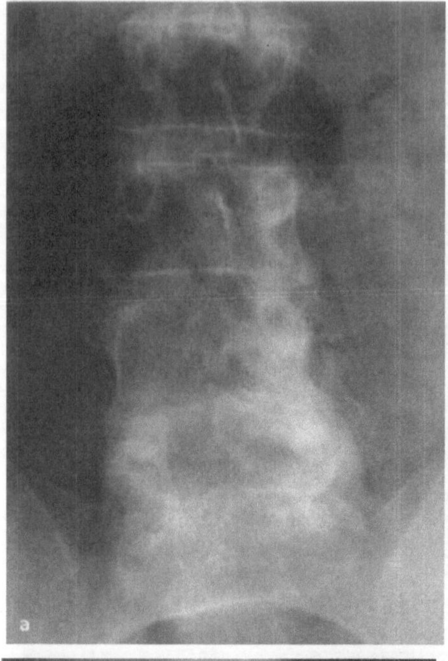

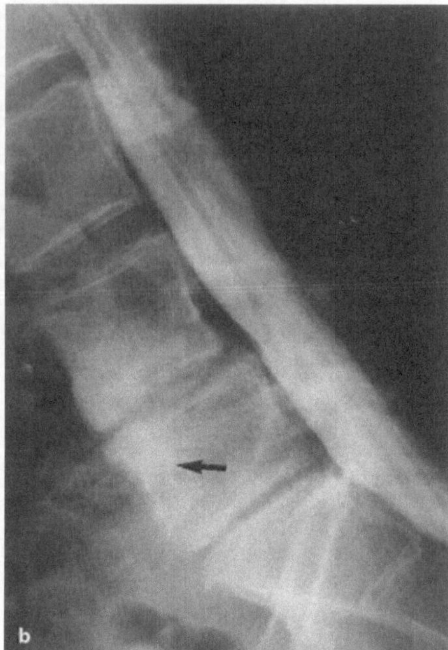

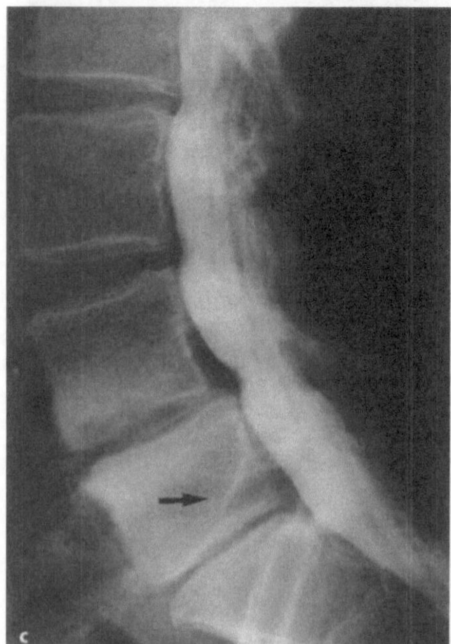

Abb. 3. a a.-p.-Röngten der LWS eines 45jährigen bei Zustand nach 7maliger Voroperation L5/S1, L4/5 und L3/4 (bei der 6. Operation interkorporelle Fusion L4/5 über den retroperitonealen Zugang ohne Instrumentation). Hemilaminektomie L5 und L4 rechts mit kompletter Resektion des Gelenks L4/5 rechts, Teilresektion des Pedikels L4 rechts und Teilresektion des Gelenks L3/4 rechts. Rechtskonvexe Skoliose. Klinisch belastungsabhängige Rückenschmerzen und radikuläre Schmerzen und Ausfälle L4, L5 u. S1 beidseits rechts > links. **b, c** Präoperative seitliche Funktionsmyelographie unter Belastung (90° fußtief). Instabiles Segment L3/4 (bei Ventralflexion (*Pfeil* in **b**) klafft der IVR dorsal, keine Bandscheibenprotrusion; bei Dorsalflexion (*Pfeil* in **c**) klafft der IVR ventral, dorsal geht er zusammen und es entsteht eine Protrusio disci mit Doppelkontur). Bei L4/5 Spondylolisthesis Meyerding Grad I nach Gelenkresektion rechts. Nachweis einer Restbeweglichkeit, kenntlich am Verhalten des Duraschlauchs, der bei Ventralflexion gestrafft und bei Dorsalflexion durch Bandscheibenprotrusion eingedellt wird. Damit Nachweis einer Pseudarthrose L4/5. Bei L5/S1 verschmälerter IVR, im Myelogramm kein Nachweis einer Instabilität.

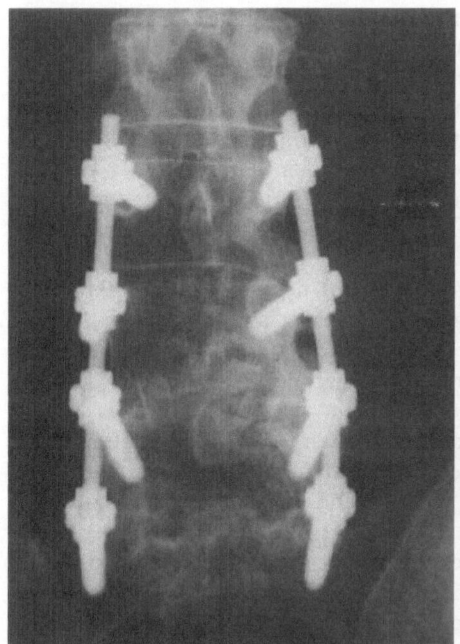

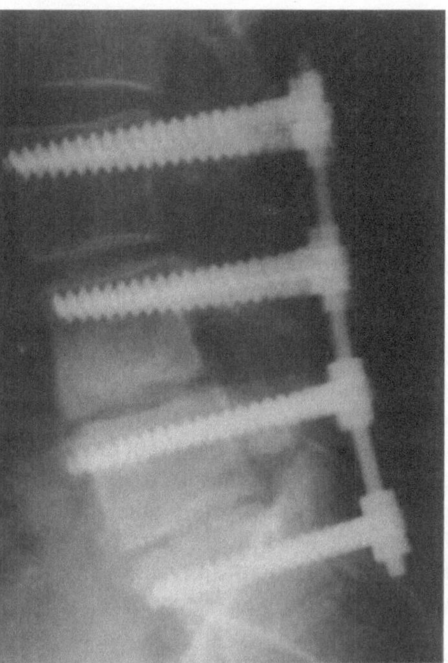

Abb. 3d, e Röntgen LWS a.-p. und seitlich 2 Monate postoperativ. Stabile Verhältnisse durch instrumentierte interkorporelle Fusion L3/4, L4/5 und L5/S1. Nach der mikrochirurgischen Neurolyse des Duraschlauchs und der Wurzeln erfolgte über den dorsalen Zugang die ventrale Stabilisierung durch je 2 autologe trikortikale Beckenkammspäne pro Segment und die dorsale durch transpedikuläre Fixation mit Titanimplantat. Hierbei wurde die Skoliose korrigiert und die Spondylolisthesis reponiert. Die Mobilisierung erfolgte korsettfrei ab 1. postoperativem Tag. Es gelang die Beseitigung der radikulären Schmerzen und eine Besserung der neuologischen Ausfälle. Der Patient hat wieder eine belastungsstabile Wirbelsäule und ist hinsichtlich lumbalgiformer Schmerzen weitgehend beschwerdefrei

Während die bisher gemachten Äußerungen sicherlich im Prinzip allgemein akzeptiert werden können, wird sich bei der letzten Indikation, der Fusion bei der Entfernung eines Rezidivdiskusprolaps, bereits Widerspruch regen.

Die Aufgabe dieses Beitrags soll es aber sein, eine Pro-Stellungsnahme zur Fusion der degenerativ geschädigten Bandscheibe abzugeben. Vor allem im lumbalen Bereich stellt dies eine Provokation zur bisherigen Lehrmeinung dar, nicht zuletzt deshalb, da die Fragestellung so aufgefaßt werden kann: Soll eine geschädigte Bandscheibe immer fusioniert werden? Bereits in der Einleitung wurde die Fusion nicht bei jedem Eingriff zur Behandlung eines degenerativen Bandscheibenschadens befürwortet. Ich habe die Bearbeitung dieses Beitrags aber gerne angenommen, da ich mich selbst ständig mit dem Problem konfrontiert sehe, ob in diesem oder jenen Fall fusioniert werden sollte oder ob die alleinige Dekompression genügt. Damit drücke ich bereits meine Meinung aus, daß es im Gegensatz zur bisher üblichen Ansicht doch Indikationen für eine primäre Fusion bei degenerativen Bandscheibenschäden gibt, die über die bereits angegebenen hinausgehen, und daß es an der Zeit ist, darüber auf einer wissenschaftlichen Tagung zu reden und zu diskutieren. An dieser Stelle soll zum Ausdruck gebracht werden, daß es ein großes Verdienst der Ausrichter dieser wissenschaftlichen Tagung, insbesondere des Kongreßpräsidenten ist, dieses Thema auf die Tagesordnung gesetzt zu haben.

Bereits 1953 hat Cloward [1] die interkorporelle Fusion von dorsal publiziert und sich für die primäre Fusion bei der Operation des lumbalen Bandscheibenvorfalls eingesetzt. Sein Verfahren hat sich jedoch nicht allgemein durchsetzen können. Die Hauptgründe hierfür dürften die gegenüber der alleinigen Entfernung des Vorfalls deutlich längere Operationszeit, das höhere primäre Operationsrisiko und auch die relativ hohe Pseudarthroserate gewesen sein. Eine Instrumentation der Fusion erfolgte damals noch nicht.

Damit ging die Richtung hin zu einer Verkleinerung des Eingriffs. Die Entwicklung war geprägt durch eine Verbesserung der diagnostischen Möglichkeiten, dies führte zu einem gezielteren Vorgehen, zu einer Vermeidung der Laminektomie und möglichst auch Hemilaminektomie, hin zur interlaminären Fensterung oder nur Flavektomie und schließlich von der Makrochirugie hin zur nun schon klassischen mikrochirurgischen Bandscheibenoperation. Die Behandlungsmöglichkeiten wurden bereichert durch die Chemonukleolyse, die perkutane mechanische oder laserunterstützte Nukleotomie und schließlich auch die endoskopische transforaminale Entfernung eines intra-, extraforaminalen oder lateralen Prolaps. Allen diesen Verfahren ist es gemeinsam, daß es sich um dekompressive Methoden handelt, die eine verlorene Stabilität des erkrankten Segments nicht wiederherstellen können.

Das Behandlungskonzept der klassischen Bandscheibenoperation besteht darin, daß durch die Entfernung des Vorfalls die Kompression des Nevengewebes behoben und durch die Resektion des degenerierten Diskusgewebes aus dem Zwischenwirbelraum einem Rezidivdiskusprolaps vorgebeugt wird. Dabei wird davon ausgegangen, daß die Restbandscheibe, d.h. der verbleibende Teil des Anulus fibrosus, nicht nur der Belastung gewachsen ist, sondern durch fibröse Ausheilung das Fortschreiten der Degeneration des Diskus gestoppt wird und damit einem Rezidivvorfall vorgebeugt wird. Sicherlich können mit diesem Konzept überwiegend gute Ergebnisse erzielt werden, aber das Kalkül geht nicht immer auf, was hinreichend bekannt ist. So gibt es doch eine Reihe von Patienten, die wiederholt in der gleichen Etage operiert werden müssen und bei denen schließlich doch die Fusion durchgeführt werden muß oder sogar die Indikation zu einem Schmerzeingriff z.B. in Form der Spinal cord stimulation oder der intrathekalen Morphinapplikation mittels Pumpe gestellt werden muß.

Vor diesem Hintergrund dürfte es verständlich sein, wenn die Forderung erhoben wird, jeden einzelnen Fall differenziert einzuschätzen, um das am günstigsten erscheinende Behandlungsverfahren auszuwählen und zur Anwendung zu bringen. Es ist somit zu fordern, daß die primäre Fusion beim degenerativen Bandscheibenschaden, d.h. die Fusion bei der Entfernung des Vorfalls, in entsprechenden Fällen Anwendung finden soll und somit einen festen Platz in der Palette der zur Verfügung stehenden Operationsverfahren erhält. Mit anderen Worten soll dies heißen, in Fällen, bei denen von vornherein nach der dekompressiven Behandlung mit einem Persistieren von relevanten Rückenschmerzen oder sogar ihrer Verstärkung gerechnet werden muß, sollte die primäre Fusion Anwendung finden. Das gleiche gilt, wenn ein erhöhtes Risiko für das Zustandekommen eines Rezidivdiskusprolaps gegeben ist.

Somit besteht eine Indikation zur primären Fusion bei *Diskusprolaps und chronischer Lumboischialgie mit überwiegender Rückenschmerzsymptomatik*. In diesen Fällen ist von einer stärkeren Degeneration des Gesamtdiskus auszugehen, so daß durch rein dekompressive Maßnahmen nicht mit einer wesentlichen Verbesserung der Rükkenschmerzen, sondern eher mit einer Verschlechterung zu rechnen ist.

Eine weitere Indikation zur primären Fusion dürfte beim *Altersbandscheibenvorfall* gegeben sein. Die Gründe hierfür sind einerseits eine stärkere Degeneration des Gesamtdiskus, andererseits die altersbedingte langsamere und geringere Regenerationsfähigkeit im Bereich des Restdiskus nach Nukleotomie. Die dekompressiven Verfahren führen hier in der Regel zur ungenügenden Verbesserung, meist sogar zur Verschlechterung der Rückenschmerzsymptomatik und zu einer Erhöhung der Rezidivrate, v.a. der Frührezidive mit erneuten radikulären Schmerzen.

Zusammenfassung

Nach der Exposition der Problematik wurden allgemein anerkannte Indikationen zur Fusion bei degenerativen Bandscheibenschäden an der HWS und LWS aufgelistet. An der HWS handelt es sich dabei um den medialen Diskusprolaps, die osteophytäre Protrusion und den lateralen Diskusprolaps mit diskoligamentärer Insuffizienz und Nacken-Hinterkopf-Schmerzsymptomatik.

An der LWS bestehen anerkannte Indikationen zur primären Fusion bei der Spondylolisthesis vera, generell auch bei der degenerativen Spondylolisthesis und bei der degenerativen diskoligamentären Instabilität. Eine anerkannte Indikation zur sekundären Fusion ist gegeben beim Postnukleotomiesyndrom, wenn eine belastungsinsuffiziente Restbandscheibe vorliegt, und beim Rezidivdiskusprolaps besonders dann, wenn radikuläre Symptome und Rückenschmerzen vorliegen.

Die Indikationsliste zur primären Fusion sollte erweitert werden, wenn von vornherein damit zu rechnen ist, daß nach einer rein dekompressiven Behandlung Rückenschmerzen persistieren, sich verstärken bzw. erst auftreten und/oder eine höhere Wahrscheinlichkeit des Auftretens eines Rezidivbandscheibenvorfalls besteht. Dies ist der Fall beim chronischen Diskusprolaps, bei dem die Rückenschmerzsymptomatik gegenüber den radikulären Symptomen im Vordergrund steht oder nur therapieresistente belastungsabhängige Rückenschmerzen vorliegen. Auch beim Altersbandscheibenvorfall sollte, v.a. wenn der Intervertebralraum ausgeräumt werden mußte, eine primäre Fusion erwogen werden, da aufgrund der Degeneration des Gesamtdiskus und der geringeren Regenerationsfähigkeit des Restdiskus im Alter mit einer erhöhten Rezidivrate und bleibenden, u.U. verstärkten Rückenschmerzen gerechnet werden muß.

Die generellen Vorteile der Fusion des degenerativ erkrankten Bewegungssegments sind:

- Die Wiederherstellung der segmentalen Belastungsstabilität.
- Die Vermeidung des Auftretens eines Rezidivdiskusprolaps.
- Die Beseitigung der Irritation von Nervengewebe durch stabile Verhältnisse.
- Die Wiederherstellung der ehemaligen Bandscheibenhöhe mit den Vorteilen der Verbesserung der Dekompression der Nervenwurzeln durch Erweiterung des Foramen intervertebrale und der Kauda bzw. des Rückenmarks durch Ausspannen des nach innen vorgebuckelten Lig. flavum.
- Die Korrekturmöglichkeit einer Deformität. Hierbei kann es sich um die Wiederherstellung der physiologischen Lordose bei degenerativem Flachrücken, die

Beseitigung einer Rotationsfehlstellung, einer seitlichen Höhenminderung zur Verbesserung einer skoliotischen Fehlstellung oder einer Verschiebung der Wirbelkörper, wie bei der Spondylolisthesis, handeln.

Es soll eine biologische interkorporelle Fusion angestrebt werden, wobei autologes Knochengewebe das Mittel der Wahl ist. Der knöcherne Durchbau sollte überprüfbar sein. Zumindest im Bereich der Rumpfwirbelsäule sowie der dorsalen HWS sollte eine Fusion instrumentiert werden. Dies führt zur Herabsetzung der Pseudarthroserate und ermöglicht in der Regel eine orthesenfreie Mobilisation ab dem 1. postoperativen Tag.

Die Nachteile einer Fusion sind:

- Die Einschränkung der Beweglichkeit durch den versteiften Wirbelsäulenabschnitt.
- Die Mehrbelastung der angrenzenden Bewegungssegmente mit der Gefahr eines vorzeitigen Verschleißes.
- Die im Vergleich zu den dekompressiven Methoden verlängerten Operationszeiten und das erhöhte Operationsrisiko.

Bei den angegebenen Indikationen zur Fusion überwiegen jedoch die Vorteile gegenüber den Nachteilen. Bei der degenerativ geschädigten Bandscheibe wird daher ein klares Pro zur Fusion für die angegebene erweiterte Indikationsliste ausgesprochen. Ein generelles Pro für alle Fälle wird nicht befürwortet. Da vergleichsweise die primäre Fusion nach der Entfernung eines HWS-Diskusprolaps zu einem höheren Prozentsatz besserer Langzeitergebnisse führt als die rein dekompressive Behandlung des lumbalen Diskusprolaps und zudem nicht durch Rezidive belastet ist, sollte die bisher geltende Lehrmeinung, an der LWS primär immer rein dekompressiv vorzugehen, unbedingt überdacht werden. Die verbesserten Fusionsmethoden und die inzwischen standardisierte Technik der transpedikulären, translaminären oder transartikulären Instrumentation mit Titanimplantaten verlangen dies geradezu.

Literatur

1. Cloward RB (1953) The treatment of ruptured lumbar intervertebral discs by vertebral body fusion. Indications, operative techniques and aftercare. J Neurosurg 10: 154–168
2. Cloward RB (1958) The anterior approach for removal of ruptured cervical discs. J Neurosurg 15: 602–617
3. Krämer J (1978) Bandscheibenbedingte Erkrankungen. Thieme, Stuttgart
4. Robinson RA, Smith GW (1955) Anteriolateral disc removal and interbody fusion for cervical disc syndrome. Bull Johns Hopk Hosp 96: 223–224
5. Smith GW, Robinson RA (1958) The treatment of certain cervical spine disorders by anterior removal of the intervertebral disc. J Bone Joint Surg Am 40: 607–624

Muß eine degenerativ geschädigte Bandscheibe fusioniert werden? – Contra

E.-M. Buchholz

Kliniken der Stadt Köln, Krankenhaus Merheim, Neurochirurgische Klinik, Ostmerheimer Str. 200, D-51058 Köln

Bei der Argumentation von Pro und Contra einer Fusionierung degenerativ geschädigter Bandscheiben sind 2 Punkte klarzustellen:

1. Die degenerativ geschädigte Bandscheibe ist als Diagnose Ausgangspunkt für eine operative Intervention. Diese muß aber inhaltlich näher definiert werden als :
   a) z. B. Bandscheibenvorfall – klassisch der „soft disc", in der Regel mit Seitenbetonung sowohl klinisch als auch in der bildgebenden Diagnostik, aber auch der mediale Massenvorfall mit entsprechender klinischer Symptomatik ist möglich;
   b) „degenerativ" im allgemeinen Sinne , d. h. Bandscheibenraumverschmälerung, Osteophyten, Foramenstenose plus/minus Bandscheibenprotrusion usw. oder
   c) kombiniert a) und b) sind weitere Fälle des allgemein als Bandscheibenvorfall diagnostizierten Zustandes.
2. Die Fusion ist eine sekundäre Handlung bzw. ein Folgeeingriff, um einer vermutlich aufgrund der primär durchgeführten Therapie („Bandscheibenentfernung") erzeugten Instabilität vorzubeugen.

Zu 1. Die degenerativ veränderte Bandscheibe kann somit nicht als einheitliches Krankheitsbild gesehen werden mit einer für alle Fälle zuzuordnenden einzig richtigen operativen Technik. Um das im Einzelfall suffiziente operative Vorgehen auszuwählen, muß der Gesamtverband „Wirbelsäule" präoperativ in die Überlegungen mit einbezogen werden. Infolge dieser differenzierten Betrachtungsweise ist der einfache frei sequestrierte Bandscheibenvorfall beim jungen Patienten mit klassischer Symptomatik (und „normaler" HWS) völlig anders zu sehen, als der deutlich verschmälerte Bandscheibenraum mit Protrusion und knöcherner Enge bei einem alten Patienten oder gar noch mit zusätzlichen Wirbelsäulenbegleiterkrankungen wie z. B. ausgeprägte Osteoporose, Spondylophyten, Rheuma, degenerative Listhesis u. a. einschließlich der sehr differierenden Symptome.

Zu 2. Das Problem einer Fusionierung oder Nichtfusionierung nach Exstirpation der degenerativ geschädigten Bandscheibe liegt

a) in der nicht objektivierbaren Definition, ob man durch den operativen Eingriff, d. h. iatrogen, eine für den Patienten klinisch relevante Instabilität erzeugt hat oder nicht, und ob
b) das eigentliche krankheitsbestimmende Problem primär die Instabilität an sich war und nicht die degenerativ geschädigte Bandscheibe.

Hefte zu „Der Unfallchirurg", Heft 271
H. J. Wilke, L. E. Claes (Hrsg.)
Die traumatische und degenerative Bandscheibe

Für die erste Überlegung können nur theroretische Meßdaten und Wahrscheinlichkeiten aufgeführt werden, aber niemals der definitive Beweis, z. B. durch eine intraoperativ durchgeführte aussagekräftige Untersuchung, bzw. Erhebung harter Daten nach dem therapeutischen Eingriff. Die zweite Überlegung bedarf präoperativ der genauen Klassifizierung und Diagnosebezeichnung, womit sich hier keine Unsicherheiten bezüglich Fusionierung oder Nichtfusionierung ergeben, da die Operation aufgrund der Instabilität durchgeführt wird und nicht wegen der „degenerativ" geschädigten Bandscheibe. Aber auch hier ist die klare Zuordnung präoperativ auf die Krankheitssymptome bezogen, mangels geeigneter Meßwerte, noch sehr unpräzise bzw. nebulös.

Aus diesem Grund sollte man so konsequent sein, empirische Daten , welche lumbal seit fast 60 Jahren bei hunderttausenden von Patienten, zervikal seit über 30 Jahren bei tausenden von Patienten, operiert ohne Fusion, weltweit vorliegen, zu akzeptieren und auszuwerten.

Bei einer so unglaublich großen Zahl operierter Patienten, die im Schnitt zu ca. 70 % ohne Fusionierung gut therapiert sind, keine Instabilität entwickelt haben und weder eine Kyphose noch Pseudarthrose nachweisen – denn so wird gerade bei zervikalen Bandscheibenoperationen das Schicksal der Nichtfusionierten theoretisch definiert –, die im Gegenteil sogar radiologisch verifizierbar eine suffiziente Fusion zeigen, ist es falsch, über eine generelle Fusion nach diesem Eingriff als prophylaktische Maßnahme nachzudenken. Zur Klarstellung der Frage Fusion oder Nichtfusion sollten die vorhandenen real-klinischen Daten (empirisch) als Grundlage genommen werden, und nicht im Labor definierte Meßdaten zur Bestimmung, wann ein Wirbelsäulensegment instabil wird, herangezogen werden.

Dies bedeutet, daß z. B. bei den nicht zufriedenstellend operierten Patienten von ca. 30 % (Nichtfusionierte) das „Warum" analysiert werden muß. Es ist simplifiziert, wenn man den Mißerfolg bei diesen Patienten nur auf die nicht gleichzeitig durchgeführte Fusionierung zurückführt.

Dafür gibt es radiologisch zu viele Beispiele für eine postoperativ völlig unauffällige Wirbelsäule einschließlich der knöchernen Spontanfusion ohne Fehlstellung oder Zeichen der Instabilität und dem Patienten geht es trotzdem schlecht. Hier die Lösung des Problems in der Propagierung einer generellen Fusion nach Bandscheibenexstirpation zu sehen, ist undifferenziert und wird unserem heutigen Kenntnisstand der „degenerativen" Wirbelsäule bzw. degenerativen Bandscheibenerkrankung nicht gerecht.

Es ist dringend erforderlich, Kriterien zu finden, welche als Indikationsrichtinien für eine Fusionierung dienen, die praktikabel und für jeden nachvollziehbar sind. Es gilt dabei die Patienten präoperativ herauszufiltern, bei denen mit einer gewissen Wahrscheinlichkeit die Operation ohne Fusionierung nicht angebracht ist.

Es ist empirisch unbegründet, die Operation der degenerativen Bandscheibenexstirpation ohne Fusion, sei es zervikal oder lumbal, wo der größte Datenpool vorliegt, nur aufgrund theoretischer Überlegungen zu verdammen und die jahrzehntelangen Erfahrungen, welche im Langzeitfollowup genauso gut sind wie die operierten Patienten mit Fusion, gar nicht erst zur Kenntnis zu nehmen.

Die Fusion nach Operation einer degenerativen Bandscheibenerkrankung ist nicht die Patentlösung zur Vermeidung des „Postnukleotomiesyndroms" oder „failed-back-surgery" und wie die Mißerfolge alle umschrieben werden.

Es gibt Patienten, die durch eine primäre Fusion nach Bandscheibenentfernung besser operiert sind als ohne; diese gilt es, präoperativ zu orten, aber nicht, weil ca. 15 % der operierten Patienten davon profitieren könnten, alle Patienten zu fusionieren mit den bekannten fusionsspezifischen Nachteilen (Beckenkammspanentnahmeprobleme, trotz Fusion Entwicklung einer Pseudarthrose, Kyphose usw.).

Zusammengefaßt bedeutet dies, daß die Bandscheibenoperation des sog. normalen „einfachen" Bandscheibenvorfalles ohne weitere „Besonderheiten" der Restwirbelsäule, insbesondere der Nachbarsegmente, ohne anschließende Fusion durchgeführt werden kann mit den gegenüber den anderen Verfahren ganz deutlichen Vorteilen:

- keine zusätzliche Komplikation durch Beckenkammspanentnahme,
- kürzere Operationszeit,
- weniger Blutverlust,
- geringere Belastung für den Patienten,
- und deutlich kostengünstiger.

Sachverzeichnis